Gero Beckmann
Andreas Rüffer

Mikroökologie des Darmes

Mit freundlicher Empfehlung

Dienstleistungsprogramm
ENTEROSAN®

Labor L+S AG

Gero Beckmann
Andreas Rüffer

Mikroökologie des Darmes

**Grundlagen
Diagnostik
Therapie**

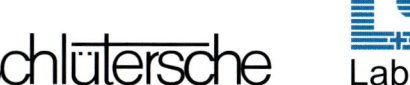
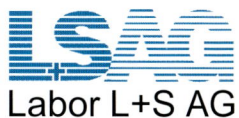

WICHTIGE HINWEISE

Die Deutsche Bibliothek –
CIP-Einheitsaufnahme

Beckmann, Gero Theo:
Mikroökologie des Darmes:
Grundlagen, Diagnostik, Therapie/
Gero Beckmann; Andreas Rüffer. –
Hannover: Schlütersche, 2000
ISBN 3-87706-521-X

© 2000 Schlütersche GmbH & Co. KG,
Verlag und Druckerei,
Hans-Böckler-Allee 7,
30173 Hannover

Alle Rechte vorbehalten. Das Werk ist urheberrechtlich geschützt. Jede Verwertung außerhalb der gesetzlich geregelten Fälle muß vom Verlag schriftlich genehmigt werden.

Wichtige Hinweise:

Wie jede Wissenschaft ist die Medizin ständigen Weiterentwicklungen unterworfen, insbesondere, was Behandlung und medikamentöse Therapie angeht. Soweit in diesem Buch eine Dosierung oder eine Applikation erwähnt wird, darf der Leser zwar darauf vertrauen, daß die Autoren und der Verlag größte Mühe darauf verwandt haben, daß diese Angaben genau dem Wissensstand bei Fertigstellung des Werkes entsprechen. Für diese Angaben kann jedoch keine Gewähr übernommen werden. Jeder Benutzer ist daher angehalten, die Beipackzettel der verwendeten Präparate genau zu prüfen, um in eigener Verantwortung festzustellen, ob die dort gegebene Empfehlung für Dosierungen oder die Beachtung von Kontraindikationen gegenüber der Angabe in diesem Buch abweicht. Das gilt besonders bei selten verwendeten oder neu auf den Markt gebrachten Präparaten.

Die Wiedergabe von Warennamen ohne besondere Kennzeichnung berechtigt nicht zu der Annahme, daß es sich dabei um freie Warennamen im Sinne der Warenzeichen- und Warenschutzgesetzgebung handelt.

Anschrift der Autoren

Dr. med. vet. Gero Beckmann
Dr. med. vet. Andreas Rüffer

Labor L+S AG
Dienstleistungsprogramm ENTEROSAN®
Mangelsfeld 4
97708 Bad Bocklet
Telefon: 09708/9100-0
Fax: 09708/9100-36
e-mail: labor@labor-ls.de

Grafische Gestaltung

Uwe Falke, Hannover

Photos

Dr. med. vet. Gero Beckmann
(Bakterien und Pilze)

Institut für Parasitologie der Tierärztlichen Hochschule Hannover
(Parasiten)

Druck

Schlütersche GmbH & Co. KG,
Verlag und Druckerei
Hans-Böckler-Allee 7
30173 Hannover

INHALTSVERZEICHNIS

Wichtige Hinweise IV

Inhaltsverzeichnis V

Vorwort XI

1. Grundlagen der intestinalen Mikroökologie 1

    1.1. Barrieremodell des Darmes 1
    1.2. Mikrobiologie des Darmes 5
        1.2.1. Die mikrobielle Besiedlung des
               Gastro-Intestinaltraktes 5
        1.2.2. Beeinflussung der intestinalen Mikroflora 13
              1.2.2.1. Wechselwirkungen zwischen
                      Mikroorganismen 17
              1.2.2.2. Wechselwirkungen zwischen
                      Wirtsorganismus und Mikroorganismen ... 18
        1.2.3. Stoffwechseleigenschaften der intestinalen
               Mikroorganismen 19
        1.2.4. Bedeutung der residenten Darmflora für
               den Wirtsorganismus 22
        1.2.5. Bedeutung einzelner Keimgattungen/-arten in
               der intestinalen Mikroökologie 25
              1.2.5.1. Aerobe Darmbakterien 27
                      1.2.5.1.1. *Escherichia coli* 27
                      1.2.5.1.2. *Escherichia coli*-Varianten 30
                      1.2.5.1.3. Weitere Vertreter der Familie
                               der *Enterobacteriaceae* 33
                      1.2.5.1.4. *Enterococcus spp.* 36
                      1.2.5.1.5. Weitere aerob wachsende
                               Bakterien 38
              1.2.5.2. Mikroaerophile Darmbakterien 42
                      1.2.5.2.1. *Lactobacillus spp.* 42
              1.2.5.3. Anaerobe Darmbakterien 44
                      1.2.5.3.1. *Bacteroides-Prevotella-*
                               Porphyromonas-Gruppe 44
                      1.2.5.3.2. *Bifidobacterium spp.* 45
                      1.2.5.3.3. *Clostridium spp.* 48
                      1.2.5.3.4. Weitere anaerob
                               wachsende Bakterien 51
              1.2.5.4. Pilze 52
                      1.2.5.4.1. Hefen 59
                      1.2.5.4.2. Schimmelpilze 66

INHALTSVERZEICHNIS

    1.3. Immunologie des Darmes 68
        1.3.1. Das darmassoziierte Immunsystem
             (GALT = gut associated lymphoid tissue) 68
        1.3.2. Die Immunantwort auf Nahrungsproteine 75
        1.3.3. Ernährung und Immunität 78

**2. Störungen der intestinalen Mikroökologie und
Hinweise für die Diagnosestellung in der Praxis 81**

    2.1. Gastrointestinale Leitsymptome
        – Ursachen und Diagnostik 82
        2.1.1. Diarrhoe 82
        2.1.2. Obstipation 87
        2.1.3. Meteorismus/Flatulenz 93
        2.1.4. Malassimilations-Syndrom 97
    2.2. Einflüsse von Schadstoffen auf
        das Ökosystem des Darmes 107
    2.3. Durchfallerkrankungen im Zusammenhang mit der
        Gabe antibiotisch wirksamer Substanzen 113
    2.4. Chronisch-entzündliche Darmerkrankungen 118
    2.5. „Reizdarm-Syndrom": Reizwort oder Diagnose ? 120
    2.6. Dünndarmüberwucherungs-Syndrom
        (Small-bowel-overgrowth-syndrome, SBOG-Syndrom) 122
    2.7. Ernährung und Krebs 124
    2.8. Mikrobielle Enteropathogene 128
        2.8.1. Enteropathogene Bakterien 128
            2.8.1.1. Salmonellen 128
            2.8.1.2. Shigellen 133
            2.8.1.3. *Campylobacter jejuni/coli* 135
            2.8.1.4. *Yersinia enterocolitica* 136
            2.8.1.5. Pathogene Vertreter intestinaler *E. coli* 138
            2.8.1.6. *Clostridium difficile* 147
            2.8.1.7. *Helicobacter pylori* 149
            2.8.1.8. Weitere bakterielle Enteropathogene 153
        2.8.2. Enteropathogene Viren 155
        2.8.3. Darmparasiten 157
            2.8.3.1. Protozoen 158
                Amöben 161
                    2.8.3.1.1. *Entamoeba histolytica* 162
                    2.8.3.1.2. *Entamoeba (Ent.) hartmanni,*
                              Ent. polecki,
                              Ent. coli,
                              Endolimax nana,
                              Jodamoeba bütschlii 166

INHALTSVERZEICHNIS

  Flagellaten 167
    2.8.3.1.3. *Giardia lamblia* 167
    2.8.3.1.4. *Dientamoeba fragilis* 170
    2.8.3.1.5. *Pentatrichomonas hominis,*
        Enteromonas hominis,
        Retortamonas intestinalis,
        Chilomastix mesnili 172
  Ziliaten 173
    2.8.3.1.6. *Balantidium coli* 173
  Sporozoen 175
    2.8.3.1.7. *Cryptosporidium spp.* 175
    2.8.3.1.8. *Sarcocystis suihominis,*
        Sarcocystis bovihominis 177
    2.8.3.1.9. *Isospora belli* 179
    2.8.3.1.10. Mikrosporidien 181
    2.8.3.1.11. *Cyclospora cayetanensis* 183
  Noch nicht klassifizierte Protozoen 184
    2.8.3.1.12. *Blastocystis hominis* 184
2.8.3.2. Helminthen 187
  Nematoden (Rundwürmer) 190
    2.8.3.2.1. *Enterobius vermicularis*
        (Madenwurm) 192
    2.8.3.2.2. *Ascaris lumbricoides*
        (Spulwurm) 194
    2.8.3.2.3. *Ancylostoma duodenale* und
        Necator americanus
        (Hakenwürmer) 197
    2.8.3.2.4. *Trichuris trichiura*
        (Peitschenwurm) 199
    2.8.3.2.5. *Strongyloides stercoralis*
        (Zwergfadenwurm) 201
    2.8.3.2.6. *Trichostrongylus spp.* 204
    2.8.3.2.7. Seltene Nematoden 205
  Trematoden (Saugwürmer) 205
    2.8.3.2.8. *Fasciola hepatica*
        (Großer Leberegel) 206
    2.8.3.2.9. *Dicrocoelium dentriticum*
        (Kleiner Leberegel) 206
    2.8.3.2.10. *Fasciolopsis buski*
        (Riesendarmegel) 207
    2.8.3.2.11. *Opisthorchis felineus*
        (Katzenleberegel) 208
    2.8.3.2.12. *Schistosoma spp.*
        (Pärchenegel) 208

INHALTSVERZEICHNIS

    Zestoden (Bandwürmer) 209
      2.8.3.2.13. *Taenia saginata*
          (Rinderbandwurm) 210
      2.8.3.2.14. *Taenia solium*
          (Schweinebandwurm) 212
      2.8.3.2.15. *Vampirolepis nana*
          (Zwergbandwurm) 214
      2.8.3.2.16. *Dipylidium caninum*
          (Gurkenkernbandwurm) 216
      2.8.3.2.17. *Diphyllobothrium latum*
          (Fischbandwurm) 217
      2.8.3.2.18. *Echinococcus granulosus*
          (Hundebandwurm),
          Echinococcus multilocularis
          (Fuchsbandwurm) 219
  2.9. Erkrankungen des allergischen Formenkreises 221
    2.9.1. Neurodermitis (Atopisches Ekzem) 221
    2.9.2. Asthma bronchiale und Atopische Rhinitis 224
    2.9.3. Nahrungsmittelallergien 226
  2.10. Intestinale Manifestationen
      extraintestinaler Infektionen 233

3. Labordiagnostik 234

  3.1. Indikationen für Stuhluntersuchungen 234
  3.2. Probennahme und Probenversand 235
  3.3. Mikrobiologische Stuhluntersuchungen 237
    3.3.1. Stuhlflora-Untersuchung 237
    3.3.2. Untersuchung auf enteropathogene Erreger
       (Bakterien, Viren, Parasiten) 240
  3.4. Ergänzende labordiagnostische Stuhluntersuchungen 244
    3.4.1. pH-Wert 244
    3.4.2. Verdauungsparameter 246
      3.4.2.1. Verdauungsrückstände 247
      3.4.2.2. Chymotrypsin 250
      3.4.2.3. Pankreas-Elastase 1 252
      3.4.2.4. Fett 253
      3.4.2.5. Gallensäuren 254
      3.4.2.6. Stickstoff 256
      3.4.2.7. Milchsäure 258
    3.4.3. Entzündungsmarker 260
      3.4.3.1. PMN-Elastase 260
      3.4.3.2. Lysozym 261
      3.4.3.3. Alpha 1-Antitrypsin 262
      3.4.3.4. Humanes Serum-Albumin 264

INHALTSVERZEICHNIS

        3.4.4. Immunparameter 266
                3.4.4.1. Sekretorisches Immunglobulin A 266
        3.4.5. Hämoglobin-Haptoglobin-Komplexe 268
  3.5. Atemgastest 270
  3.6. Qualitätsmerkmale
       medizinischer Laboratorien 272

4. Interpretation von Untersuchungsbefunden 275

  4.1. Der Untersuchungsbefund 275
  4.2. Grundsätze der Befundinterpretation 278
  4.3. Übersicht der Normalwerte und
       der möglichen Abweichungen 286
  4.4. Fallbeispiele zu Stuhlbefunden 286
        4.4.1. Normalbefund Stillkind 290
        4.4.2. Normalbefund Flaschenkind 292
        4.4.3. Normalbefund Erwachsener 294
        4.4.4. Normalbefund Senior 296
        4.4.5. Stuhlbefund Allergischer Formenkreis 298
        4.4.6. Stuhlbefund Protein-Maldigestion 300
        4.4.7. Stuhlbefund Fett-Maldigestion 303
        4.4.8. Stuhlbefund Kohlenhydrat-Intoleranz 307
        4.4.9. Stuhlbefund Chronisch-entzündliche
              Darmerkrankung 309
        4.4.10. Stuhlbefund Intestinal-Mykose 311
        4.4.11. Stuhlbefund Onkologische Nachsorge 315

5. Therapie 317

  5.1. Therapeutische Grundsätze 317
  5.2. Therapeutische Strategien 318
        5.2.1. Milieubeeinflussung 318
                5.2.1.1. Ballaststoffe in Mikroökologie
                        und Ernährung 319
                5.2.1.2. Kartoffelbrei/Reis-Diät 322
                5.2.1.3. Lactulose-Gabe 323
                5.2.1.4. Eiweißreduktion 326
                5.2.1.5. Sonstige Maßnahmen 327
        5.2.2. Immunmodulation/„Mikrobiologische Therapie" .. 328
                5.2.2.1. Praktische Hinweise zum Einsatz
                        mikrobiologischer Präparate 331
                5.2.2.2. Wirkungsspektrum eines mikrobiellen
                        Immunmodulators am Beispiel
                        Medizinischer Hefe
                        (*Saccharomyces boulardii*) 337

INHALTSVERZEICHNIS

            5.2.2.3. Zur Frage der Autovakzinen 340
            5.2.2.4. Psychogene Modulation
                    des Immunsystems 341
     5.2.3. Einige kritische Anmerkungen zur
          sogenannten „Wiederaufforstung",
          „Symbioselenkung" oder „Substitution" 343
     5.2.4. Antimykotische Therapie 349
          5.2.4.1. Nystatin 350
          5.2.4.2. Amphotericin B, Natamycin,
                    Fluconazol, Itraconazol 353
          5.2.4.3. Pflanzliche Antimykotika 354
          5.2.4.4. Diätetische Maßnahmen 356
     5.2.5. Antibiotische Therapie 359
     5.2.6. Antiparasitäre Therapie 361
     5.2.7. Unterstützende Maßnahmen 363
          5.2.7.1. Substitution von Pankreasenzymen 363
          5.2.7.2. Einsatz von Phytopharmaka am
                    Gastrointestinaltrakt 364
          5.2.7.3. Schleimhautberuhigung/
                    Schleimhautschutz 369
          5.2.7.4. Schleimhautschutz und
                    Immunmodulation am Beispiel
                    anaboler Peptide 371
     5.2.8. Besondere Therapieformen der
          komplementären Medizin 373
          5.2.8.1. Colon-Hydrotherapie 373
  5.3. „Therapeutische Splitter" 375
     5.3.1. Veränderungen der Darmflora bei
          verschiedenen Therapieformen 375
     5.3.2. Einige kritische Anmerkungen zur
          derzeitigen gastroenterologischen Sicht
          einer Therapie der akuten Diarrhoe 376
     5.3.3. Ge- und Mißbrauch von Laxantien – viele
          Wege führen zur Obstipation... 377
     5.3.4. Stillen oder Nichtstillen – das ist
          hier keine Frage 379

6. Glossar **381**

7. Bibliographie **411**

8. Stichwortverzeichnis (Register) **417**

Vorwort

Der Darm und die ihn besiedelnden Mikroorganismen haben in den vergangenen Jahren manche Diskussion unter Therapeuten, Wissenschaftlern und interessierten – da häufig betroffenen – Laien ausgelöst. Einen letzten Höhepunkt bilden die aus Sicht der medizinischen Mikrobiologie gelegentlich unfruchtbaren und einseitigen Auseinandersetzungen um die Relevanz von Hefen und Schimmelpilzen im Darm für die Gesundheit des Menschen.

Was die Bedeutung der Darmflora angeht, so findet sich der mikroökologisch Interessierte häufig in einem Spannungsfeld wieder: auf der einen Seite stehen die Ignoranten, die die Darmflora allenfalls als ein Sichthindernis bei der GOÄ-trächtigen Endoskopie ansehen, auf der anderen Seite die „Darm-Euphoriker", die meinen, aus einer Stuhlprobe das Patientenhoroskop im Jahre 2020 lesen zu können. Es liegt – wie so häufig – die Vermutung nahe, daß eine zwischen diesen beiden Extremen vermittelnde Sichtweise der Realität am nächsten kommt. Dafür gibt es eine Vielzahl von Fakten und Hinweisen.

Häufig fühlt sich der interessierte Beobachter an den Titel des SCHOPENHAUERschen Hauptwerkes „Die Welt als Wille und Vorstellung" erinnert, nicht ohne gleich hinzufügen zu müssen: angesichts der Unmenge an biologischen Fakten, die über die medizinische Fachwelt (wer ist eigentlich vom Fach?) hereinstürzt, kann in dem vorliegenden Versuch, den Darm und seine Mikroorganismen zu beleuchten, niemals ein Anspruch auf Vollständigkeit erhoben werden. Das wäre vermessen. Wir haben uns bemüht, die derzeit relevante Literatur nach Kräften zu sichten, wissenschaftlich Abgesichertes von Behauptungen und/oder Thesen/Mythen zu scheiden und ein Destillat für die therapeutische Praxis zu schaffen.

Dieses Unterfangen kann naturgemäß nur fragmentarisch gelingen. Es ist von der Sichtweise und dem beruflichen Alltag medizinischer Mikrobiologen geprägt, die versuchen, dem Therapeuten durch eine vergleichsweise komplexe Stuhlanalytik und fortwährenden Dialog Hilfestellungen für Diagnose und Therapie zu geben. Die Betonung liegt auf dem Wort „Hilfestellung": der Therapeut ist diagnostische Schnittstelle und medizinische Exekutive, nicht der Labordiagnostiker. Insofern müssen wir dem an medizinischer Seriosität interessierten Therapeuten auch zumuten, sich von monokausalen Betrachtungsweisen zu lösen.

VORWORT

Unsere Ausführungen treffen nicht auf ein literarisches Vakuum, sondern auf eine Unmenge an Publiziertem. Der nach mehr dürstende Leser sei darauf verwiesen. Als kleine Orientierungshilfe haben wir ausgewählte, kapitelbezogene Literaturhinweise sowie in das Kapitel 7 Standardwerke, Übersichten und Periodika aufgenommen.

Wenn es uns gelänge, mit diesem Buch eine kleine Hilfestellung in die therapeutische Praxis zu tragen, wäre unser Ziel erreicht.

Bad Bocklet, im August 1999

Dr. Gero Beckmann   Dr. Andreas Rüffer

Ein herzlicher Dank geht an dieser Stelle an unser soziales Biotop. Ohne dieses Kraftfeld könnte nichts auf dem Papier gerinnen: Prof. Dr. Bernd Sonnenschein und Dr. Rüdiger Leimbeck für die Ermöglichung des Projektes und Schaffung von Freiräumen, Graphiker Uwe Falke für seine überschäumende Kreativität, Lektor Hans-Martin Ulrich für sein wohlwollendes Interesse, unseren Familien und Partnerinnen für ihre Geduld, den Therapeutinnen und Therapeuten, mit denen wir zusammenarbeiten dürfen, für ihre vielfältigen Anregungen, Erfahrungen und konstruktiven Fragen.

PHYSIOLOGIE

1. Grundlagen der intestinalen Mikroökologie

1.1. Barrieremodell des Darmes

Die Hauptkontaktflächen des Körpers mit der Umwelt sind weder die Haut noch die Schleimhäute des Atemtraktes – wie es vielleicht auf den ersten Blick erscheinen mag – sondern der Darm. Dieser stellt mit seiner mehrere Hundert Quadratmeter umfassenden Oberfläche das eigentliche Kommunikations- und Kontaktorgan mit der Umgebung dar (**Abb. 1**). Durch die anatomische Struktur bedingt (KERCKRINGsche Falten, Zotten, Krypten, Mikrovilli etc.), vergrößert sich die reale Oberfläche gegenüber einem schlichten Rohr glatter innerer Struktur um mindestens den Faktor 500! Da der Verdauungstrakt ein strukturell und funktionell offenes System repräsentiert, bewahrheitet sich angesichts der Gesamtdimension von ca. 300–500 m² resorptiver Oberfläche die bildhafte Beschreibung des großen Mikrobiologen Claude BERNARD, der vom Darm bereits im vergangenen Jahrhundert als „milieu extérieure" sprach.

Der Darm – Hauptkontaktfläche mit der Umwelt

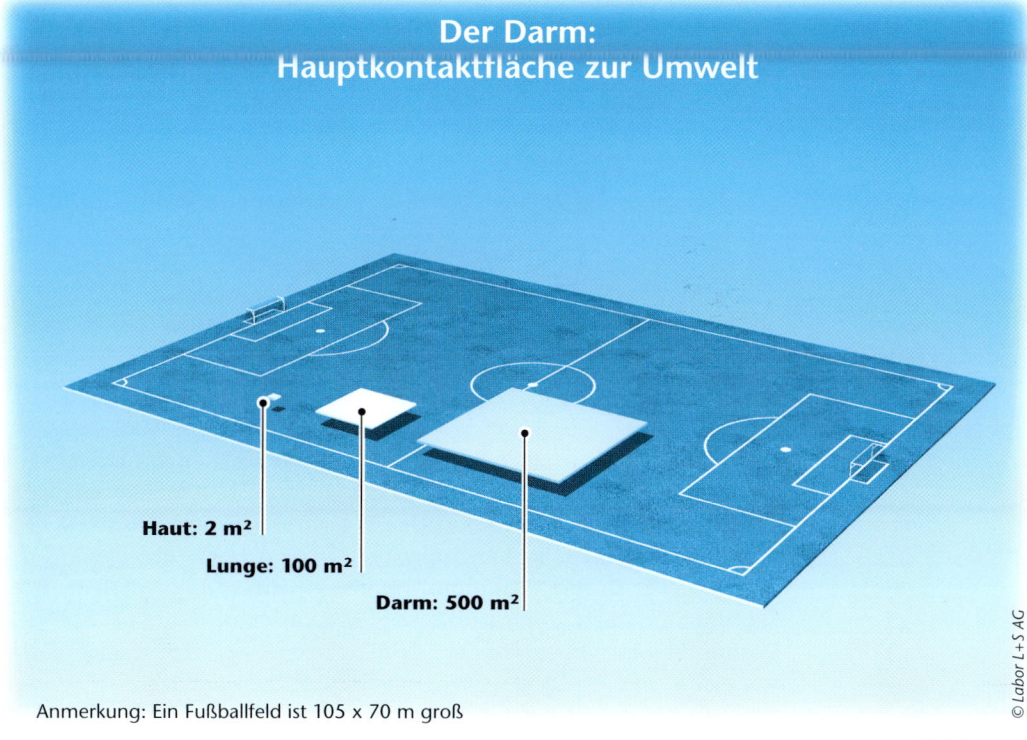

Abbildung 1

PHYSIOLOGIE

Diese ins Innere des Körpers verlagerte „Außenwelt" macht neben einer morphologisch-funktionellen „Durchlässigkeit" der Darmschleimhaut als Voraussetzung für die Resorption von Nährstoffen und Flüssigkeit sowie Sekretionsmechanismen einen Schutz gegenüber dem Eindringen von Mikroorganismen, anderen Antigenen oder Schadstoffen in den Körper notwendig (**Abb. 2**).

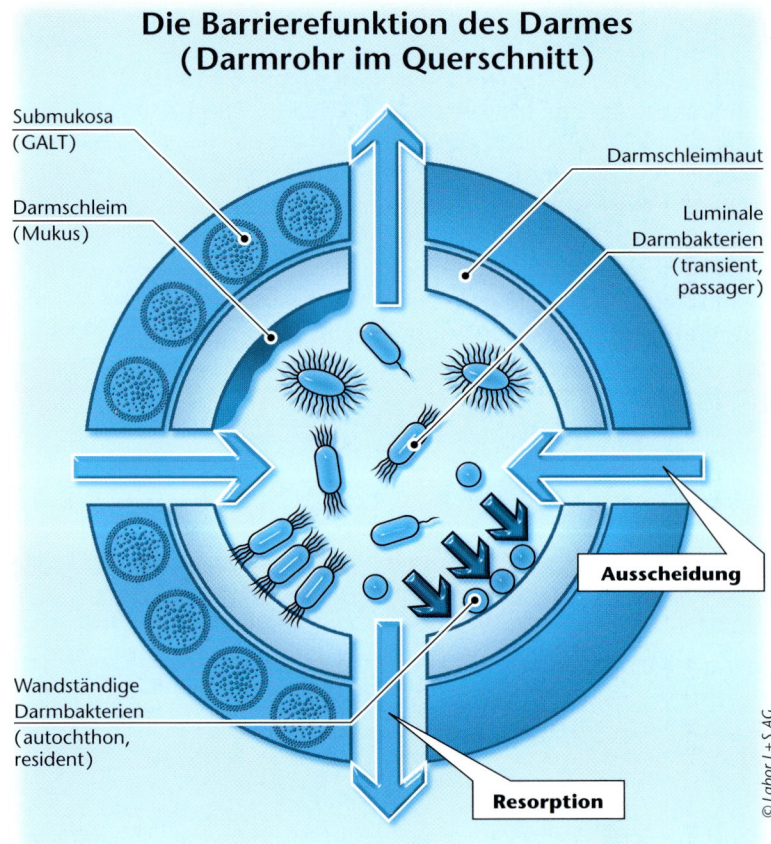

Abbildung 2

Darmbarriere: ein 4 Komponenten-Modell

Die sich daraus ergebende notwendige Barrierefunktion des Darmes wird von luminal aus gesehen in erster Linie von folgenden Komponenten getragen: wandständige (autochthone, residente) Darmflora, eingebettet in Mukus und spezielle Antikörper der Klasse A (sekretorisches IgA oder kurz „sIgA"), Darmschleimhaut, darmassoziiertes Immunsystem in der Submukosa sowie die restlichen anatomischen Einrichtungen des Darmrohres. Eine Übersicht der Darmbarriere-Komponenten zeigt **Abb. 3**.

Kolonisationsresistenz

Der Zustand der Integrität und des gerichteten Ineinanderwirkens der Barrierekomponenten wird als Kolonisationsresistenz bezeichnet (VAN

PHYSIOLOGIE

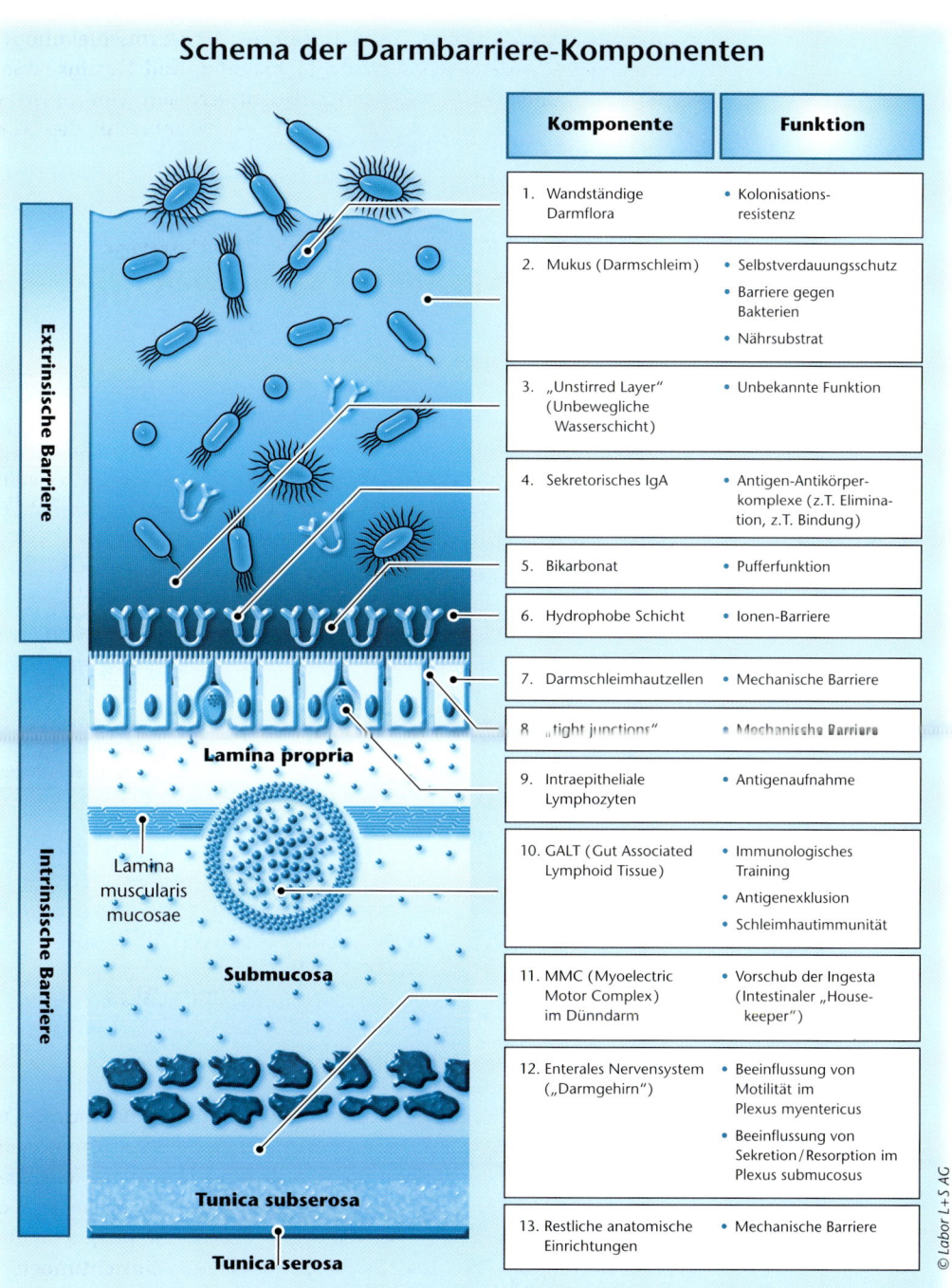

Abbildung 3

PHYSIOLOGIE

DER WAAIJ et al. 1971). Damit wird ausgedrückt, daß zumeist über die Nahrung aufgenommene Mikroorganismen, soweit sie die Magenpassage überleben, nicht in der Lage sind, die wandständige Darmflora zu verdrängen oder gar die Darmschranke zu überwinden.

Störungen der Barrierefunktion

Die vielgestaltige Barrierefunktion des Darmes, auch als Mukosablock bezeichnet, ist also von großer Bedeutung für die Abwehr von Mikroorganismen, Toxinen und Antigenen und hängt u.a. von der Integrität der Enterozyten, den epithelialen Schlußleisten („tight junctions") und der Sekretion verschiedenster Produkte wie Mukus, sIgA, Bikarbonat etc. ab. Eine Schädigung der Barriere kann einen vermehrten Übertritt von Antigenen (z.B. Gliadin bei Zöliakie, Milcheiweiß bei Nahrungsmittelallergien), bakteriellen und endogenen Proteasen sowie weiteren Substanzen, die letztlich eine entzündliche Reaktion auslösen und unterhalten, nach sich ziehen. Eine entzündete Darmschleimhaut wiederum kann ihre bestimmungsgemäßen Funktionen Resorption/Sekretion/Barriere nicht erfüllen. Werden beispielsweise bei der Entstehung akuter Durchfälle die Enterozyten durch Besiedlung direkt geschädigt (z.B. bei Infektionen mit Rota-Viren, Shigellen und *Entamoeba histolytica*) oder Toxine (z.B. bei Infektionen mit enterotoxinbildenden E. coli (ETEC), *Lamblia intestinalis* und Kryptosporidien), Prostaglandine (PGE1, PGE2) oder VIP (vasoaktives intestinales Peptid) freigesetzt und damit subzelluläre Mechanismen wie die Stimulation des zyklischen AMP bedient, wird die Barrierefunktion des Darmes empfindlich gestört (siehe auch **Kap. 2.1.1.** und **2.8.**).

Hinweis:

Die erwähnten anatomischen Barriere-Komponenten des Darmes (z.B. Darmschleimhaut und Darmmuskulatur) haben nicht nur in Anatomie- und Histologie-Büchern sondern auch in der gastroenterologischen Fachliteratur eine ausführliche Darstellung erfahren, so daß hier auf eine weitergehende Beschreibung verzichtet wird. Angaben zur mikrobiologischen Besiedlung des Darmes sucht man in der gastroenterologischen Fachliteratur dagegen vergeblich. Auch das darmassoziierte Immunsystem findet hier kaum Beachtung. In den folgenden Kapiteln soll daher auf diese beiden Komponenten der Darmbarriere näher eingegangen werden.

Literaturhinweise

CASPARY WF (1994): Erkrankungen des Gastrointestinalsystems. 11.4. Dünndarm, Dickdarm. In: CLASSEN M; DIEHL V; KOCHSIEK K (Hrsg.): Innere Medizin. S. 572–591, Urban & Schwarzenberg, München, Wien, Baltimore ● SONNENSCHEIN B (1984): Zusammensetzung und Bedeutung der Darmflora des Menschen. Erfahrungsheilkunde 33, 313–316 ● van der WAAIJ D; BERGHUIS-DE VRIES JM; LEKKERKERK-VAN DER WEES JEC (1971): Colonization resistance of the digestive tract in conventional an antibiotic-treated mice.J. Hyg. 69, 405–411

PHYSIOLOGIE

1.2. Mikrobiologie des Darmes

1.2.1. Die mikrobielle Besiedlung des Gastro-Intestinaltraktes

Seit den historischen Anfängen der medizinischen Mikrobiologie ausgangs des 19. Jahrhunderts wußte man um die Existenz der menschlichen Darmflora. So berichtete der Pädiater Theodor ESCHERICH bereits 1884 anläßlich seiner Beobachtung von choleraähnlichen Durchfällen bei Säuglingen in Neapel im damaligen „Aerztlichen Intelligenzblatt" (heutiger Titel: Münchener Medizinische Wochenschrift) über verschiedengestaltige Darmbakterien. Schon damals ahnte man, welche wichtigen physiologischen Funktionen die den Oro-Gastro-Intestinaltrakt besiedelnden Mikroorganismen haben.

Insgesamt $10^{14}-10^{15}$ bakterielle Keime sind bei einem erwachsenen Menschen im Darm beheimatet. Das sind 10–100 mal mehr als der Mensch an Körperzellen besitzt. Bei einem Erwachsenen steuert die Darmflora immerhin ca. 700 g zum Körpergewicht bei (**Abb. 4**). Diese starke Keimbesiedlung besteht allerdings nicht von Geburt an, sondern baut sich im Laufe der Individualentwicklung auf. Dabei lassen sich vier Phasen unterscheiden (**Abb. 5**):

Mehr Darmbakterien als Körperzellen

Phase I: Erstbesiedlung
Orale Aufnahme von Umgebungskeimen beim Geburtsvorgang. Zunächst vornehmlich Ansiedlung aerob und mikroaerob wachsender Keimarten (*E. coli, Enterococcus spp.*).

Phase II: Etablierung der Erstflora (ca. 2 Wochen post partum)
Vorwiegend durch saccharolytische (kohlenhydratspaltende), mikroaerobe und anaerobe Bakterien, (*Lactobacillus spp., Bifidobacterium spp.*) bestimmte Darmbesiedlung in Abhängigkeit von der Ernährung (Brust- oder Flaschenmilch).

Phase III: Ab Beginn der Zufütterung von Nichtmilch-Nahrung
Diversifizierung und Aufstockung insbesondere der strikten Anaerobier-Flora (*Eubacterium spp., Veillonella spp., Fusobacterium spp., Megasphaera spp., Clostridium spp.* etc.) ➔ mikrobiologisches „Adulten"-Stadium, Äquilibrium.

Phase IV: Stadium des älteren Menschen
Veränderung v.a. der anaeroben Darmflora-Zusammensetzung (Anstieg der Clostridien- und Absinken der Bifidobakterien-Zahlen).

(Nähere Informationen zu den einzelnen Keimen siehe **Kap. 1.2.5.**)

Beim Foetus ist der Darm zunächst noch steril. Erst beim Geburtsvorgang erfolgt durch das Aufnehmen und Verschlucken von Fruchtwasser und Vaginalsekreten eine erste „Schluckimpfung" mit der zum entsprechenden Zeitpunkt vorhandenen mütterlichen Scheidenflora.

Mütterliche Vaginalflora: Start der individuellen Mikroökologie

PHYSIOLOGIE

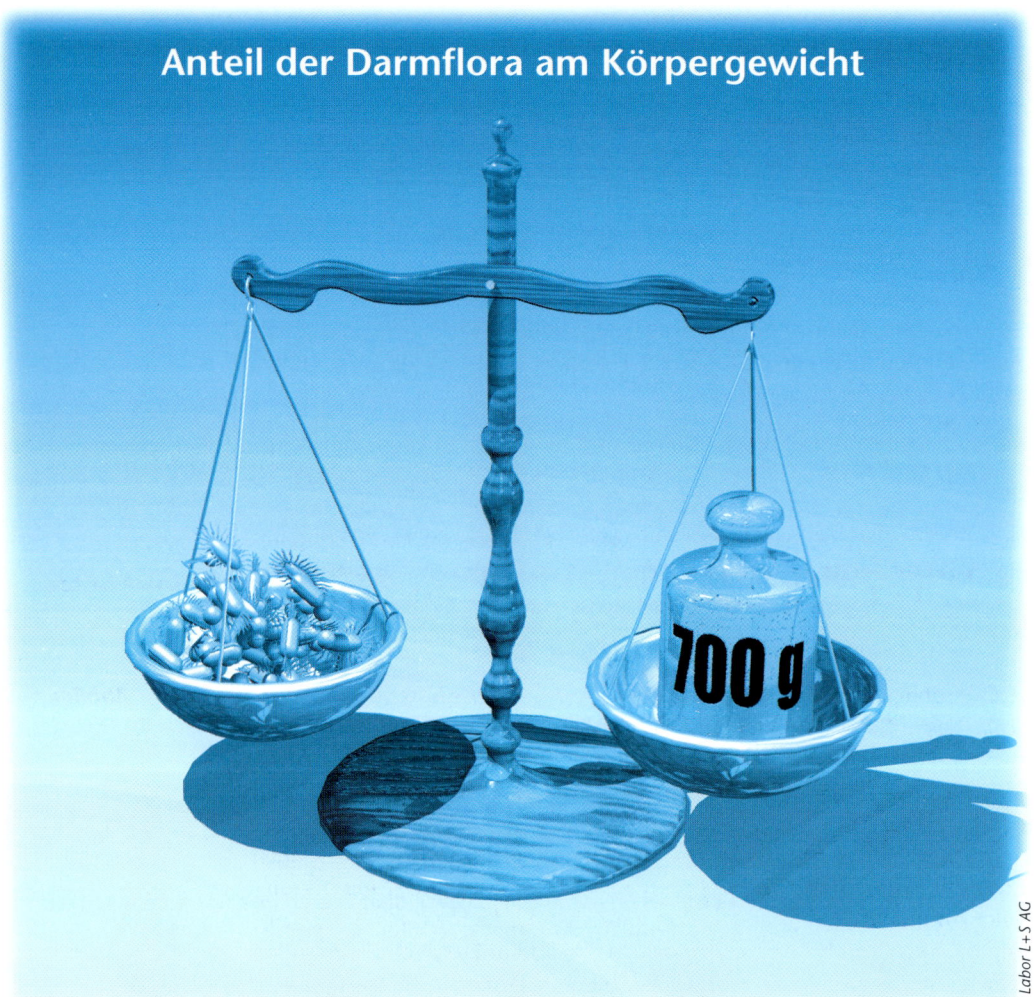

Abbildung 4

Die Vaginalflora besteht physiologischerweise aus:

Lactobacillus acidophilus	+++
Bifidobacterium spp.	++
Streptococcus spp.	+
Enterococcus spp.	+
Hefepilze	Ø

(+++ = regelmäßig in hohen Keimzahlen vorkommend, ++ = regelmäßig in geringen Keimzahlen vorkommend, + = selten vorkommend, Ø = nicht vorkommend)

Gleichzeitig ereignen sich regelmäßig bei einer auf natürlichem Wege stattfindenden Geburt fäkale Kontaminationen durch die übliche Flora der mütterlichen perianalen Region, insbesondere durch Vertreter der Familie

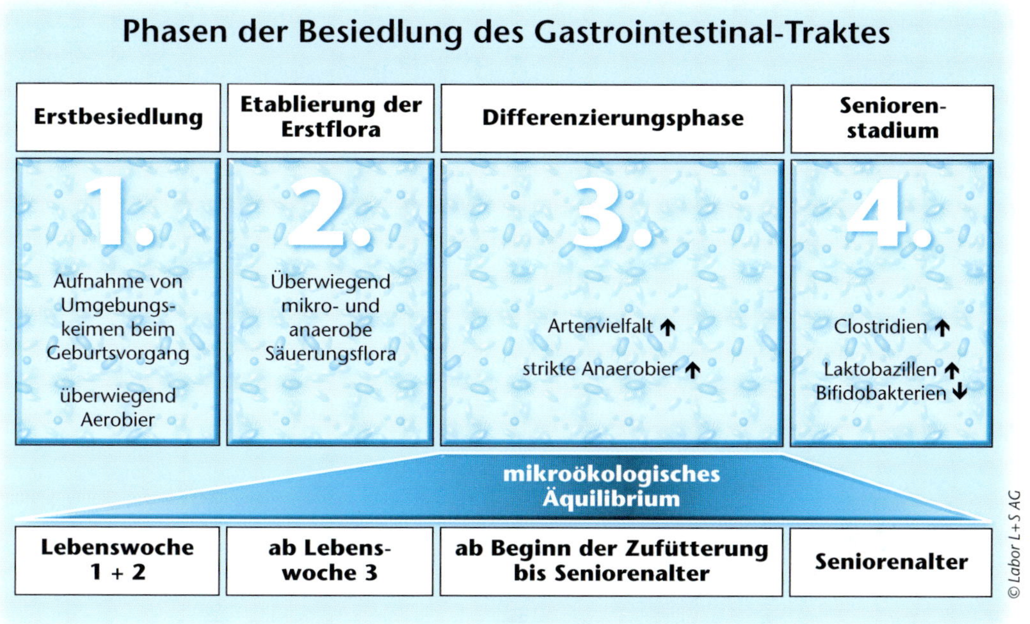

PHYSIOLOGIE

Phasen der Besiedlung des Gastrointestinal-Traktes

Erstbesiedlung	Etablierung der Erstflora	Differenzierungsphase	Seniorenstadium
1.	**2.**	**3.**	**4.**
Aufnahme von Umgebungskeimen beim Geburtsvorgang überwiegend Aerobier	Überwiegend mikro- und anaerobe Säuerungsflora	Artenvielfalt ↑ strikte Anaerobier ↑	Clostridien ↑ Laktobazillen ↑ Bifidobakterien ↓
Lebenswoche 1 + 2	ab Lebenswoche 3	ab Beginn der Zufütterung bis Seniorenalter	Seniorenalter

mikroökologisches Äquilibrium

Abbildung 5

der Enterobacteriaceae (*E. coli, Enterobacter* spp., *Klebsiella* spp. etc.), *Lactobacillus* spp., Bifidobakterien und Vertretern der anaeroben *Bacteroides-Prevotella-Porphyromonas*-Gruppe. Da die Magensäureproduktion erst langsam anläuft bzw. eine entsprechende Latenzperiode bei Milchmahlzeiten besitzt, passieren diese Mikroorganismen zusammen mit der die weibliche Mamille besiedelnden Mikroflora weitgehend unbeschadet den Magen und treffen auf ein steriles und vergleichsweise sauerstoffreiches Terrain. Daher nimmt es nicht wunder, daß zunächst die Keimzahlen von *E. coli*, Streptokokken und Laktobazillen, also aerob und mikroaerob wachsenden Keimen, stark ansteigen. Durch die massive Sauerstoffzehrung dieser Mikroorgansimen entsteht ein partiell anaerobes Milieu. Dieses erst bildet die Voraussetzung für eine dauerhafte Ansiedlung z.B. von Bifidobakterien, später von strikten Anaerobiern wie Vertretern der *Bacteroides-Prevotella-Porphyromonas*-Gruppe und Eubakterien. Hier kann also von einer echten Symbiose gesprochen werden (s. auch **Kap. 1.2.2.**).

In diesem Zusammenhang muß der Einschätzung von KNOKE und BERNHARDT (1986) beigepflichtet werden, daß die Evolution des Menschen als Koevolution mit seinen mikrobiellen Populationen erfolgt. Die neuere Forschung an Gnotobioten, also per Kaiserschnitt geborenen und keimfrei gehaltenen Tieren, demonstriert sehr anschaulich, wie stark die Darmkeime auch die Morphologie des sich entwickelnden Gastro-Intestinaltraktes beeinflussen.

Das labile und vielen Einflußfaktoren unterliegende mikroökologische Gleichgewicht verändert sich mit zunehmendem Lebensalter (**Abb. 6**)

Altersabhängige Veränderungen der Darmflora beachten!

PHYSIOLOGIE

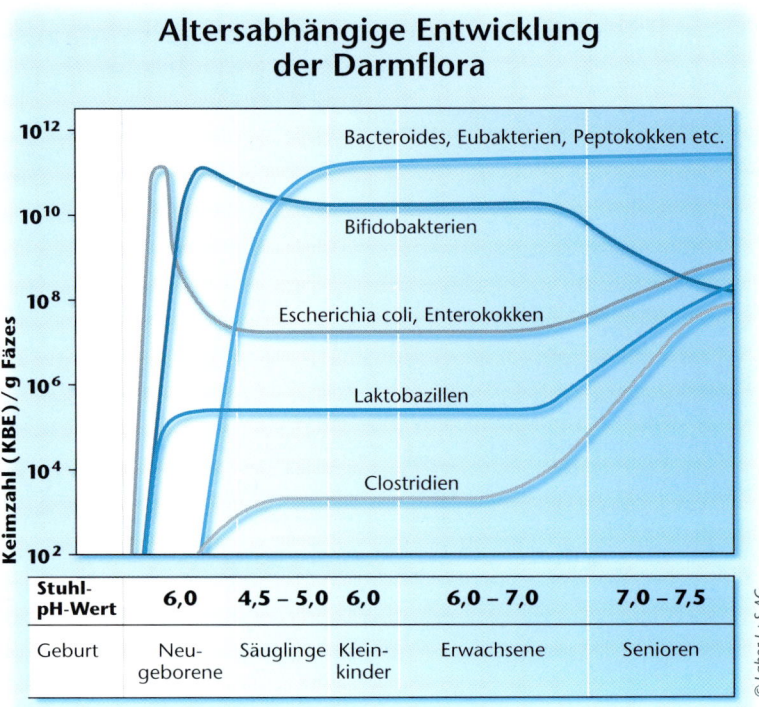

Abbildung 6   Mod. nach MITSUOKA (1992)

(JANTEA et al. 1963, MITSUOKA 1992). Dies muß auch bei der Interpretation von Stuhlflora-Befunden in der therapeutischen Praxis beachtet werden. Die Art der mikrobiellen Darmbesiedlung wird dabei v.a. durch das Substrat, also insbesondere durch die Ernährung, beeinflußt. Bei Stillkindern sind die Inhaltsstoffe der Muttermilch entscheidend für die Zusammensetzung der Darmflora (**Abb. 7**; s. auch **Kap. 5.3.4.**). Hier herrschen insbesondere Bifidobakterien, die u.a. den Harnstoffanteil der Muttermilch als zusätzliche Stickstoffquelle nutzen können, sowie Laktobazillen vor. Nach dem Abstillen tritt die Darmflora in einen Gleichgewichtszustand ein, der bis zum 50.–60. Lebensjahr anhält, um sich dann in höherem Alter nochmals sinnfällig zu verändern. Vornehmlich ein Anstieg der Clostridien- sowie ein Absinken der Bifidobakterien-Keimzahlen im Stuhl springt bei älteren Menschen ins Auge. Über die Gründe kann nur spekuliert werden: Zahnprothesen-Träger, die man in der vorstehenden Altersgruppe sicherlich häufiger vorfindet, bevorzugen energiedichtere, höherverdauliche und wenig strukturierte Nahrungsmittel (VOLKERT 1996). Hinzu kommt, daß Verdauungsstörungen im Alter zunehmen (Tonusabfall bis hin zu Darmatonie, gastroduodenale Irritationen, Gallensekretionsstörungen etc.). Inwieweit derartige Veränderungen als „normal" zu bezeichnen sind, sei dahingestellt (BECKMANN et al. 1997, POSCHMANN 1997). Eine sorgfältige Ernährungsanamnese ist

PHYSIOLOGIE

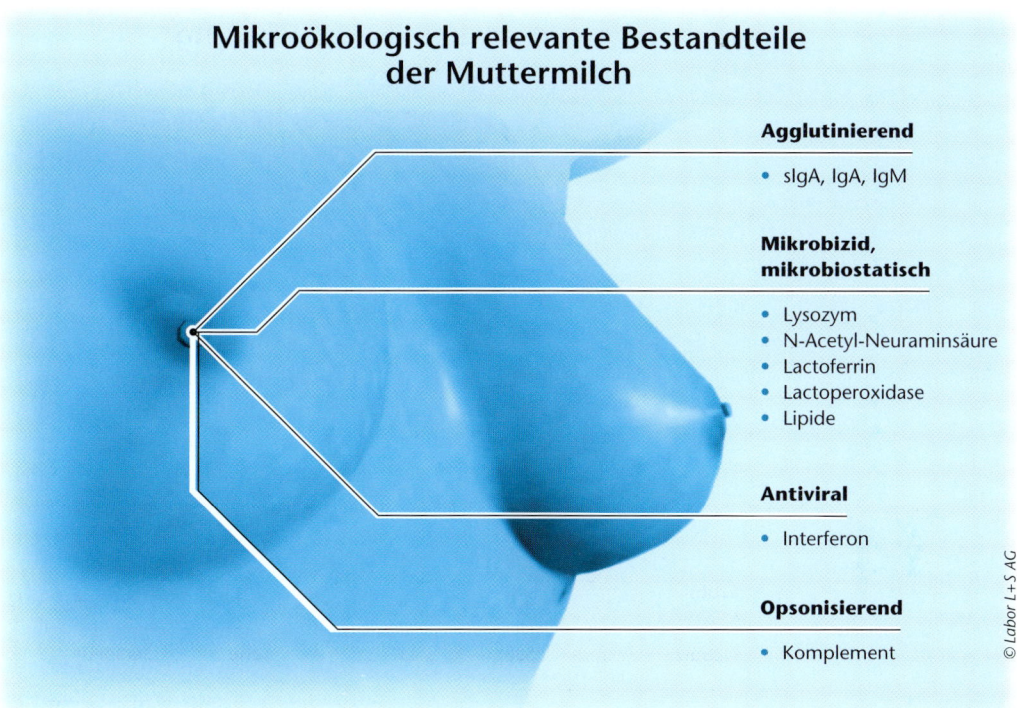

Abbildung 7

bei betagten Patienten angesichts der oft unbeachteten und dennoch häufigen Malnutritionen (**Tab. 1**) erst recht unverzichtbar (VOLKERT 1996).

Der oben beschriebene Vorgang der Erstbesiedlung läßt erahnen, daß sowohl flaschenmilchernährte Kinder als auch insbesondere per sectio entwickelte Kinder häufig einen mikroökologischen Nachteil erleiden: hier erfolgt die Erstbesiedlung m.o.w. zufällig durch die direkte Umwelt (z.B. durch die krankenhauseigene Flora, Hospitalismuskeime). Auf diese Weise kann die bereits durch den Kaiserschnitt erfolgende Schwächung des immunologisch juvenilen Organismus durch eine zusätzliche intestinale Fehlbesiedlung den Grundstein zu einer mikroökologisch auffälligen „Karriere" liefern (spätere Infektanfälligkeit, Nasennebenhöhlen-Problematik, Entwicklung von Allergien etc.). Wie unten weiter ausgeführt, spielt die physiologische Erstbesiedlung eine eminente Rolle bei der Entwicklung eines funktionsfähigen darmassoziierten Immunsystems. Der deutliche Unterschied zwischen der Darmflora von Brustmilch- und Flaschenmilch-Kindern ist in **Tab. 2** dargestellt.

Kaiserschnittkinder: Fehlbesiedlung vorprogrammiert

Die mittlerweile häufig zu beobachtenden Alterationen der Vaginalflora z.B. durch die Einnahme oraler Kontrazeptiva, Dysfunktionen des (schleimhautassoziierten) Immmunsystems, übertriebene Intimhygiene, persistierende Infektionen z.B. mit Herpes genitalis-Viren und *Chlamydia trachomatis* oder auch bestimmte Sexualtechniken werden aus Sicht des kli-

Tabelle 1

Häufigkeit von Risikofaktoren für Mangelernährung

Bei geriatrischen Patienten (n=300) und gesunden Hochbetagten (n=50)

Risiko-faktoren	Geriatrische Patienten (BETHANIEN-Studie)	Gesunde Senioren
Appetitlosigkeit	26%	14%
Kaubeschwerden	46%	20%
Schluckstörungen	18%	10%
Manuelle Probleme	44%	16%
Immobilität	49%	–
Schwere Verwirrtheit	20%	–
Depression	13%	8%
Einsame Wohnsituation	27%	–
Belastende Lebensereignisse	23%	34%

Nach VOLKERT (1996)

nischen Mikroökologen in diesem Zusammenhang zu wenig beachtet. So sollte es zur geübten Praxis gehören, Schwangere vor der Geburt einer vaginalmikrobiologischen Untersuchung zu unterziehen, um ggf. entsprechende Maßnahmen ergreifen zu können und so die Gefahr einer Fehlbesiedlung des Säuglings wirksam zu mindern. Weshalb Kaiserschnittkinder nicht generell einen standardisierten Cocktail von wichtigen Mikroorganismen quasi als „Schluckimpfung" erhalten – ein Verfahren, das sich in der Veterinärmedizin bei der Kükenaufzucht sehr bewährt hat (sog. NURMI-Konzept) – ist aus Sicht der Autoren unverständlich. Erfolgversprechende Ansätze, beispielsweise mit der oralen Verabreichung einer *E. coli*-Präparation bei Neugeborenen, existieren durchaus auch in der Humanmedizin (LODINOVÁ-ZÁDNÍKOVÁ und GREINWALD 1997).

Unterschiedliche Besiedlung des Oro-Gastrointestinaltraktes

Mundhöhle: stark mikrobiell besiedelt

Die absoluten Keimzahlen, das Verhältnis von aeroben zu anaeroben Keimgruppen und die Artenvielfalt sind, wie bei der Unterschiedlichkeit der zu besprechenden Biotope nicht anders zu erwarten, sehr verschieden. Einen Überblick liefert **Abb. 8.** Dabei ist zunächst festzuhalten, daß die Mundhöhle sehr stark mikrobiell besiedelt ist. Insbesondere in den Zahnfleischtaschen (Sulci gingivalis) etabliert sich regelmäßig eine dominierende anaerobe Flora. Spezifische Verschiebungen der Mundhöhlenflora insbesondere bei ungünstiger Ernährungsweise und schlechter Zahnpflege werden für die Entstehung von Karies verantwortlich gemacht. Weiterhin muß beachtet werden, daß der Magen keinesfalls keimfrei ist, sondern trotz der für viele Mikroorganismen widrigen Verhältnisse eine erstaunliche Besiedlungsstärke aufweist. Diese korreliert mit dem pH-Wert des Magens: Je niedriger der pH-Wert, desto niedriger die Keimzahlen. In diesem Zusammenhang muß darauf hingewiesen werden, daß ein Großteil der Bevölkerung mit westeuropäischer Ernährungsweise sub- oder anazide Mägen aufweist. Die sogenannte „Säureschranke" des Magens (Inaktivierung von oral zugeführten Keimen) ist bei diesen Menschen nur eingeschränkt wirksam.

PHYSIOLOGIE

Die absoluten Keimzahlen nehmen aboral ebenso wie die Artenvielfalt zu: Im Colon siedeln regelmäßig schätzungsweise 300–400 Keimarten bei einer Besiedlungsdichte von ca. 10^{11}–10^{12} KBE/g Darminhalt (FINEGOLD et al. 1983). Dabei dominieren nach Menge und Artendiversität die Anaerobier, also Bakterien, für die Sauerstoff aufgrund fehlender Entgiftungssysteme ein Zellgift darstellt. Das Verhältnis von Anaerobiern zu Aerobiern beträgt schätzungsweise 10.000 zu 1. Die Dickdarmflora und damit auch die Stuhlflora bestehen demnach zu mehr als 99,9 % aus Anaerobiern (**Abb. 9**).

Die wandständige, sogenannte residente Flora, die sich in den unterschiedlichen ökologischen Nischen etabliert, muß von der luminalen, passageren Flora unterschieden werden (**Abb. 10**). Letztere besteht zum einen aus den permanent abgeschilferten Zellen der wandständigen Flora, aber auch aus Mikroorganismen, die oral zugeführt die Magenpassage unbehelligt überstehen und sich in den aboralen Kompartimenten behaupten können. Die Stuhlflora repräsentiert also nur mittelbar die wandständige, autochthone Flora und erlaubt in aller Regel auch nicht, wie von einigen Laboratorien behauptet, einen direkten Rückschluß auf die Dünndarmflora (BECKMANN et al. 1997).

Tabelle 2

Darmflora von Brust- und Flaschenmilch- ernährten Säuglingen im Vergleich

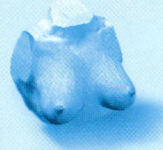
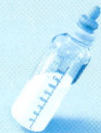

Bezeichnung	Brustkind	Flaschenkind
Bifidobakterien	+++	+++
Laktobazillen	+++	++
Bacteroides-Prevotella-Porphyromonas-Gruppe	+	++
E. coli	+	+++
Andere Enterobakterien	(+)	+
Clostridien	(+)	++

+++ = regelmäßig in sehr hohen Keimzahlen vorkommend
++ = regelmäßig in hohen Keimzahlen vorkommend
+ = regelmäßig in geringen Keimzahlen vorkommend
(+) = selten vorkommend

Mod. nach
SCHULER und SCHULER (1987)

© Labor L+S AG

Individuelle Schwankungen in der Zusammensetzung der Fäkalflora

Die Darmflora zeigt einerseits beeindruckende interindividuelle Gemeinsamkeiten, weist allerdings andererseits auch erhebliche individuelle Charakteristika auf. Diese betreffen in erster Linie die Begleitflora, also Keimgruppen, die entweder nicht regelmäßig oder aber in geringen Keimzahlen nachweisbar sind, z.B. Streptokokken, Staphylokokken, Veillonellen und Clostridien. Auch intraindividuelle Unterschiede gehen v.a. auf diese

PHYSIOLOGIE

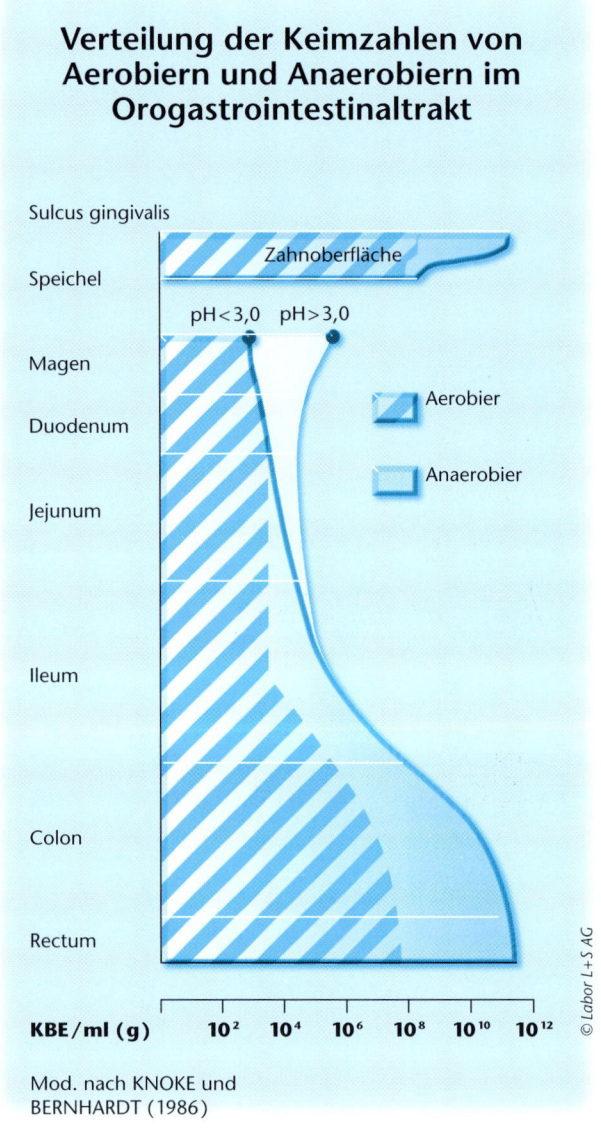

Abbildung 8

Gattungen zurück (MITSUOKA und OHNO 1977).

Vergleicht man wissenschaftliche Grundlagenstudien über die menschliche Darmflora, so lassen sich mitunter deutliche Unterschiede zwischen den einzelnen Untersuchungen feststellen. Diese sind zum Teil auf die unterschiedliche Methodik der Analysen sowie die variierenden Nährmedien zurückzuführen. Im übrigen muß bedacht werden, daß wegen der Komplexität einer vollständigen Analyse der Darmflora meist nur Keim-Gruppen erfaßt wurden oder, wenn bis zur Speziesdifferenzierung durchgeführt, nur geringe Probandenzahlen Eingang in die Untersuchung fanden.

Literaturhinweise

BECKMANN G; RÜFFER A; SONNENSCHEIN B (1997): Mikrobiologische Stuhluntersuchungen: Lesen aus dem Kaffeesatz oder wertvolles diagnostisches Werkzeug? Ärztezeitschr. f. Naturheilverf. 38, 88–100 ● FINEGOLD SM; SUTTER VL; MATHISEN GE (1983): Normal indigenous intestinal flora. In: HENTGES DJ (Hrsg.): Human intestinal micro flora in health and disease. Academic Press, New York, London, Paris ● JANTEA F; NICOLAE D; BAD-OPRISESCU D; VOINA P (1963): Beitrag zur Darmmikroflora bei Menschen im Alter von 45–100 Jahren. Schrift des Med.-Pharmaz. Inst. und des Inst. f. Geriatrie, Universität Bukarest ● KNOKE M; BERNHARDT H (1986): Mikroökologie des Menschen. Mikroflora bei Gesunden und Kranken. VCH Verlagsgesellschaft, Weinheim. ● LODINOVÁ-ZÁDNÍKOVÁ R; SONNENBORN U (1997): Effect of preventive administration of a nonpathogenic *Escherichia coli* strain on the colonization of the intestine with microbial pathogens in newborn infants. Biol. Neonate 71, 224–232 ● MITSUOKA T (1992): Intestinal flora and aging. Nutrition Rev. 50, 438–446 ● MITSUOKA T; OHNO K (1977): Die Faekalflora bei Menschen. V. Mitteilung: Die Schwankungen in der Zusammensetzung der Faekalflora gesunder Erwachsener. Zbl. Bakt. Hyg., I. Abt. Orig. A 238, 228–236 ● POSCHMANN U (1997): Zur Ernährung des Menschen. Ein Leitfaden für Ernährungsberatung und Ernährungstherapie in der ambulanten Praxis. Eigenverlag, Walldorf ● SALFINGER M (1980): Möglichkeiten und Grenzen des kulturellen Nachweises eines bakteriellen Darminfektes. Ther. Umschau 37, 181–186 ● SCHULER R; SCHULER A (1987): Physiologie und Pathologie der Intestinalflora. Mayr, Miesbach ● SCHULZE J (1995): Können Milchprodukte die Darmflora regenerieren? Erfahrungsheilkunde 44, 237–242 ● SIMON GL; GORBACH SL (1984): Intestinal flora in health and disease. Gastroenterol. 86, 174–193 ● VOLKERT D (1996): Ernährung im Alter: Ernährungsprobleme in der Geriatrie – Mangelernährung bei geriatrischen Patienten. Akt. Ernähr.-Med. 21, 200–202

PHYSIOLOGIE

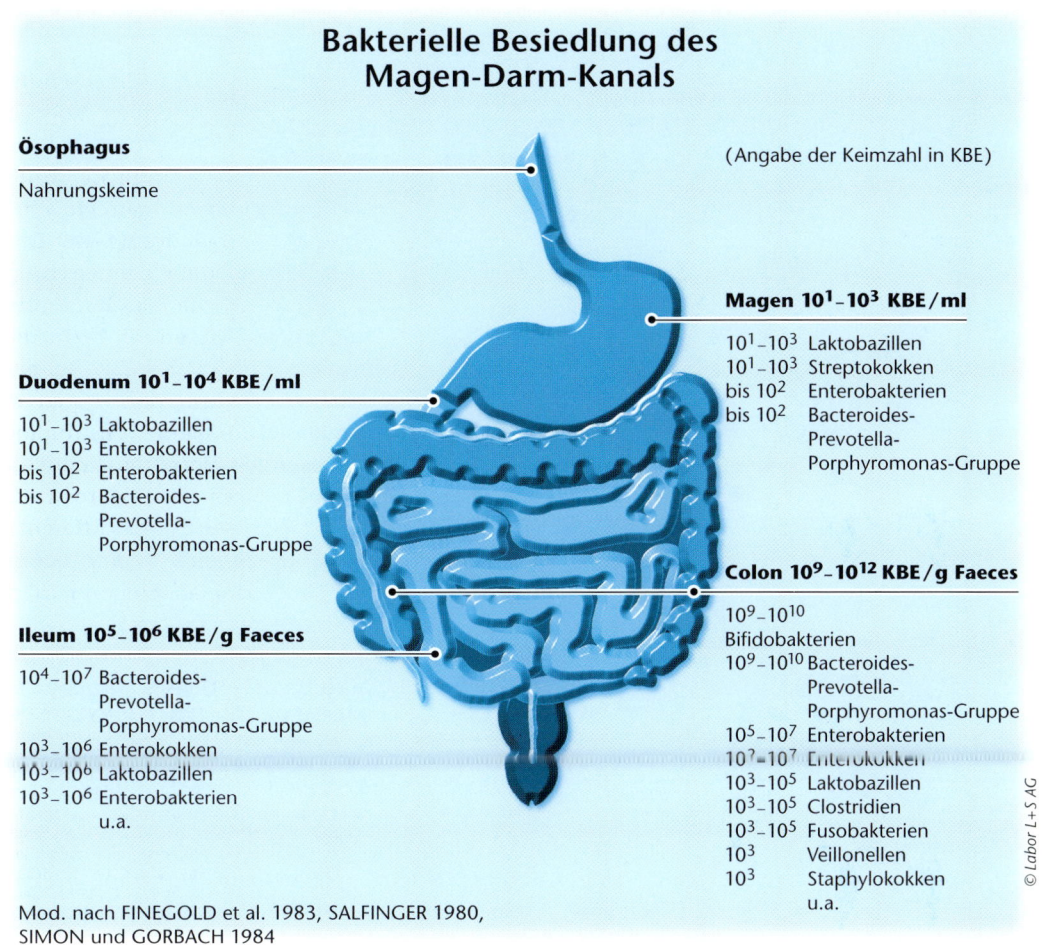

Abbildung 9

Mod. nach FINEGOLD et al. 1983, SALFINGER 1980, SIMON und GORBACH 1984

1.2.2. Beeinflussung der intestinalen Mikroflora

Die verschiedenen intestinalen Mikroorganismen beeinflussen sich untereinander auf vielfältigste Weise (s. **Kap. 1.2.2.1.**) und werden zudem durch wirtsseitige und externe Faktoren beeinflußt (s. **Kap. 1.2.2.2.**). Das sich aus der Summe dieser Wechselwirkungen ergebende Milieu prägt entscheidend die Zusammensetzung der Mikroflora, die sich im Laufe der Individualentwicklung auf einem relativ stabilen Niveau einpendelt. Dieser Gleichgewichtszustand kann jedoch durch organische Störungen im Gastrointestinalbereich, z.B. Schleimhautentzündungen oder Funktionsstörungen der Darmanhangsorgane (Leber, Pankreas) empfindlich gestört werden. Aber auch externe Einflüsse, insbesondere krasse Fehlernährungen oder iatrogene Eingriffe, beispielsweise in Form von antibiotischen Behandlungen oder immunsuppressiven Maßnahmen können zu intestinalen Imbalancen und damit zu einer Alteration der Darmbarriere führen.

Interaktion Mikroflora und Milieu

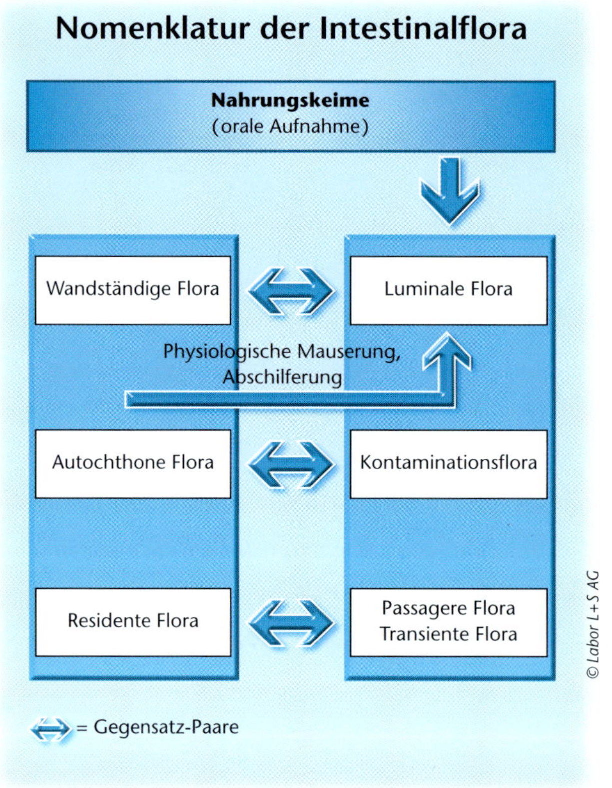

PHYSIOLOGIE

Nomenklatur der Intestinalflora

Nahrungskeime (orale Aufnahme)

- Wandständige Flora ⇔ Luminale Flora
- Physiologische Mauserung, Abschilferung
- Autochthone Flora ⇔ Kontaminationsflora
- Residente Flora ⇔ Passagere Flora / Transiente Flora

⇔ = Gegensatz-Paare

© Labor L+S AG

Abbildung 10

Die Folgen: neben der Ansiedlung und Vermehrung von Fremdkeimen resultiert eine erhöhte Durchlässigkeit der Darmschleimhaut für Schadstoffe aus den Ingesta (s. **Kap. 2**).

Grundsätzlich gilt für die den Orogastrointestinaltrakt besiedelnden Mikroorganismen das mikrobiologische Grundprinzip der limitierenden Faktoren. Bestimmte Substrate und Milieufaktoren kontrollieren Menge, Verbreitung und Vielgestaltigkeit der Flora. Verschiedenste physikochemische Faktoren beeinflussen mikrobiologisches Wachstum (**Abb. 11**). Der speziesspezifische Toleranzbereich der Mikroorganismen, innerhalb dessen Vermehrung oder nur Überleben einer Keimart möglich ist, unterliegt einer erheblichen Schwankungsbreite: Während Laktobazillen, Bifidobakterien und Propionibakterien vergleichsweise extremen Bedingungen widerstehen, ist der Toleranzbereich für E. coli relativ eingeschränkt. Generell gilt: extreme Standorte (z.B. der Magen) zeigen eine geringe, gemäßigte Habitate wie der Dickdarm eine große Artenvielfalt (KNOKE und BERNHARDT 1986) (**Abb. 12**).

Die zahlreichen Wechselwirkungen zwischen den Keimen der intestinalen Mikroflora im Sinne von mikrobiellen Gemeinschaften sowie zwischen Mikroorganismen und Wirtsorganismus werden in der (Mikro-)Ökologie vom Standpunkt des jeweiligen Nutzens unterschieden in:

Mutualismus	eine für beide Seiten günstige und obligatorische Interaktion
Protokooperation	eine für beide Seiten günstige, aber nicht obligatorische Wechselwirkung
Kommensalismus	eine nur einseitig förderliche Interaktion ohne erkennbaren Schaden für den „genutzten" Partner
Neutralismus	mikrobielle Gemeinschaft ohne erkennbaren Nutzen oder Nachteil für die jeweiligen Partner

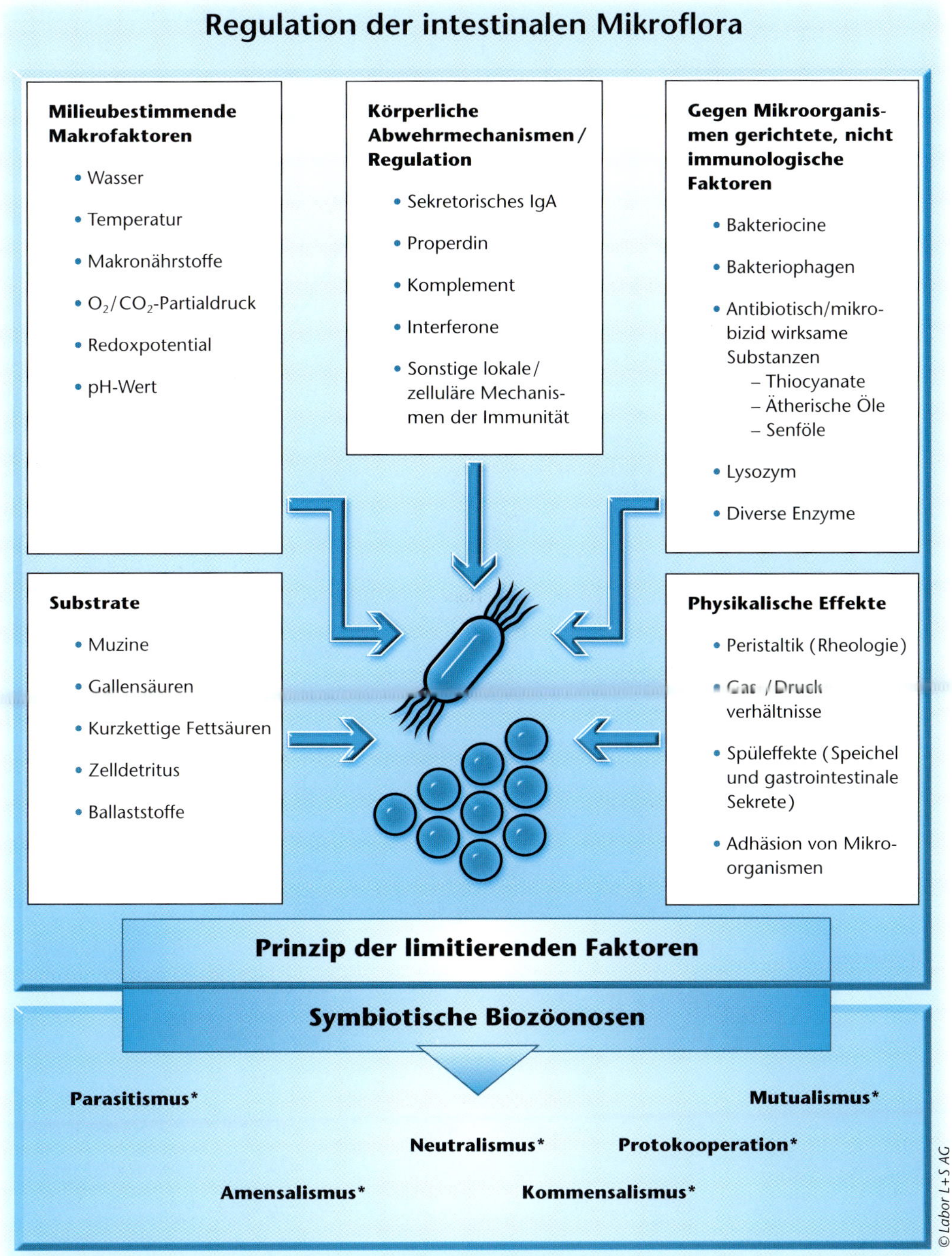

PHYSIOLOGIE

Regulation der intestinalen Mikroflora

Milieubestimmende Makrofaktoren
- Wasser
- Temperatur
- Makronährstoffe
- O_2/CO_2-Partialdruck
- Redoxpotential
- pH-Wert

Körperliche Abwehrmechanismen / Regulation
- Sekretorisches IgA
- Properdin
- Komplement
- Interferone
- Sonstige lokale / zelluläre Mechanismen der Immunität

Gegen Mikroorganismen gerichtete, nicht immunologische Faktoren
- Bakteriocine
- Bakteriophagen
- Antibiotisch/mikrobizid wirksame Substanzen
  – Thiocyanate
  – Ätherische Öle
  – Senföle
- Lysozym
- Diverse Enzyme

Substrate
- Muzine
- Gallensäuren
- Kurzkettige Fettsäuren
- Zelldetritus
- Ballaststoffe

Physikalische Effekte
- Peristaltik (Rheologie)
- Gas-/Druckverhältnisse
- Spüleffekte (Speichel und gastrointestinale Sekrete)
- Adhäsion von Mikroorganismen

Prinzip der limitierenden Faktoren

Symbiotische Biozöonosen

Parasitismus*   Mutualismus*
Neutralismus*   Protokooperation*
Amensalismus*   Kommensalismus*

© Labor L+S AG

* Erläuterung der Begriffe im Text

Abbildung 11

PHYSIOLOGIE

Amensalismus — Hemmung der einen Art ohne Beeinflussung der anderen Mikroorganismenart

Konkurrenzhemmung — wechselseitige Konkurrenz um Substrate, die in gegenseitiger Hemmung resultiert

Parasitismus — einer der mikrobiellen Partner ist ausschließlicher Nutznießer der Kooperation, während der andere fortwährend Schaden erleidet

Was ist Symbiose? Es ist darauf hinzuweisen, daß die vorgenannte Unterscheidung Unschärfen aufweist, die z.T. darauf zurückzuführen sind, daß viele der so bezeichneten Interaktionen zwischen Mikroorganismen noch weitgehend unerforscht sind oder nur im Labormaßstab abgebildet wurden. In diesem Zusammenhang darf auch nicht der 1879 von de BARY geprägte Begriff „**Symbiose**" fehlen. Er wurde seinerzeit als „das fortwährende und innige Zusammenleben ungleichnamiger Organismen" definiert. Dieser Begriff erfuhr in der Folgezeit eine Umdeutung/Beschränkung in Richtung einer Organismengemeinschaft, die von gegenseitigem Nutzen geprägt ist. Daraus resultieren bis zum heutigen Tag bestehende Mißverständnisse, z.B. durch den therapeutisch ge- und mißbrauchten Begriff der sog. „Symbioselenkung" (Hinweise zur diesbezüglichen Diskussion bei RUCKDESCHEL 1987, RUSCH 1989, KOLB und MAASS 1991, BECKMANN et al. 1997) (s. auch **Kap. 5.2.3.**).

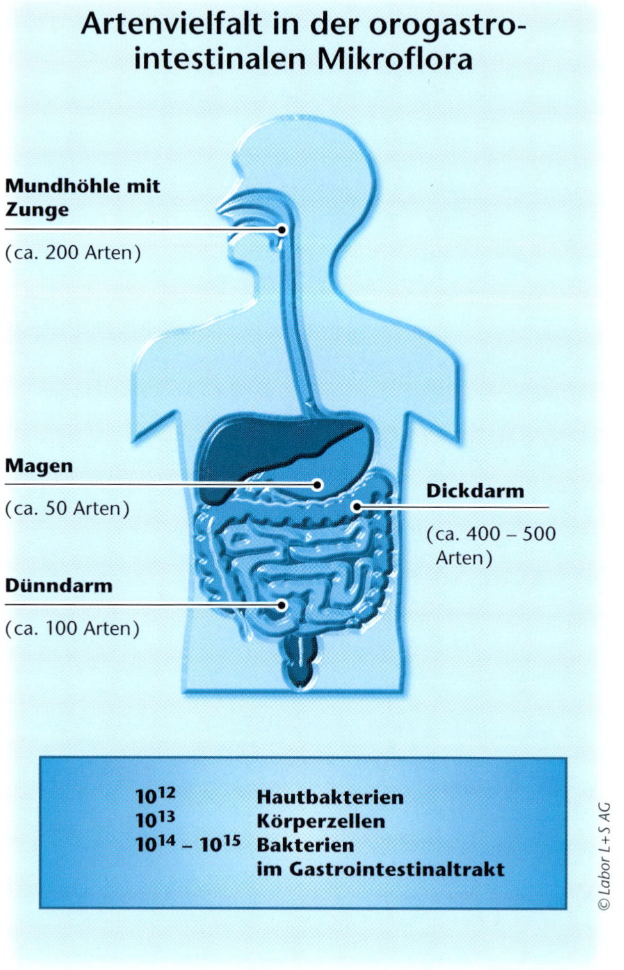

Artenvielfalt in der orogastrointestinalen Mikroflora

Mundhöhle mit Zunge (ca. 200 Arten)

Magen (ca. 50 Arten)

Dickdarm (ca. 400 – 500 Arten)

Dünndarm (ca. 100 Arten)

10^{12} Hautbakterien
10^{13} Körperzellen
$10^{14} - 10^{15}$ Bakterien im Gastrointestinaltrakt

© Labor L+S AG

Abbildung 12

Literaturhinweise

BECKMANN G; RÜFFER A; SONNENSCHEIN B (1997): Einige kritische Anmerkungen zur sogenannten „Wiederaufforstung" oder „Symbioselenkung" oder „Substitution" der menschlichen Darmflora. Naturheilpraxis 50, 780–785 ● DE BARY (1879), zit. n. KOLB u. MAASS (1991) ● KNOKE M; BERNHARDT H (1986): Mikroökologie des Menschen. Mikroflora bei Gesunden und Kranken. VCH Verlagsgesellschaft, Weinheim ● KOLB H; MAASS C (1991): Kompendium der Mikrobiologischen Therapie. Haug, Heidelberg. ● RUCKDESCHEL G (1987): Darmflora – Fakten und Mythen. In: HOTZ J; RÖSCH W (Hrsg.): Funktionelle Störungen des Verdauungstraktes. Springer, Berlin, Heidelberg, New York ● RUSCH V (1989): The concept of symbiosis: a survey of terminology used in description of associations of dissimilarly named organisms. Mikroökol. Ther. 19, 33–59

PHYSIOLOGIE

1.2.2.1. Wechselwirkungen zwischen Mikroorganismen

Die Wechselwirkungen von Mikroorganismen untereinander sind bisher nur in Ansätzen erforscht und bei der Vielzahl von Einflußmöglichkeiten auch kaum vorauszusagen. Über ihre Stoffwechselaktivität beeinflussen intestinale Mikroorganismen in erheblichem Maß das Darmmilieu und damit sich auch gegenseitig. Dabei kommen zum einen verschiedenste synergistische Mechanismen zum Tragen, wie die für die Ansiedlung von strikt anaeroben Bakterien notwendige Sauerstoffzehrung durch aerob wachsende Keime (s. **Kap. 1.2.1.**), die nicht nur im Darm, sondern auch für die mikrobielle Besiedlung der Mundhöhle und der Haut von Bedeutung ist. Einige Mikroorganismen sind zudem auf die Produktion von Wuchsstoffen durch andere Keimspezies angewiesen. Solche „Ammenphänomene" lassen sich in vitro sogar diagnostisch nutzen. So wachsen Keime der Gattung *Haemophilus*, die teilweise zur obligaten Flora des Mund- und Rachenraumes zählen, auf einigen Nährböden nur in der direkten Umgebung anderer Keimspezies, die ihnen die entsprechenden Wachstumsfaktoren zur Verfügung stellen. Auch Stoffwechselendprodukte mancher Mikroorganismen finden noch bei anderen Keimen Verwendung. Als Beispiele eines solchen Synergismus seien die enge Verflechtung von Stoffwechselaktivitäten der in den Zahnplaques ansässigen Mikroflora

Synergistische Wechselwirkungen

Abbildung 13

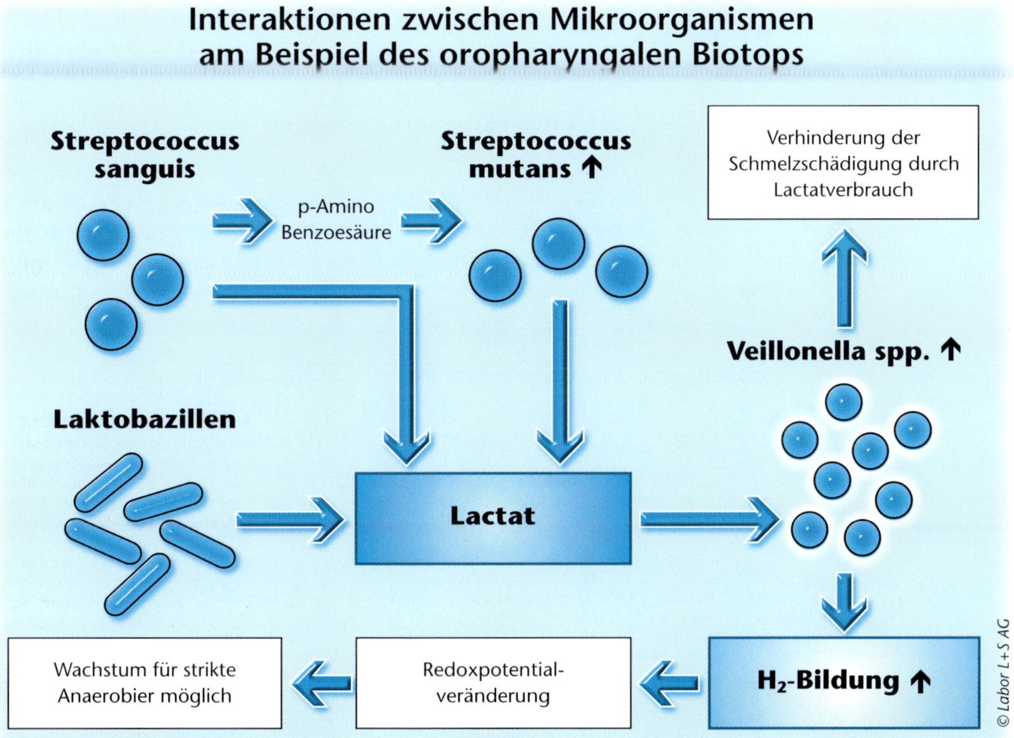

Interaktionen zwischen Mikroorganismen am Beispiel des oropharyngalen Biotops

Streptococcus sanguis → p-Amino Benzoesäure → **Streptococcus mutans ↑**

Laktobazillen → **Lactat** → **Veillonella spp. ↑** → Verhinderung der Schmelzschädigung durch Lactatverbrauch

Lactat → **H$_2$-Bildung ↑** → Redoxpotentialveränderung → Wachstum für strikte Anaerobier möglich

Nach HARDIE und BOWDEN 1974

genannt (**Abb. 13**) sowie die Verwertung der bei der mikrobiellen Proteolyse anfallenden Ammoniumverbindungen durch Bifidobakterien im Darm (s. **Kap. 1.2.5.3.2.**).

Gegenseitige Behinderung

Neben synergistischen Effekten hindern sich die Darmkeime andererseits gegenseitig durch die Konkurrenz um die im Intestinum zur Verfügung stehenden verwertbaren Nährstoffe. Metaboliten wie kurzkettige Fettsäuren, dekonjugierte Gallensäuren, H_2O_2 oder H_2S wirken ebenfalls wachstumshemmend auf einige Keimspezies. Diese Hemmwirkung kann entweder direkt erfolgen oder resultiert aus der Veränderung des Milieus durch die Stoffwechselprodukte. Einige Mikroorganismen produzieren direkt antibiotisch wirkende Proteine oder Peptide, sogenannte Bacteriocine.

Letztendlich tragen diese antagonistischen Aktivitäten der Mikroorganismen nicht nur zur Regulation der obligaten Darmflora, sondern insbesondere zur Abwehr von Fremdkeimen im Rahmen der Kolonisationsresistenz bei (s. auch **Kap. 1.2.4.**).

Literaturhinweise
BECKMANN G; RÜFFER A; SONNENSCHEIN B (1997): Stuhluntersuchungen: Lesen aus dem Kaffeesatz oder wertvolles diagnostisches Werkzeug ? – Einige kritische Anmerkungen zur Sinnhaftigkeit und Aussagekraft. Ärztzeitschr. f. Naturheilverf. 38, 88–100 ● HARDIE JM; BOWDEN GH (1974): The normal microbial flora of the mouth. In: SKINNER FA; CARR JG (ed.) The normal microflora of man. Academic Press, New York, London, Paris ● KNOKE M; BERNHARDT H (1986): Mikroökologie des Menschen. Mikroflora bei Gesunden und Kranken.VCH Verlagsgesellschaft, Weinheim

1.2.2.2. Wechselwirkungen zwischen Wirtsorganismus und Mikroorganismen

Nicht nur intermikrobielle Wechselwirkungen, sondern auch zahlreiche Wechselwirkungen zwischen Wirtsorganismus und Darmflora regulieren den Zustand der intestinalen Mikroökologie und damit das Darmmilieu. Die von den Mikroorganismen ausgehenden Effekte sind vornehmlich in **Kap. 1.2.3.** und **1.2.4.** beschrieben.

Über diverse Mechanismen nimmt der Makroorganismus Einfluß auf die Mikroflora (s. auch **Abb. 11**). Dabei sind wirtsseitige Komponenten der Darmbarriere nicht nur zur Abwehr von Fremdkeimen, sondern auch zur Beherrschung der Standortflora von vitaler Bedeutung. Der Darmschleim sowie die Produkte des darmassoziierten Immunsystems (sIgA, Lysozym, Properdin, Komplement etc.) regulieren mit weiteren wirtsseitigen sowie mikrobiellen Einflüssen Art und Zusammensetzung der intestinalen Mikroflora und verhindern mit den restlichen anatomischen Einrichtungen des Darmes einen Übertritt der Mikroorganismen in den Makroorganismus.

Ein zentraler Faktor im intestinalen Ökosystem ist das Substratangebot. Von der exogen zugeführten Nahrung stehen den Darmkeimen im Dickdarm nur die vom Wirtsorganismus nicht verwertbaren Bestandteile zur Verfügung. Neben Nährstoffresten, die im Dünndarm aufgrund eines Überangebotes nicht gespalten und/oder resorbiert werden konnten, sind dies v.a. für den Menschen unverdauliche Kohlenhydratverbindungen, die unter der Bezeichnung „Ballaststoffe" subsummiert werden. Pectine, Xylan, Arabinogalactan, Arabinoxylan und andere dieser unverdaulichen Kohlenhydrate werden als Substrat von der saccharolytischen Darmflora genutzt (s. auch **Kap. 1.2.3.** und **5.2.1.1.**). Als endogene Nährstoffquelle für den Kohlenhydratumsatz fungieren die Mucopolysaccharide des Darmschleims. Mukus dient aber nicht nur als Substrat und als Schutz der Darmschleimhaut gegenüber Schadwirkungen seitens der Mikroflora, der eigenen Sekrete sowie gegen exogene Schadstoffe, sondern ermöglicht auch die Adhäsion der autochthonen Darmkeime.

Ballaststoffe als Substrate

Bestandteile der Darmsekrete (Proteine, Peptide und Glukoproteine) sowie die abgeschilferten Darmepithelzellen stellen die wichtigsten Stickstoff-Quellen für die proteolytische Mikroflora dar. Schätzungsweise alle 3–4 Tage erfolgt auf dem Wege einer physiologischen Zellmauserung eine gänzliche Erneuerung der Dünndarmschleimhaut.

Endogene Proteinquellen

Für ausreichende Feuchtigkeit im Darm sorgen neben der vom Menschen exogen aufgenommenen Flüssigkeit zahlreiche endogene Sekrete. Etwa 10 l Flüssigkeit gelangen tagtäglich in den Gastrointestinaltrakt. Neben ca. 2 l aus exogener Flüssigkeitszufuhr sind dies ca. 0,5 l Galle, 2 l Pankreassaft, 2 l Dünndarmsekret, 1,5 l Speichel sowie 2 l Magensaft. Davon erreichen allerdings nur 0,5 l den Dickdarm.

Ohne Wasser kein (mikrobielles) Leben!

Diese beim gesunden und ausgewogen ernährten Menschen relativ konstanten Substrat- und Milieuverhältnisse im Darm erklären die weitgehende Ähnlichkeit der Darmflora bei verschiedenen Personen. Krasse Fehlernährungen, Verdauungsinsuffizienzen oder andere Störungen verändern den Stoffzufluß in den Bioreaktor Darm. Die Folgen: Veränderungen der substratbestimmten Dickdarmflorazusammensetzung sowie des Dickdarmmilieus, die sich mit Hilfe der Stuhlflorauntersuchung und der Bestimmung des pH-Wertes erfassen lassen (s. **Kap. 2.** sowie **3.3.1.** und **3.4.1.**).

Literaturhinweise

KNOKE M; BERNHARDT H (1986): Mikroökologie des Menschen. Mikroflora bei Gesunden und Kranken. VCH Verlagsgesellschaft, Weinheim ● WALDECK F (1983): Funktionen des Magen-Darm-Kanals. In: SCHMIDT RF; THEWS G (Hrsg.): Physiologie des Menschen. Springer, Berlin, Heidelberg, New York

1.2.3. Stoffwechseleigenschaften der intestinalen Mikroorganismen

Mikroorganismen besitzen einen äußerst vielgestaltigen und flexiblen Stoffwechsel, der es ihnen ermöglicht, gegenüber Änderungen der Umgebung schnell zu reagieren. Dabei werden konstitutive und induzierbare Enzyme unterschieden: erstere sind andauernd und regelmäßig funktionsfähig, letztere werden auf spezielle Umweltreize hin „angeschaltet". Die

Stoffwechselverhalten nach Bedarf

Gesamtstoffwechselaktivität der Darmflora besitzt Ausmaße, die einen Vergleich mit der menschlichen Leber nicht scheuen muß. Insbesondere die opportunistischen Hefen sind wahre Kraftwerke. So produzieren 500 kg der Bäcker- und Brauereihefe *Saccharomyces cerevisiae* unter günstigen Bedingungen ca. 10.000 kg Eiweiß pro Tag und damit 10.000 mal mehr als eine gleichschwere Milchkuh an Milcheiweiß zu bilden vermag (**Abb. 14** und **Kap. 1.2.5.4.1.**). Eine Übersicht über die bisher bekannten, wichtigen Stoffwechseleigenschaften der Darmflora zeigt **Tab. 3**. Hinsichtlich des Stoffwechselspektrums der im Rahmen der Routinediagnostik nachweisbaren Darmkeime sei auf **Kap. 1.2.5.** verwiesen.

Einige mikrobielle Metabolismen sind von diätetischer und prophylaktischer Relevanz wie z.B. die Umwandlung von Cyanocobalamin (Vit. B_{12}) in Cobamide sowie die Entstehung von Nitrosaminen durch bakterielle N-Nitrosierung von sekundären Aminen und Nitrit.

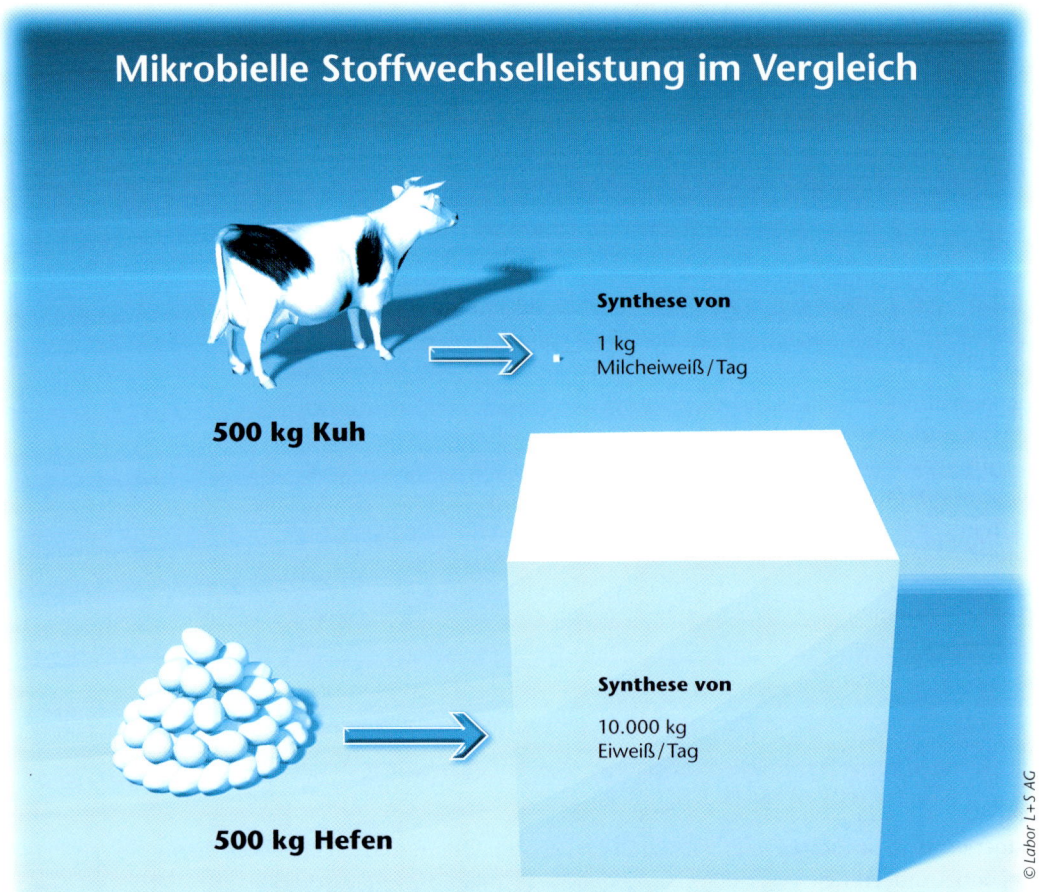

Abbildung 14

PHYSIOLOGIE

Auswahl wichtiger Stoffwechseleigenschaften intestinaler Mikroorganismen   **Tabelle 3**

	Reaktionswege / Substrate	Mikrobielle Enzyme
Kohlenhydratstoffwechsel	Polysaccharide → Oligosaccharide	
	Cellulose	Cellulase
	Pektin, Stärke, Glykogen	Amylasen
	Glykogen, Glucane	Glucanasen, Glucosidasen
	Hyaluronsäure	Glucosidasen, Glucuronidasen, Hyaluronidasen
	Xylan (Hemicellulose)	Xylanasen
	Sialinsäure (Acetylneuraminsäure)	Neuraminidase (Sialidinase)
	Chondroitinsulfate	Chondroitinsulfatase (Chondroitinase)
	Disaccharide → Monosaccharide	
	Lactose	Lactase
	Maltose	Maltase (α-Glucosidase)
	Fructose	β-Fructofuranosidase
	Cellobiose/Cellose	β-Glucosidase (Cellobiase)
	Pentosen, z.B. D-Xylose	Pentosephosphat-Enzymkette
	Hexosen (v.a. Glucose) → Glykolyse → $CO_2 + H_2O$	Glykolytische Enzymkette
	Hexosen (v.a. Glucose) → Gärungen → kurzkettige Fettsäuren, Ethanol, Butanol, CO_2, H_2	Gärungsenzyme
Eiweißstoffwechsel	Proteine	Proteinasen
	Kollagen	Kollagenasen
	β-Aspartylglycin	β-Aspartyldipeptidase
	Histidin → Histamin	Histidindecarboxylase
	Tryptophan → Tryptamin	Tryptophanase
	Hydroxy-Tryptophan → Serotonin	Tryptophanase
	Ornithin → Putrescin	Ornithin-Decarboxylase
	Tyrosin → Tyramin	Tyrosin-Decarboxylase
	Arginin	Arginase
	Asparaginsäure	Aspartat-Ammoniak-Lyase (Aspartase)
	Harnstoff → $NH_3 + CO_2$	Urease
	Zyklische Aminosäuren → Indol, Skatol, Kresol u.a.	Aminosäure-Desaminasen, Amin-Desaminasen
	Tyramin	Tyramin-Oxidase

Schwefelwasserstoff produzieren sowohl Aerobier wie auch Anaerobier (*Citrobacter freundii, Bacteroides spp., Eubacterium spp., Desulfovibrio desulfuricans, Desulfomonas pigra*).

Anlaß zu anekdotischen Berichten geben Forschungsergebnisse aus dem Bereich der Flatologie: *Methanobrevibacter smithii* und *Methanobacterium ruminantium* sind in der Lage, Methan zu produzieren. Während der Erstgenannte gelegentlich im Darm des Menschen auftritt und offensichtlich dabei auf erblich fixierte Milieueigenschaften angewiesen ist, findet man den Letzteren regelmäßig im Verdauungstrakt des Rindes und anderer Wiederkäuer. Neben Geschichten über das versehentliche Abfackeln von landwirtschaftlichen Betrieben – Langeweile hatte Menschen dazu

Die Darmflora als Methan-Produzent

Forts. Tabelle 3 Forts. Auswahl wichtiger Stoffwechseleigenschaften intestinaler Mikroorganismen

	Reaktionswege / Substrate	Mikrobielle Enzyme
Fettstoffwechsel	Lipide	Carboxyesterhydrolasen
	Triglyceride (Fette/Öle)	Triacylglycerol-Lipase
	Lecithin u.a. Phospholipide	Phospholipasen
	Nahrungsfettsäuren → Hydroxyfettsäuren	C-Hydroxylierung
Weitere Stoffwechseleigenschaften	Gallenfarbstoffe (Bilirubin)	Biliverdin-Reductase
	Primäre Gallensäuren → sekundäre Gallensäuren	Steroid-7-α-Monooxygenase
	Hydroxybenzoesäuren → Phenole	Decarboxylasen
	Flavonoide (in Pflanzen)	Dioxygenasen
Metabolisierung von Fremdstoffen	β-Laktam-Antibiotika	Penicillinasen, Cephalosporinase
	Chloramphenicol	β-Glucuronidase, Nitroreductase
	Aminoglykoside, Sulfanilamid	Acetyltransferasen
	Corticosteroide	Sterolsulfatase, Arylsulfatase
	Steroide (z.B. Kontrazeptiva)	Dehydrogenasen
	Azoverbindungen (z.B. Sulfamidochrysoidin, Sulfasalazin, Lebensmittelfarbstoffe)	Azoreductase
	Cumarin	Dioxygenasen
	Herzglykoside	β-Glucosidase
	Amphetamin	Tyramin-Oxidase
	Propranolol	Tyramin-Oxidase

Mod. nach KNOKE und BERNHARDT (1986)

getrieben, abgehende Darmgase von Milchkühen zu entzünden – wird in den vergangenen Jahren ernsthaft über die Einflüsse des biogenen Methans auf die atmosphärische Ozonschicht diskutiert. Zweifelsohne lassen sich die Methangase aus dem Darmtrakt für Zwecke der Energiegewinnung nutzen. Daß dabei auch humane Fäzes miteinbezogen werden können, zeigen traditionelle und kleindimensionierte Biogasanlagen in China.

Literaturhinweise

GRIMBLE G (1989): Fibre, fermentation, flora and flatus. Gut 30, 6–13 ● KNOKE M; BERNHARDT H (1986): Mikroökologie des Menschen. Mikroflora bei Gesunden und Kranken. VCH Verlagsgesellschaft, Weinheim ● SCHLEGEL HG (1985): Allgemeine Mikrobiologie. Thieme, Stuttgart, New York

1.2.4. Bedeutung der residenten Darmflora für den Wirtsorganismus

Die Darmflora beeinflußt die Morphologie des Darmes

Auch wenn insbesondere von Gastroenterologen die Relevanz der mikrobiellen Darmbesiedlung hartnäckig ignoriert wird, existieren zahlreiche Untersuchungen zur vitalen Bedeutung der Darmflora für den Makroorganismus. Entsprechende Studien an Gnotobioten zeigten sehr eindrucksvoll den Einfluß der Darmkeime auf die morphologische Entwicklung des Gastro-Intestinaltraktes aber v.a. auch auf die Ausbildung des Immunsystems (PULVERER et al. 1990). Erst der permanente Stimulus durch die körpereigene Flora bedingt die vollständige Entwicklung der Darmschleimhaut sowie die Funktionsfähigkeit der körpereigenen Immunabwehr. Daneben stellen die Darmkeime durch Raumbeanspruchung und Rezeptorenblockade auch eine rein mechanische Barriere gegenüber Fremdkeimen dar und unterdrücken deren Wachstum durch die Konkurrenz um Nährstoffe sowie mittels wachstumshemmender oder mikrobizider Stoffwechselprodukte (PONGPECH u. HENTGES 1989) (s. auch **Kap. 1.2.2.1.**). Gemeinsam mit den anatomischen Einrichtungen des Darmes trägt die obligate Darmflora somit maßgeblich zur „Kolonisationsresistenz", also zur Integrität der Barrierefunktion des Darmes bei. Der Verlust bzw. die Einschränkungen dieser Barriere werden bei über längere Zeit antibiotisch behandelten oder einer Bestrahlungstherapie ausgesetzten Personen deutlich. Die Ansiedlung von passageren Keimen im Darm (z.B. Pilze) oder die selektive Vermehrung einzelner Darmkeime (z.B. *Cl. difficile*) mit entsprechenden klinischen Symptomen ist die Folge. Gnotobioten, d.h. Tiere ohne eine mikrobielle Darmbesiedlung, sind außerhalb ihrer keimfreien Isolatoren nicht über längere Zeit lebensfähig (HARALAMBIE 1992).

Kein Leben ohne Darmflora

Neben der Barrierefunktion beeinflussen die im Darm ansässigen Mikroorganismen in nicht unerheblichem Maße den Stoffwechsel der Darmschleimhaut sowie die Darmmotilität. Mikrobiell produzierte kurzkettige Fettsäuren tragen immerhin mit ca. 40 % zum Energiebedarf der Dickdarmepithelzellen bei. Einige Vertreter der Darmflora (z.B. bestimmte Bifidobakterien-Stämme, *E. coli*) produzieren verschiedene Vitamine der B-Gruppe (B_1, B_2, B_6, B_{12}), Folsäure, Biotin, Niacin, Pantothensäure und auch Vitamin K (RASIC u. KURMANN 1993). Die Bedeutung dieser Vitaminproduktion für den Makroorganismus wird allerdings ausgesprochen kontrovers diskutiert. Zwar messen einige Autoren insbesondere der intestinalen Vitamin K-Synthese eine praktische Relevanz für den Menschen bei, vor dem Hintergrund der geringen resorptiven Kapazität der Dickdarmschleimhaut und dem mikrobiellen Verbrauch bzw. dem Abbau im Darm erscheint dies aber eher fraglich (EGBERG 1989).

Darmflora & Vitamine

Eine Übersicht über die wichtigsten Funktionen der Mikroflora für den Wirtsorganismus gibt **Tab. 4**.

Literaturhinweise

EGBERG N (1989): Blood coagulation and the gastrointestinal microflora: vitamin K-dependent plasma proteins. Proc. 5th. Bengt E. Gustafsson Symp. 1988, 331–344 ● GEDEK BR (1993): Darmflora – Physiologie und Ökologie. Chemother. J. **2**, 2–6 ● HARALAMBIE E (1992): Gnotobiotik – Mikroökologische Techniken in der Humanmedizin. Perimed, Erlangen ● KNOKE M; BERNHARDT H (1986): Mikroökologie des Menschen – Mikroflora bei Gesunden und Kranken. VCH Verlagsgesellschaft, Weinheim ● PONGPECH P; HENTGES DJ (1989): Inhibitory effects of volatile fatty acids and low pH on the multiplication of enteric pathogens in vitro in caecal contents of mice. Microb. Ecol. Health Dis. **2**, 247–253 ● PULVERER G; KO HL; ROSZKOWSKI W; BEUTH J; YASSIN A; JELJASZEWICZ J (1990): Digestive tract microflora liberates low molecular weight peptides with immunotriggering activity. Zbl. Bakt. **272**, 318–327 ● PULVERER G; BEUTH J; ROSZKOWSKI W; BURRICHTER H; ROSZKOWSKI K; YASSIN A; KO HL; JELJASZEWICZ J (1990): Bacteria of human physiological microflora liberate immunomodulating peptides. Zbl. Bakt. **272**, 467–476 ● RASIC JL; KURMAN JA (1983): Bifidobacteria and their role. Experientia Supplementum **39**, 71 Birkhäuser, Basel, Boston, Stuttgart ● SONNENBORN U; GREINWALD R (1991): Beziehungen zwischen Wirtsorganismus und Darmflora. 15–20, Schattauer, Stuttgart, New York

Tabelle 4

Bedeutung der residenten Darmflora für den Wirtsorganismus

Wirkungen der bakteriellen Darmflora	Wirkprinzip
Barriere gegen Fremdkeime	Verhinderung der Anheftung am Darmepithel • Raumbeanspruchung • Nischenbesetzung • Rezeptorenblockade Wirkungen von Stoffwechselprodukten • Kurzkettige Fettsäuren • Dekonjugierte Gallensäuren • Lysolecithin • H_2S • Wasserstoffperoxid • Bakteriocine Konkurrenz um Nährstoffe, Vitamine und andere Wuchsstoffe Milieubeeinflussung • pH-Absenkung (durch kurzkettige Fettsäuren aus dem mikrobiellen Kohlenhydrat-Stoffwechsel) • Absenkung des O_2-Partialdruckes • Absenkung des Redoxpotentials
Beeinflussung des darmassoziierten Immunsystems	„Training" des darmassoziierten Immunsystems durch: • Antigen wirksame mikrobielle Zellwandstrukturen • Freisetzung niedermolekularer Peptide
Förderung des Stoffwechsels und der Durchblutung der Darmmukosa	Kurzkettige Fettsäuren mikrobiellen Ursprungs • decken ca. 40 % des Energiebedarfs der Dickdarmepithelzellen („luminale Ernährung" der Enterozyten) • regen die Durchblutung der Kolonmukosa an (v.a. Essigsäure) • Stimulation der Natrium- und Chlorid-Resorption
Anregung der Darmmotilität	Kurzkettige Fettsäuren mikrobiellen Ursprungs
(Bereitstellung von Vitaminen)	Mikrobielle Produktion von Vitamin B_1, B_2, B_6, B_{12}, Folsäure, Biotin, Niacin und Pantothensäure

Mod. nach SONNENBORN und GREINWALD (1991)

© Labor L+S AG

PHYSIOLOGIE

1.2.5. Bedeutung einzelner Keimgattungen/-arten in der intestinalen Mikroökologie

Die den Darm besiedelnden Keime rekrutieren sich aus mehr als 30 Gattungen mit etwa 400–500 Arten und Unterarten. Diese Fülle verschiedener Mikroorganismen läßt sich selbstverständlich im Rahmen der Routinediagnostik nicht vollständig erfassen. Erschwerend kommt hinzu, daß der überwiegende Teil der Flora aus Anaerobiern besteht. Einige wichtige anaerobe Keime (Bifidobakterien, einige Clostridien-Spezies und Keime der *Bacteroides-Prevotella-Porphyromonas*-Gruppe) können aufgrund ihrer Sauerstofftoleranz mit routinediagnostischen Verfahren nachgewiesen werden (s. auch **Kap. 3.3.1.**). Viele strikt anaerobe Darmbakterien erfordern jedoch überaus aufwendige und teure Untersuchungsverfahren sowie v.a. einen Sauerstoffausschluß von der Entnahme bis zur Bearbeitung der Stuhlproben; Voraussetzungen also, die unter routinediagnostischen Gesichtspunkten kaum zu erfüllen sind (CROWTHER 1971). Da jedoch viele dieser Keime weder immunologisch noch hinsichtlich ihrer Stoffwechselaktivität auffallen, erscheint ihre Erfassung zumindest für die klinische Praxis nach dem jetzigen Kenntnisstand entbehrlich. Deshalb beschränken sich die nachfolgenden Ausführungen auf solche Keime, deren Erfassung routinediagnostisch möglich ist und die v.a. aufgrund der bekannten Funktionen im intestinalen Ökosystem letztlich auch therapeutisch sinnvoll genutzt werden können.

Mikrobiologische Routinediagnostik bildet nur einen Teil der Realität ab!

Hierbei sollte jedoch nicht vergessen werden, daß damit nur eine Facette dieses ausgesprochen komplexen Systems beleuchtet wird. Auch bislang nicht erfaßte Keimgruppen haben sicher nicht ohne Grund einen festen Platz innerhalb der intestinalen Mikroökologie. Intensive wissenschaftliche Arbeit ist nötig, um ihre Funktion noch besser zu verstehen.

Eine Übersicht über die im Stuhl routinemäßig erfaßbaren Bakterien und Pilze gibt **Tab. 5**. Dabei wird zwischen Vertretern der obligaten (residenten, autochthonen) und der passageren (transienten) Flora unterschieden (FINEGOLD et al. 1983) (s. auch **Kap. 1.2.1.** und **Abb. 10**). Erstere siedeln sich im Laufe der Individualentwicklung im menschlichen Darm in einem weitgehend stabilen Gefüge an und übernehmen in diesem Zusammenhang wichtige Aufgaben (s. **Kap. 1.2.4.**). Zwangsläufig gelangen aber tagtäglich mit der Nahrung auch verschiedenste „fremde" Mikroorganismen aus der Umwelt des Menschen in den Gastrointestinaltrakt. Da diese i.d.R. keine nützlichen Wirkungen besitzen, sondern häufig schädliche Einflüsse auf den Wirtsorganismus entfalten können, werden sie durch die Kolonisationsresistenz an der Ansiedlung und Vermehrung im Darm gehindert. Bei intaktem Mukosablock passieren solche Keime nur den Darm und werden daher als passagere oder transiente Keime bezeichnet.

Obligate Vertreter der Darmflora

Passagere Mikroorganismen

Anhand der Wachstumsansprüche der Mikroorganismen an die atmosphärischen Bedingungen lassen sich zudem aerobe, anaerobe und mikroaerophile Bakterien innerhalb der bakteriellen Darmflora unterscheiden.

Wachstumsansprüche

PHYSIOLOGIE

Tabelle 5

Routinemäßig erfaßbare obligate und passagere Darmkeime

Obligate Darmkeime		Passagere Darmkeime

Aerobe Bakterien

E. coli	E. coli-Varianten *lactosenegativ* *hämolysierend*
Enterococcus spp.	Sonstige Enterobakterien *Klebsiella spp.* *Proteus spp.* *Enterobacter spp.* *Citrobacter spp.* *+ weitere Vertreter*
	Andere aerob wachsende Bakterien *Pseudomonas spp.* *Bacillus spp.* *Staphylococcus spp.* *Streptococcus spp.* *+ weitere Vertreter*

Mikroaerophile Bakterien

Lactobacillus spp.

Anaerobe Bakterien

Keime der Bacteroides-Prevotella-Porphyromonas-Gruppe

Bifidobacterium spp.

Clostridium spp.

Pilze

	Hefen *Candida spp.* *Saccharomyces spp.* *+ weitere Vertreter*
	Schimmelpilze *Geotrichum spp.* *Mucor spp.* *+ weitere Vertreter*

© Labor L+S AG

Aerobe Bakterien wachsen in Normalatmosphäre, anaerobe nur unter Sauerstoff-Ausschluß. Mikroaerophile Bakterien benötigen ein Milieu mit reduzierter Sauerstoffspannung.

Legt man die vorherrschenden Stoffwechselaktivitäten der routinediagnostisch erfaßbaren Darmkeime zugrunde, können grob drei große Gruppen unterschieden werden (**Tab. 6**):

■ Mikroorganismen mit überwiegend lipolytischer Aktivität

■ Mikroorganismen mit vorwiegend proteolytischer Aktivität

■ Mikroorganismen, die überwiegend saccharolytisch aktiv sind

Die Kenntnis dieser metabolischen Spektren stellt u.a. die Grundlage für die ätiologische Beurteilung von Stuhlflorabefunden dar (s. **Kap. 4.**). Allerdings muß einschränkend auf die große Stoffwechselvariabilität der Darmflora hingewiesen werden (s. **Kap. 1.2.3.**). Welche Enzymsysteme letztlich aktiv sind, hängt vom jeweiligen Substratangebot im Darm ab. Die in **Tab. 6** vorgenommene Einteilung kann daher nur eine grobe Orientierung darstellen.

Literaturhinweise

BORIELLO P; HUDSON M; HILL M (1978): Investigation of the gastrointestinal bacterial flora. Clin. Gastroenterol. 7, 329–349 ● CROWTHER JS (1971): Transport and storage of faeces for bacteriological examination. J. Appl. Bact. 34, 477–483 ● FINEGOLD SM; SUTTER VL; MATHISEN GE (1983): Normal indigenous intestinal flora. In: HENTGES DJ (ed.): Human intestinal microflora in health and disease. 3–32 Academic Press, New York, London, Paris ● HARALAMBIE E (1992): Gnotobiotik – Mikroökologische Techniken in der Humanmedizin. Perimed, Erlangen ● KNOKE M; BERNHARDT H (1986): Mikroökologie des Menschen. Mikroflora bei Gesunden und Kranken. VCH Verlagsgesellschaft, Weinheim

PHYSIOLOGIE

1.2.5.1. Aerobe Darmbakterien

In den sich anschließenden Kapiteln über die wichtigsten Eigenschaften der routinemäßig erfaßbaren Keime der Darmflora tauchen zwei Begriffe auf, die vorab einer kurzen Erläuterung bedürfen: der Begriff **„Normbereich"** beschreibt das Keimzahlspektrum im Stuhl, in dem sich bei darmgesunden Personen mit den in Mitteleuropa überwiegenden Ernährungsgewohnheiten die jeweiligen Vertreter der obligaten Darmflora nachweisen lassen. Passagere Darmkeime zählen dagegen nicht zur Standortflora, können aber aufgrund der zwangsläufigen Aufnahme mit der Nahrung auch bei Darmgesunden bis zu einer gewissen Keimzahl im Stuhl auftauchen. Für diese Mikroorganismen wird der Begriff **„Toleranzbereich"** verwendet (s. auch **Kap. 4.1.**).

1.2.5.1.1. Escherichia coli

Allgemeines

Escherichia (E.) coli ist wohl der bekannteste Darmkeim bzw. die allgemein bekannteste Bakterienart überhaupt. Erstmalig beschrieben wurde *E. coli* 1885 von dem Kinderarzt Theodor ESCHERICH, der im Zusammenhang mit Säuglingsdurchfällen Bakterien isolierte, die er *„Bacterium coli commune"* nannte. Erst Anfang der 50er Jahre erhielt die Spezies zu Ehren ihres Entdeckers den noch heute gültigen Namen. Die Gattung *Escherichia* mit ihrem wichtigsten Vertreter *Escherichia coli* gehört zur Familie der *Enterobacteriaceae*, einer Bakteriengruppe, die, wie der Name schon andeutet, v.a. im Darminhalt von Mensch und Tieren zu finden ist.

Tabelle 6

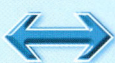

Haupt-Stoffwechselaktivitäten routinemäßig erfaßbarer Stuhlkeime

Darmflora ⇔ **Darmmilieu**

Darmkeime mit lipolytischer Aktivität: → Steroid-Verbindungen
- Clostridium spp.

Darmkeime mit proteolytischer Aktivität: → alkalische Stoffwechselprodukte → pH ↗
- E. coli
- E. coli-Varianten
- Sonstige Enterobacteriaceae
- Pseudomonas spp.
- Clostridium spp.

Darmkeime mit saccharolytischer Aktivität: → saure Stoffwechselprodukte → pH ↘
- Enterococcus spp.
- Bifidobacterium spp.
- Lactobacillus spp.
- E. coli/phänotypische und biochemische Varianten von E. coli (E. coli-Varianten)
- Sonstige Enterobacteriaceae
- Bacteroides-Prevotella-Porphyromonas-Gruppe
- Hefen, insbesondere Candida spp.

© Labor L+S AG

PHYSIOLOGIE

Vorkommen

E. coli zählt zur obligaten Flora des Dickdarmes bei Menschen und vielen Tieren.

Normbereich/Toleranzbereich

E. coli ist beim gesunden Menschen mit 10^6 bis 10^7 KBE pro g im Stuhl vertreten.

Bedeutung in der intestinalen Mikroökologie

E. coli: eine unter vielen!

Lange Zeit galt E. coli als der zahlenmäßig wichtigste Darmkeim. Erst die Etablierung anaerober Kultur-Verfahren in der bakteriologischen Diagnostik zeigte, daß der Großteil der Darmflora aus obligat anaeroben Bakterien besteht und E. coli weniger als 0,1 % der Keimmenge im Darm stellt. Basierend auf den Untersuchungen von NISSLE (1916) propagieren einige Autoren jedoch auch heute noch die historische E. coli-Zentrierung. Diese Sichtweise muß unter Berücksichtigung der einschlägigen Literatur und der heute verfügbaren Kenntnisse über andere Darmkeime deutlich relativiert werden. Ohne Frage übernimmt E. coli als Bestandteil der wandständigen Flora im Dickdarm wichtige Funktionen. Mit weiteren aus der Vaginal- und der Faekalflora der Mutter stammenden aerob wachsenden Keimen bereitet sie das Milieu für die Besiedlung des Neugeborenen-Darmes. Erst der daraus resultierende Verbrauch von Sauerstoff und die Absenkung des Redoxpotentials ermöglichen das Wachstum obligat anaerober Bakterien (s. auch **Kap. 1.2.1.**).

Über die Bildung antimikrobiell wirksamer Substanzen trägt E. coli zudem zur Kolonisationsresistenz bei. Neben kurzkettigen Fettsäuren als Endprodukt des Kohlenhydratstoffwechsels (v.a. Essigsäure, daneben Ameisensäure, Succinat und Laktat sowie in geringen Mengen Propion- und Buttersäure) werden in diesem Zusammenhang mikrobizide Proteine (sog. Colicine) und entsprechend wirkende niedermolekulare Peptide (Mikrozine) produziert. Deren antagonistische Wirkung auf verschiedene enteropathogene Keime (z.B. Salmonellen, Shigellen) belegen diverse in vitro-Studien (Übersicht bei SONNENBORN und GREINWALD 1991).

E. coli: Training für das darmassoziierte Immunsystem

Neben direkten Wirkungen auf „Fremdkeime" trainiert E. coli über antigen wirksame Zellwandbestandteile (Lipopolysaccharide (LPS)), insbesondere über ein gruppeneigenes Antigen, das sog. Enterobacterial Common Antigen (ECA) sowie über die Freisetzung von niedermolekularen Peptiden das darmassoziierte Immunsystem und trägt so zusätzlich zur Stabilisierung der Darmbarriere bei (s. auch **Kap. 1.3.**).

Kontrovers wird die Bedeutung der Vitamin-Produktion von E. coli (B-Vitamine, Folat, Vitamin K) für den menschlichen Organismus diskutiert. So propagieren zwar einige Autoren einen bakteriellen Beitrag zur Vitamin K_2-Synthese des Wirtsorganismus. Aufgrund der geringen resorptiven Kapazität der Dickdarmschleimhaut und dem zu erwartenden mikrobiellen Verbrauch bzw. Abbau erscheint eine praktische Relevanz dieser Befunde allerdings eher fraglich (EGBERG 1988, RASIC u. KURMANN 1983). Nachweislich vorhanden und auch therapeutisch nutzbar ist jedoch die anabole Wirkung von *E. coli*-Zerfallsprodukten auf die Kolonozyten. Zudem decken die mikrobiell produzierten kurzkettigen Fettsäuren ca. 40 % des Energiebedarfs der Dickdarmepithelzellen.

Neben den *E. coli*-Vertretern der obligaten Darmflora können gelegentlich noch im Stoffwechselverhalten abweichende, sog. *E. coli*-Varianten im Stuhl nachgewiesen werden (**Kap. 1.2.5.1.2.**). Außerdem sind einige *E. coli*-Stämme auch in der Lage Durchfälle hervorzurufen (**Kap. 2.8.1.5.**).

Stoffwechselspektrum

Das Stoffwechselspektrum von *E. coli* ist relativ breit gefächert. Unter Sauerstoffverbrauch aber auch unter anaeroben Verhältnissen können Kohlenhydrate umgesetzt werden. Stoffwechselendprodukte sind die oben erwähnten kurzkettigen Fettsäuren. Daneben entstehen insbesondere bei einem vermehrten Anfluten von Kohlenhydraten (z.B. bei Maldigestion/Malabsorption) große Mengen von gasförmigen Metaboliten (H_2 und CO_2). Über die Eiweiß-Fäulnis ist *E. coli* im Gegensatz zu den Laktobazillen und Bifidobakterien ebenfalls in der Lage, Energie zu gewinnen. Als Substrat stehen u.a. die im Rahmen der alle 3 – 4 Tage erfolgenden Erneuerung des Dünndarmepithels abgeschilferten Enterozyten zur Verfügung. Eine Förderung dieses Stoffwechselweges ist zudem bei eiweißreicher Ernährung bzw. Proteinverdauungsstörungen zu erwarten. Die notwendigen Enzymsysteme haben hierbei ihr Optimum bei einem pH-Wert von über 6,5. Als Endprodukte entstehen verschiedene den Wirtsorganismus belastende Metabolite wie biogene Amine (Histamin, Tyramin, Putrescin, Agmatin etc.) und Ammoniak (Alkalisierung des Darmmilieus).

Breites Stoffwechselspektrum

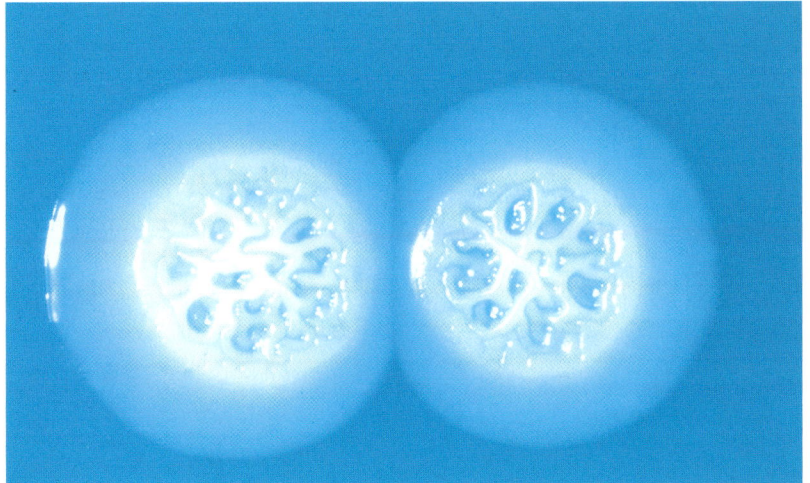

Abbildung 15

Escherichia coli

Koloniewachstum auf Blutagar nach 3-tägiger Bebrütung bei 37 °C.

(Photo: G. Beckmann)

PHYSIOLOGIE

Bedeutung außerhalb des Darmes

Außerhalb des Darmes besitzt *E. coli* große Bedeutung als Infektionserreger. Der Darm stellt hierbei ein Reservoir für solche extraintestinalen Infektionen dar. Durch die anatomische Nähe bedingt, ist z.B. ein erheblicher Teil der Harnwegsinfekte auf E. coli zurückzuführen (sog. Uropathogene *E. coli* (UPEC)). Aber auch Wundinfektionen und schwere Septikämien können durch *E. coli* verursacht werden.

Literaturhinweise

EGBERG N (1989): Blood coagulation and the gastrointestinal microflora: vitamin K-dependent plasma proteins. Proc. 5th. Bengt E. Gustafsson Symp. 1988, 331–344 ● MASON TG; RICHARDSON G (1981): A review – *Escherichia coli* and the human gut: some ecological considerations. J. Appl. Bacteriol. 1, 1–16 ● PONGPECH P; HENTGES DJ (1989): Inhibitory effects of volatile fatty acids an low pH on the multiplication of enteric pathogens in vitro in caecal contents of mice. Microb. Ecol. Health Dis. 2, 247–253 ● PULVERER G; KO HL; ROSZKOWSKI W; BEUTH J; YASSIN A; JELJASZEWICZ J (1990): Digestive tract microflora liberates low molecular weight peptides with immunotriggering activity. Zbl. Bakt. 272, 318–327 ● PULVERER G; BEUTH J; ROSZOWSKI W; BURRICHTER H; ROSZOWSKI K; YASSIN A; KO HL; JELJASZEWICZ J (1990): Bacteria of human physiological microflora liberate immunomodulating peptides. Zbl. Bakt. 272, 467–476 ● SONNENBORN U; GREINWALD R (1990): Escherichia coli im menschlichen Darm: nützlich, schädlich oder unbedeutend. Dtsch. Med. Wschr. 115, 906–912 ● SVANBORG-EDEN C; HULL S; LEFFLER H; NORGREN S; PLOS K; WOLD A (1989): The large intestine as a reservoir for *Escherichia coli* causing extra-intestinal infections. Proc. 5th. Bengt E. Gustafsson Symp. 1988, 47–58 ● VOLLAARD EJ; CLASENER HAL; JANSSEN AJHM (1990): The contribution of *Escherichia coli* to microbial colonization resistance. J. Antimicrob. Chemother. 26, 411–418 ● YAMAMOTO S; TSUKAMOTO T; TERAI A; KURAZONO H; TAKEDA Y; YOSHIDA O (1997): Genetic evidence supporting the fecal-perineal-urethral hypothesis in cystitis caused by *Escherichia coli*. J. Urol. 157, 1127–1129

1.2.5.1.2. Escherichia coli-Varianten

Allgemeines

Neben den oben geschilderten *Escherichia (E.) coli*-Stämmen der obligaten Darmflora mit relativ einheitlichem Stoffwechselspektrum werden im Stuhl auch sog. *E. coli*-Varianten nachgewiesen. Als passagere Keime sind sie in geringen Keimzahlen z.T. auch bei Darmgesunden zu finden. Insbesondere zwei Stoffwechselvarianten lassen sich auf kulturellem Wege relativ einfach erfassen:

Stoffwechselvarianten

1. Lactosenegative E. coli-Varianten

Dies sind metabolische Minus-Varianten, die im Gegensatz zu anderen *E. coli*-Stämmen Milchzucker (Lactose) nicht verwerten können. Ihr Nachweis im Stuhl gelingt mit lactosehaltigen Indikatornährböden.

Wichtig:

Der Nachweis dieser Keime steht in keinem Zusammenhang mit einer eventuellen Lactose-Intoleranz des Wirtsorganismus.

2. Hämolysierende E. coli-Varianten

Hämolysierende *E. coli*-Stämme können Erythrozyten lysieren. Sie lassen sich mit Hilfe bluthaltiger Nährmedien anhand eines Hämolysehofes, d.h. einer Aufhellung um die Kolonien, aus dem Stuhl nachweisen.

Morphologische Varianten

Daneben wurden früher bestimmte morphologische Varianten unterschieden: Rauhe und muköse *E. coli* können dagegen nach derzeitigem Wissens-

PHYSIOLOGIE

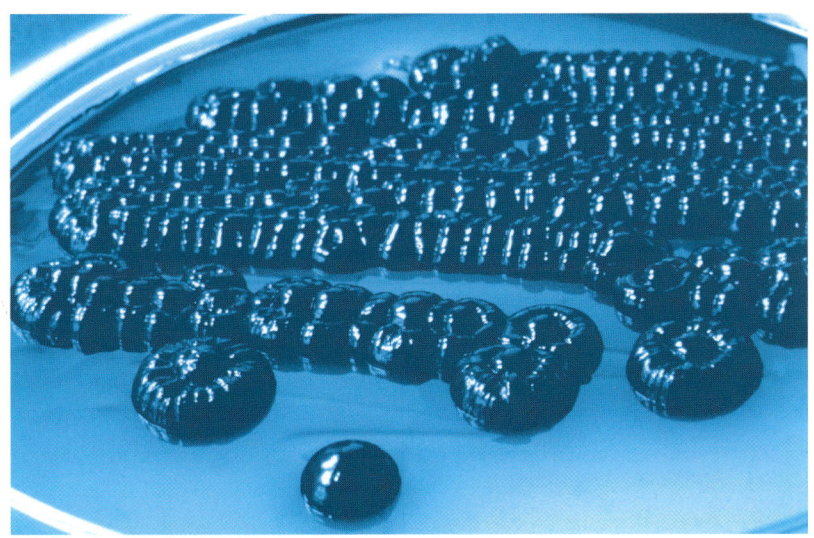

Abbildung 16

Escherichia coli „varietas sphincteri"

Koloniewachstum auf Gaßner-Agar nach 4-tägiger Bebrütung bei 37°C.

(Photo: G. Beckmann)

stand nicht allein auf kulturellem Wege diagnostiziert werden. Rauhformen (R-Varianten) fehlen bestimmte Zellwandbestandteile, muköse Varianten (M-Varianten) besitzen dagegen zusätzliche Kapselsubstanzen. Diese Zellwand- bzw. Kapseleigenschaften sind jedoch makroskopisch nicht in jedem Fall erkennbar, sondern nur über molekulargenetische Verfahren zu ermitteln.

Vorkommen

E. coli-Varianten treten als passagere Keime durch die orale Aufnahme mit der Nahrung vorübergehend und in geringen Keimzahlen auch bei Darmgesunden im Stuhl auf.

Normbereich/Toleranzbereich

Keimzahlen von bis zu 10^5 KBE/g Stuhl können in der Regel als Ausdruck einer Keimpassage ohne Ansiedlung im Darm toleriert werden.

Bedeutung in der intestinalen Mikroökologie

Beide Varianten zählen nicht zur obligaten Darmflora. Eine Ansiedlung und Vermehrung ist also bei intakter Darmbarriere nicht zu erwarten. Keimzahlen von mehr als 10^5 KbE/g Stuhl geben rein symptomatisch Hinweise auf Störungen der Kolonisationresistenz, auf Fehlernährungen oder Verdauungsinsuffizienzen (s.u.).

E. coli-Varianten: häufig Hinweis für Störungen der Kolonisationsresistenz

Grundsätzlich sind jedoch entsprechende Stämme nicht per se als pathogen einzustufen. Ihr Auftreten wird aber bei Darmkranken häufiger als bei Darmgesunden beobachtet (HOFFMANN 1966). Zudem exprimiert ein größerer Prozentsatz der hämolysierenden *E. coli*-Stämme neben verschiedenen Hämolysinen teilweise noch weitere Pathogenitätsfaktoren: Kolonisationsfaktoren (Fimbrien, Pili und sonstige sog. Adhäsine) ermöglichen

Nicht per se pathogen!

eine Anheftung an der Darmschleimhaut. Verschiedene Toxine können solche Keime dazu befähigen, unter Umständen Durchfälle hervorzurufen (LEVINE 1987). Die Erkennung solcher pathogener *E. coli*-Stämme erfordert eine über die kulturelle Erfassung hinausgehende weiterführende Diagnostik. Sinnvoll sind solche auf der serologischen Untersuchung bestimmter Oberflächenstrukturen bzw. auf Toxinnachweisen beruhende Verfahren allerdings nur bei einer entsprechenden klinischen Symptomatik. Nähere Informationen zu enteropathogenen *E. coli* gibt **Kap. 2.8.1.5.**

Stoffwechselspektrum

Vorwiegend Proteolyse

Das biochemische Verhalten der angesprochenen *E. coli*-Varianten unterscheidet sich bis auf die genannten Reaktionen nicht wesentlich von den *E. coli*-Stämmen der obligaten Darmflora. Deutlich im Vordergrund steht v.a. im Zusammenhang mit Fehlernährungen oder Verdauungsinsuffizienzen die Nutzung von Eiweißen. Im Zusammenspiel mit weiteren Vertretern der proteolytischen Flora resultiert aus der Produktion von alkalischen Stoffwechselprodukten (Ammoniak) häufig eine deutliche Alkalisierung des Darmmilieus (alkalischer Stuhl-pH-Wert, siehe **Kap. 3.4.1.**). Außerdem kann eine stärkere Vermehrung solcher Fäulniskeime eine erhebliche toxische Belastung des Körpers durch die Produktion biogener Amine (Histamin, Tyramin, Putrescin, Agmatin etc.) bedingen.

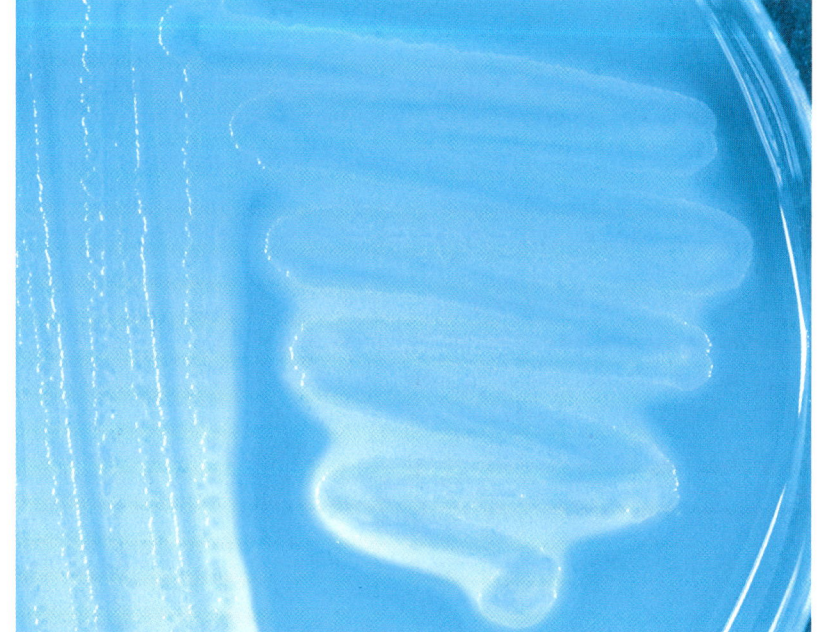

Abbildung 17

Hämolysierende Escherichia coli-Variante

Kulturbild auf Blutagar nach 2-tägiger Bebrütung bei 37 °C. Deutlich ist die Hämolysezone (= Aufhellung des Nährbodens) um die Bakterienkolonien zu erkennen.

(Photo: G. Beckmann)

Bedeutung außerhalb des Darmes

Das Spektrum von extraintestinalen Infektionen entspricht weitgehend dem der lactoseverwertenden und nichthämolysierenden *E. coli*-Stämme (Harnwegsinfektionen, Wundinfektionen, Septikämien). Allerdings ist insbesondere unter den hämolysierenden Stämmen der Prozentsatz an pathogenen Isolaten höher.

Literaturhinweise

HOFFMANN K (1966): Bakterielle Besiedlung des menschlichen Darmes. In: SCHAEFER H (Hrsg.): Theoretische und klinische Medizin in Einzeldarstellungen. Band 32. Hüthig Verlag, Heidelberg, S. 30 ● LEVINE MM (1987): *Escherichia coli* that cause Diarrhea: enterotoxigenic, enteropathogenic, enteroinvasive, enterohemorrhagic and enteroadherent. J. Inf. Dis. 155, 377–389 ● RÜFFER A; BECKMANN G; SONNENSCHEIN B (1996): EHEC (Enterohämorrhagische *E. coli*) – Was steckt dahinter? Naturheilpraxis 49, 1786–1793

1.2.5.1.3. Weitere Vertreter der Familie Enterobacteriaceae

Allgemeines

Neben *E. coli* lassen sich gelegentlich noch weitere aerob wachsende Stäbchenbakterien der Familie E*nterobacteriaceae* im Stuhl nachweisen. Diese Familie umfaßt nach neuesten taxonomischen Studien mindestens 30 Gattungen (**Tab. 7**). In klinischem Material werden meist Vertreter der Gattungen *Klebsiella, Proteus, Enterobacter* und *Citrobacter* nachgewiesen (FARMER 1996).

Vorkommen

Enterobakterien sind weit in der Umwelt verbreitet. Insbesondere auf Pflanzen, im Erdreich und in Oberflächengewässern werden entsprechende Keime nachgewiesen. Davon ausgehend kann ein passageres Auftreten im Darm von Menschen und Tieren erfolgen.

In der belebten Umwelt weit verbreitet!

Normbereich/Toleranzbereich

Bedingt durch die zwangsläufig erfolgende orale Aufnahme mit der Nahrung, können auch bei Darmgesunden Keimzahlen bis 10^5 KBE/g im Stuhl nachgewiesen werden.

Bedeutung in der intestinalen Mikroökologie

Vertreter der o.g. Gattungen haben keinen festen Platz in der Darmflora. Vermehrte Nachweise sind aufgrund der häufigen Besiedlung pflanzlicher Materialien (**Tab. 8**) v.a. bei Personen zu erwarten, die sich rohkostreich ernähren (z.B. Vegetarier). Die Bakterien passieren in diesen Fällen meist nur den Darm, ohne zu adhärieren und sich stärker zu vermehren. Auch bei älteren Menschen werden regelmäßig höhere Keimzahlen gefunden, wahrscheinlich bedingt durch die im Alter veränderten Eßgewohnheiten (faserarme, energiereiche Kost), die verminderte Kautätigkeit und eine

Tabelle 7

Gattungen der Familie Enterobacteriaceae

Budvicia	Morganella
Buttiauxella	Obesumbacterium
Cedecea	Pantoea
Citrobacter	Pragia
Edwardsiella	Proteus
Enterobacter	Providencia
Erwinia	Rahnella
Escherichia	Salmonella
Ewingella	Serratia
Hafnia	Shigella
Klebsiella	Tatumella
Kluyvera	Trabulsiella
Leclercia	Yersinia
Leminorella	Yokenella
Moellerella	Xenorhabdus

© Labor L+S AG

Nach BOCKEMÜHL (1992) und FARMER (1996)

altersbedingte Darmträgheit (HAR-ALAMBIE 1992). Lassen sich die genannten Faktoren (Rohkost, Alter) ausschließen, sind erhöhte Nachweise als Ausdruck einer gestörten Kolonisationsresistenz zu werten oder deuten auf Fehlernährungen bzw. Verdauungsinsuffizienzen hin.

Stoffwechselspektrum

Wie *E. coli* können auch *Klebsiella spp., Proteus spp., Enterobacter spp.* und *Citrobacter spp.* Kohlenhydrate zur Energiegewinnung nutzen. Im Vordergrund der Stoffwechseltätigkeit steht jedoch eindeutig die Zersetzung von Proteinen. Die Keime werden daher zur Fäulnisflora gerechnet. Neben biogenen Aminen (z.B. Cadaverin und Putrescin) resultiert aus dem Eiweißabbau v.a. Ammoniak, das zur Alkalisierung des Darmmilieus beiträgt. Das pH-Optimum der beteiligten bakteriellen Enzymsysteme liegt bei > 6,5. Eine Ansäuerung der Umgebung hemmt nachweislich die proteolytische Aktivität. Fulminante Proteolyten sind *Klebsiella spp.* sowie insbesondere Keime der Gattung *Proteus*.

Einige Besonderheiten der einzelnen Gattungen, soweit im Darm nachweisbar, seien nachfolgend kurz erwähnt:

1. Klebsiella spp.
Einige Stämme der in klinischen Materialien am häufigsten nachzuweisenden Spezies *Klebsiella pneumoniae* können ein Enterotoxin bilden und daher in seltenen Fällen Durchfallerscheinungen hervorrufen (GUARINO et al. 1989).

2. Proteus spp.
Vertreter dieser Gattung vermögen als besonders aktive Proteolyten durch die Bildung verschiedener toxischer Stoffwechselprodukte (z.B. Ammoniak und biogene Amine) den Wirtsorganismus erheblich zu belasten (Autointoxikation). In Einzelfällen kann dies den Einsatz von Antibiotika erforderlich machen. Ein gehäuftes Vorkommen von *Proteus spp.* im Stuhl tritt

Entzündungen der Darmschleimhaut: Proteus häufig nicht fern!

insbesondere bei großflächigen entzündlichen Veränderungen der Darmschleimhaut auf.

3. *Enterobacter spp.* und *Citrobacter spp.*

Gewisse tropische Stämme von *Enterobacter cloacae* bilden Enterotoxine, treten allerdings selten als Erreger von Durchfallerkrankungen in Erscheinung. Auch einige Stämme der Spezies *Citrobacter freundii* gehören zu den potentiellen Enterotoxin-Produzenten, meist jedoch ebenfalls ohne klinische Manifestation.

Bedeutung außerhalb des Darmes

1. Klebsiella spp.

Pneumonien, Meningitis, Sepsis sowie Harnwegs- und Wundinfektionen können auf Vertreter der Gattung *Klebsiella* zurückgehen (insbesondere *Klebsiella pneumoniae*).

2. Proteus spp.

Insbesondere Harnwegsinfekte, seltener Sepsis oder Infektionen anderer Organe werden durch *Proteus spp.* verursacht.

Tabelle 8

Auf/in Pflanzen häufig nachgewiesene Enterobacteriaceae (Mikroflora)

Auswahl:

- Citrobacter freundii
- Enterobacter amnigenus
- Enterobacter intermedius
- Enterobacter sakazakii
- Klebsiella planticola
- Klebsiella pneumoniae
- Klebsiella terrigena
- Pantoea agglomerans
- Serratia marcescens
- Serratia odorifera
- Serratia plymuthica
- Serratia rubidaea

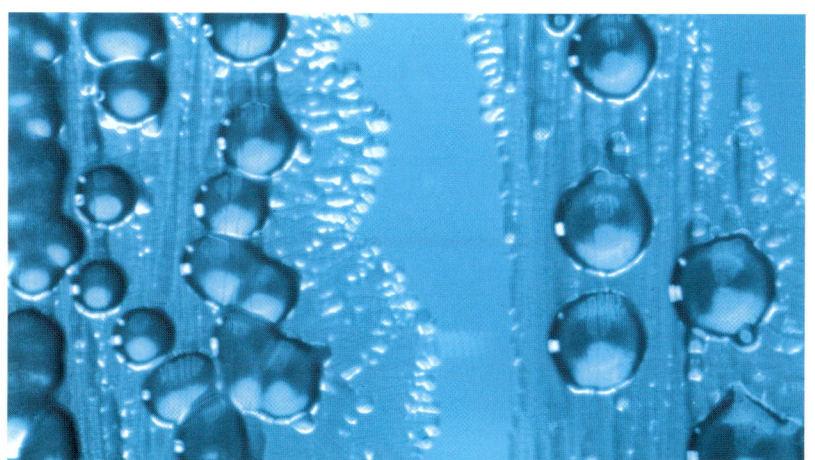

Abbildung 18

Proteus sp.

Schwärmendes Koloniewachstum auf BPLS-Agar nach 2-tägiger Bebrütung bei 37 °C.

(Photo: G. Beckmann)

PHYSIOLOGIE

Abbildung 19

Enterobacter sp.

Koloniewachstum
auf Gaßner-Agar nach
2-tägiger Bebrütung
bei 37 °C.

(Photo: G. Beckmann)

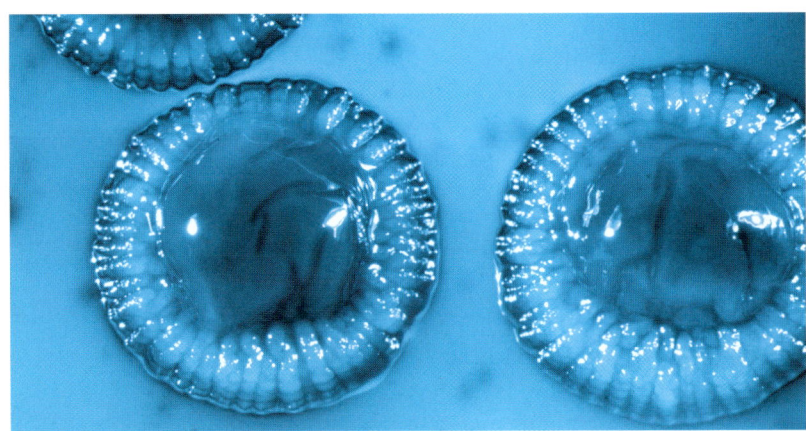

3. Enterobacter spp. und Citrobacter spp.

Beide Gattungen sind relativ selten an Krankheitsprozessen beteiligt. Bei immunsupprimierten Patienten können sie aber Harnwegs-, Atemwegs- und Wundinfektionen sowie Septikämien und Meningitiden hervorrufen.

Literaturhinweise

BOCKEMÜHL J (1992): *Enterobacteriaceae*. In: BURKHARDT F (Hrsg.): Mikrobiologische Diagnostik. Thieme, Stuttgart, New York ● BRANDIS H; PULVERER G (1988): Lehrbuch der Medizinischen Mikrobiologie. Gustav Fischer, Stuttgart, New York ● FARMER JJ (1996): *Enterobacteriaceae*: Introduction and identification. In: MURRAY PR; BARON EJ; PFALLER MA; TENOVER FC; YOLKEN RH (ed.): Manual of clinical microbiology. ASM Press, Washington D.C. ● GUARINO A; ALESSIO M; TARALLO L; GUANDALINI S (1989): Characterization and mechanism of action of ST-enterotoxin produced by *Klebsiella pneumoniae*. Mikroökol. Ther. 18, 197–202 ● HARALAMBIE E (1992): Gnotobiotik – Mikroökologische Techniken in der Humanmedizin. Perimed, Erlangen

Abbildung 20

Citrobacter sp.

Koloniewachstum
auf Gaßner-Agar nach
2-tägiger Bebrütung
bei 37 °C.

(Photo: G. Beckmann)

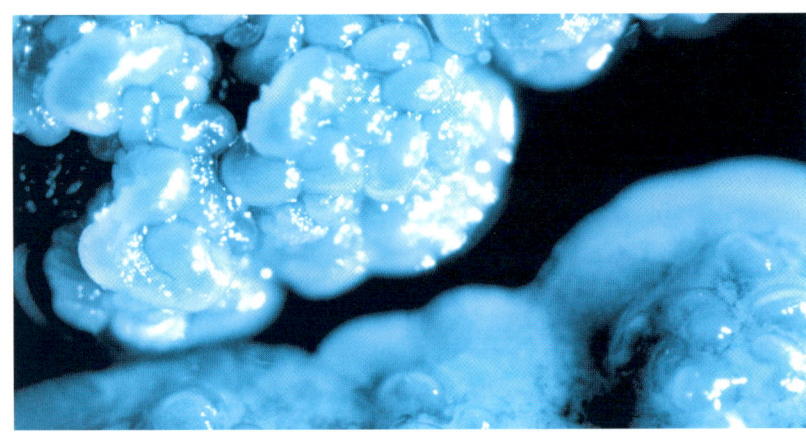

1.2.5.1.4. Enterococcus spp.

Allgemeines

Enterokokken zählen zu den aerob wachsenden Bakterien. Die beiden beim Menschen bedeutsamen Spezies sind *Enterococcus faecalis* und *Enterococcus faecium*.

PHYSIOLOGIE

Vorkommen

Enterokokken sind als Vertreter der obligaten Flora im Dickdarm, aufgrund ihrer Säure- und Galletoleranz aber auch im Dünndarm zu finden. Bestimmte Vertreter werden als Starterkulturen in fermentierten Lebensmitteln (z.B. Sauermilchkäse, Rohwürste) eingesetzt.

Enterokokken: auch Starterkulturen

Normbereich/Toleranzbereich

Beim Darmgesunden lassen sich Enterokokken mit Keimzahlen von 10^6 bis 10^7 KBE/g im Stuhl nachweisen.

Bedeutung in der intestinalen Mikroökologie

Die beim Kohlenhydratumsatz von Enterokokken produzierten kurzkettigen Fettsäuren hemmen sowohl direkt als auch über eine Ansäuerung des Darmmilieus das Wachstum passagerer Keime. Als wichtige Komponente der Kolonisationsresistenz produzieren Enterokokken auch weitere bakteriostatisch bzw. bakterizid wirkende Substanzen, nämlich Wasserstoffperoxyd und verschiedene Bacteriocine, ihrer Herkunft wegen auch als Enterocine bezeichnet.

Enterokokken: Bestandteil der wandständigen Flora

Wahrscheinlich aus ihrer physiologischen Nähe zu den Einrichtungen des darmassoziierten Immunsystems im Dünndarm resultierend, wirken Enterokokken wenig immunogen („immunologischer Gewöhnungseffekt"). Dies ist v.a. bei dem therapeutischen Einsatz von Enterokokken im Rahmen der mikrobiologischen Therapie zu beachten (s. **Kap. 5.2.2.1.**).

Stoffwechselspektrum

Enterokokken sind überwiegend saccharolytisch aktiv, können aber abhängig vom Nahrungsangebot auch Eiweiße verwerten.

Bedeutung außerhalb des Darmes

Insbesondere *Enterococcus faecalis* ist aufgrund zunehmender Resistenzen gegenüber Antibiotika ein gefürchteter Erreger nosokomialer Infektionen in Krankenhäusern (WITTE 1997). Außerhalb seines physiologischen Standortes, des Darmes, verursacht *Enterococcus faecalis* v.a. Harnwegs- und Wundinfektionen. *Enterococcus faecium* wird wesentlich seltener bei entsprechenden Erkrankungen isoliert.

Literaturhinweise

BLAIMONT B; CHARLIER J; WAUTERS G (1995): Comparative distribution of *Enterococcus species* in faeces and clinical samples. Microb. Ecol. Health Dis. 8, 87–92 ● CHENOWETH C; SCHABERG D (1990): The epidemiology of Enterococci. Eur. J. Clin. Microbiol. Infect. Dis. 9, 80–89 ● MOELLERING RC (1992): Emergence of *Enterococcus* as a significant pathogen. Clin. Infect. Dis. 14, 1173–1178 ● WADE JJ (1997): *Enterococcus faecium* in hospitals. Eur. J. Clin. Microbiol. Infect. Dis. 16, 113–119 ● WITTE W (1997): Recent epidemiological aspects of antibiotic resistance in Staphylococci and Enterococci. Biospektrum Sonderausgabe 1997, 9–13

PHYSIOLOGIE

1.2.5.1.5. Weitere aerob wachsende Bakterien

Allgemeines

Aufgrund ihrer weiten Verbreitung werden neben Enterobakterien und Enterokokken – wenn auch vergleichsweise selten in entsprechenden Quantitäten – andere aerob wachsende Mikroorganismen als passagere Keime im Stuhl nachgewiesen. Am häufigsten sind dies Vertreter der Gattungen *Pseudomonas, Bacillus, Stapylococcus* und *Streptococcus*.

Vorkommen

Diese Keime besiedeln z.T. die Umgebung des Menschen oder gehören zur Standortflora bestimmter Körperbereiche (oberer Respirationstrakt, Haut).

1. Pseudomonas spp.

Pseudomonaden = Feuchtkeime

Pseudomonaden kommen aufgrund ihrer Anspruchslosigkeit weit verbreitet, insbesondere in feuchten Biotopen vor. Da sie auch bei niedrigen Temperaturen vermehrungsfähig bleiben (sog. Kühlschrankflora) und hitzestabile, proteolytische Fermente bilden, die auch Pasteurisierung und Ultrahocherhitzung überstehen, besitzen sie als Verderbniserreger lebensmittelhygienische Bedeutung (GILLIGAN 1995).

Die Verwendung molekulargenetischer Verfahren hat eine Überarbeitung der ursprünglich allein auf dem Stoffwechselverhalten und der Morphologie beruhenden Taxonomie der Pseudomonaden notwendig gemacht. Zahlreiche „ehemalige" *Pseudomonas spp.* wurden daher in vollkommen neue Gattungen umgruppiert. Auch einige klinisch relevante Keime haben dementsprechend eine Umbenennung erfahren (**Tab. 9**).

2. Bacillus spp.

Bazillen: zähe Burschen

Vertreter der Gattung Bacillus können in Erde, Staub und anderen Umweltmaterialien nachgewiesen werden. Die Bildung von Dauerformen mit hoher Widerstandsfähigkeit, sog. Sporen, läßt sie in den entsprechenden Materialien über Jahre hinweg überlebensfähig bleiben.

3. Staphylococcus spp.

Staphylokokken = Hautkeime

Staphylokokken zählen zur physiologischen Standortflora der Haut sowie der oberen Luftwege des Menschen und der Tiere.

4. Streptococcus spp.

Streptokokken: häufig in Mund & Darm

Einige Vertreter der Gattung *Streptococcus* gehören zur Normalflora des Darmes (Fäkal-Streptokokken) bzw. der Mundhöhle (Oral-Streptokokken). Da sie sich morphologisch und in ihrer Funktion nicht von den Enterokokken unterscheiden, werden sie bei den üblichen mikroökologischen Untersuchungstechniken mit diesen gemeinsam erfaßt. Von diagnostischer Bedeutung ist der Nachweis ß-hämolysierender Streptokokken im Stuhl (s.u.).

Normbereich/Toleranzbereich

Keimzahlen bis 10^4 KBE/g Stuhl lassen sich aufgrund der geschilderten Verbreitung der Keime auch beim Darmgesunden nachweisen.

PHYSIOLOGIE

Bedeutung in der intestinalen Mikroökologie

Zwangsläufig gelangen die weit verbreiteten Vertreter der Gattungen *Pseudomonas, Bacillus, Staphylococcus* und *Streptococcus* via Nahrung bzw. von Körperbereichen, wo sie zur Standortflora zählen, in den menschlichen Darm, ohne allerdings zur obligaten Darmflora zu zählen. Nützliche Wirkungen dieser Keime im intestinalen Ökosystem sind bisher nicht bekannt. Vielmehr können sie in höheren Keimzahlen durch ihre Stoffwechseltätigkeit den Wirtsorganismus erheblich belasten. Voraussetzung ist eine Ansiedlung und Vermehrung im Darm, z.B. infolge einer verminderten Kolonisationsresistenz. Meist sind vermehrte Nachweise dieser Keimgruppen auf passagere Ereignisse zurückzuführen, können aber auch rein symptomatisch Hinweise auf eine gestörte Barrierefunktion des Darmes geben.

Keine nützlichen Wirkungen im Darm

Berücksichtigt werden sollte in diesem Zusammenhang:

- Vermehrte Nachweise von *Pseudomonaden* können auf Fehler bei der Entnahme der Stuhlprobe hinweisen (Kontakt mit Spülwasser, einem beliebten Habitat von Pseudomonaden). Auch *Aeromonas spp.* können in einem solchen Zusammenhang evtl. nachgewiesen werden. Diese Keimgattung wird, da einige Spezies Durchfallerkrankungen hervorrufen, in **Kap. 2.8.1.8.** näher vorgestellt.

- Bei starker Vermehrung kann *Pseudomonas aeruginosa*, die klinisch bedeutsamste Spezies der Gattung *Pseudomonas*, insbesondere bei Kleinkindern Durchfall hervorrufen.

- Im Zusammenhang mit einer überwiegend vegetabilen Ernährung können in Einzelfällen erhöhte Keimzahlen von *Bacillus spp.* durch die vermehrte Aufnahme mit den Lebensmitteln auftreten.

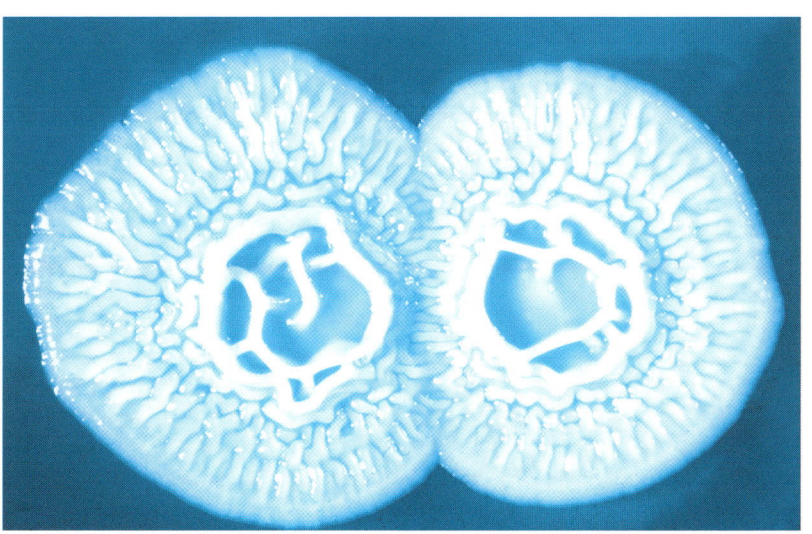

Abbildung 21

Keime der Bacillus subtilis-Gruppe

Koloniewachstum nach 1-tägiger Bebrütung bei 37 °C und 4 Tagen bei Zimmertemperatur.

(Photo: G. Beckmann)

PHYSIOLOGIE

Tabelle 9

Aktuelle Taxonomie „ehemaliger" Pseudomonas (Ps.) spp. (Beispiele)

Alter Name	Neuer Name
Ps. facilis	Acidovorax facilis
Ps. aminovorans	Aminobacter aminovorans
Ps. diminuta	Brevundimonas diminuta
Ps. vesicularis	Brevundimonas vesicularis
Ps. cepacia	Burkholderia cepacia
Ps. mallei	Burkholderia mallei
Ps. pseudomallei	Burkholderia pseudomallei
Ps. luteola	Chryseomonas luteola
Ps. testosteroni	Comamonas testosteroni
Ps. acidovorans	Comamonas acidovorans
Ps. oryzihabitans	Flavimonas oryzihabitans
Ps. marina	Halomonas marina
Ps. rubrisubalbicans	Herbaspirillum rubrisubalbicans
Ps. flava	Hydrogenophaga flava
Ps. mesophilica	Methylobacterium mesophilicum
Ps. pickettii	Ralstonia pickettii
Ps. putrefaciens	Shewanella putrefaciens
Ps. paucimobilis	Sphingomonas paucimobilis
Xanthomonas (Ps.) maltophilia	Stenotrophomonas maltophilia
Ps. mixta	Telluria mixta
Ps. indigofera	Vogesella indigofera

© Labor L+S AG

Mod. nach GILLIGAN (1995)

- *Bacillus cereus* kann insbesondere in stärkehaltigen Lebensmitteln ein hitzestabiles Toxin, das Übelkeit und Erbrechen auslöst, produzieren. Nach der oralen Aufnahme einer größeren Keimmenge (ca. $10^8 - 10^{10}$ KBE) mit kontaminierten Lebensmitteln kann auch im Darm ein Enterotoxin gebildet werden, welches eine wäßrige Diarrhoe verursacht (SCHAU 1993).

- Einige Stämme von *Staphylococcus aureus*, der wichtigsten Staphylokokken-Spezies, können Enterotoxine bilden und nach der Vermehrung in Lebensmitteln (z.B. Milch, Milchprodukte, Teigwaren, Süßwaren) Gastroenteritiden mit heftigem Erbrechen und Durchfall verursachen (PETERS 1993).

- Erhöhte Keimzahlen von ß-hämolysierenden Streptokokken im Stuhl sind gelegentlich auf proktologische Krankheitsprozesse, z.B. Hämorrhoiden, Analfissuren oder Fisteln zurückzuführen, die bei der Defäkation den Stuhl mit den Keimen kontaminieren.

- *ß-hämolysierende Streptokokken* sind häufig an entzündlichen Prozessen im HNO-Bereich (v.a. Tonsillen) beteiligt. Nach Abschlucken der Keime tauchen diese unter Umständen rein passager auch im Stuhl auf.

- Vermehrte Nachweise von *ß-hämolysierenden Streptokokken* im Stuhl wurden auch im Zusammenhang mit entzündlichen Dickdarmerkrankungen beschrieben (Morbus Crohn, Colitis ulcerosa). Inwieweit ein ätiologischer Zusammenhang besteht oder ob es sich um einen Sekundäreffekt handelt, konnte bislang noch nicht geklärt werden.

Stoffwechselspektrum

Bei Pseudomonaden und *Bacillus spp.* steht die Verwertung von Eiweißen im Vordergrund. Vertreter beider Gattungen haben aufgrund ihrer proteolytischen Aktivität Bedeutung beim Lebensmittelverderb. Staphylokokken und Streptokokken treten hinsichtlich ihrer Stoffwechselaktivität meist nicht besonders in Erscheinung.

Bedeutung außerhalb des Darmes

1. Pseudomonas spp.

Vertreter der Gattung *Pseudomonas* sind v.a. als opportunistische Keime an verschiedensten Infektionen bei immungeschwächten Patienten beteiligt. Die bekannteste Spezies *Pseudomonas aeruginosa* ist ein in Krankenhäusern gefürchteter, da häufig multiresistenter Erreger nosokomialer Infektionen (Pneumonien, Harnwegsinfektionen, Wundinfektionen etc.).

Krankenhausinfektionen

2. Bacillus spp.

Bis auf den obligat pathogenen Erreger des Milzbrandes, *Bacillus anthracis*, treten Vertreter der Gattung Bacillus klinisch allenfalls bei immunsupprimierten Patienten in Erscheinung.

3. Staphylococcus spp.

Staphylococcus aureus, die klinisch bedeutsamste Art dieser Gattung, kann eitrige Entzündungen in allen Organsystemen verursachen. Zunehmend auftretende Resistenzen gegen Antibiotika machen v.a. Krankenhäusern zu schaffen (WITTE und CUNY 1996). Weitere Spezies dieser Gattung verursachen meist nur bei immundefizienten oder hospitalisierten Menschen Infektionen, insbesondere septische Prozesse im Zusammenhang mit Kunststoffimplantaten oder Venenkathetern.

Staph. aureus: Eitererreger

4. Streptococcus spp.

Die bekannteste durch ß-hämolysierende Streptokokken, speziell der Serogruppe A (*Sc. pyogenes*) verursachte Erkrankung ist der Scharlach, eine auch aufgrund der möglichen Spätkomplikationen (rheumatisches Fieber, Glomerulonephritis) bedeutsame Infektionskrankheit. Daneben zeichnen die Erreger auch für Infektionen im HNO-Bereich und Wundinfektionen verantwortlich. Vertreter der sog. Oral-Streptokokken gehören zu den wichtigsten Erregern von bakteriell bedingten Endokarditiden (KÖHLER 1992).

Scharlach, Wundinfektionen

Literaturhinweise

FRANDSEN EVG; PEDRAZZOLI V; KILIAN M (1991): Ecology of viridans streptococci in the oral cavity and pharynx. Oral Microbiol. Immunol. 6, 129–133 ● GILLIGAN PH (1995): *Pseudomonas* und *Burkholderia*. In: MURRAY PR; BARON EJ; PFALLER MA; TENOVER FC; YOLKEN RH (ed.): Manual of Clinical Microbiology. S. 509–519, ASM Press, Washington, D.C. ● HAAS A; UNERTL K; LENHART FP; RUCKDESCHEL G (1997): Epidemiologie und Ökologie Koagulase-negativer Staphylokokken. Chemother. J. 6, 43–47 ● KIST M (1995): Mikrobiologische Diagnose enteraler Infektionen und mikrobieller Lebensmittelvergiftungen. In: BURKHARDT F (Hrsg.): Mikrobiologische Diagnostik. S. 743–749, Thieme, Stuttgart, New York ● KÖHLER W (1992): Epidemiologie und Pathogenese von Streptokokkeninfektionen. Immun. Infekt. 20, 92–98 ● NEUMEISTER B (1995): Staphylokokken-Infektionen heute: Epidemiologie, klinische Bedeutung und Therapie. Medizin im Dialog 4 – 95, 5–9 ● PETERS G (1993): Staphylokokken als Ursache von Darmerkrankungen. Chemother. J. 2, 57–59 ● SCHAU H-P (1993): *Bacillaceae* als Erreger intestinaler Infektionen. Chemother. J. 2 (Suppl. 1), 60–65 ● WITTE W; CUNY C (1996): Multiresistenz der Staphylokokken gegen Antibiotika. Die gelben Hefte 36, 136–145

PHYSIOLOGIE

1.2.5.2. Mikroaerophile Darmbakterien

1.2.5.2.1. Lactobacillus spp.

Allgemeines

Laktobazillen sind Bakterien, die in mikroaerober Atmosphäre, d.h. unter verminderter Sauerstoffspannung wachsen. Die im menschlichen Darm vornehmlich vertretenen Spezies sind *Lactobacillus (Lb.) acidophilus, Lb. salivarius, Lb. fermentum, Lb. casei, Lb. plantarum, Lb. brevis* und *Lb. cellobiosus*.

Vorkommen

Laktobazillen: nicht nur körpereigen, sondern auch in vielen Lebensmitteln

Weit verbreitet lassen sich Laktobazillen beispielweise auf vielen Pflanzen nachweisen. Diesem Umstand ist die empirische Entstehung natürlich gesäuerter pflanzlicher Lebensmittel traditioneller Art wie Sauerkraut und anderer Sauergemüse zu verdanken. Zudem finden Laktobazillen in der Lebensmittelindustrie gezielten Einsatz als Starterkulturen (milchsaure Produkte, Wurstwaren). Im menschlichen Körper gehören sie zur obligaten Flora des Dünn- und Dickdarmes, der Mundhöhle sowie der Vagina (sog. DÖDERLEIN´sche Stäbchen).

Normbereich / Toleranzbereich

Bei Darmgesunden lassen sich Laktobazillen mit 10^5 bis 10^7 KBE/g im Stuhl nachweisen.

Bedeutung in der intestinalen Mikroökologie

Wichtiger Bestandteil der wandständigen Flora

Laktobazillen zählen zur obligaten Flora in Dünn- und Dickdarm und hindern über die Bildung von verschiedenen Stoffwechselprodukten das Wachstum von Fremdkeimen sowie die Vermehrung von Fäulniskeimen wie *Clostridium spp.* oder *Proteus spp.*. Dieser Antagonismus im Rahmen der Kolonisationsresistenz geht einerseits auf die beim Kohlenhydratumsatz entstehenden kurzkettigen Fettsäuren zurück, die neben einem direkten hemmenden Effekt auf die o.g. Keime auch indirekt über eine Ansäuerung des Darmmilieus wirken. Andererseit produzieren die Laktobazillen neben Peroxiden verschiedene Bacteriocine, d.h. Proteine, die andere Bakterien schädigen oder im Wachstum hemmen. Über 100 verschiedene Bacteriocine der Gattung *Lactobacillus* wie Lactocidin, Acidophilin, Acidolin oder Reuterin sind derzeit bekannt und werden beispielsweise in der Lebensmitteltechnologie zur Konservierung von Nahrungsmitteln genutzt (Starterkulturen, Säuerungsflora) (RAMMELSBERG und RADLER 1990). Daneben sind einige weitere, teilweise allerdings nur im Labormaßstab belegte positive Effekte durch Laktobazillen beschrieben. Über die Hemmung der proteolytische Flora können die Gehalte an den Enzymen ß-Glucuronidase, Azoreduktase und Nitro-Reduktase im Darm reduziert werden, die an der Entstehung von Karzinogenen beteiligt sind (s. **Kap. 2.7.**). In vitro wurde zudem bei einigen Laktobazillen-Stämmen eine antigenotoxische Wirkung nachgewiesen (POOL-ZOBEL et al. 1993). Außerdem wird den Laktobazillen aufgrund ihrer Cholesterol-Assimilation und der Dekonjugation von Gallensäuren eine Serum-Cholesterin-senkende Wirkung zugeschrieben.

Stoffwechselspektrum

Laktobazillen sind reine Saccharolyten, verwerten also nur Kohlenhydrate. Hauptsubstrate sind von wirtseigenen Enzymen nicht spaltbare Kohlenhydratverbindungen, also Ballaststoffe sowie Bestandteile des Darmmukus. Bei dem überwiegenden Anteil der den Darm besiedelnden Laktobazillen-Spezies entsteht dabei ausschließlich die namensgebende Milchsäure. Diese Arten werden als homofermentativ bezeichnet. Einige sog. heterofermentative Laktobazillen, wie *l.b. fermentum,* produzieren dagegen neben Milchsäure auch geringe Mengen CO_2, Ethanol sowie Essig- und Ameisensäure. Das Wachstumsoptimum der Laktobazillen liegt bei einem pH-Wert von < 6,0.

Reine Saccharolyten

Bedeutung außerhalb des Darmes

Auch in Mundhöhle und Vagina gehören Laktobazillen zur obligaten Standortflora und sind damit Teil der Barriere gegen Fremdkeime in diesen Bereichen. Nur in Ausnahmefällen können sie bei immunkompetenten Personen Endokarditiden verursachen. Ansonsten wurden Laktobazillen als Auslöser von Septikämien bei schwer immunsupprimierten Patienten (insbesondere AIDS-Patienten) beschrieben (FRUCHART et al. 1997).

Literaturhinweise

AXELSSON LT; CHUNG TC; DOBROGOSZ WJ; LINDGREN SE (1989): Production of a broad spectrum antimicrobial substance by *Lactobacillus reuteri*. Microb. Ecol. Health Dis. 2, 131–136 ● CONWAY P (1988): Lactobacilli: fact and fiction. In: GRUBB R; MIDTVEDT T; NORIN E (ed.): The regulatory and protective role of the normal microflora. Proc. 5th. Bengt E. Gustafsson Symp., Stockholm, 263–281 ● DOBROGOSZ WJ; CASAS IA; PAGANO GA; TALARICO TL; SJÖBERG B-M; KARLSSON M (1988): *Lactobacillus reuteri* and the enteric microbiota. In: GRUBB R; MIDTVEDT T; NORIN E (ed.): The regulatory and protective role of the normal microflora. Proc. 5th. Bengt E. Gustafsson Symp., Stockholm, 283–292 ● FRUCHART C; SALAH A; GRAY C; MARTIN E; STAMATOULLAS A; BONMARCHAND G; LEMELAND JF; TILLY H (1997): *Lactobacillus species* as emerging pathogens in neutropenic patients. Eur. J. Clin. Microbiol. Infect. Dis. 16, 681–684 ● GILLILAND SE (1990): Health and nutritional benefits from lactic acid bacteria. FEMS Microbiol. Rev. 87, 157– 188 ● KANDLER O (1969): Was wissen wir heute über die Laktobazillenflora des Darmes und deren Bedeutung für den Menschen. Diaita 15, 1–12 ● LENCNER A; LENCNER H; BRILIS V; BRILENE T; MIKELSAAR M; TÜRI M (1987): Zur Abwehrfunktion der Lactoflora des Verdauungstraktes. Die Nahrung 31, 405–411 ● POOL-ZOBEL BL; BERTRAM B; KNOLL M; LAMBERTZ R; NEUDECKER C; SCHILLINGER U; SCHMEZER P; HOLZAPFEL WH (1993): Antigenotoxic properties of lactic acid bacteria in vivo in the gastrointestinal tract of rats. Nutr. Cancer 20, 271–281 ● POOL-ZOBEL BL; MÜNZNER R; HOLZAPFEL WH (1993): Antigenotoxic properties of lactic acid bacteria in the *S. typhimurium* mutagenicity assay. Nutrition Cancer 20, 261–270 ● RAMMELSBERG M; RADLER F (1990): Antibacterial polypeptides of *Lactobacillus species*. J. Appl. Bacteriol. 69, 177–184 ● REID G; BRUCE AW; McGROARTY JA; CHENG K-J; COSTERTON JW (1990): Is there a role for Lactobacilli in prevention of urogenital and intestinal infections? Clin. Microbiol. Rev. 3, 335–344

PHYSIOLOGIE

1.2.5.3. Anaerobe Darmbakterien

1.2.5.3.1. Bacteroides-Prevotella-Porphyromonas-Gruppe

Allgemeines

Vertreter der drei Gattungen *Bacteroides*, *Prevotella* und *Porphyromonas* gehören zu den obligat anaerob wachsenden, nicht-sporenbildenden Bakterien. Im klinischen Bereich werden sie häufig noch unter der ehemals übergreifenden Gattungsbezeichnung *Bacteroides* subsummiert.

Sammelbegriff Bacteroides spp.

Vorkommen

Keime aus der *Bacteroides-Prevotella-Porphyromonas*-Gruppe sind obligat an Warmblüterorganismen gebunden. Dabei sind im Darm v.a. *Bacteroides spp.* vertreten. *Prevotella spp.* und *Porphyromonas spp.* werden vorwiegend im Urogenitaltrakt sowie im Oropharynx und vergleichsweise seltener im Intestinum nachgewiesen. Die vereinfachende Bezeichnung *Bacteroides spp.* für die aus dem Stuhl nachzuweisenden Vertreter dieser drei Gattungen erscheint daher nicht nur aus historischen Gründen (s.o.) durchaus gerechtfertigt.

Normbereich/Toleranzbereich

Im Dickdarm stellen die *Bacteroides spp.* den zahlenmäßig größten Anteil der obligaten Flora. Bei Darmgesunden sind 10^8-10^{10} KBE pro g Stuhl nachzuweisen.

Funktionen in der intestinalen Mikroökologie

Aufgrund der deutlichen zahlenmäßigen Präsenz stellen die *Bacteroides spp.* eine wichtige Komponente der Kolonisationsresistenz dar.

Stoffwechselspektrum

Bacteroides spp. sind, wie auch viele andere Anaerobier, im Vergleich zu den aeroben Keimen relativ wenig stoffwechselaktiv. Trotz der großen Keimmenge sind die Auswirkungen ihrer Stoffwechseltätigkeit auf das intestinale Milieu daher vergleichsweise gering. Neben der Verwertung von für den Wirt unverdaulichen Kohlenhydraten wie Xylan, Pektin und Hemicellulose unter Bildung von kurzkettigen Fettsäuren und Wasserstoff setzen *Bacteroides spp.* vor allem Eiweiße um. Das Wachstums-Optimum dieser Keime liegt zwischen pH 7,0 und 8,0.

Anaerobier: wenig stoffwechselaktiv

Einige *Bacteroides (B.)*-Arten (*B. thetaiotaomicron, B. fragilis, B. ovatus* und *B. uniformis*) können zudem aus Gallensäuren stark mutagene Substanzen, die als Fecapentaene bezeichnet werden, synthetisieren. Diese Substanzen stehen im Verdacht, an der Entstehung von Dickdarmkrebs beteiligt zu sein (GORBACH und GOLDIN 1990). Insbesondere bei reichlichem Verzehr von Fett (vermehrte Sekretion von Gallensäuren) und tierischem Eiweiß (Substrat für *Bacteroides spp.*) steht eine erhöhte Produktion von Fecapentaenen zu erwarten.

Bedeutung außerhalb des Darmes

Bacteroides spp., allen voran *B. fragilis*, spielen eine große Rolle als Verursacher von Wundinfektionen, insbesondere im Zusammenhang mit Bauchhöhlen-Operationen, sowie von Peritonitiden und Cholangitiden. Außerdem können *Bacteroides spp.* an der bakteriellen Vaginose beteiligt sein.

Wundinfektionen

Literaturhinweise

BERNHARDT H; KNOKE M (1988): Humanpathogene Anaerobier – Mikrobiologie und Klinik. Gustav Fischer, Jena ● GORBACH SL; GOLDIN BR (1990): The intestinal microflora and the colon cancer connection. Rev. Infect. Dis. 12, 252–261 ● KNOKE M; BERNHARDT H (1986): Mikroökologie des Menschen. S. 63 ff., VCH Verlagsgesellschaft, Weinheim ● OTTEN MH; GYR K (1980): Intestinale Bakterienflora und Kolonkarzinom. Ther. Umschau 37, 201–208 ● PETERSEN EE (1992): Bakterielle Infektionen in der Schwangerschaft. Immun. Infekt. 20, 177–180 ● SCHULER R; SCHULER A (1987): Physiologie und Pathologie der Intestinalflora. S. 19 ff., Mayr, Miesbach ● WERNER H (1985): Anaerobier-Infektionen – Pathogenese, Klinik, Therapie, Diagnostik. S. 20 ff., Thieme, Stuttgart, New York ● WERNER H (1991): Anaerobe gramnegative Stäbchen. DGHM-Verfahrensrichtlinien 2.7. Gustav Fischer, Stuttgart

1.2.5.3.2. Bifidobacterium spp.

Allgemeines

Bifidobakterien gehören zu den anaeroben Bakterien. Im Darm sind v.a. *Bifidobacterium (Bif.) infantis, Bif. breve, Bif. adolescentis, Bif. longum* und *Bif. bifidum* nachzuweisen.

Vorkommen

Der natürliche Standort von Bifidobakterien ist der Dick- und in geringerem Maße auch der Dünndarm bei Mensch und Tier. Daneben besteht auch die Mund- und Vaginalflora des Menschen zu einem gewissen Anteil aus Bifidobakterien. *Bif. bifidum* findet außerdem als Starterkultur für spezielle Sauermilcherzeugnisse Anwendung (z.B. Bioghurt®- und Biogarde®-Erzeugnisse).

Auch in Mund- und Vaginalflora

Normbereich

Bei darmgesunden Erwachsenen sind Bifidobakterien mit ca. 10^8–10^{10} KBE/g Stuhl nachweisbar und stellen damit einen erheblichen Anteil der obligaten Darmflora. Im Senium gehen die Keimzahlen allerdings deutlich zurück. Bei gestillten Säuglingen machen sie mit Keimzahlen von 10^9 bis 10^{11} KBE/g Stuhl gegen Ende der ersten Lebenswoche den Hauptteil der Darmflora aus. Ihr Wachstum wird dabei durch bestimmte Bestandteile der Muttermilch besonders gefördert, die in der Kuhmilch nicht enthalten sind (Bifidusfaktor, Acetyl-Glucosamin) (s. auch **Abb. 7** und **Kap. 5.3.4.**). Bei Flaschenkindern stellen sie ebenfalls, wenn auch mit geringeren Keimzahlen, die zahlenmäßig stärkste Fraktion innerhalb der Darmflora (MITSUOKA et al. 1974).

Bedeutung in der intestinalen Mikroökologie

Bifidobakterien sind zwar wenig immunogen, d.h. sie beeinflussen kaum das darmassoziierte Immunsystem (s. auch **Kap. 5.2.2.1.**), aber aufgrund ihrer mengenmäßigen Präsenz im Darm und ihrer Stoffwechselaktivität

Wichtige Aufgaben im Rahmen der Kolonisationsresistenz

PHYSIOLOGIE

übernehmen sie wichtige Aufgaben im Rahmen der Kolonisationsresistenz. Über die Bildung von kurzkettigen Fettsäuren wirken sie synergistisch mit den Laktobazillen und den Enterokokken (MITSUOKA und KANEUCHI 1977). Die Bildung von Bacteriocinen ist dagegen bei Bifidobakterien nicht bekannt. Eine Vitaminproduktion durch Bifidobakterien ist zwar nachweisbar (Thiamin, Riboflavin, Vitamin B_6, Vitamin K), scheint aber in vivo keine Rolle für den Wirtsorganismus zu spielen (s. auch **Kap. 1.2.4.**).

Stoffwechselspektrum

Reine Saccharolyten

Bifidobakterien sind reine Saccharolyten, d.h. sie setzen nur Kohlenhydrate um. Dabei stehen normalerweise unverdaute Nahrungs-Kohlenhydrate wie Pectine, Xylan, Arabinogalactan und andere Ballaststoffe sowie Mucopolysaccharide aus dem Darmschleim auf dem Speisezettel der Bifidobakterien. Endprodukte des Kohlenhydratumsatzes sind verschiedene kurzkettige Fettsäuren, im Falle von Glucose Essigsäure sowie in geringerem Maße auch Milchsäure (Verhältnis 3:2). Daneben entstehen kleine Mengen an Ameisensäure, Succinat und Ethanol. Gasförmige Stoffwechselprodukte werden nicht produziert (RASIC und KURMANN 1983). Die Fettsäuren besitzen direkte sowie durch die Ansäuerung des Darmmilieus auch indirekte antagonistische Wirkungen gegenüber verschiedenen passageren Fäulniskeimen, wie beispielsweise *Proteus spp.* So geht die Ansäuerung des typischen Säuglingsstuhls überwiegend auf die Stoffwechseltätigkeit der Bifidobakterien zurück. Daneben können Bifidobakterien Harnstoff (z.B. auch den Harnstoffanteil der Muttermilch) sowie verschiedene, bei niedrigem Darm-pH aus Ammoniak entstehende Ammoniumverbindungen als Stickstoffquelle nutzen (**Abb. 22**). Außerdem sind Bifidobakterien auch in der Lage, Gallensäuren zu dekonjugieren und damit empfindliche Bakterien im Wachstum zu hemmen.

Das Wachstumsoptimum der Bifidobakterien liegt zwischen einem pH-Wert von 6,0 und 7,0.

Bedeutung außerhalb des Darmes

Bifidobakterien: auch in einigen Milchprodukten

Neben der Nutzung als Starterkulturen für bestimmte Joghurtsorten (Bioghurt®- und Biogarde®-Produkte) spielen Bifidobakterien keine große Rolle außerhalb des Darmes. In Einzelfällen konnten Bifidobakterien, meist im Rahmen von Mischinfektionen, bei Peritonitiden und aus Weichteilinfektionen, beispielsweise in der Mundhöhle, isoliert werden.

Literaturhinweise

BIAVATI B; CASTAGNOLI P; CROCIANI F; TROVATELLI LD (1984): Species of the genus *Bifidobacterium* in the feces of infants. Microbiologica 7, 341–345 ● BIAVATI B; CASTAGNOLI P; TROVATELLI LD (1986): Species of the genus *Bifidobacterium* in the feces of human adults. Microbiologica 9, 39–45 ● KUNZ B (1994): Grundriß der Lebensmittel-Mikrobiologie. Behr's Verlag, Hamburg ● MITSUOKA T (1968): Vergleichende Untersuchungen über die Bifidobakterien aus dem Verdauungstrakt von Menschen und Tieren. Zbl. Bakt. I. Abt. Orig. 210, 52–64 ● MITSUOKA T; HAYAKAWA K; KIMURA N (1974): Die Faekalflora bei Menschen. II. Mitteilung: Die Zusammensetzung der Bifidobakterienflora der verschiedenen Altersgruppen. Zbl. Bakt. Hyg., I. Abt. Orig. A 226, 469–478 ● MITSUOKA T; KANEUCHI C (1977): Ecology of the Bifidobacteria. Am. J. Clin. Nutrition 30, 1799–1810 ● RASIC JL; KURMANN JA (1983): Bifidobacteria and their role. Birkhäuser, Basel, Boston, Stuttgart ● SCHULER R; SCHULER A (1987): Physiologie und Pathologie der Intestinalflora. Mayr, Miesbach

PHYSIOLOGIE

Intestinaler Ammoniakstoffwechsel

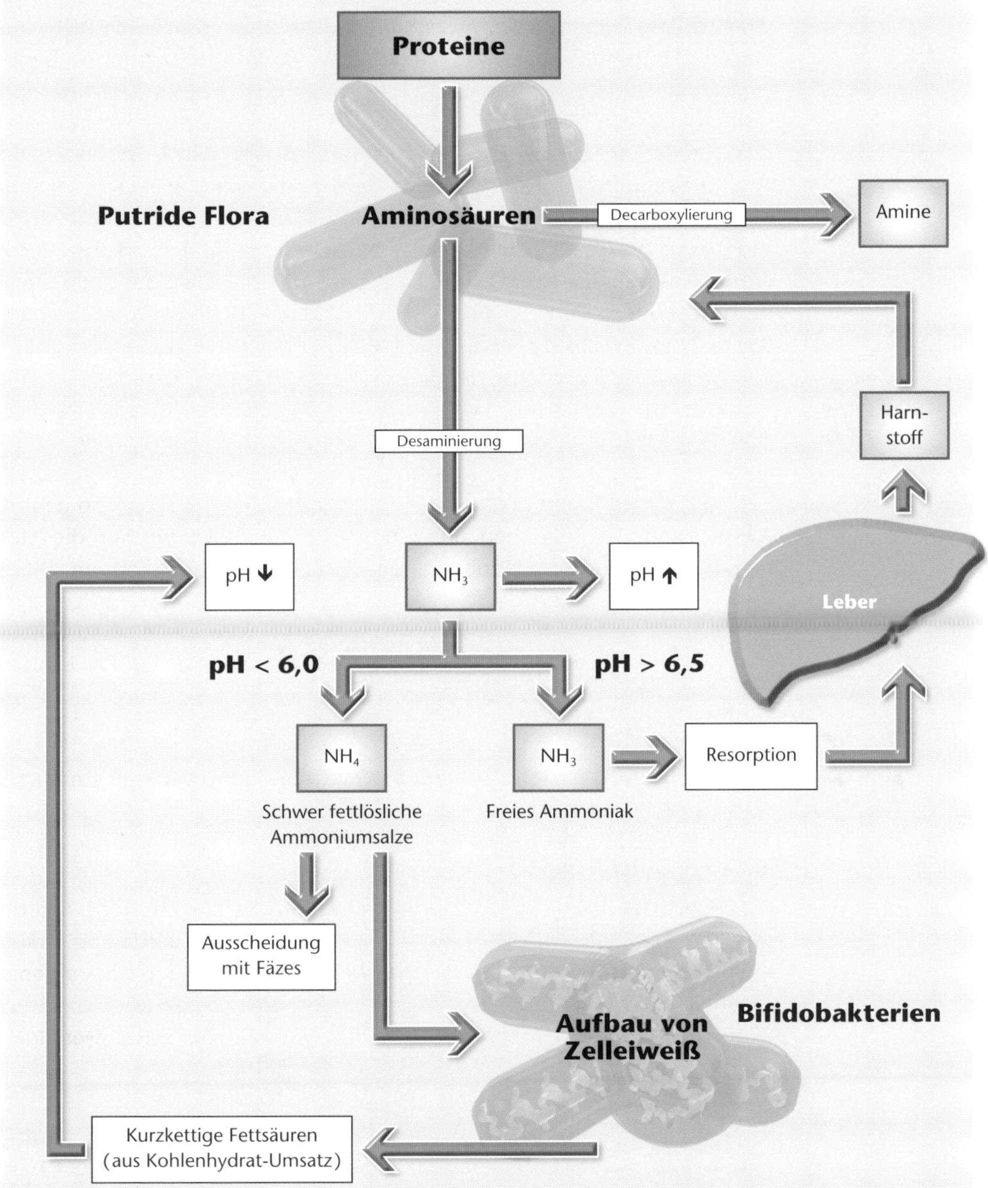

Putride Flora

Proteine → Aminosäuren

Aminosäuren → Decarboxylierung → Amine

Aminosäuren → Desaminierung → NH$_3$

NH$_3$ → pH ↓

NH$_3$ → pH ↑

- pH < 6,0: NH$_4$ — Schwer fettlösliche Ammoniumsalze → Ausscheidung mit Fäzes
- pH > 6,5: NH$_3$ — Freies Ammoniak → Resorption → Leber → Harnstoff

Aufbau von Zelleiweiß — **Bifidobakterien**

Kurzkettige Fettsäuren (aus Kohlenhydrat-Umsatz)

Mod. nach SCHULER und SCHULER (1987)

© Labor L+S AG

Abbildung 22

PHYSIOLOGIE

1.2.5.3.3. Clostridium spp.

Allgemeines

*Clostridien:
Sporenbildner,
darunter viele
Krankheitserreger*

Clostridien sind Bakterien, die bis auf einige wenige Vertreter nur unter anaeroben Bedingungen wachsen. Sie sind in der Lage, wie *Bacillus spp.* Sporen, also Dauerformen auszubilden, die sich durch eine hohe Resistenz gegenüber thermischen und chemischen Einflüssen auszeichnen. Man bezeichnet sie daher auch als „anaerobe Sporenbildner". Unter den Clostridien befinden sich einige bedeutsame und gefürchtete Infektionserreger. Im Intestinum ist neben *Clostridium (Cl.) perfringens* als Erreger von Toxiinfektionen (unter anderem Verursacher von Lebensmittelvergiftungen) vor allem *Cl. difficile* bedeutsam (s.u. bzw. **Kap. 2.8.1.6.**). Deren Erfassung bedarf jedoch spezieller Nachweisverfahren (s. **Kap. 3.3.2.**). Weitere pathogene Vertreter dieser Gattung, als Krankheitserreger von Intoxikationen (*Cl. botulinum*), Toxiinfektionen (*Cl. tetani*) und Infektionskrankheiten (*Cl. histolyticum, Cl. septicum, Cl. novyi*) besitzen im Darmkanal des Menschen keine klinische Relevanz (WERNER 1985).

Vorkommen

Der natürliche Standort von Clostridien liegt im Dickdarm von Menschen und Tieren sowie in der Umwelt (Erdboden).

Normbereich/Toleranzbereich

*Clostridien:
Im Alter häufig erhöht!*

Clostridien zählen zwar nach neueren Erkenntnissen zur residenten Flora des Dickdarmes, besitzen aber keinerlei belegte positive Effekte im intestinalen Ökosystem. Da sie zudem bei einer stärkeren Vermehrung durch ihre Stoffwechseltätigkeit den Makroorganismus belasten können, sollten die Clostridien eine Keimzahl von 10^5 KBE/g Stuhl nicht überschreiten. Eine Ausnahme machen die häufig zu beobachtenden erhöhten Clostridienzahlen im Stuhl bei älteren Menschen, wahrscheinlich bedingt durch die veränderten Ernährungsweisen im Alter (ballaststoffarm und kalorienreich), die verminderte Kauleistung sowie eine gewisse Darmträgheit (s. auch **Kap. 1.2.1**. mit Abb. 5 und 6). Damit stehen den Clostridien vermehrt verwertbare Substrate zur Verfügung. Inwieweit solche Verhältnisse allerdings als physiologisch zu bezeichnen sind, ist sicherlich diskussionswürdig.

Bedeutung in der intestinalen Mikroökologie

Bislang sind keine positiven Effekte von Vertretern dieser Gattung im Darm bekannt. Vielmehr können sie durch ihre für Anaerobier vergleichsweise üppige Stoffwechselaktivität eine nicht unerhebliche Belastung für den Wirtsorganismus darstellen (s.u.).

Ein vermehrter Nachweis gibt häufig Hinweise auf Maldigestions-/Malabsorptionsprozesse bzw. Fehlernährungen. Weiter Einflußgrößen auf die Clostridien-Zahlen im Darm sind im **Kap. 4.2.** aufgeführt.

PHYSIOLOGIE

Stoffwechselspektrum

Clostridien sind in der Lage, verschiedenste Substrate zu nutzen. Neben der Verwertung von Polysacchariden, die unter Bildung von CO_2 und H_2 vergoren werden, steht bei den Clostridien jedoch vor allem der Protein- und Fettumsatz im Vordergrund. Aus Eiweißen werden neben Ammoniak auch verschiedene Gase wie Schwefelwasserstoff, CO_2 und H_2 gebildet. Diese Gasbildung tritt beispielsweise ganz deutlich bei Wundinfektionen durch *Cl. perfringens, Cl. histolyticum* und *Cl. septicum* in Form des gefürchteten Gasbrandes in Erscheinung. Substrat der Clostridien sind in diesen Fällen Kollagen und andere Gewebsproteine. Außerdem wurde bei verschiedenen Clostridien-Spezies die Produktion von biogenen Aminen nachgewiesen (BEUTLING 1996).

Clostridien: Proteolyten, Lipolyten

Clostridien sind aber auch Lipolyten, d.h. sie sind in der Lage, Fette zu verwerten. Dabei entstehen unter anderem für den Wirtsorganismus schädliche Substanzen, wie beispielsweise steroidale Verbindungen. Diese fungieren nachweislich als Ko-Karzinogene bei der Entstehung von Dickdarm- und Mamma-Karzinomen (GORBACH und GOLDIN 1990).

Clostridien & Kanzerogenese

Zudem sind einige *Clostridium spp.* in der Lage, neben der Dekonjugation von Gallensäuren auch deren Steroid-Kern durch Dehydroxylierung zu transformieren (sog. Nuclear-Dehydrogenating-Clostridien, kurz NDH-Clostridien, s. **Tab. 10**). Die daraus resultierenden Produkte werden ebenfalls in Zusammenhang mit der Entstehung von Colon- bzw. Mamma-Karzinomen gebracht (EYSSEN und ROBBEN 1988). So zeigt sich, daß insbesondere in Ländern mit fettreicher aber ballaststoffarmer Ernährung (z.B. USA) signifikant mehr bösartige Dickdarmerkrankungen auftreten als in Ländern, die fettärmere und ballaststoffreiche Nahrung bevorzugen (z.B. Japan). Dies wird auch dadurch untermauert, daß Japaner, die in die USA ziehen und sich den dortigen Eßgewohnheiten anpassen, das gleiche Risiko hinsichtlich solcher Erkrankungen entwickeln wie die ansässige Bevölkerung (s. auch **Kap. 2.7.**). NDH-Clostridien werden außerdem in signifikant höherer Anzahl bei Darmkrebspatienten nachgewiesen. Wichtig in diesem Zusammenhang ist, daß die für die Dehydroxylierung von Gallensäuren notwendigen Enzyme ihre pH-Optima über 6,5 haben. Bei Werten unter 6,0 sind diese Enzyme nicht aktiv.

Im Rahmen einer routinemäßigen Stuhlflora-Untersuchung werden diese *Clostridium spp.* allerdings nicht bis zur Artebene differenziert. Hierzu sind gesonderte Untersuchungen notwendig.

Bedeutung außerhalb des Darmes

Innerhalb der Gattung *Clostridium* finden sich einige gefürchtete Infektionserreger, die nachfolgend kurz angesprochen werden. Als Darminfektionserreger ist v.a. *Cl. difficile*, der Verursacher der Antibiotika-assoziierten Colitis von Bedeutung, auf den im **Kap. 2.8.1.6.** näher eingegangen wird.

PHYSIOLOGIE

Cl. perfringens: Gasbranderreger, Lebensmittelvergifter

Cl. perfringens ist v.a. als Gasbranderreger bei Wundinfektionen gefürchtet. Ausgehend von kontaminierten Wunden können unter anaeroben Bedingungen, wie sie bei schweren Gewebsschädigungen bestehen, Toxine und proteolytische Enzyme zu einer sich rasch ausbreitenden Gewebsnekrose mit Ödemen und Gasbildung führen. Bestimmte Stämme spielen zudem eine Rolle als Lebensmittelvergifter. Nach Aufnahme von mit *Cl. perfringens* kontaminierten, nicht frisch zubereiteten Lebensmitteln, wie Geflügel oder Hackfleisch, bilden die Clostridien bei der Versporung im Darm ein Enterotoxin, daß bei Betroffenen Übelkeit und Durchfall hervorrufen kann.

C. botulinum-Toxin: Herkules unter den natürlichen Giften

Cl. botulinum produziert das stärkste bekannte bakterielle Gift, das Botulinumtoxin. Wenige μg reichen aus, um einen Menschen zu töten. Ursache für Erkrankungen sind meist ungenügend erhitzte, kontaminierte Lebensmittel-Konserven, in denen die Clostridien optimale Vermehrungsbedingungen finden (Proteine als Substrat, anaerobe Atmosphäre) und das Botulinumtoxin produzieren. Gelangt das Toxin via Nahrung in den Menschen, hemmt es die Reizübertragung an den Muskeln und führt so zu schlaffen Lähmungen (Botulismus).

Tetanus, Wundstarrkrampf

Cl. tetani findet sich weit verbreitet im Erdboden und im Darm von Menschen und Tieren. In Wunden eingebrachte Sporen keimen unter günstigen Bedingungen (Anaerobiose) aus und produzieren verschiedene Toxine, die entlang der Nervenbahnen in die Vorderhörner des Rückenmarkes gelangen können. Hier blockieren sie die Regulation motorischer Neuronen, woraus eine unkontrollierte Muskelinnervation mit den für den Wundstarrkrampf typischen tonisch-klonischen Krämpfen resultiert.

Cl. histolyticum, *Cl. novyi* und *Cl. septicum* können wie *Cl. perfringens*, ausgehend von Wundinfektionen, Gasödeme verursachen.

Tabelle 10

Vertreter der Clostridien mit der Fähigkeit, Steroidkerne von Gallensäuren zu transformieren

(NDH-Clostridien)

Name	Prozentsatz der Stämme mit NDH-Aktivität
Cl. paraputrificum	~90%
Cl. indolis	~30%
Cl. innocuum	>95%
Cl. clostridioforme	>95%
Cl. rectum	>50%
Cl. tertium	>30%
Cl. cadaveris	>50%

Mod. nach SCHULER und SCHULER (1987)

Literaturhinweise

BERNHARDT H; KNOKE M (1988): Humanpathogene Anaerobier - Mikrobiologie und Klinik. Gustav Fischer, Jena ● BEUTLING DM (1996): Biogene Amine und Mikroben. In: BEUTLING DM (Hrsg.): Biogene Amine in der Ernährung. Springer, Berlin, Heidelberg, New York ● GORBACH SL; GOLDIN BR (1990): The intestinal microflora and the colon cancer connection. Rev. Infect. Dis. 12, 252–261 ● EYSSEN H; ROBBEN J (1988): The indigenous microflora and the intestinal metabolism of cholesterol, bile acids and steroids. In: GRUBB R; MIDTVEDT T; NORIN E (ed.): The regulatory and protective role of the normal microflora. Proc. 5th. Bengt E. Gustafsson Symp. Stockholm, Stockton Press, 71–88 ● HA-

PHYSIOLOGIE

RALAMBIE E (1992): Gnotobiotik – Mikroökologische Techniken in der Humanmedizin. Perimed, Erlangen ● KNOKE M; BERNHARDT H (1986): Mikroökologie des Menschen. VCH Verlagsgesellschaft, Weinheim ● OTTEN MH; GYR K (1980): Intestinale Bakterienflora und Kolonkarzinom. Ther. Umschau 37, 201 – 208 ● SCHALLEHN G (1990): Isolierung und Identifizierung von Clostridien. Zbl. Bakt. 274, 259–280 ● SCHULER R; SCHULER A (1987): Physiologie und Pathologie der Intestinalflora. Mayr, Miesbach ● WERNER H (1985): Anaerobier-Infektionen – Pathogenese, Klinik, Therapie, Diagnostik. Thieme, Stuttgart, New York

1.2.5.3.4. Weitere anaerob wachsende Bakterien

Neben den beschriebenen Darmbakterien wird eine Vielzahl von Arten der nachfolgend aufgeführten, strikt anaeroben Gattungen im Darm gefunden:

Acidaminococcus
Actinomyces
Arachnia
Bilophila
Butyrivibrio
Eubacterium
Fusobacterium
Gaffkya
Megasphaera
Oxalobacter
Peptococcus
Peptostreptococcus
Propionibacterium
Ruminococcus
Sarcina
Veillonella

Der kulturelle Nachweis gestaltet sich schwierig. Ihre ausgesprochene Empfindlichkeit gegenüber Luftsauerstoff erfordert eine lückenlose Anaerobiose von der Entnahme der Stuhlprobe über die Bearbeitung bis zur Kultivierung und sehr aufwendigen Identifizierung der Keime. Unter routinediagnostischen Gegebenheiten lassen sich diese Keime daher nicht erfassen. Der materielle und der zeitliche Aufwand ist dafür zu groß. Vornehmlich aufgrund dieser Schwierigkeiten ist die Bedeutung dieser Mikroorganismen in der intestinalen Mikroökologie weitgehend unbekannt. Da sie zudem, wie die anderen Anaerobier, nicht sehr stoffwechselaktiv sind, hat sich das wissenschaftliche Interesse auf einfacher zu kultivierende Bakterien konzentriert. Selbst wenn der Nachweis solcher Keime gelingt, existieren keine gesicherten mikroökologischen Daten zu Interpretation und möglichen therapeutischen Maßnahmen.

Schwieriger Nachweis, Bedeutung weitgehend unbekannt

Literaturhinweise:

FINEGOLD SM; SUTTER VL; MATHISEN GE (1983): Normal indigenous intestinal flora. In: HENTGES DJ (ed.): Human intestinal microflora in health and disease. S. 3–27, Academic Press, New York, London, Paris

PHYSIOLOGIE

1.2.5.4. Pilze

Allgemeines

Kaum ein Thema läßt die gelehrten und betroffenen Gemüter so aufwallen wie die Frage, in welchem Maße hefe- und schimmelpilzbedingte Erkrankungen im Darm überhaupt eine Bedeutung besitzen und wenn ja, wie erfolgversprechende Therapieansätze auszusehen hätten. Die Protagonisten von Mykosen greifen dabei – sicherlich in guter Absicht und um als Rufer in der Wüste gehört zu werden – gelegentlich zu drastischen und martialischen Beschreibungen: „die schleichende Gefahr" (RAUSCHER 1994), „die bedeutendste Herausforderung der Umweltmedizin in den 90er Jahren" (ULRICH 1994). Im Folgenden soll das Thema entemotionalisiert und auf der Grundlage belegbarer Fakten behandelt werden.

Hefen/Schimmelpilze = Überlebenskünstler

Hefen und Schimmelpilze, die in der Systematik zwischen Tieren und Pflanzen stehen, weisen eine außerordentliche Artenvielfalt und – wie andere Mikroorganismen auch – eine erstaunliche Anpassung an die unterschiedlichsten, auch extreme Standorte (destilliertes Wasser, Säuren, Kälte etc.) auf. Sie spielen z.B. als Saprophyten („Leichenfresser") eine wichtige Rolle im Stoffkreislauf der organischen Materie (Verrottung) und werden seit Jahrtausenden in der klassischen Biotechnologie genutzt (Herstellung von Bier, Wein, Käse, Backwaren, Säuerung von Gemüsen, Fleischreifung). Die folgende, nichttaxonomische Einteilung hat sich u.a. in der medizinischen Mikrobiologie bewährt (sog. DHS-System):

- Hefen (Vermehrung durch Sprossung, daher auch als „Sproßpilze" bezeichnet)
- Schimmelpilze (Wachstum eines Pilzrasens, das sog. Myzel)
- Dermatophyten (Hautpilze)

Die kulturelle Anzucht von Pilzen erfordert Spezialmedien und Geduld (Hefen und Schimmelpilze wachsen durchschnittlich erst nach 2–3 Tagen Bebrütung; Dermatophyten müssen wesentlich länger, häufig 3–4 Wochen bebrütet werden). Die korrekte Identifizierung und Weiterbearbeitung (z. B. Erstellung von Antimykogrammen) setzt eine große Erfahrung des Untersuchers voraus (s. **Kap. 3.3.1.**).

Durch Hefen/Schimmelpilze ausgelöste Krankheiten

Geschwächter Wirt: Voraussetzung für Pilzinfektionen

Grundsätzlich stellen Pilze keine obligaten Krankheitserreger dar, d.h. sie erlangen ihre pathogenetische Relevanz erst dann, wenn der Makroorganismus physiologisch (nach der Geburt, hohes Alter) oder pathologisch geschwächt ist (Immunsuppression, Diabetes mellitus, chronischer Alkoholismus, Dysstress z.B. nach Operationen) oder die Mikroorganismen an Orte gelangen, die üblicherweise steril sind (Harn- und Gallenblase, Unterhaut- und Muskelgewebe z.B. bei Verletzungen) (RÜFFER et al. 1997). Soweit die Infektion auf bestimmte Areale/Organe beschränkt ist, spricht man von Lokal- bzw. Organmykosen. Erfolgt eine Verbreitung über die Blutbahn (Fungaemie), so entwickeln sich lebensbedrohliche Systemmykosen. Davon strikt zu trennen ist die schlichte Kontamination von Körperoberflächen, die meist passager ist und erst dann zu einer Infektion führt, wenn Hefen/Schimmelpilze die Gelegenheit haben, die natürlichen Barrieren (Standortflora, Epithelzellen, Schutzstoffe wie Schleim, sIgA etc.) zu überwinden. Desweiteren sind die durch Hefen/Schimmelpilze mittelbar, nämlich durch deren Stoffwechselprodukte bzw. Antigene ausgelösten Krankheiten zu berücksichtigen: Mykotoxikosen und Allergien (Bronchitis allergica). Die Krankheiten im einzelnen darzustellen, würde den Rahmen dieses Buches sprengen, es soll daher nur auf die intestinalen Mykosen eingegangen werden.

Mykotoxikosen & Allergien

Pilze im Darm

Im Rahmen von Stuhluntersuchungen werden v.a. Hefen, insbesondere der klinisch bedeutsamsten Gattung *Candida*, seltener Schimmelpilze isoliert. Hautpilze spielen im Darm keine Rolle. Nachfolgend sind die am häufigsten im Stuhl nachzuweisenden Pilzarten bzw. -gattungen aufgeführt (Hefen sind mit einem „H" und Schimmelpilze mit einem „S" gekennzeichnet):

Candida albicans (H)
Candida tropicalis (H)
Candida glabrata (H)
Candida krusei (H)
Geotrichum spp. (S)

Etwas seltener werden isoliert:

Candida stellatoidea (H)
Candida parapsilosis (H)
Candida guilliermondii (H)
Candida lusitaniae (H) und andere

Gelegentlich finden sich auch:

Rhodotorula spp. (H)
Saccharomyces spp. (H)
Mucor spp. (S)

Selten werden gefunden:

Aspergillus spp. (S)
Penicillium spp. (S)
Monilia spp. (S)
Malassezia spp. (H)

Normalbesiedlung des Darmes mit Hefen und Schimmelpilzen?

Es werden nach wie vor heftige Auseinandersetzungen um die Frage geführt, ob Hefen und Schimmelpilze zur normalen Darmflora gehören oder nicht. Das Grundwissen, daß man zwischen residenter und transienter Flora zu unterscheiden hat, scheint dabei häufig auf der Strecke zu blei-

PHYSIOLOGIE

ben (s. auch **Kap. 1.2.1.**). Bis zum heutigen Tage gibt es keinen Hinweis darauf, daß Hefen/Schimmelpilze zur residenten/wandständigen Flora zu rechnen sind. Bis auf die umfangreich belegten nützlichen Wirkungen von *Saccharomyces cerevisiae* (syn. *Saccharomyces boulardii*; Bäcker-, Bierhefe, medizinische Hefe; SONNENSCHEIN u. BECKMANN 1995) fehlen Hinweise auf eventuelle essentielle Wirkungen von Hefen und Schimmelpilzen im Darm.

Pilze werden ständig mit der Nahrung aufgenommen

Der Mensch wird permanent mit Hefen/Schimmelpilzen konfrontiert: Man kann bei üblicher Ernährungsweise gar nicht verhindern, über die Nahrung größere Mengen an derartigen Keimen aufzunehmen (ODDS 1988). Insbesondere pflanzliche Nahrungsbestandteile sind regelmäßig und natürlicherweise mit Pilzen belastet (Eine Übersicht von Fundorten verschiedener *Candida*-Arten zeigt **Tab. 11**). Auf der Hülle von Kernobst findet sich häufig *Geotrichum candidum*; Beerenobst und Weintrauben tragen verschiedenste Wildhefen. Getrocknete Kräuter und Gewürze dürfen nach den maßgeblichen Empfehlungen der Deutschen Gesellschaft für Hygiene und Mikrobiologie (DGHM) bis zu 100.000 KBE Schimmelpilze pro Gramm tragen! Dieser Richtwert berücksichtigt die Umstände, unter denen auch noch heute Gewürzpflanzen geerntet, getrocknet und weiterverarbeitet werden. Aber auch frische Rohkostsalate aus unseren Breiten tragen diese Mikroorganismen. So gelten für verzehrsfertige Salate, wie sie z.B. an den Salattheken in Supermärkten und Imbissen angeboten werden, Richtwerte von <5.000.000 KBE pro Gramm an sog. „aerob mesophilen Keimen", darunter auch Hefen und Schimmelpilze. Man kann sehr leicht extrapolieren, daß bei einer Mahlzeit von 200 g Rohkostsalat auf diese Weise Pilze im 10-Millionen-Maßstab aufgenommen werden können. Aufgrund der vergleichsweise hohen Widerstandsfähigkeit der Hefen/Schimmelpilze auch gegenüber der Magensäure ist davon auszugehen, daß ein großer Teil die Magenpassage unbehelligt überlebt und in den Darmkanal übertritt. Hier findet üblicherweise eine teilweise Abtötung u.a. durch Verdauungsenzyme und eine erhebliche Verdünnung mit den Ingesta statt. Sicherlich werden sich auch unter physiologischen Umständen einige dieser Mikroorganismen vermehren. Es ist jedoch davon auszugehen, daß unter den Verhältnissen einer intakten Kolonisationsresistenz weder eine überbordende Vermehrung noch eine längerwährende Anheftung und Ansiedlung im Darm stattfindet. Im Regelfall also werden sich im obigen Beispiel vielleicht 1.000.000 (= 10^6) lebensfähige Pilze nach der Magenpassage im Darminhalt mit seinen mindestens 100.000.000.000.000 (= 10^{14}) anderen Mikroorganismen vermengen, so daß „am Ende nicht viel dabei herauskommen" kann!

Treffen hingegen die Hefe- und Schimmelpilzzellen auf ein vorgeschädigtes Terrain, ein in irgendeiner Weise lädiertes Barrieresystem des Darmes, dann ergibt sich für diese wie auch für andere Opportunisten die Möglichkeit einer Besiedlung und Vermehrung (**Abb. 23**). Aus einer Kontamination wird somit eine zunächst noch oberflächlich lokalisierte

PHYSIOLOGIE

Fundorte von Candida spp.
(Zusammenstellung publizierter Daten nach ODDS 1988)

Tabelle 11

Fundort	C. albicans	C. glabrata	C. guilliermondii	C. kefyr	C. krusei	C. parapsilosis	C. tropicalis
Natürlicher Lebensraum							
Luft	+		+	+	+		
Verrottetes pflanzliches Material	+						+
Blumen	+		+				
Süßwasser	+						
Seewasser	+		+			+	+
Früchte			+		+	+	+
Gräser	+			+			
Insekten		+	+	+		+	
Blätter	+			+			
Bäume				+			
Abfall	+	+	+	+	+	+	+
Silage					+		
Erdboden	+		+		+		+
Schwimmbäder, Saunen	+		+	+		+	+
Lebensmittel							
Milchprodukte	+	+	+	+	+	+	+
Fleischprodukte						+	+
Sauergemüse						+	+
Limonaden, Fruchtsäfte	+	+	+			+	+
Zucker- und siruphaltige Produkte					+		+
Gemüse, Speisepilze				+		+	
Wein, Bier	+			+	+	+	

Infektion. Brechen die Schranken oder werden die Pathogenitätsmechanismen der Pilze (Ausbildung von Fäden, Aktivierung zytolytischer Proteasen) aktiviert, resultieren tiefe Mykosen bis hin zu einer Überschwemmung des Körpers via Blutbahn.

Es kann daher bis dato festgehalten werden:

- Hefen/Schimmelpilze zählen nicht zur physiologischen, residenten Darmflora
- Hefen/Schimmelpilze werden auch beim gesunden Menschen als transiente Keime in niedrigen Keimzahlen nachgewiesen
- Der Wirt schafft letztlich die Bedingungen für eine intestinale Mykose

PHYSIOLOGIE

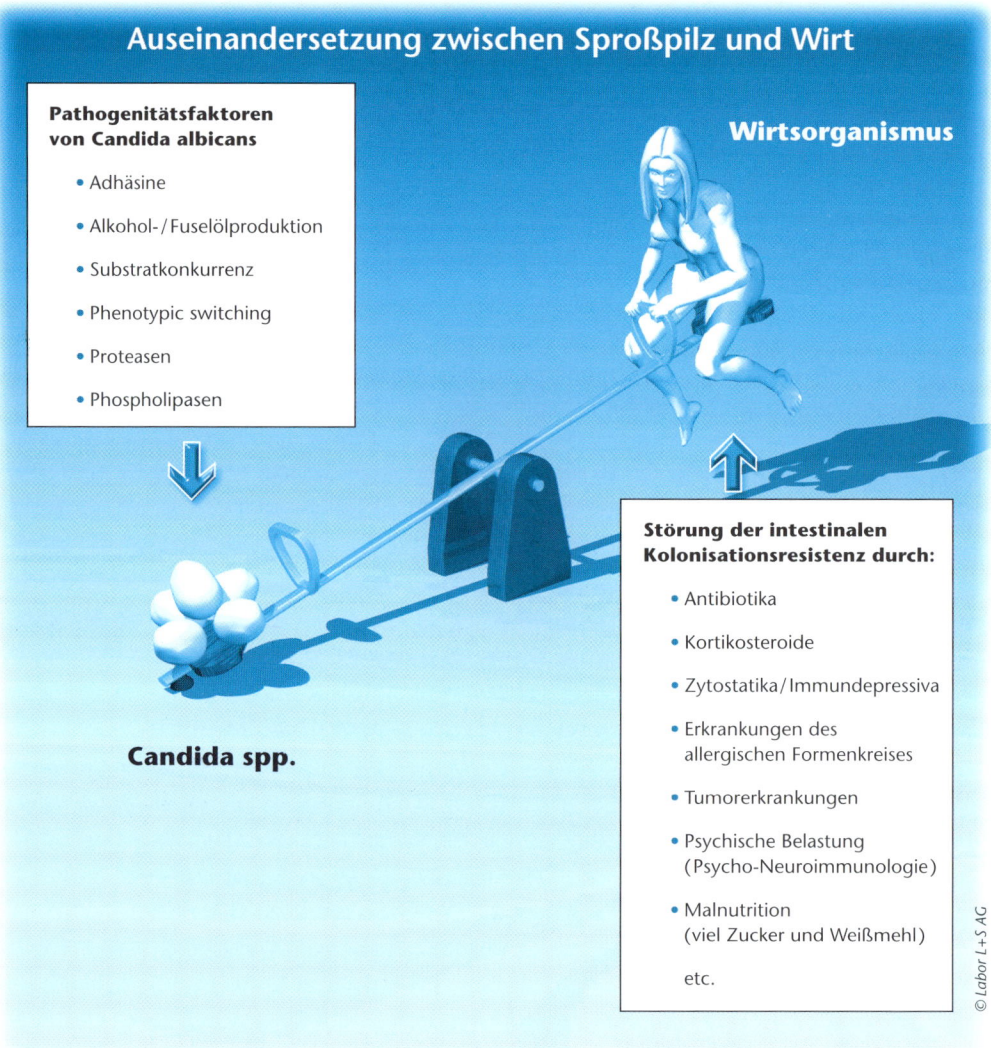

Abbildung 23

Pathogene und apathogene Pilze?

An dieser Stelle muß auf eine u.E. verhängnisvolle Fehlinterpretation hingewiesen werden. Immer wieder wird behauptet, die meisten Hefen und Schimmelpilze im Darm seien als apathogen anzusehen. Das spiegelt eine einseitig auf den Erreger fixierte Betrachtungsweise wider! Unstrittig ist der unterschiedliche Grad krankmachender Eigenschaften (Pathogenität) einzelner Pilzarten und -stämme. Aber nicht allein der Mikroorganismus entscheidet über das Entstehen der Krankheit, sondern letztlich die besonderen wirtsseitigen Umstände. Diese mikrobiologischen Grundregeln werden

Nicht der Keim ist wichtig, sondern das Terrain!

PHYSIOLOGIE

in der Begeisterung der Mikrobiologen für den Erreger häufig unter den Teppich gekehrt. Dabei haben insbesondere die Stammväter der Mikrobiologie, LOUIS PASTEUR und ROBERT KOCH, immer wieder auf den Einfluß des Milieus, ob innerhalb eines warmblütigen Wirtes oder bei der Gärtechnologie, hingewiesen. Die Tuberkulosearchive sind voll von Beschreibungen, wie der Erreger sich unter Wirtseinfluß verändert und umgekehrt. Die moderne Molekularbiologie bezeichnet die morphologischen Veränderungen von Mikroorganismen unter verschiedenen Bedingungen als „phenotypic switching". Daraus folgt, daß bestimmte Pilzarten zwar mit erheblich mehr Pathogenitätsfaktoren behaftet sind, jedoch davon auszugehen ist, daß auch vergleichsweise harmlose Keime bei einem geschwächten Wirt krankmachende Wirkungen entfalten können. Dies gilt im besonderen für einen in seiner Barrierefunktion eingeschränkten Intestinaltrakt.

Gewarnt werden muß auch vor überzogenen Erwartungen an die mikrobiologische Diagnostik: Es ist derzeit und wahrscheinlich auch in Zukunft nicht möglich, z.B. aus dem in vitro erfaßten enzymatischen Spektrum eines Keimes auf dessen Pathogenität zu schließen, wie dieses gelegentlich behauptet wird. Die standardisierten kommerziellen Testsysteme (z.B. das APIZYM-System, Fa. bioMérieux) schaffen niemals Bedingungen, die beispielsweise denen einer entzündeten Darmschleimhaut nahekommen. Zudem weiß jeder Mikrobiologe um die schnelle Veränderung von Mikroorganismen allein durch die Kultivierung auf künstlichen Nährmedien. Die Expression von Enzymen stellt eine Reaktion des Keimes auf bestimmte Umweltbedingungen dar. In einer Untersuchung in unserem Haus konnte gezeigt werden, daß sich das Enzymspektrum intestinaler Hefen in vitro unter verschiedenen Milieubedingungen modulieren läßt (TERBRACK 1999).

CAVE:
Pathogenitätsnachweis in vitro!

Auch den großen Erwartungen hinsichtlich diagnostischer Gensonden ist mit Skepsis zu begegnen, weisen diese doch nur die genetische Information für einen möglichen Pathogenitätsfaktor nach, jedoch nicht, ob dieser auch wirklich vor Ort exprimiert wird. Aufgrund eines positiven Ergebnisses auf Pathogenität zu schließen, käme einer Verhaftung gleich, nur weil man ein scharfes Messer im Hause hat!

Fazit

Eine Pilzbesiedlung im Darm ist nie ein primärer Prozeß, eine intestinale Mykose kein eigenständiges Krankheitsbild, sondern immer ein sekundäres Geschehen als Reaktion auf eine Schwächung der Wirtsabwehr. Eine einseitig auf den Pilz ausgerichtete Diagnostik und Therapie kann diesem komplexen Geschehen daher nicht gerecht werden.

Der Wirt ist entscheidend!

Einige spezielle Charakteristika der Hefen sowie der Schimmelpilze sind in den folgenden beiden Kapiteln dargestellt.

PHYSIOLOGIE

Fragen aus der Praxis

 Wie sind Veränderungen der Keimzahl an Hefen und Schimmelpilzen im Stuhl diagnostisch und prognostisch zu werten?

Häufig wird die einer antimykotischen Behandlung folgende Verringerung der Keimzahl, z.B. von *Candida albicans,* als diagnostisch und – vor allen Dingen – prognostisch günstiges Zeichen gewertet. Vor dieser Einschätzung ist zu warnen. Die Natur der wenigen bisher halbwegs abgesicherten wissenschaftlicher Erkenntnisse über intestinale Mykosen läßt sich folgendermaßen beschreiben: häufig ist der oberere Digestionstrakt (Mundhöhle, Oesophagus, Magen, Dünndarm) betroffen. Dabei handelt es sich zumeist um lokale, herdartige Läsionen, die sich häufig in der Mukosa über den PEYERschen Plaques manifestieren (man hat hier fast den bildlichen Eindruck, als ob sich das GALT an den pilzlichen Antigenen „verschlucken" würde). Der häufig verwendete Begriff der „Pilznester" ist pathologisch-anatomisch jedoch nicht abgesichert.

Keimzahlen sehr vorsichtig interpretieren!

Aus der Diskretheit und Lokalisation der mykotischen Veränderungen ergibt sich zwingend, daß die aus dem diskontinuierlichen Abschilfern der Pilzzellen in die Ingesta hinein resultierende Keimzahl in einer Stuhlprobe keine hinreichenden Rückschlüsse auf Ausmaß, Zustand und klinische Prognose zuläßt. Eine solche Betrachtungsweise wird weder den vielfältigen Einflußfaktoren noch der Verdauungsphysiologie gerecht. Aus den vorgenannten Gründen sind auch viele Arbeiten über erfolgreiche antimykotische Therapien, gestützt auf eine nachgewiesene Reduzierung der Pilzzahlen im Stuhl mit der entsprechenden Vorsicht zu werten. Auch stellen Bewertungen der Keimzahl, besonders dann, wenn sie automatisch ohne Interaktion zwischen Therapeuten und medizinischem Mikrobiologen erfolgen, allenfalls Interpretationshinweise dar.

 Kann durch das Herumstochern im Stuhl und die Probennahme von verschiedenen Stellen des Stuhles der Nachweis intestinaler Mykosen verbessert werden?

Nein. Es liegen bisher keinerlei Untersuchungen dazu vor, daß diese Manipulation die Nachweishäufigkeit nennenswert erhöhen würde. Zudem macht man durch diese Art der Probennahme den sachgerechten Nachweis der anaerob wachsenden Bakterien unmöglich, weil unnötigerweise Sauerstoff in die Matrix gelangt (s. auch **Kap. 3.2.**). Die von einigen Laboratorien und Autoren propagierte Entnahmetechnik hebt auf eine einfache mechanistische Vorstellung ab: „Hefenester" (s.o.) würden nur an bestimmten Stellen der Stuhlsäule auf dem Abklatschwege Pilzzellen absetzen, man müsse also von möglichst vielen Stellen Proben entnehmen.

Diese Vorstellung ist jedoch nicht haltbar. Mykotische Läsionen finden sich in erster Linie im oberen Digestionstrakt (s.o.). Abgeschilferte pilzliche Elemente werden also auf ihrem aboralen Wege noch vielfach durch-

PHYSIOLOGIE

mengt. Es ist daher von einer weitgehend homogenen Verteilung der Mikroorganismen im abgesetzten Stuhl auszugehen (HARALAMBIE 1992). Allerdings muß mit einer zeitlich diskontinuierlichen Abschilferung von Pilzzellen in den Darm hinein gerechnet werden. Diese ist neben intrinsischen Faktoren insbesondere von Art und Menge der Nahrungsstoffe abhängig: Größere, ballaststoffreiche Nahrungsmengen werden das Darmrohr mehr weiten, so daß möglicherweise in der Tiefe der Krypten gelegene Läsionen eher dem Ingestafluß ausgesetzt werden.

In der Stuhlsäule befinden sich keine „Nester"

Die intermittierende Abschilferung von Pilzzellen führt aber nicht zu einer inhomogenen Verteilung im Stuhl, sondern zu einem häufig zu beobachtenden Wechsel von Pilz-positiven und -negativen Stuhlproben. Eine einmalige Stuhluntersuchung auf Pilze ist daher häufig nur begrenzt aussagefähig (s. auch **Kap. 3.2.**).

Diskontinuierliche Ausscheidung beachten!

Literaturhinweise

DEICKE P; GEMEINHARDT H (1989): Mykosen des Digestionstraktes. In: GEMEINHARDT H (Hrsg.): Endomykosen – Schleimhaut-, Organ- und Systemmykosen. Gustav Fischer, Jena ● HARALAMBIE E (1992): Gnotobiotik – Mikroökologische Techniken in der Humanmedizin. Perimed, Erlangen ● NOLTING S; GUZEK B; HAUSS R (1994): Mykosen des Verdauungstraktes. Medi-Verlag, Hamburg. ● ODDS FC (1988): Candida and Candidosis. S. 68–92, Bailliere Tindall, London, Philadelphia, Toronto ● RIETH H (1991): Mykosen als Massenerkrankungen. pilzdialog 4/1991, 53 ● RÜFFER A; BECKMANN G; BALLES J; SONNENSCHEIN B (1997): Was ist ein Pilz ohne seinen Wirt ? Ärztezeitschr. f. Naturheilverf. 38, 437–444 ● TERBRACK I (1999): Untersuchungen zur Biochemie und Pathogenität intestinaler Hefen von Hunden, Katzen und Menschen. Tierärztliche Hochschule Hannover, Diss. (in Vorbereitung)

1.2.5.4.1. Hefen

Allgemeines (s. auch **Kap. 1.2.5.4.**)

Hefen sind eukaryotische Einzeller, die sich durch Sprossung vermehren und daher auch als Sproßpilze bezeichnet werden. Etwa 60 Gattungen mit ca. 500 Arten sind derzeit bekannt. Die größte klinische Relevanz besitzen Vertreter der Gattung *Candida*, die immerhin fast 200 Spezies umfaßt. Die in klinischen Materialien dominierende *Candida*-Art ist *Candida albicans*. Seltener werden im Darm *Saccharomyces spp., Trichosporon spp., Torulopsis spp., Rhodotorula spp., Cryptococcus spp.* und *Sporobolomyces spp.* nachgewiesen.

Etwa 500 verschiedene Arten!

Vorkommen

Hefen sind in der Umwelt weitverbreitet (**Tab. 11**). Insbesondere auf pflanzlichen Materialien können sie teilweise in hohen Keimzahlen nachgewiesen werden (s. **Kap. 1.2.5.4.**).

Normbereich/Toleranzbereich

Aufgrund ihrer weiten Verbreitung in der Umgebung des Menschen gelangen Hefen zwangsläufig über die Nahrung in den Darm. Bei einem gewissen Prozentsatz der gesunden Bevölkerung sind daher Hefen im Stuhl nachweisbar. In der Regel überschreiten die Keimzahlen allerdings nicht 10^2 KBE/g Stuhl.

Bei der Beurteilung von im Stuhl nachgewiesenen Sproßpilz-Zahlen muß jedoch beachtet werden, daß diese nicht die quantitativen Verhältnisse einer eventuell im Dünndarm stattgefundenen Pilzbesiedlung widerspiegeln. Hier steht ein gewisser Verdünnungseffekt der abgeschilferten Pilzzellen bis zum Darmausgang zu erwarten. Grundsätzlich darf sich daher die Beurteilung von Pilzbefunden nicht sklavisch an der Keimzahl orientieren, sondern muß sowohl die klinische Symptomatik als auch den Zustand der Darmbarriere berücksichtigen.

Verdünnungseffekt beachten!

Bedeutung im Darm und Stoffwechselspektrum

Auch wenn Hefen durchaus bei Gesunden im Stuhl nachgewiesen werden können, zählen sie nicht zur obligaten Darmflora, sondern passieren üblicherweise das Intestinum, ohne sich anzusiedeln. Erst eine Störung der Darmbarrierefunktion (beispielsweise Alterationen des darmassoziierten Immunsystems, längerdauernde antibiotische Behandlungen etc.) ermöglicht den Sproßpilzen die Ansiedlung und Vermehrung (**Abb. 23**). Dann allerdings sind einige der Hefespezies nachweislich in der Lage, schädigende Wirkungen im Darm zu entfalten. Diese beruhen auf folgenden Prinzipien:

- Adhärenz
- Phenotypic switching
- Freisetzung von Allergenen
- Nährstoffkonkurrenz
- Produktion schädlicher Stoffwechselprodukte
- Schädigung der Darmschleimhaut

Adhärenz

Grundlage jeder Infektion ist die Anheftungsfähigkeit des jeweiligen Mikroorganismus. Auch viele Hefen besitzen die bei Bakterien beschriebenen sogenannten Adhäsine, das sind i.d.R. glykopeptidische Strukturen, die spezifische Bindungen mit auf der Oberfläche von Körperzellen lokalisierten Zuckerstrukturen eingehen (CUTLER 1991). Auf diese Weise ist es möglich, daß im Darmkanal befindliche Mikroorganismen nicht mit dem Ingestastrom mitgerissen und aus dem Darm ausgespült werden.

Anheftung

Phenotypic switching

Hefen sind ausgesprochen anpassungsfähig. Beeinflußt durch Milieufaktoren wie pH-Wert, Nährstoffangebot, O_2-Gehalt und Temperatur können verschiedene Phänotypen ausgeprägt werden, die durch ihre Antigen-Variabilität der Wirtsabwehr erhebliche Schwierigkeiten bereiten. Auch der Übergang von der ovoid-kugeligen Hefeform in eine fadenförmige Form (Pseudo-Hyphen), die besonders gut an der Schleimhaut adhäriert und invasiv wachsen kann, wird durch solche Faktoren bestimmt. Hierbei scheint insbesondere ein Substratmangel als Auslöser zu fungieren, was zur kritischen Auseinandersetzung mit den häufig propagierten „Anti-Pilz-Diäten" führen muß (s. **Kap. 5.2.4.4.**). Die Tarnung der Hefen gegenüber den wirts-

Die gefährliche Maskerade von Hefen

eigenen Abwehrmechanismen geht so weit, daß sich Hefen teilweise mit Thrombozyten oder Proteinen der extrazellulären Matrix maskieren (RÜCHEL 1991).

Freisetzung von Allergenen

Weiterhin kommt es im Verlaufe der bisweilen rasanten Vermehrung der Hefepilzzellen im Darm ganz natürlicherweise zum vermehrten Anfall von abgestorbenen Zellen („Zelleichen"). Diese zerfallen und setzen in erhöhtem Maße die vorwiegend in den Zellwänden gelegenen Antigene frei. Diese Antigene werden teilweise resorbiert oder gelangen über eine lädierte Schleimhaut via Lymph- und Blutbahn in den Körper, wo sie beim Vorliegen einer allergischen Disposition entsprechende Wirkungen hervorrufen können (GALLENKEMPER und REINEL 1992). Dazu gehören beim Befall mit *Candida spp.* die unter dem Sammelbegriff „Candidid" zusammengefaßten Hauterscheinungen. Man vermutet, daß die im Rahmen intestinaler Mykosen häufig auftretenden rheumatoiden Erscheinungen auf zirkulierende Immunkomplexe zurückzuführen sind.

Auch Tote können schädigen!

Nährstoffkonkurrenz

Die einmal angesiedelten Hefen konkurrieren zwangsläufig mit den übrigen Mikroorganismen um die zugeführten Substrate. Wegen der Unfähigkeit, organische Substanz aus anorganischen Kohlenstoffverbindungen zu synthetisieren, sind Pilze auf eine organische Kohlenstoff-Quelle angewiesen, weshalb sie in Gegenwart leicht verfügbarer Kohlenhydrate wie z.B. Glucose, Fructose und Saccharose üppig wachsen.

Produktion schädlicher Stoffwechselprodukte

Schon seit Jahrtausenden werden Hefen wie *Saccharomyces cerevisiae* aufgrund ihrer hohen Stoffwechselaktivität zur Herstellung alkoholischer Getränke eingesetzt; als Beispiel seien nur die Brauereitechnik aber auch die ursprünglich v.a. im asiatischen Raum beheimatete Gewinnung alkoholischer Sauermilchprodukte (z.B. Kefir und Kumys) genannt. Dabei macht man sich zunutze, daß Hefen bei der Kohlenhydrat-Vergärung unter starker CO_2-Bildung Ethanol (aber auch Fuselöle, wie Amylalkohol, Isoamylalkohol, Isobutanol, Propanol etc. als Resultat des Stickstoff-Stoffwechsels) produzieren. Hefen sind wahre Kraftwerke, deren Stoffwechselaktivität die von höheren Tieren, aber auch die bakterielle bei weitem übersteigt (**Abb. 14**). Biotechnologisch eingesetzte Hefen produzieren beispielsweise pro Stunde ca. 0,2–1 ml reinen (100%igen !) Alkohol/g Hefetrockensubstanz (MISSELHORN 1991). Daß diese Eigenschaften, wenn auch in abgeschwächter Form, unter günstigen Bedingungen, d.h. ausreichender Kohlenhydratzufuhr, bei den enzymatisch ähnlich ausgestatteten Hefen anderer Gattungen klinisch zum Tragen kommen können, wurde von KAJI und Mitarbeitern (1984) nachgewiesen. Insbesondere bei einer länger andauernden Belastung steht durch die permanente Anflutung von Fuselalkoholen

Endogener Alkoholismus durch Hefen

PHYSIOLOGIE

Abbildung 24

Hefen

Kulturbild auf Gaßner-Agar, einem Nährboden für Enterobacteriaceae, nach 10-tägiger Bebrütung bei 37 °C.

(Photo: G. Beckmann)

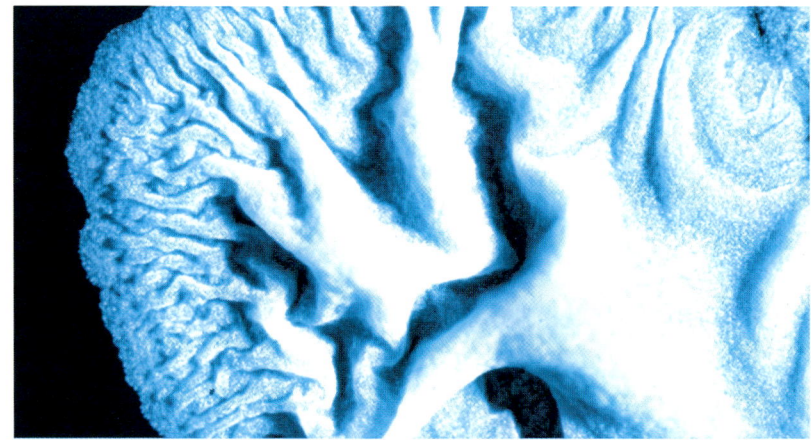

eine Erschöpfung der Entgiftungskapazität der Leber zu erwarten. Es ist wohl offensichtlich auch nicht zu weit gegriffen, davon auszugehen, daß durch eine chronische Intestinalmykose schwere Leberschäden entstehen können.

Gibt es Candida-Toxine?

Kontrovers wird die Bildung von Toxinen durch *Candida albicans* diskutiert. Zwar deuten Ergebnisse von Tierversuchen mit *Candida albicans* auf schädigende Wirkungen gegenüber verschiedenen Körperzellen, darunter Lymphozyten, Gliazellen und Enterozyten, hin. Allerdings konnte die Existenz eines speziellen Canditoxins bislang nicht belegt werden. Zudem sind die beschriebenen Schadwirkungen durchaus mit den bekannten Pathogenitätsfaktoren erklärbar.

Schädigung der Darmschleimhaut

Das enzymatische Besteck von Candida-Hefen

Bei einer Anheftung an die Darmschleimhaut „verdrängen" die Pilze lokal die autochthone Flora. Diese wiederum spielt eine wichtige Rolle bei der Aufrechterhaltung der Barrierefunktion des Darmes. Darüber hinaus tragen z.B. Bifidobakterien und Laktobazillen durch Verstoffwechselung von Mukopolysacchariden (aus dem Mukus) – dabei entstehen kurzkettige Fettsäuren – zur luminalen Ernährung der Darmschleimhautzellen bei. Fällt diese Komponente weg, kommt es zu einer Mangelernährung der Enterozyten, welche es den Pilzen erleichtert, in diese einzudringen. Dabei spielt augenscheinlich eine Umwandlung von Hefezellen in aggressive Pseudomyzelien eine wichtige Rolle (s.o.). Zahlreiche histolytische Enzyme wurden in diesem Zusammenhang bei *Candida spp.* nachgewiesen. Proteinasen in Form verschiedener saurer Aspartat-Proteasen (SAP) können beispielsweise Schleimhautproteine und Immunglobuline angreifen (DE BERNARDIS et al. 1996). Diverse von Hefen gebildete Phopholipasen tragen durch die Zerstörung von Zellmembranen ebenso wie Kollagenasen zur Invasivität der Pilze bei. Außerdem wurden bei einigen *Candida spp.* weitere Enzyme nachgewiesen, deren klinische Bedeutung noch nicht eindeutig geklärt ist, z.B. Lipasen, Chitinase, Phosphomonoesterase, Glykosidase, Koagulase, Desoxyribonuclease und Kaseinase.

PHYSIOLOGIE

Nochmals sei darauf hingewiesen, daß der alleinige In-vitro-Nachweis von Pathogenitätsfaktoren nicht zur Beurteilung, inwieweit Pilznachweise im Stuhl klinisch relevant sind oder nicht, ausreicht. Die Ausprägung von Proteinasen, Phospholipasen etc. hängt entscheidend von wirtsseitigen Faktoren ab.

Fragen aus der Praxis

Spielen Pilzinfektionen im Verdauungstrakt nicht nur in Mundhöhle und Oesophagus eine Rolle ?

In den meisten gastroenterologischen Lehrbüchern wird diese Frage sicherlich uneingeschränkt mit „ja" beantwortet. Die Stomatitis candidosa und die Oesophagitis candidosa sind, weil relativ gut zugänglich, die bekanntesten Schleimhautmykosen im Bereich des Verdauungstraktes. Die Behauptung, aboral des Oesophagus seien bislang keine Pilzbesiedlungen nachgewiesen worden, ist jedoch schlichtweg falsch. Daß auch Mykosen in Magen, Dünn- und Dickdarm auftreten, wurde in zahlreichen einschlägigen Publikationen gezeigt und entgegen anderslautenden Behauptungen auch anhand pathologisch-anatomischer und histologischer Untersuchungen belegt. Dabei reichen die makroskopischen Veränderungen der Magen-Darm-Schleimhaut von katarrhalischen bis zu hämorrhagisch-nekrotisierenden bzw. ulzerösen Entzündungen. Bei histologischer Kontrolle der veränderten Bezirke konnte zudem auch eindeutig ein invasives Wachstum von Pseudo-Hyphen festgestellt werden. Betroffen ist vor allem der mittlere und untere Dünndarmbereich, wobei häufig diskrete Läsionen vorliegen, die bei stichprobenartiger Betrachtung des Darmes leicht übersehen werden (DEICKE u. GEMEINHARDT 1989; NOLTING 1994). Im Stuhl werden in diesen Fällen, aufgrund des Verdünnungseffektes bei der Darmpassage, oft nur geringe Hefezahlen nachgewiesen. Die Beurteilung von Pilzbefunden muß sich daher primär an der klinischen Symptomatik und dem Zustand der Darmbarriere orientieren.

Mykosen im gesamten Verdauungstrakt möglich

Auch die teilweise aus gastroenterologischen Fachkreisen zu vernehmende Behauptung, daß eine Pilzbesiedlung von Magen- und Duodenalgeschwüren deren Heilungsrate nicht beeinflußt bzw. bei Patienten mit Colitis ulcerosa und Morbus Crohn praktisch nie *Candida*-Besiedlungen nachzuweisen sind, steht in direktem Widerspruch zu den auch histologisch belegten Befunden von DEICKE und GEMEINHARDT (1989).

Können Hefen Blähungen hervorrufen ?

Daß Hefen bei der Kohlenhydratfermentation große Mengen an CO_2 produzieren, wurde schon erwähnt. So entstehen aus einem Molekül Glucose neben 2 Molekülen Ethanol auch 2 Moleküle CO_2. Sicherlich ist im Dünndarm die Resorption eines gewissen Gasanteils zu erwarten. Bei genügender Substratzufuhr über leicht verfügbare Kohlenhydrate bzw. bei einer Pilzbesiedlung des Dickdarms mit seiner erheblich geringeren resorptiven Kapazität verbleiben jedoch gasförmige Stoffwechselprodukte der Hefen zwangsläufig im Darmlumen und führen so zu Blähungen (TAUSCHWITZ

PHYSIOLOGIE

1983; FRIEDEL u. KOHLER 1988). Entgegen anderslautenden Angaben aus gastroenterologischen Kreisen produzieren Pilze beim Kohlenhydratumsatz aber kein Methan und auch keinen freien Wasserstoff, sondern nur CO_2. Der teilweise verwendete H_2-Atemtest ist daher nicht das richtige Mittel, um Gärungsprozesse durch Pilze nachzuweisen.

Zweifellos stellt jedoch eine Pilzbesiedlung im Darm nicht die einzige Ursache für Blähungen dar. Schließlich ist noch eine ebenfalls stoffwechselaktive und zahlenmäßig weit bedeutsamere Bakterienflora zu berücksichtigen. Im Falle des bakteriellen Kohlenhydratabbaus ist dann auch eine H_2-Bildung zu erwarten.

Besteht ein Zusammenhang zwischen rezidivierenden Vaginalmykosen und einer Pilzbesiedlung im Darm ?

Vagina & Darm sind keine isolierten Biotope!

Daß der Darm ein Pilz-Reservoir für rezidivierende Vaginalmykosen darstellen kann, ist schon aufgrund der anatomischen Nähe von Anus und Vagina nachvollziehbar. Die Vorteile einer in entsprechenden Fällen durchgeführten kombinierten oralen und lokalen Pilztherapie gegenüber der alleinigen lokalen Therapie wurden auch in diversen Studien gezeigt (NYSTATIN MULTICENTER STUDY GROUP 1986; DISMUKES et al. 1990; BAUMJOHANN et al. 1991). Einschränkend ist zu bemerken, daß natürlich auch hier der Zusammenhang wesentlich komplexer ist und nicht nur auf den qualitativen Pilznachweis in Darm und Vagina reduziert werden kann. Neben der Keimzahl spielt der Zustand der Patientin resp. der Zustand der Standortflora in Vagina und Darm die entscheidende Rolle. Auch hier ist eine Pilzbesiedlung als Sekundärereignis zu werten. Eine alleinige antimykotische Behandlung hat daher keine große Aussicht auf Erfolg, da hiermit nur ein Symptom gekappt aber nicht ätiologisch therapiert wird. Letztendlich muß auch eine Pilzbesiedlung des Sexualpartners berücksichtigt werden.

Besteht ein Zusammenhang zwischen Hauterkrankungen und den mikrobiellen Verhältnissen im Darm ?

Provokationsfaktor Hefen

Der Zusammenhang zwischen Darmmykosen und Hauterkrankungen wird von den verschiedensten Autoren schon seit Jahren untersucht und publiziert. Gerade bei der Neurodermitis und der Psoriasis ist häufig erst nach der Berücksichtigung der meist gestörten Barrierefunktion des Darmes ein langfristiger Therapieerfolg möglich. Sicherlich sind dabei Störungen in der intestinalen Mikroökologie nicht die einzige Ursache, sondern es ist von einer multifaktoriellen Genese auszugehen. Hefen scheinen aber einen wichtigen Provokationsfaktor darzustellen (BUSLAU et al. 1988; IONESCU et al. 1990; MENZEL 1991). Aber auch allergische Hauterscheinungen als Folge einer Pilzbesiedlung im Darm in Form eines sog. „Candidids" sind beschrieben worden (s.o.).

Abgesehen von der perianalen Candidose (z.B. Windeldermatitis) ist aber sicherlich der Zusammenhang zwischen einer Hefebesiedlung im Darm und Hautveränderungen mittelbar zu interpretieren: Bei Neurodermitikern

PHYSIOLOGIE

beispielsweise sinkt die Kolonisationsresistenz, die Darmschleimhaut wird durchlässiger. Damit ist opportunistischen Keimen die Ansiedlung im Darm und zudem ein unkontrollierter Antigenübertritt durch die Darmwand möglich. Als Folge können daraufhin zusätzliche allergische Reaktionen resultieren.

Wie steht es mit dem Candida-Hypersensitivitätssyndrom ?

Die von TRUSS (1981) und CROOK (1984) unter der Bezeichnung „Candida-Hypersensitivitätssyndrom" subsummierten Symptome, wie Müdigkeit, Depression, Konzentrationsschwäche etc., werden zwar durchaus bei Patienten mit einer intestinalen Pilzbesiedlung beobachtet, stellen allerdings keine pathognomonischen Hinweise dar. Der Zusammenhang liegt aufgrund der Stoffwechselaktivität, sprich Alkoholproduktion, zwar durchaus nahe, bedarf aber sicherlich noch weitergehender Untersuchungen. Schließlich kommen auch diverse andere Ursachen in Frage. Zumindest muß aber erwähnt werden, daß die meist als Gegenbeweis zitierten Studien nicht eindeutig das postulierte Syndrom widerlegen können.

Intestinale Candidosen sind meist symptomatisch für eine andere Grunderkrankung

Grundsätzlich sollten Krankheitsbezeichnungen dieser Art mit Vorsicht verwendet werden, da der Eindruck erweckt wird, es handele sich um ein eigenständiges Krankheitsbild.

Eine nur auf die o.g. Symptomatik gestützte „Pilz-Diagnose" ohne kulturelle Untersuchung ist abzulehnen und keine Indikation für eine spezifische Therapie.

Literaturhinweise

BAUMJOHANN H; SCHUMANN C; RENTZ B (1991): Rezidivierende Vaginal- und Darmmykosen – mit Lactulose zu behandeln ? notabene medici 21, 273–275 ● BUSLAU M; MENZEL I; HOLZMANN H (1988): Fungal flora of humanfaeces in psoriasis and atopic dermatitis. Mycoses 33, 90–94 ● CROOK WG (1984): The yeast connection: a medical breakthrough. Professional Books, Jackson, Tennessee ● CUTLER JE (1991): Putative virulence factors of Candida albicans. Ann. Rev. Microbiol. 45, 187–218 ● DE BERNARDI F; CHIANI P; CICCOZZI M; PELLEGRINI G; CEDDIA T; D'OFFIZZI G; QUINTI I; SULLIVAN PA; CASSONE A (1996): Elevated aspartic proteinase secretion and experimental pathogenicity of Candida albicans isolates from oral cavities of subjects infected with human immunodeficiency virus. Infect. Immun. 64, 466–471 ● DEICKE P; GEMEINHARDT H (1989): Mykosen des Digestionstraktes. In: GEMEINHARDT H (Hrsg.): Endomykosen – Schleimhaut-, Organ- und Systemmykosen. S. 248 ff., Gustav Fischer, Jena ● DISMUKES WE; WADE JS; LEE JY; DOCKERY BK; HAIN JD (1990): A randomized, double-blind trial of nystatin therapy for the candidiasis hypersensitivity syndrome. N. Engl. J. Med. 323, 1717–1723 ● FRIEDEL M; KOHLER H (1988): Blähbauch durch Hefen, Ergebnisse einer Multicenter-Praxis-Studie mit Ampho-Moronal. Therapiewoche 38, 3706–3709 ● GALLENKEMPER G; REINEL D (1992): Urticaria in the presence of intestinal yeasts – exacerbation by change of persorption? Mycoses 35, 181–184 ● IONESCU G; KIEHL R; WICHMANN-KUNZ F; LEIMBECK R (1990): Immunobiological significance of fungal and bacterial infections in atopic eczema. J. Adv. Med. 3, 47–58 ● IWATA K (1977): Toxins produced by Candida albicans. Contrib. Microbiol. Immunol. 4, 77–85 ● IWATA K; UCHIDA K (1978): Cellular immunity in experimental fungus infections in mice: the influence of infections and treatment with a Candidatoxin on spleen lymphoid cells. Mykosen Suppl. 1, 72–81 ● KAJI H; ASANUMA Y; YAHARA O; SHIBUE H; HISAMURA M; SAITO N; KAWAKAMI Y; MURAO M (1984): Intragastrointestinal alcohol fermentation syndrome: report of two cases and review of the literature. J. Forensic Sci. Soc. 24, 461–471 ● MENZEL I (1991): Hauterkrankungen und Störungen der Darmökologie. notabene medici 8, 332–336 ● MENZEL I (1994): Bedeutung einer intestinalen Candidabesiedlung - Behandlung rezidivierender intestinaler und vaginaler Candidamykosen. Internist. Praxis 34, 287–288 ● MIDDLETON SJ; COLEY A; HUNTER JO (1992): The role of faecal Candida albicans in the pathogenesis of food-intolerant irritable bowel syndrome. Postgrad. Med. J. 68, 453–454 ● MISSELHORN K (1991): Gärungsalkohol. In: HEISS R (Hrsg.) Lebensmitteltechnologie. S. 321 ff., Springer, Berlin, Heidelberg, New York ● NOLTING S (Hrsg.) (1994): Mykosen des Verdauungstraktes. Medi-Verlag, Hamburg ● NYSTATIN MULTICENTER STUDY GROUP (1986): Therapy of candidal vaginitis: the effect of eliminating intestinal Candida. Am. J. Obstet. Gynecol. 155, 651 ● RIETH H (1991): Gefährliche Irrlehre: Pathogene Hefen seien „normale" Darmbewohner. pilzdialog 3, 37 ● RÜCHEL R (1991): Pathogenität von Candida albicans. Immun. Infekt. 19, 108–111 ● TAUSCHWITZ K (1983): Blähbauch durch Hefen. Tempo Medical 22, 9 ● TRUSS CO (1981): The role of Candida albicans in human illness. J. Orthomol. Psychiatr. 10, 155–165

PHYSIOLOGIE

1.2.5.4.2. Schimmelpilze.

Allgemeines

In der klinischen Terminologie hat sich der Begriff Schimmelpilze für alle Pilze mit der Ausbildung von meist watte- oder samtartigem Luftmyzel und bestimmten Fruchtformen durchgesetzt. Streng systematisch gesehen gehören diese Vertreter jedoch zu verschiedenen Pilzgruppen. Die im Stuhl nachweisbaren Spezies stammen v.a. aus den Gattungen *Geotrichum, Rhizopus, Absidia, Mucor, Aspergillus* und *Penicillium*.

Vorkommen

Schimmelpilze kommen als saprophytäre Keime weitverbreitet in der Umwelt vor. Insbesondere pflanzliche Materialien tragen häufig hohe Keimzahlen (s. **Kap. 1.2.5.4.**). Die von Schimmelpilzen produzierten Sporen, die im Gegensatz zu den von *Bacillus spp.* und *Clostridium spp.* gebildeteten Sporen (s. **Kap. 1.2.5.1.5.** und **1.2.5.3.3.**) keine Dauerformen sondern Fortpflanzungszellen darstellen, sind ebenfalls sehr widerstandsfähig gegenüber widrigen Umweltbedingungen.

*Geotrichum:
in Käse sowie auf
Obst und Gemüse*

Geotrichum (G.) candidum (weißer Milchschimmel), die häufigste im Darm nachzuweisende Schimmelpilz-Spezies, ist nicht nur auf Früchten und Gemüse regelmäßig nachzuweisen, sondern gehört zur spezifischen Mikroflora zahlreicher Milchprodukte. Sauermilch, Quark, einige Hartkäsesorten (Edamer, Gouda) sowie verschiedene Weichkäse (Camembert, Brie, Romadur etc.) enthalten *G. candidum*. Andere *Geotrichum*-Arten, wie *G. penicillatum*, sind dagegen v.a. auf Pflanzen und im Erdboden zu finden (SEELIGER und HEYMER 1981).

Verschiedene *Penicillium spp.* werden ebenfalls in der Lebensmitteltechnologie genutzt. Zur Herstellung sog. Edelschimmel-Weichkäse kommen beispielsweise *Penicillium (P.) roquefortii, P. caseicolum* und *P. camembertii* zum Einsatz. *Rhizopus spp., Absidia spp., Mucor spp.* und *Aspergillus spp.* treten v.a. als Verderbniserreger von Lebensmitteln in Erscheinung (SAMSON und van REENEN-HOEKSTRA 1988).

Normbereich/Toleranzbereich

Keimzahlen bis zu 10^2 KBE/g Stuhl sind meist auf die reine Darmpassage von Schimmelpilzsporen nach oraler Zufuhr mit der Nahrung zurückzuführen. Bei überwiegend lakto-vegetabiler Kost können diese Keimzahlen in Einzelfällen auch überschritten werden, ohne einen Hinweis auf eine Ansiedlung der Schimmelpilze im Darm zu geben. Da Schimmelpilzsporen nicht selten in Staub und Luft nachzuweisen sind, muß auch eine mögliche sekundäre Kontamination des Stuhles bedacht werden.

Bedeutung in der intestinalen Mikroökologie

Schimmelpilze gehören, ebenso wie die Hefen, zur passageren Darmflora. Aufgrund ihrer weiten Verbreitung in der Umgebung des Menschen gelan-

PHYSIOLOGIE

gen insbesondere *Geotrichum spp.* zwangsläufig auch in den menschlichen Darm. Eine Ansiedlung ist den meisten Schimmelpilzen jedoch nicht möglich. Als Erreger von Darmmykosen wurden bislang nur Vertreter der Gattungen *Rhizopus, Absidia* und *Mucor* beschrieben und dies auch nur bei schwer immunsupprimierten Patienten (nach Chemotherapie; bei Leukämie, schwerem Diabetes oder AIDS). Gangränbildungen mit einer Ausbreitung der Erreger in verschiedene andere Organe können daraus resultieren (GEDEK 1980).

Vermehrte Nachweise von *G. candidum* im Stuhl treten häufig bei bestimmten Hauterkrankungen (Psoriasis, Neurodermitis) auf. Ein ätiologischer Zusammenhang konnte aber bislang nicht belegt werden. Da *G. candidum* v.a. abgeschilferte Darmepithelzellen als Substrat nutzt, wird ein Anstieg der Pilzzahlen im Stuhl z.T. auch bei entzündlichen, mit einem vermehrten Anfall von Zelldetritus einhergehenden Darmerkrankungen beobachtet.

Vorsicht ist gegenüber Behauptungen geboten, im Darm entstünden in größeren Mengen Mykotoxine. Diese Giftstoffe werden unter bestimmten Bedingungen in schimmelpilzbelasteten, nicht sachgerecht gelagerten Lebens- und Futtermitteln, insbesondere Nüssen, Getreide und Ölsaaten gebildet. Bekannteste Vertreter sind die sog. Aflatoxine, die von bestimmten *Aspergillus spp.* produziert werden können (insbesondere *Aspergillus (A.) flavus* und *A. parasiticus*). Bei Mykotoxikosen gelangen diese Toxine via Lebensmittel in den menschlichen Körper, werden also nicht erst im Darm gebildet.

Mykotoxine werden außerhalb des Darmes produziert

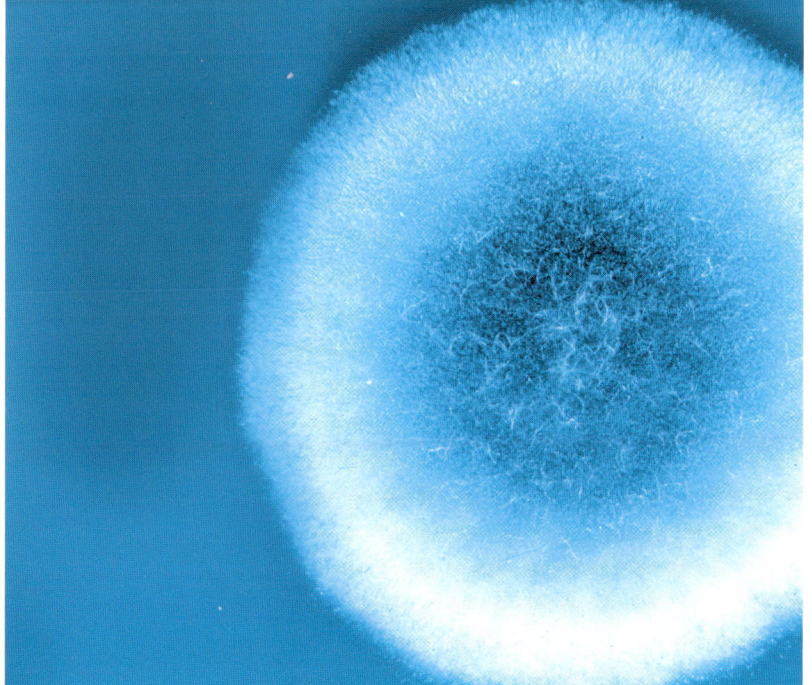

Abbildung 25

Mucor sp.

Kulturbild auf Zeißler-Agar nach 2-tägiger Bebrütung bei 37°C.

(Photo: G. Beckmann)

PHYSIOLOGIE

Stoffwechselspektrum

Im Darm fallen Schimmelpilze – auch aufgrund des vorwiegend nur passageren Auftretens – hinsichtlich ihres Stoffwechselverhaltens nicht weiter ins Gewicht.

Bedeutung außerhalb des Darms

Neben der Bedeutung in der Lebensmittelhygiene spielen Schimmelpilze v.a. als Auslöser von Inhalationsallergien eine Rolle (z.B. Asthma bronchiale, Rhinitis). Bei immungeschwächten Personen können einige Schimmelpilze zudem Mykosen des Respirationstraktes (Nasennebenhöhlen, Lunge) und des Gehörganges hervorrufen. Hierbei neigen bestimmte Schimmelpilzarten durch das Eindringen in Blutgefäße zur Generalisierung.

Literaturhinweise

GEDEK B (1980): Kompendium der medizinischen Mykologie. Parey, Berlin, Hamburg ● GEMEINHARDT H. (Hrsg.) (1989): Endomykosen. Schleimhaut-, Organ- und Systemmykosen. Gustav Fischer, Jena ● SAMSON RA; van REENEN-HOEKSTRA ES (1988): Introduction to food-borne fungi. CBS, Baarn, Delft ● SEEBACHER C; BLASCHKE-HELLMESSEN R (1990): Mykosen. Epidemiologie – Diagnostik – Therapie. Gustav Fischer, Jena ● SEELIGER HPR; HEYMER T (1981): Diagnostik pathogener Pilze des Menschen und seiner Umwelt. Thieme, Stuttgart, New York

1.3. Immunologie des Darmes

1.3.1. Das darmassoziierte Immunsystem (GALT = Gut associated lymphoid tissue)

Darm ohne Immunsystem ist nicht denkbar!

Mit der Nahrung gelangen unzählige potentiell infektiöse und/oder antigen wirksame Agentien in das Darmlumen, deren Eindringen in den Organismus es zu verhindern gilt. So enthält beispielsweise ein verzehrsfähiger Rohkost-Salat Mikroorganismen im Millionen-Maßstab. Dazu kommt die massive Besiedlung des Gastrointestinaltraktes mit den verschiedenen Mikroorganismen der Standortflora, die zwar u.a. wichtige Abwehrfunktionen übernehmen, aber ebenfalls an einem Übertritt in den Wirtsorganismus gehindert werden müssen. Aus der auf der anderen Seite für Resorptions- und Sekretionsmechanismen notwendigen funktionellen Durchlässigkeit des Darmes ergibt sich fast zwangsläufig, daß dem Darmkanal erhebliche, phylogenetisch alte Immunfunktionen zugeordnet werden können (s. auch **Kap. 1.1.**). Neben wichtigen unspezifischen Faktoren der Immunabwehr, wie

- Azidität des Magensaftes
- Mikrobizide Wirkungen von Verdauungssekreten
- Vorwärtsgerichtete, produktive Peristaltik
- Muzinsekretion

ist die hohe Präsenz verschiedener Immunzellen im Darm von Bedeutung. In der Submukosa des Darmes sind mehr lymphoide Abwehrzellen lokalisiert als in irgendeinem anderen Körperkompartiment. Dabei stellen T-Lymphozyten als Regulator- und Effektorzellen eine wichtige Zellpopulation dar. Sie induzieren und unterhalten insbesondere die Schleimhautimmunität durch die Regulation der plasmozytären Produktion des sekretorischen Immunglobulin A (sIgA). Außerdem verhindert die Aktivität der T-Lymphozyten, daß die antigenen Bestandteile der Nahrung zu einer systemischen Immunantwort führen („orale Toleranz"; s. **Kap. 1.3.2.**). T-Lymphozyten besiedeln sowohl als sog. intraepitheliale Lymphozyten die Darmschleimhaut und die Lamina propria, andererseits das morphologisch organisierte, lymphatische Gewebe, die PEYERschen Platten. Obwohl diese Zellen beim Menschen und anderen Spezies ausführlich charakterisiert wurden, fehlen vertiefte Kenntnisse über deren Kinetik (Proliferation, Migration etc.).

Nirgendwo gibt es mehr Immunzellen als im Darm

Auf die einzelnen Immunzellpopulationen und die anatomischen Einrichtungen des GALT sowie die Funktionsabläufe wird nachfolgend genauer eingegangen.

Intraepitheliale Lymphozyten

Die Hauptaufgabe dieser größten Lymphozytenpopulation im menschlichen Körper liegt in der Suppression systemischer Immunreaktionen im Sinne einer oralen Toleranz. In Jejunumbiopsien gesunder Menschen findet man auf 100 Enterozyten 15–30 dieser Zellen. Ihre Zahl ist z.B. bei der Zöliakie regelmäßig erhöht, ohne daß bisher bekannt ist, ob dieses Phänomen auf eine verlängerte Lebensdauer, einen vermehrten Einstrom oder aber eine erhöhte intraepitheliale Vermehrungsrate der Lymphozyten zurückzuführen ist.

Suppression systemischer Immunreaktionen

Lymphozyten und weitere Zellen in der Lamina propria

Die Mehrzahl repräsentieren T-Helferzellen, welche die plasmozytäre Produktion von Immunglobulinen (sIgA) regulieren. Entgegen früherer Ansicht stellen die über spezialisierte Venulen einwandernden Lymphoblasten Vorläuferstadien nicht nur von B-Lymphozyten, sondern auch für diese zu einem geringen Prozentsatz in Migration befindlichen Immunzellen dar. Im Vergleich zu peripheren Lymphozyten weisen die in der Lamina propria lokalisierten Immunzellen einen erhöhten Aktivitätsgrad auf, was der besonderen funktionellen Beanspruchung dieser Zellpopulation an einem Ort hoher antigener Belastung entspricht. Neben B-Zellen und Plasmazellen besiedeln auch monozytäre Zellen wie Makrophagen und dendritische Zellen die Lamina propria. Diese für die Prozessierung und Präsentation von Antigenen verantwortlichen Zellen besitzen darüber hinaus wichtige Effektorfunktionen, wie die Bereitstellung lysosomaler Enzyme und die Freisetzung von Sauerstoffradikalen zum Gewebsabbau und zur Elimination von Mikroorganismen.

Verbund verschiedener Zellen der spezifischen und unspezifischen Abwehr

PHYSIOLOGIE

PEYERsche Platten, Dome und M-Zellen

Diese speziellen Lymphfollikel-Ansammlungen des Darmes sind mit dem Auge als sagokornähnliche Aufwölbungen auf der dem Mesenterialansatz gegenüberliegenden Seite des Dünndarmes zu erkennen. Sie werden bereits vor der Geburt ausgebildet und selbst im hohen Alter findet man noch ca. 100 dieser Gebilde. Die PEYERschen Platten erstrecken sich vom distalen Ende des Jejunums bis zur Ileozaekalklappe und zeigen, die Muscularis mucosae durchbrechend, einen speziellen Aufbau (**Abb. 26**). Sie beherbergen bei einem jungen Erwachsenen ca. 2×10^{10} Lymphozyten.

Zum Darmlumen hin liegt den Lymphfollikeln kappenähnlich eine Struktur auf, die wegen ihrer Morphologie als Dom bezeichnet wird. In den spitzkegeligen Ausläufern zwischen Dom und zwei benachbarten Follikeln wird ein dreieckiges Areal sichtbar, in dem zahlreiche Venulen mit hohem Endothel zu finden sind (sog. interfollikuläre Region).

Das Epithel über dem Domareal imponiert durch drei wichtige Besonderheiten (**Abb. 27**):

- Zotten und Krypten fehlen
- Die Zahl der Becherzellen ist vergleichsweise gering
- Morphologisch auffällige Zellen mit abgeflachtem Epithel liegen interenterozytär: die sog. M-Zellen (von „microfold cells": anstelle von Mikrovilli werden kleine Falten/Membranen ausgeformt)

M-Zellen = Pförtner des darmassoziierten Immunsystems

Die M-Zellen spielen eine zentrale Rolle im GALT. Sie sind über Ausstülpungen eng mit benachbarten Lymphozyten und Makrophagen verbunden. Ständig nehmen die M-Zellen Antigene von luminal auf und können diese den Nachbarzellen präsentieren (OWEN und JONES 1974). Dieser Weg der Aufnahme von Antigenen konnte z.B. für Tusche- und Latexpartikel, Blütenpollen und pflanzliche Sporen, Reoviren und Yersinia spp. nachgewiesen werden. Auf gleichem Wege werden auch die oral zugeführten mikrobiologischen Präparate aufgenommen. Dabei scheint es unwesentlich, ob es sich um lebende oder tote Bakterien (Antigene) handelt (s. auch **Kap. 5.2.2.**).

Migrationsbewegungen („Homing") darmständiger lymphatischer Zellen

Nach der Antigenaufnahme durch die M-Zellen und der Antigenpräsentation transformieren in der Darmwand B-Lymphozyten zu Lymphoblasten, wandern durch das enterale Gewebe, gelangen über Darmlymphgefäße in den Ductus thoracicus und anschließend in den Blutkreislauf, wo sie zirkulieren und zum Großteil wieder in die Lamina propria des Darmes zurückkehren und dort reifen (**Abb. 28**). Dieser Vorgang wurde von BIENENSTOCK et al. (1985) als „Homing" bezeichnet. Bei der Rückkehr der Immunzellen spielt das Endothel der postkapillären Venulen im Zielgebiet eine wichtige Rolle: Hier wurden spezifische wandständige Determinanten für die zurückkehrenden Lymphozyten ausgemacht, die sog. Addressine.

PHYSIOLOGIE

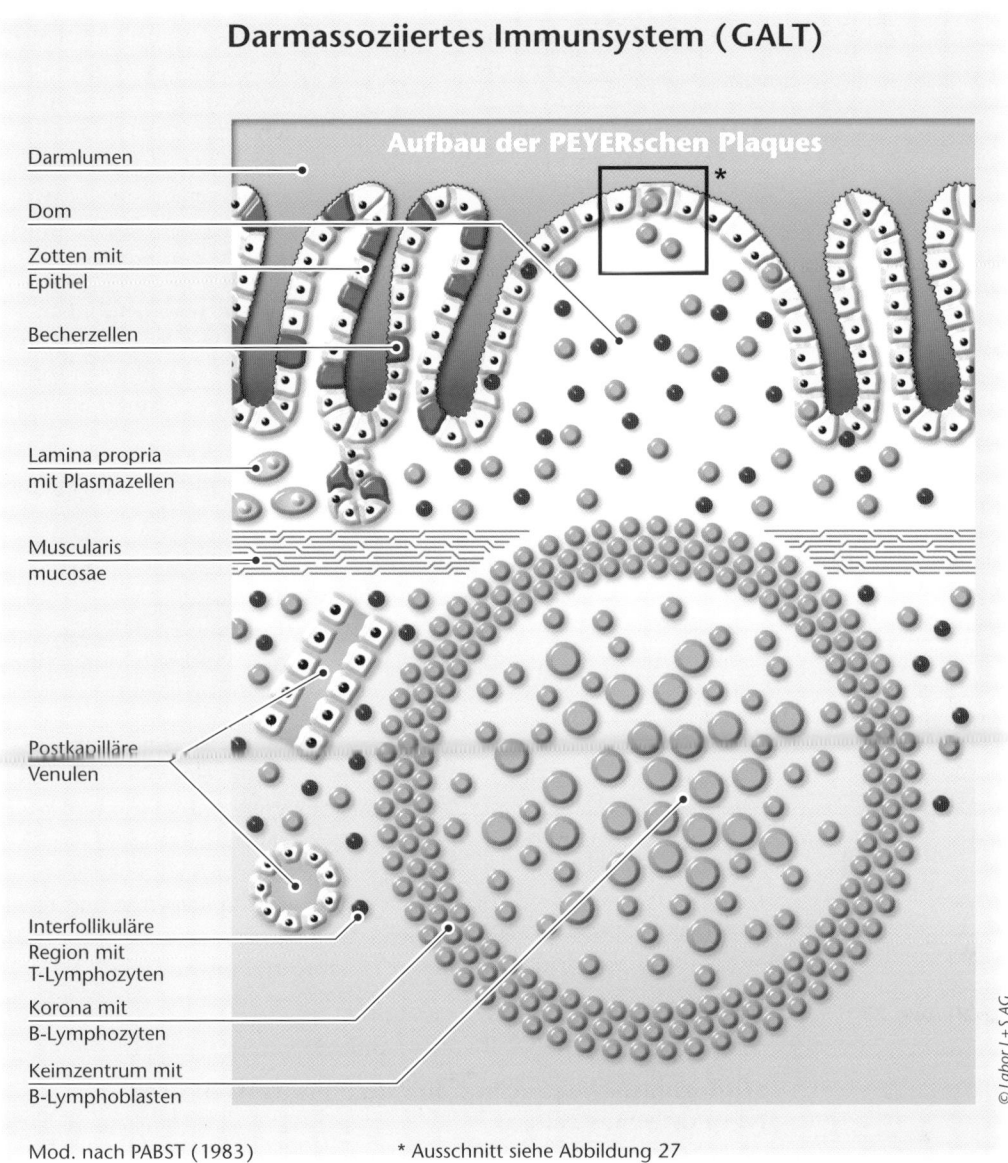

Abbildung 26

Ein kleiner Teil der lymphozytären Zellen auf Wanderschaft (ca. 10%) siedelt sich an anderen, schleimhautbewehrten Lokalisationen ab:

- Bronchialschleimhaut
- Tränendrüse, Konjunktivalsack
- Weibliche Milchdrüse
- Mund- und Nasenschleimhaut
- Vaginal- und Blasenschleimhaut

PHYSIOLOGIE

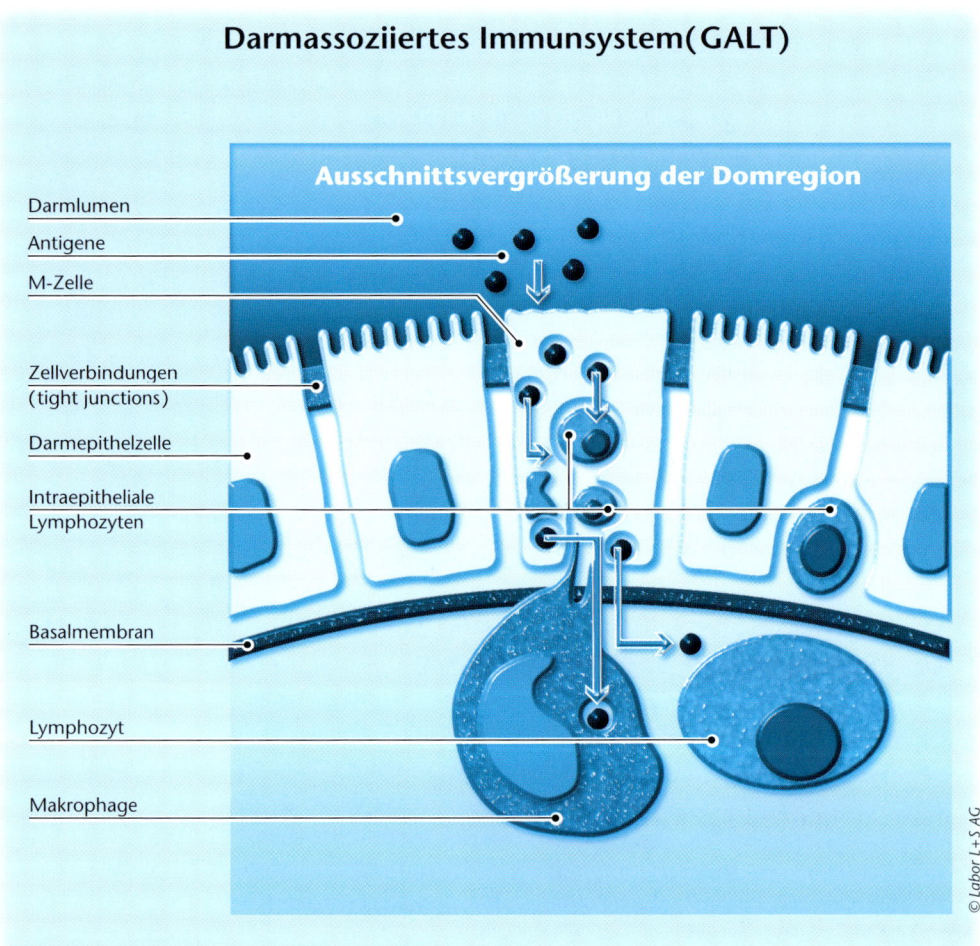

Mod. nach PABST (1983)

Abbildung 27

Immunologisches Netzwerk der Schleimhäute

Die Schleimhäute des Körpers sind also immunologisch vernetzt und können auf diese Art und Weise miteinander kommunizieren. Die Gesamtheit dieser eng verknüpften Schleimhautabwehrsysteme wird daher auch mit dem übergeordneten Begriff des MALT (= mucosa associated lymphoid tissue) belegt. Dieses Phänomen ist von erheblicher therapeutischer Bedeutung (s. **Kap. 5.2.2.**) und erklärt z.B., weshalb orale Formulierungen, die abgetötete Erreger von Atem- oder Harnwegsinfektionen erhalten, eine Wirkung auf den entsprechenden Schleimhäuten entfalten können. Umgekehrt wandern auch aus anderen immunkompetenten Geweben Abwehrzellen in das GALT ein. Dies konnte anhand von experimentellen Untersuchungen mit markierten Lymphozyten in der Schweinemilz belegt werden: 24 Stunden nach Verlassen der Milz hatte sich ein Großteil der Immunzellen in den immunologisch relevanten Zonen des Darmes angesiedelt (PABST u. NOWARA 1982).

PHYSIOLOGIE

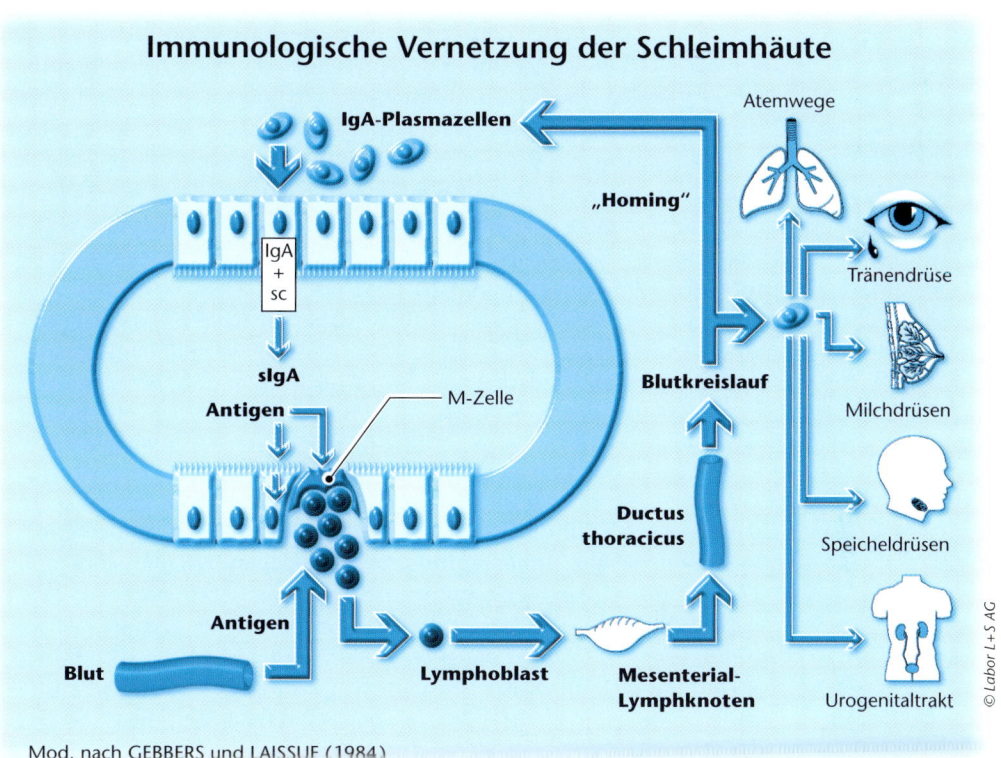

Abbildung 28

T-Lymphozyten in den PEYERschen Platten

Hier wird insbesondere die Interfollikulärregion besiedelt. Die Population besteht sowohl aus T-Suppressor- und zytotoxischen Zellen (CD8+) als auch aus T-Helfer-Zellen (CD4+). Offensichtlich besitzen die T-Lymphozyten im Domareal eine herausragende Funktion bei der Reaktion des Körpers auf von den spezialisierten M-Zellen aufgenommene Antigene: Entweder entsteht eine orale Toleranz (s. **Kap. 1.3.2.**) oder Mechanismen der zellulär oder humoral vermittelten Schleimhautimmunität werden angeregt.

Kernstück des GALT: das sekretorische Immunglobulin A

Wohl wegen methodischer Schwierigkeiten rückte das intestinale Immunsystem erst in den vergangenen beiden Jahrzehnten in das immunologische Blickfeld. Unter physiologischen Verhältnissen besteht der primäre Beitrag des GALT in Synthese und Sekretion von sIgA. Letzteres bietet gegenüber den anderen Antikörper-Klassen und -Isotypen den evidenten Vorteil, daß es gegenüber einer Vielzahl von endogenen und mikrobiellen Proteasen resistent ist. Dieser „Fraßschutz" ist auf den besonderen Aufbau des Immunglobulins zurückzuführen (**Abb. 68**). Nach der Produktion von IgA durch Plasmazellen wird dieses in den Enterozyten mit einer als SC-

PHYSIOLOGIE

Schutzanstrich der Schleimhäute: sIgA

Stück (secretory chain) bezeichneten Struktur versehen, die das Immunglobulin vor dem enzymatischen Abbau schützt. Die Antikörper werden nun als sIgA bezeichnet und überziehen nach der Ausschleusung aus den Enterozyten die Darmschleimhautoberfläche quasi wie ein Schutzanstrich („antibody painting"). Der „Schleimhaut-Antikörper" wirkt dabei mukosaprotektiv, indem das Anheften und die Invasion schädlicher Substanzen durch Immunexklusion (Antikörper und Antigene „verklumpen" miteinander und werden per vias naturales aus dem Darm gespült) und/oder Besetzen ökologischer Nischen verhindert wird. Bereits eingedrungene Antigene werden noch in der Lamina propria abgefangen und abtransportiert. Diese physiologisch wichtige Funktion wird bewerkstelligt, ohne daß Entzündungsprozesse wie bei IgG- oder IgE-vermittelten Reaktionen induziert werden. Es lassen sich dabei also weder antikörper-abhängige, zelluläre Zytotoxizitätsreaktionen noch Aktivierungen des Komplementsystems oder Freisetzungen von Entzündungsmediatoren beobachten. Die sIgA-Immunantwort wird auch als „first line of defense" charakterisiert.

In den letzten Jahren konnte experimentell geklärt werden, wie die Umwandlung von IgM-exprimierenden B-Zellen zu antigengeprägten, IgA-exprimierenden B-Lymphozyten bzw. IgA-sezernierenden Plasmazellen erfolgt. Dieser Schritt steht unter Kontrolle von spezialisierten Lymphozyten, den sog. „Switch-T-Zellen", und verschiedenen Interleukinen (insbesondere IL 2,4,5 sowie dem Transforming-Growth-Factor-ß (TGF-ß)). Die Wirksamkeit der sIgA-Immunantwort bei intestinalen Infektionen wurde anhand der Bildung spezifischer Antikörper gegen das Cholera-Toxin demonstriert.

Was passiert bei mangelnder Effizienz der sIgA-Immunantwort?

Reicht der über sIgA vermittelte Schutz nicht aus, werden z.B. bei parasitären Erkrankungen des Gastrointestinaltraktes Antikörper der Klasse IgE induziert. Diese leiten zusammen mit eosinophilen Granulozyten und Mastzellen eine Eliminierung der Parasiten ein. Der dazu notwendige „Switch" findet wiederum unter der Kontrolle von Zytokinen statt. Chronische Entzündungsprozesse stimulieren Antikörper der Klasse IgA. Dehnen sich derartige Alterationen aus, wird eine IgG-vermittelte, systemische Immunantwort induziert, die die entzündliche Transformation des intestinalen Gewebes aufrechterhält und positiv verstärkt. Diese wichtige aber häufig unproduktive und komplikationsreiche Form der Immunantwort wird auch als „second line of defense" bezeichnet.

Literaturhinweise

BIENENSTOCK J; BEFUS AD (1985): The gastrointestinal tract as an immune organ. In: SHORTER RG; KIRSNER JB (Hrsg.): Gastrointestinal immunity for the clinician. S. 1 – 22, Grune & Statton, Orlando ● BRANDTZAEG P; HALSTENSEN TS; KETT K (1989): Immunobiology and immunopathology of the human gut mucosa: humoral immunity and intraepithelial lymphocytes. Gastroenterol. 97, 1562–1584 ● GEBBERS JO; LAISSUE JA (1984): Das intestinale Immunsystem. Teil I: funktionelle Aspekte. Med. Klin. 79, 13–19 ● GEBBERS JO; LAISSUE JA (1984): Das intestinale Immunsystem. Teil II: zelluläre Aspekte. Med. Klin. 79, 45–48 ● HEIN H (1975): Sekretorisches Immunglobulin A: Aufbau und Bedeutung. Fortschr. Med. 93, 866–875 ● OWEN RL; JONES AL (1974): Epithelial cell specialisation within human Peyer's plaques: An ultrastructural study of intestinal lymphoid follicles. Gastroenterol. 66, 189–203 ● PABST R (1984): Der Verdauungstrakt als

PHYSIOLOGIE

Immunorgan – anatomische und physiologische Grundlagen. Allergol. 7, 246–252 ● PABST R; NOWARA E (1982): Organ distribution and fate of newly formed splenic lymphocytes in the pig. Anat. Rec. 202, 85–94 ● RAEDLER A; SCHREIBER S (1993): Intestinales Immunsystem. Struktur und Funktion. Chemother. J. 2 (Suppl. 1), 22–25 ● ROTHKÖTTER HJ; PABST R (1993): Immunantworten im Darm unter normalen Bedingungen – Suppression, Helfermechanismen und die Rolle von T-Zellen. In: ZEITZ M; CASPARY WF; BOCKEMÜHL J; LUX G (Hrsg.): Ökosystem Darm V. Immunologie – Mikrobiologie – Funktionsstörungen – Klinische Manifestation. S. 214–217, Springer, Berlin, Heidelberg, New York ● SASS W; DREYER HP; BÖCKELER W; HAMMELMANN H; SEIFERT J (1987): Prinzipien der Partikelresorption im Magen-Darm-Trakt. Z. Gastroenterol. 25, 306–315 ● UDALL JN; WALKER WA (1984): Antigentransport im Darm. Allergol. 7, 263–269

1.3.2. Die Immunantwort auf Nahrungsproteine

Würden die permanent mit der Nahrung aufgenommenen Proteine das gleiche Schicksal erfahren wie bakterielle Antigene, bräche das intestinale Immunsystem unter diesem Dauerbeschuß zusammen und würde zumindest in der Anfangsphase eine physiologische Resorption der Oligopeptide durch überschießende Immunreaktionen „verhindern". Da dieses Geschehen auf Dauer mit dem Leben nicht mehr vereinbar wäre, hat sich im Laufe der Evolution bei Säugetieren die sog. „Orale Toleranz" entwickelt. Auf der anderen Seite steigt in den letzten Jahren die Zahl an Patienten massiv an, die unter allergischen Reaktionen des Darmtraktes auf Nahrungsmittelbestandteile leiden. Eine spezifische Unverträglichkeit ist gegenüber dem Gluteneiweiß (Gliadin) als sog. Zöliakie bekannt.

Orale Toleranz

Welche Mechanismen sind nun verantwortlich für die differenzierte Reaktion zwischen Nahrungseiweißen einerseits und infektiösen und damit potentiell schädlichen Agentien andererseits?

Zunächst muß auf die im **Kap. 1.3.1.** dargestellten Grundlagen verwiesen werden. Folgende funktionell-anatomische Besonderheiten sind für die genannte Fragestellung von Bedeutung:

A. Da die Mukusschicht im Bereich der M-Zellen wesentlich niedriger ausgeprägt ist – es finden sich im Bereich der Dome auch wesentlich weniger Becherzellen –, erfolgt dort ein vergleichsweise wenig behinderter Antigenzutritt. Makromoleküle können aber auch auf anderem Weg das enterale Gefäßsystem erreichen: erstens via Endozytose über die Enterozyten (dabei scheint der Enterozyt über die Expression von MHC-Klasse II-Molekülen (Major Histocompatibility Complex) eine aktive Rolle zu spielen), zweitens auf parazellulärem Weg.

B. Das Epithel der die Dome vaskularisierenden Kapillaren unterscheidet sich insofern von denen der Enterozyten, als daß es eine geringere Durchlässigkeit für Makromoleküle, wie z.B. Hämoglobin und Meerrettichperoxidase, aufweist. Damit werden Antigene in dem Verkehrsnetz aus T- und B-Lymphozyten, Makrophagen und dendritischen Zellen länger „festgehalten" und ermöglichen somit eine intensivere Immunantwort.

C. Die T-Zellpopulation sowohl in den Lymphfollikeln der PEYERschen Platten als auch die intraepithelialen und in der Lamina propria

Intraepitheliale Lymphozyten: bei bestimmten Erkrankungen vermehrt

befindlichen Immunzellen weisen einen vergleichsweise höheren Aktivitätsgrad sowie andere antigene Strukturen als die sonstigen Lymphozyten auf. Die Anzahl intraepithelialer Lymphozyten ist bei bestimmten sog. „Food Sensitive Enteropathies" (FSE) wie der Zöliakie, chronisch-entzündlichen Darmerkrankungen sowie in geringerem Maße auch bei Lebensmittelallergien erhöht. Diese Zellen sind nur durch die interepithelialen Tight junctions, also die „Kittsubstanz" zwischen den Enterozyten, vom Darminhalt und seinen Antigenen getrennt. Bei FSE zeigen die Enterozyten eine erhöhte Ausprägung an MHC-Klasse-II-Antigenen.

D. Zunächst besitzt das resorptive Darmepithel die Funktion, maternale Antikörper zu adsorbieren. Den Menschen zeichnet dabei im Vergleich zu anderen Säugetieren aus, daß diese Resorption nur in den ersten 48 h post natum möglich ist. Die kolostralen Antikörper können danach ihre Wirkung nur noch im Lumen entfalten. Veränderungen der Schleimhaut sind auch dafür verantwortlich zu machen, daß sich die Mikroflora sukzessive in ihrer Zusammensetzung ändert. Dieser Vorgang (s. auch **Kap. 1.2.1.**) wird ebenfalls über Einflüsse des intestinalen Mikroklimas (Sauerstoffzehrende Aerobier bereiten das „Milieu" für m.o.w. strikte Anaerobier) und exogene Faktoren (Nahrungszusammensetzung, besonders mit Beginn der Zufütterung) moduliert.

Ohne spezifische Flora keine sIgA-Produktion

E. Studien an Gnotobioten zeigen, daß die Darmschleimhaut derartig aufgezogener Individuen ca. 10fach weniger IgA-produzierende Zellen enthält als bei konventionellen Tieren. Werden die Gnotobioten anschließend mit der Darmflora konventioneller Tiere gefüttert, steigt die Zellzahl auf das entsprechende Niveau an. Interessanterweise muß diese „Implantatflora" bei Mäusen von mindestens 25 Tage alten (also mikroökologisch adulten) Tieren stammen, damit ein vollständiger Effekt erreicht wird. Dies wird als Hinweis darauf gewertet, daß die Art und Zusammensetzung der Darmflora einen gewichtigen Einfluß auf die Entwicklung eines funktionsfähigen Immunsystems hat (MOREAU et al. 1978). Eine vollständige Differenzierung der IgA-produzierenden Plasmazellen wird am Ende der Entwicklung nur über bestimmte Bakterien (z.B. *E. coli, Bacteroides-Prevotella-Porphyromonas*-Gruppe) oder deren Zellwände (Lipopolysaccharide, LPS) erreicht. Andere Bakterien oder deren Zellwände (Peptidoglykane) spielen eine Rolle bei dem Switch zu IgE-produzierenden Immunzellen in den PEYERschen Plaques.

Diese noch fragmentarischen Forschungsergebnisse verdienen vor dem Hintergrund, daß IgE-vermittelte Reaktionen bei FSE und parasitären Infektionen auftreten, weitere Vertiefung. Insgesamt scheint ein sehr subtiles Wechselspiel zwischen antigenen Bestandteilen von Mikroorganismen und den Immunzellen des Darmes die immunologische Homöostase zu sichern.

Entwicklung des darmassozierten Immunsystems und der oralen Toleranz

Werden Gnotobioten kommerzielle Diäten gefüttert, so fällt der Serum IgG-Spiegel 10fach niedriger als bei konventionell gehaltenen Tieren aus. Dieser Effekt verstärkt sich bei Gaben antigenfreier Formulierungen auf das 100fache. Hingegen wird keine Auswirkung auf das IgA-Niveau beobachtet. Der IgM-Level wird weder von der Intestinalflora noch von den Nahrungsantigenen beeinflußt.

Während des Absetzens/Abstillens proliferiert das intestinale Epithel, die Krypten vertiefen sich. Gnotobioten besitzen kleinere Krypten, weniger lymphoide Zellen und eine niedrigere enzymatische Aktivität des Epithels. In diesem Zeitraum treten bei Mensch und Tier häufiger infektiologische Komplikationen in Form von viral oder bakteriell bedingten Durchfallerkrankungen auf. Zurecht wird darauf hingewiesen, daß über die Wirkungen dieser Infektionen und der involvierten Toxine auf das GALT kaum etwas bekannt ist. Brisanterweise nämlich durchbricht z.B. die orale Gabe des Choleratoxins in experimentellen Untersuchungen die orale Toleranz. Tierexperimentelle Untersuchungen zur Entwicklung der oralen Toleranz unter Verwendung von Schaferythrozyten oder Ovalbumin zeigen, daß die Toleranz stets antigenspezifisch ist. Bei der Ausprägung der Zöliakie wird eine genetische Disposition diskutiert, die auf dem MHC lokalisiert ist (HLA-DQw2-Lokus). Experimentelle Studien ergaben darüber hinaus, daß die orale Toleranz von Art und Menge des verabfolgten Antigens abhängig ist.

Toleranz stets antigenspezifisch

Beobachtungen zur Inzidenz von Nahrungsmittelallergien beim Kind - die Schätzungen bewegen sich hier zwischen 0,3 bis 7,5% – zeigen, daß sich Antikörper z.B. gegen Kuhmilch signifikant häufiger bei Kindern entwickeln, die unmittelbar post natum mit Kuhmilch gefüttert wurden, als bei späterem Einsetzen der Beifütterung. Da sich eigentlich eine orale Toleranz eher besser bei früh gefütterten Säuglingen einstellen müßte, bleibt Erklärungsbedarf. Möglicherweise läßt sich diese Beobachtung darauf zurückführen, daß früh mit Kuhmilch gefütterte Babys häufiger Problemschwangerschaften bzw. komplikationsbehafteten Geburtsverläufen entstammen und daher in ihrer immunologischen Vitalität häufiger alteriert sind. Bestimmte Bestandteile intestinaler Bakterien (LPS) spielen offensichtlich eine wichtige Rolle bei der Entwicklung der oralen Toleranz. Das Fehlen der Flora bei Gnotobioten führt z.B. dazu, daß die Immunsuppression gegenüber Ovalbumin von kürzerer Dauer als bei konventionell gehaltenen Mäusen ist.

Der Mechanismus der oralen Toleranz ist T-zell-abhängig und wird offensichtlich über die PEYERschen Platten gesteuert. Dabei spielen antigenpräsentierende Zellen eine große Rolle: steigt deren Anzahl, schwindet die Toleranz. Weiterhin wird spekuliert, daß die Konfektionierung (=Veränderung) der Epitope bei der Antigenverarbeitung zu einer Tolerierung seitens der T-Lymphozyten führt. Dabei harren noch einige Fragestellungen einer wissenschaftlichen Bearbeitung. In diesem Zusammenhang ist die Rolle des sIgA noch nicht vollständig klar.

sIgA-Mangel erzeugt Krankheiten

Aus klinischen Beobachtungen an Menschen mit einem Defekt bei der IgA-Bildung – diese weisen zu einem höheren Prozentsatz Lebensmittel- und sonstige Allergien auf – kann allerdings geschlußfolgert werden, daß ein sIgA-Mangel die Entwicklung von Lebensmittelallergien ebenso wie andere Störungen des intestinalen Barrieresystems (bakterielle und virale Infektionen, chronisch-entzündliche Darmerkrankungen etc.) unterstützt. Ein per physiologischer Mikroflora moduliertes und trainiertes GALT und die orale Toleranz gehören also zusammen!

Literaturhinweise

BUTS JP; BERNASCONI P; VAERMAN JP et al. (1990): Stimulation of secretory IgA and secretory component of immunoglobulins in small intestine of rats treated with *Saccharomyces boulardii*. Dig. Dis. Sci. 35, 251–256 ● CUNNINGHAM-RUNDLES C (1986): Analysis of the gastrointestinal secretory immune barrier in IgA defiency. Ann. Allergy 57, 31–35 ● MOREAU MC; CORTHIER G (1988): Effect of the gastrointestinal microflora on induction and maintenance of oral tolerance to ovalbumin in C_3H/HeJ mice. Infect. Immun. 56, 2766–2768 ● MOREAU MC; COSTE M (1993): Immune responses to dietary protein antigens. In: SIMOPOULOS AP; CORRING T; RÉRAT A (Hrsg.): Intestinal flora, immunity, nutrition and health. World review of nutrition and dietetics. Vol.74 Karger, Basel, Freiburg, Paris ● MOREAU MC, DUCLUZEAU R; GUY-GRAND D et al. (1978): Increase in the population of duodenal immunoglobulin A plasmocytes in axenic mice associated with different living or dead bacterial strains of intestinal origin. Infect. Immun. 21, 532–539

1.3.3. Ernährung und Immunität

Vergleichsweise viele Untersuchungen haben sich mit ernährungsbedingten Einflüssen auf das Immunsystem beschäftigt. Dies ist vornehmlich auf die Grundlagenforschung an Vitaminen und Spurenelementen zurückzuführen. Wenig berücksichtigt wurden hingegen Einflüsse auf das Schleimhaut-assoziierte Immunsystem (MALT).

Aus klinischen Beobachtungen ist bekannt, daß sowohl mangelernährte als auch stark übergewichtige Menschen sowie Diabetiker eine erhöhte Infektanfälligkeit aufweisen. Dafür zeichnen unterschiedliche Beeinflussungen von Immunparametern verantwortlich. Eine Übersicht über die Auswirkungen verschiedener Nahrungsbestandteile auf Immunparameter zeigt **Tab. 12**. Darüber hinaus muß auf die Wirkungen der sogenannten sekundären Pflanzeninhaltsstoffe hingewiesen werden, deren Bedeutung erst in den letzten Jahren erforscht wurde.

Vitamin-A-Versorgung wichtig

Eine erhöhte Infektanfälligkeit zeigen Mensch und Tier beispielsweise bei einer nicht bedarfsgerechten Versorgung mit Vitamin A. Dieses besitzt eine nicht zu unterschätzende Bedeutung für die Integrität der Schleimhäute. Es ist also auch davon auszugehen, daß bei einem Vitamin-A-Mangel die Darmschleimhaut in einem erheblichen Maße betroffen ist. Umgekehrt müssen alle Alterationen der Intestinalmukosa (postinfektionelles Stadium, Zustand nach Bestrahlung und/oder Chemotherapie) therapeutisch durch Gaben dieses Vitamins aufgefangen werden. Dabei ist wegen der generell gestörten intestinalen Resorption auch an parenterale Darrei-

PHYSIOLOGIE

Tabelle 12 I

Ernährung und Immunität I

	Zustand / Nahrungsbestandteil	Immunparameter	Art der Untersuchung
Verschiedenes	Energie ↑	Milz/Thymusgewicht ↓ Lymphozyten, Monozyten ↓	tierexperimentell tierexperimentell
	Arginin ↑	Thymus, T-Lymphozyten ↑	tierexperimentell/Klinik
	Blutglucose ↑	Phagozytoserate neutrophiler Granulozyten ↓	Klinik
	Alkohol ↑	Phagozytoserate neutrophiler Granulozyten ↓ Zytotoxizität von T-Lymphozyten ↓ IL-2-Sekretion, TNF-α ↓ γ-Interferon, Thymusgewicht ↓	Klinik Klinik tierexperimentell tierexperimentell
	Lipide ↓	Natural Killer Cells ↑	Klinik
	Linolsäure (n-6)	PGE$_2$ ↑	tierexperimentell
	n-3-Fettsäuren (z.B. Eicopentaensäure)	PGE$_2$ ↓	tierexperimentell
	Hypercholesterinämie	Immunsuppression	Klinik/tierexperimentell

Legende:

– Klinik: Untersuchungen am Menschen   – PG: Prostaglandin   – IF: Interferon
– Tierexperimentell: Tierversuch   – IL: Interleukin   – TNF-α: Tumornekrose-Faktor

Daten aus WATZL et al. (1994)

chungsformen zu denken. Dieses gilt auch für die absehbare Maladsorption sonstiger essentieller Nahrungsbestandteile während des Regenerationszeitraumes der Schleimhäute, besonders des Dünndarmes.

Wenig Sinn macht es dagegen, durch Infektionen vorgetäuschte „Anämien" mit Eisensupplementen zu therapieren. Das belegen Untersuchungen, die unter einer solchen therapeutischen Strategie eine höhere (Re-)Infektionsrate dokumentieren. Hintergrund dieser vermeintlichen Mangelzustände ist die Strategie des Körpers, bei Infektionen den gierigen Zugriff von Bakterien auf körpereigenes Eisen zu bremsen: die Leukozyten schütten vermehrt Lactoferrin aus, welches mit den Bakterien um das Eisen konkurriert.

„Physiologische Anämie"

Zusammenfassend ist zu sagen, daß gezielte Ernährungsempfehlungen insbesondere bei Personen mit einer gestörten Kolonisationsresistenz des Darmes, erhöhter Disposition für Krebs, Krankheiten des allergischen Formenkreises oder Autoimmunkrankheiten sehr sinnvoll sind, um das Immunsystem zu modulieren. Neben der Ernährung im engeren Sinn

PHYSIOLOGIE

Tabelle 12 II

Ernährung und Immunität II

	Zustand/ Nahrungsbestandteil	Immunparameter	Art der Untersuchung
Vitamine	Vitamin A ↓	Zytotoxizität von T-Lymphozyten ↓	tierexperimentell
		Hautreaktivität auf Antigene ↓	tierexperimentell
		γ-IF ↓	tierexperimentell
	Vitamin A ↑	Immunglobulinsekretion ↑	Klinik, tierexperimentell
	Vitamin D_3 ↓	Synthesehemmung IL-1, IL-6, TNF-α in Makrophagen	tierexperimentell
	Vitamin E ↑	Immunität, Phagozytoserate ↑	Klinik
	Vitamin C ↑	Phagozytoserate neutrophiler Granulozyten ↑	tierexperimentell
		intrazelluläre Abtötung von Mikroorganismen ↑	tierexperimentell
		T-Lymphozyten-Proliferation ↑	Klinik
	Vitamin B_6 ↓	Lymphozyten ↓	Klinik
		Lymphozytenstimulierbarkeit ↓	Klinik
		IL-2-Produktion ↓	Klinik
Spurenelemente	Eisen ↓	Granulozyten-/Makrophagenfunktion ↓	tierexperimentell
		Lymphozytenreifung ↓	tierexperimentell
	Zink ↓	Lymphozytenreifung ↓	tierexperimentell
		Thymusatrophie	Klinik, tierexperimentell
		monozytäre Phagozytose ↓	tierexperimentell
	Selen ↓	Entzündungshemmende Eicosanoide ↓	tierexperimentell
		Leukotrien B_4 ↓ (Chemotaxis ↓)	tierexperimentell
		Schädigung der Phagozyten ↓	tierexperimentell
		Aktivität der Natural Killer Cells ↓	tierexperimentell

© Labor L+S AG

Legende:

– Klinik: Untersuchungen am Menschen   – PG: Prostaglandin   – IF: Interferon
– Tierexperimentell: Tierversuch   – IL: Interleukin   – TNF-α: Tumornekrose-Faktor

Daten aus WATZL et al. (1994)

beeinflussen zahlreiche weitere Faktoren das Immunsystem, so z.B. die mit den Nahrungsmitteln aufgenommenen Mikroorganismen (s. **Kap. 5.2.2.**).

Literaturhinweise

WATZL B; HÄNSCH GM; POOL-ZOBEL BL (1994): Ernährung und Immunsystem. Ernährungs-Umschau 41, 368–377 ● WATZL B; LEITZMANN C (1994): Bioaktive Substanzen in Lebensmitteln. Hippokrates, Stuttgart

KLINIK

2. Störungen der intestinalen Mikroökologie und Hinweise für die Diagnosestellung in der Praxis

Zahlreiche endogene und exogene Faktoren können das in **Kap. 1** beschriebene Gleichgewicht der intestinalen Mikroökologie und damit die Darmbarriere nachhaltig stören.

Viele der Noxen, die tagtäglich auf den Darm als Hauptkontaktfläche des Körpers treffen, können durch die Einrichtungen der Darmbarriere (Darmflora, Darmschleimhaut, darmassoziiertes Immunsystem und die restlichen anatomischen Einrichtungen des Darmes) wirkungsvoll abgefangen werden.

Doch die Kompensationsfähigkeit der intestinalen Mikroökologie hat Grenzen. Einschränkungen der Verdauungsleistung (Leber, Pankreas, Darmschleimhaut), der Nährstoffresorption oder krasse Fehlernährungen bedingen ein verändertes Substratangebot und damit auch eine Verschiebung der Standortflora im Darm. Mikroorganismen gewinnen unter Umständen die Überhand, die durch ihre Stoffwechseltätigkeit eine erhebliche Belastung für den Wirtsorganismus darstellen können. Antibiotika beeinflussen direkt die mikrobielle Zusammensetzung im Intestinum. Obligate Enteropathogene schädigen teilweise die Darmschleimhaut. Verschiedene Arzneimittel, Schadstoffe, psychische Faktoren,.... die Liste der möglichen schädlichen Einflußfaktoren auf die Darmbarriere ist lang. Die Folgen einer Alteration der Kolonisationsresistenz bleiben dabei meist nicht auf den Darm beschränkt. Nicht nur der Ansiedlung und Vermehrung von Fremdkeimen werden Tür und Tor geöffnet. Auch eine erhöhte Durchlässigkeit des Darmes für Schadstoffe, beispielsweise allergene Substanzen, resultiert. Allergiegeschehen können so entstehen und unterhalten werden.

Verändertes Substratangebot = veränderte Standortflora

Häufig äußern sich gastrointestinale Imbalancen in Diarrhoe, Obstipation oder Meteorismus. Diese stellen jedoch keine eigenständigen Erkrankungen, sondern nur Symptome dar, hinter denen sich die unterschiedlichsten Kasuistiken verbergen können. Der Therapeut ist gefordert, durch eine genaue Anamnese sowie mittels klinischer und labordiagnostischer Untersuchungen die Ursachen zu ermitteln. Das **Kap. 2.1.** soll hier Hilfestellung leisten, ohne den häufig notwendigen Dialog zwischen Therapeut und Labordiagnostiker ersetzen zu können und zu wollen.

Einige wichtige Ursachen und Zusammenhänge gastrointestinaler Störungen sind aus mikroökologischer Sicht in den **Kap. 2.2** bis **2.8.** dargestellt. Einen Schwerpunkt bilden dabei die obligaten Enteropathogene (**Kap. 2.8.**). Damit soll der häufig unterschätzten Bedeutung v.a. der bak-

KLINIK

teriellen und parasitären Darminfektionserreger Rechnung getragen werden. Insbesondere Informationen über einige in der Routinediagnostik im Stuhl häufig nachgewiesene protozoische Parasiten sucht man in den meisten klinischen Fachbüchern vergeblich.

Die mittelbar über den Darm beeinflußten Erkrankungen des allergischen Formenkreises (**Kap. 2.9.**) sowie die Beschreibung einiger extraintestinaler Infektionen, die gastrointestinale Symptome verursachen können (**Kap. 2.10.**), schließen das Kapitel ab.

2.1. Gastrointestinale Leitsymptome – Ursachen und Diagnostik

2.1.1. Diarrhoe

Diarrhoe = Symptom

Eine Diarrhoe ist gekennzeichnet durch eine gesteigerte Anzahl von Defäkationen mit verminderter Konsistenz. Gleichzeitig ist das Stuhlvolumen in der Regel erhöht; das Stuhlgewicht liegt über 250g in 24 Stunden. Als normale Stuhlfrequenz gelten Werte zwischen 0,5 und 3/Tag. Diarrhoe, das sei an dieser Stelle betont, ist ein Symptom und keine eigenständige pathologische Entität.

Unterschiedliche pathophysiologische Mechanismen legen folgende Einteilung nahe:

- Osmotische Diarrhoe (Gestörte Resorptionsmechanismen oder orale Aufnahme schlecht resorbierbarer, osmotisch aktiver Substanzen)

- Sekretorische Diarrhoe (Unphysiologisch erhöhte Sekretion von Elektrolyten und Wasser ins Darmlumen)

- Motorisch induzierte Diarrhoe (Abnorm erhöhte Darmmotilität)

(s. auch **Abb. 29**)

Klinisch läßt sich die osmotische Diarrhoe von der sekretorischen dadurch abgrenzen, daß die Durchfälle bei Nahrungskarenz im ersteren Fall sistieren, hingegen bei sekretorischer Diarrhoe andauern. Aus klinisch-diagnostischer Sicht hat sich die Einteilung in akute und chronische Diarrhoen bewährt.

KLINIK

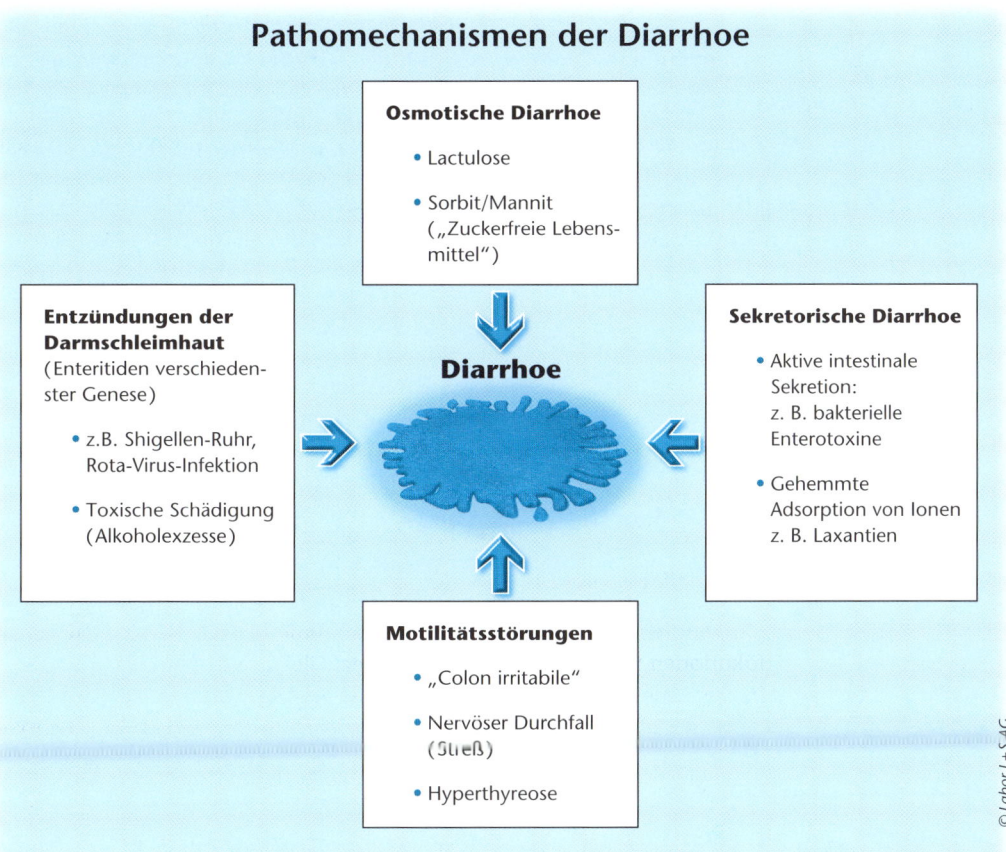

Abbildung 29

Ursachen akuter Diarrhoen

- Endogene Genese
    - Nervöse Diarrhoe

- Exogene Genese
    - Infektiöse Diarrhoe (s. auch **Kap. 2.8.**)
        - Bakteriell mit primärer Lokalisation im Darm
            - Non-Typhus-Salmonellen
                - *Salmonella Enteritidis*
                - *Salmonella Typhimurium*
                - andere *Salmonella*-Serovare
            - ETEC (enterotoxische *E. coli*)
            - EIEC (enteroinvasive *E. coli*)
            - EPEC (enteropathogene *E. coli*)
            - EHEC (enterohämorrhagische *E. coli*)
            - EAEC (enteroaggregative *E. coli*)

KLINIK

- DAEC (diffus adhärente *E. coli*)
- *Campylobacter jejuni/coli*
- *Clostridium difficile* (antibiotikaassoziiert)
- *Yersinia enterocolitica/pseudotuberculosis*
- *Shigella spp.*(Ruhr)
- *Vibrio cholerae* (Cholera)

- Bakteriell im Rahmen einer Generalisation
    - *Salmonella Typhi* (Typhus abdominalis)
    - *Salmonella Paratyphi* (Paratyphus)

- Viral mit primärer Lokalisation im Darm
    - Rota-Viren
    - Adeno-Viren
    - Norwalk-Viren
    - Corona-Viren
    - Astro-Viren

- Viral im Rahmen einer Virämie
    - Coxsackie-Viren
    - Poliomyelitis-Viren
    - Influenza-Viren
    - ECHO-Viren

- Parasitär
    - *Entamoeba histolytica* (Amöbenruhr)
    - *Giardia lamblia* (Lambliasis)
    - Kryptosporidien
    - Andere Darmparasiten

- Toxische Diarrhoe
    - Bakterielle Toxine (Lebensmittelvergiftungen)
        - Staphylokokken-Enterotoxine
        - *Clostridium perfringens*-Enterotoxine
        - *Bacillus cereus*-Enterotoxine
        (s. auch **Kap. 2.8.1.8.**)

    - Schwermetalle
        - Quecksilber
        - Chrom
        - Arsen
        (s. auch **Kap. 2.2.**)

    - Genußmittel
        - Coffein/Teein (Kaffee, Tee)
        - Nikotin
        - Alkohol

    - Giftpilze

- Radiologisch (Strahlenenteritis)

- Zytostatische Therapie

- Biologische Gifte
    - Muschelgifte
    - Histamine in Fisch, Käse, Rotwein

- Osmotische Diarrhoe
    - Lactulose-Gabe (s. **Kap. 5.2.1.3.**)
    - Sorbitol-haltige Nahrungsmittel
        - Kaugummi, Bonbons
        - Birnen, Pflaumen, Pfirsiche
        - Orangensaft
    - Fructose
        - gesüßte Getränke
        - Äpfel, Birnen, Kirschen, Feigen, Pflaumen
        - Honig
    - Natriumsulfat (Glaubersalz)

- Malassimilation (s. **Kap. 2.1.4.**), z.B.
    - Lactase-Mangel

- Nahrungsmittelallergie (s. **Kap. 2.9.3.**)

Diagnostisches Vorgehen bei akuter Diarrhoe

Anamnese

- Dauer der Erkrankung
- Durchfallcharakteristik (Stuhlfrequenz, Menge)
- Begleiterscheinungen (Fieber, Erbrechen, Gewichtsabnahme, Tenesmen)
- Sonstige Erkrankungen?
- Zustand nach Operation?
- Zustand nach Reisen?
- Allgemeine Situation des Erkrankten (Stressoren)
- Ernährungsanamnese
- Medikation, Selbstmedikation?
- Genußmittelanamnese

Klinische Diagnostik

- Stuhlvisite (Farbe, Formung, Geruch, spezifisches Gewicht, Beimengungen)
- Allgemeine und spezielle körperliche Untersuchung inkl. Temperaturmessung
- Ggf. weiterführende Untersuchungen inkl. bildgebender Verfahren (z.B. Ultraschall, Röntgen)

KLINIK

Labordiagnostik

- Spezielle Untersuchung auf obligate Darmpathogene
  (s. auch **Kap. 3.3.2.**)
    - Salmonellen/Shigellen/Yersinien
    - *Campylobacter jejuni/coli*
    - Pathogene *E. coli* inkl. serologischer Bestätigung und Toxinnachweis
    - *Clostrium difficile* inkl. Toxinnachweis
    - Nachweis von Rotaviren (ELISA)
    - Parasitologische Untersuchung
    - Spezielle mikrobiologische Untersuchungen
      (auf Cholera, Typhus, Paratyphus etc.)

- Stuhlflora-Analytik inkl. pH-Wert-Messung
  (s. auch **Kap. 3.3.1.** und **3.4.1.**)

- Entzündungsmarker zur Beurteilung des Ausmaßes
  der Schädigung (s. auch **Kap. 3.4.3.**)
    - PMN-Elastase
    - Lysozym
    - Alpha 1-Antitrypsin
    - Humanes Serum-Albumin

- Spezielle toxikologische Untersuchungen in
  verdächtigen Lebensmitteln/Speisen
    - *Staph. aureus*-Enterotoxine
    - *Bacillus cereus*-Enterotoxine
    - *Clostridium perfringens* Typ A-Enterotoxine
    - Histamine (z.B. Fisch)
    - Schwermetallanalytik

Literaturhinweise

s. **Kap. 2.1.4.**

KLINIK

2.1.2. Obstipation

Auch hier darf der Hinweis nicht fehlen, daß es sich bei der Obstipation um ein Symptom und kein eigenständiges Krankheitsbild handelt. Unter den Begriff fallen verschiedene Definitionen, was deutlich macht, daß es dabei um ein Symptom mit erheblichem Präzisierungsbedarf handelt. Die in vielen Lehrbüchern anzutreffende Definition, es handele sich bei der Obstipation um einen Zustand mit weniger als drei Defäkationen pro Woche, trifft nur für eine Minderheit der Patienten zu und wird somit der Empfindungswelt der Patienten nicht gerecht. Häufig werden unter Obstipation seltener Stuhlgang, eine harte Konstistenz der Fäzes und Schwierigkeiten/Schmerzen beim Absetzen des Stuhles verstanden. Dabei wird von der Mehrzahl der Patienten über die regelmäßige Notwendigkeit, zur Defäkation heftig zu pressen, berichtet. In diesem Zusammenhang muß wiederum die Frage aufgeworfen werden, inwieweit die in der einschlägigen gastroenterologischen Literatur aufgeführten „normalen" Entleerungsfrequenzen, die sich u.a. auf die kritikwürdige Ernährungsweise der industrialisierten westlichen Welt zurückführen lassen, als physiologisch bezeichnet werden können.

Obstipation: weniger als drei Stuhlgänge pro Woche

Nach neueren Erhebungen leiden ca. 10 % der Bevölkerung gelegentlich oder regelmäßig unter Verstopfung, postmenopausale Frauen sogar zu über 30%.

Klinisch sinnvoll erscheint die Unterteilung in:

- Akute (transitorische) Obstipation
- Chronische Obstipation

Bei beiden Formen muß eine Vielzahl von Krankheitsbildern berücksichtigt werden. Die Einschätzung der Therapeuten schwankt häufig zwischen den beiden Polen nicht relevante „Befindlichkeitsstörung" und „dramatisches Symptom". Dabei kommt einer einfühlsamen Kommunikation zwischen Therapeut und Patient eine zentrale Bedeutung zu. Die Patienten haben häufig eine gewisse Scheu, detailliert über ihre Probleme zu sprechen und müssen dazu erst ermuntert werden.

Ursachen <u>akuter (transitorischer)</u> Obstipationen

- Funktionell-situativ
    - „Reise-Obstipation"
    - Ernährungsumstellung
    - Bettlägerigkeit
    - Fasten
    - Akute depressive Zustände
    - Psychische Ausnahmezustände (Stressoren)
    - Ungewohnte körperliche Beanspruchung

KLINIK

- Akute Intoxikationen
    - Schwermetalle, z.B. Blei

- Reflektorisch
    - Koliken von Niere und Galle
    - Duodenalulcera
    - Akute Pankreatitis

- Zentralnervös induziert
    - Zerebrale Arteriosklerose
    - Hirn-Rückenmarks-Läsionen
    - Meningitiden
    - Hirntumoren

Ursachen chronischer Obstipationen

- Mechanische Ursachen
    - Stenosen, Strikturen
    - Raumfordernde Prozesse (Tumoren)
    - Hernien
    - Parasitärer Subileus

- Angeborene Mißbildungen
    - Megacolon (starke, unphysiologische Erweiterung des Dickdarmes)
    - Dolichocolon (übermässige Länge des Colons; z.B. bei MARFAN- Syndrom)
    - Sigma elongatum
    - Morbus HIRSCHSPRUNG mit ultrakurzem, aganglionärem Segment (Megacolon)

- Reaktiv
    - Analfissuren, Rhagaden
    - Perianale Abszesse
    - Hämorrhoiden III., IV. Grades

- Systemisch
    - Hyperparathyreoidismus
    - Hypothyreose
    - Porphyrie (Periphere autonome Neuropathie)
    - Diabetes mellitus (periphere autonome Neuropathie)
    - Hypokaliämie, z.B. bei Laxantienabusus (insbesondere bei Anthrachinon-Präparaten) (s. auch **Kap. 5.3.3.**)

- Psychogen
    - Depressionen
    - Magersucht (Anorexia nervosa)

KLINIK

- Zerebrale Arteriosklerose
- Psycho-vegetative Syndrome

- Medikamentös
  - Antazida (z.B. Aluminiumhydroxid)
  - Ganglienblocker
  - Opiate
  - Sedativa
  - Anticholinergika
    (Spasmolytika, Antipsychotika, Anti-Parkinson-Medikamente, Antidepressiva)
  - Analgetika (z.B. Acetylsalicylsäure)
  - Kationenhaltige Arzneimittel
    (Eisenpräparate, Ca^{++}, Bariumsulfat, Pb^{++}, Hg^{++}, Al^{+++}, Arsen)
  - Vinca-Alkaloide
  - Antikonvulsiva
  - Kalzium-Antagonisten
  - Übergroße Ballaststoffmengen
  - Cholestyramin
  - koffeinhaltige Medikamente und Getränke

- Im Wechsel mit Durchfallperioden
  - „Colon irritabile"
  - Kolonkarzinome

Bei ca. 10% aller Kolonkarzinome, insbesondere denjenigen Neoplasien, die im distalen Dickdarmbereich lokalisiert sind, tritt als Frühsymptom eine Obstipation, häufig im Wechsel mit Durchfällen auf.

Bei chronisch-entzündlichen Darmerkrankungen kommt es nicht selten zur Lumenverlegung durch Einstülpung der Rektumvorderwand. Dabei hat der Patient das Gefühl einer unvollständigen Entleerung und forciert durch ständiges Pressen das Geschehen bis hin zum Rektumprolaps.

Bei den angeborenen Ursachen verdient die HIRSCHSPRUNGsche Krankheit mit ultrakurzem, aganglionärem Segment Erwähnung. Diese imponiert diagnostisch durch ein Megacolon und tritt erst im Adoleszenten- oder Erwachsenenalter auf.

Häufigste externe Ursache der Obstipation ist der Abusus von Laxantien mit sekundärer Hypokaliämie (s. auch **Kap. 5.3.3.**).

Pathogenetische Mechanismen

Stuhlgewicht und Transitzeit werden ganz wesentlich durch den Gehalt der Nahrung an un- oder schwer verdaulichen Gerüstsubstanzen, den sog. Ballaststoffen (s. auch **Kap. 5.2.1.1.**) bestimmt. Dies geht aus umfangreichen epidemiologischen und experimentellen Studien hervor: je höher der An-

KLINIK

Ballaststoffe verkürzen die Darmpassage

teil an pflanzlicher Kost, desto höher fallen die Stuhlgewichte aus und desto kürzer sind die Transitzeiten. So sind bei Pflanzenköstlern Tagesstuhlgewichte zwischen 300 und 400 g bei Transitzeiten um die 40 Stunden zu beobachten. Personen, die sich überwiegend mit energiereicher, faserstoffarmer Kost ernährten, wiesen Stuhlgewichte zwischen 100 und 150 g bei Transitzeiten zwischen 70 und 85 Stunden auf. Im Mittel werden in den westlichen Industrienationen um die 30 g Ballaststoffe mit der täglichen Nahrung zugeführt. Nach allgemeiner Auffasssung wären 70 bis 100 g wünschenswert. Bei vermindertem Fasergehalt der Nahrung nimmt darüber hinaus der Colondruck zu. Dieser kann über ein „spastisches Colon" zu Stuhlretention und zur Bildung von Colondivertikeln führen.

Dennoch ist die Auffassung, eine alleinige Erhöhung der Ballaststoffzufuhr löse das Problem, nicht generell richtig. Studien zeigen, daß sich durch die zusätzliche Zufuhr von Ballaststoffen bei Obstipierten zwar die Transitzeiten verkürzen, hingegen die Stuhlgewichte im Vergleich zu gesunden Kontrollgruppen nur unwesentlich steigen. Hieraus wird gefolgert, daß neben diätetischen Ursachen auch idiopathische Motilitätsstörungen Verstopfungszuständen zugrunde liegen. Aus psychologischer Sicht ist bedeutsam, daß die Erkrankten Veränderungen des Stuhlgewichtes, nicht aber eine beschleunigte Transitzeit beurteilen können.

Häufig werden Verstopfungszustände auch auf eine verminderte Flüssigkeitszufuhr zurückgeführt. Zwar läßt sich bei gesunden Probanden durch Dursten eine geringfügige Senkung der Stuhlfrequenz sowie ein Sinken des Stuhlgewichtes induzieren. Allerdings belegen epidemiologische Daten, daß Personen, die unter Verstopfung leiden, ebensoviel Flüssigkeit zu sich nehmen wie gesunde Personen. Aus diesem Grunde ist der Hinweis auf ausreichende Flüssigkeitszufuhr nur im Einzelfall von therapeutischer Relevanz.

Obstipation & Psyche

Psychologische Ursachen führen sehr häufig zu einer Unterdrückung des Defäkationsreflexes. Dabei kommt es zu einer vermehrten Ansammlung von Stuhl im hypomotilen Rektosigmoid. Vegetative Zeichen und Schmerzen werden relativ selten berichtet. Hingegen wird beim „spastischen" Colon im Rahmen eines „Colon irritabile" eine das gesamte Colon einbeziehende Stuhlretention beobachtet. Das Rektum wird zumeist leer vorgefunden und die Patienten reagieren hypersensibel bei Ballondehnung. Häufig werden vegetative Zeichen vorgefunden und Schmerzen geäußert.

Diagnostisches Vorgehen bei Obstipationen

Anamnese

- Beginn und Dauer der Obstipation
- Befragung nach Farbe, Konsistenz, Menge, Geruch, Beimengungen der Fäzes, Stuhlfrequenz, Haften des Stuhles an der Toilettenschüssel (Hinweis auf Fettstuhl), Schwimmverhalten der Fäzes

- Umstände der Defäkation
    - Ort, Zeit, Regelmäßigkeiten, Rituale
    - „Unsitten" („Sitzungs"-Typ; Zeitung lesen etc.)
    - Befindlichkeit bei und nach der Defäkation
    - Defäkationserleichterungen
      (digitales Ausräumen, bestimmte Ernährung etc.)
    - Verhalten beim Ausbleiben des Stuhldranges
    - Verhalten gegenüber Störungen
    - Reinigungsprozedur (Verbrauch von Toilettenpapier, feuchte Reinigung)
- Ernährungsanamnese
- Verhalten gegenüber Genußgiften
- Gewichtsregulation
- Psychovegetativum
- Medikamentengebrauch?
- Sonstige Erkrankungen?
- Körperliche Bewegung (Sport)?

Klinische Diagnostik

- Allgemeine körperliche Untersuchung inkl. Abdomen

- Stuhlvisite:
    - Farbe
        - Grau bei Acholie, Cholestase
        - Weißlich bei Einnahme von Bariumsulfat
        - Schwarz bei Melaena
        - Schwarz bei Einnahme von Laxantien, Kohle-, Eisen-, Wismutpräparaten
        - Rot bei Haematochezia
    - Beimengungen
        - Blut
        - Eiter
        - Schleim
        - Nahrungsreste
        - Parasiten (Bandwurmglieder)
        - Fremdkörper
        - Öl
    - Menge, Geruch, Konsistenz

- Inspektion der Analregion
    - Verfärbungen (Schwarzfärbung bei Laxantienabusus)
    - Entzündungen
    - Läsionen (Analfissuren, -fisteln, Rhagaden, Hämorrhoiden etc.)

KLINIK

- Hinweise auf bestimmte Sexualpraktiken (Einbringen von Fremdkörpern)

- Digitale Exploration der anorektalen Region
    - Beobachtungen bei willentlichem Defäkationspressen

- Anale Hautreflexe

- Evtl. endoskopische Untersuchungen (Prokto-, Rekto-, Koloskopie) zum Ausschluß organischer Erkrankungen des Colons

- Histologische Untersuchungen der Dickdarmschleimhaut inkl. Cholinesterase-Nachweis bei Verdacht auf Morbus HIRSCHSPRUNG

- Evtl. röntgenologische Untersuchungen, darunter
    - Übersichtsaufnahmen
    - Defäkographie (Aufzeichnung der Druck-, Volumenverhältnisse)
    - Transitzeitmessung (orale Gabe von röntgendichten Polyethylenpellets)

- Ggf. sonstige bildgebende Verfahren

- Spezialuntersuchungen (nur in spezialisierten Zentren)
    - Anorektale Manometrie
    - Elektromyographie des Beckenbodens

- Ggf. neurologische Untersuchungen

- Ggf. psychologische Anamnese (Störungen in der „analen Phase" der Kindheit)

Labordiagnostik

- Elektrolyte
- Blutzucker
- Blutsenkungsgeschwindigkeit
- Stuhlflora-Analytik inkl. pH-Wert-Messung
  (s. **Kap. 3.3.1.** und **3.4.1**)
- Evtl. parasitologische Untersuchung (Bandwurmbefall)
  (s. **Kap. 3.3.2.**)
- Evtl. Enzündungsmarker im Stuhl (s. **Kap. 3.4.3.**)
    - PMN-Elastase
    - Lysozym
    - Alpha 1-Antitrypsin
    - Humanes Serum-Albumin
- Okkultes Blut im Stuhl (s. **Kap. 3.4.5.**)

Literaturhinweise

s. **Kap. 2.1.4.**

2.1.3. Meteorismus/Flatulenz

Als Symptom beschreibt Meteorismus das lästige Gefühl der Völle und des Aufgeblähtseins. Die klinische Erscheinung eines vermehrten Gasabganges tritt bei einer Vielzahl gastrointestinaler Störungen auf. Ist das entleerte Gasvolumen stark erhöht, spricht man von Flatulenz. Der Gasgehalt im Magen-Darmtrakt ist auf drei verschiedene Ursachen zurückzuführen (**Abb. 30**):

- Abschlucken von Außenluft
- Duodenale Gasbildung
- Mikrobiell-enzymatische Gasbildung

Abschlucken von Außenluft

Täglich verschluckt der Mensch ca. 2 – 3 l Luft. Beim Trinken wird mehr Luft als beim Essen, im Liegen mehr als im Stehen aufgenommen. Der geringere Teil entstammt gashaltigen oder aufgeschäumten Nahrungsmitteln (kohlensäurehaltige Getränke, geschlagene Sahne, Biskuits, Soufflés, frisches Brot). In aufrechter Haltung wird ein Großteil bei Füllung des Magens aufgestoßen. Im Liegen hingegen kann wegen einer Behinderung des Ruktus der Übertritt von Luft in den Darm begünstigt werden. Diese Darmpassage erfolgt vergleichsweise sehr zügig: nach durchschnittlich ca. 40 Minuten wird das Rektum erreicht.

2 – 3 Liter Luft pro Tag

Duodenale Gasbildung

Durch Reaktionen der Magensalzsäure und organischer Säuren mit duodenal sezerniertem Bikarbonat enstehen insbesondere nach Nahrungsaufnahme mehrere Liter Kohlendioxid, die allerdings unter physiologischen Bedingungen fast vollständig resorbiert werden.

Mikrobiell-enzymatische Gasbildung

Wenn bestimmte Gattungen von Mikroorganismen mit einem Übermaß an leicht verwertbaren Substraten, insbesondere Kohlenhydrate und nachgeordnet Eiweiße, versorgt werden, kommt es in Folge einer starken mikrobiellen Vermehrung zur überschießenden Produktion von Kohlendioxid, Wasserstoff, Stickstoff, Schwefelwasserstoff und sogar Methan. Ein Teil dieser gasfömigen Metaboliten wird physiologischerweise über die Darmschleimhaut resorbiert, gelangt in den Blutkreislauf und wird über die Lungen regelrecht abgeatmet. Dieses Phänomen kann man sich diagnostisch zunutze machen, um z.B. bestimmte Formen der Malassimilation oder des SBOG zu verifizieren (s. **Kap. 3.5.**). Komplexe Kohlenhydrate gelangen in erheblichem Ausmaß unverdaut in das Colon:

20 %	bei Bohnen
7 – 10 %	bei Kartoffeln, Hafer, Weizen und Mais
1 %	bei Reis (wird therapeutisch genutzt)

KLINIK

Aus Vollkorn wird wegen des höheren Ballaststoffgehaltes drei- bis fünfmal mehr Wasserstoff gebildet als aus Auszugsmehl. Das flatogene Potential verschiedener Hülsenfrüchte (Leguminosen) ist auf den Gehalt an speziellen Kohlenhydraten (Raffinose, Stachyose) zurückzuführen. Menschen, die sich rohkost- und ballaststoffreich ernähren, entwickeln zwangsläufig mehr Darmgase. Auch bei erheblichen Umstellungen der Ernährungsgewohnheiten werden häufig temporäre Blähungen beobachtet.

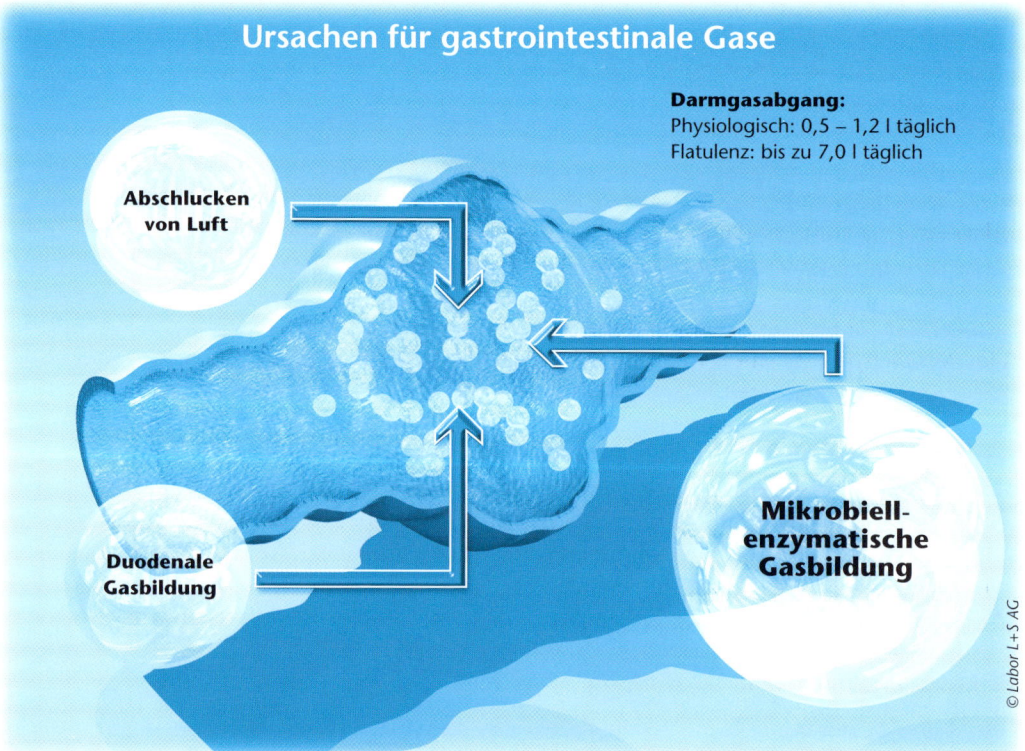

Abbildung 30

Ebenso ist zu bedenken, daß Gesunde erhebliche Varianzen in der Kapazität, Lactose zu spalten und/oder Fructose zu resorbieren, aufweisen. Es ist davon auszugehen, daß bei Aufnahme lactosereicher Nahrungsmittel ein gewisser Anteil in den Dickdarm übertritt, ohne verstoffwechselt zu werden. Die physiologische Absorptionsrate für Zuckerersatzstoffe, wie Sorbitol, ist noch geringer.

Bei den Disacchariden Lactulose und Lactitol wird der Effekt, daß beide nicht im Dünndarm gespalten und resorbiert werden können und folglich der saccharolytischen Flora im Dickdarm als Substrat zur Verfügung stehen, therapeutisch genutzt (s. **Kap. 5.2.1.3.**). Beim therapeutischen

KLINIK

Einsatz muß beachtet werden, daß als mikrobielle „Erstreaktion" sehr häufig ein vermehrtes Auftreten von Blähungen beobachtet wird, welches insbesondere dann von den Patienten als sehr lästig oder sogar schmerzhaft empfunden wird, wenn der Therapeut vorher nicht ausreichend darauf hinweist.

Patienten mit Intestinalmykosen klagen häufig über einen starken Meteorismus (s. auch **Kap. 1.2.5.4.**). Auch bei dem therapeutischen Einsatz von lebender Hefe (Medizinische Hefe, *Saccharomyces boulardii*; s. **Kap. 5.2.2.2.**) wird gelegentlich über eine verstärkte Gasbildung berichtet.

Die Menge des im Colon produzierten Gases hängt sehr stark von Art und Zusammensetzung der Substrate, aber auch von Art und Menge bestimmter Keimgattungen, insbesondere der Wasserstoff- und Methanbildner ab. Letztere verwerten in erheblichem Maß den entstehenden Wasserstoff. Forschungen haben ergeben, daß nur die Hälfte aller Menschen über ihre Dickdarmflora Methan produzieren kann. Als wichtigster Methanbildner des Menschen gilt *Methanobrevibacter smithii* (MILLER et al. 1982). Weitere Gase werden nur in Spuren produziert, sind aber für die originären Geruchsqualitäten verantwortlich, darunter an erster Stelle die Methylsulfide. Personen mit manifester Flatulenz können bis zu sieben Liter an Darmgasen täglich emittieren.

In der Praxis werden immer wieder Fälle von Patienten mit einer Übersensibilität hinsichtlich normaler Körperfunktionen angetroffen: der gewaltige Bioreaktor Darm produziert nun einmal auch im Normalbetrieb gewisse Mengen an Darmgasen, die nicht resorbiert werden können. Dieses muß gelegentlich von Seiten der Therapeuten einfühlsam vermittelt werden. 15 bis 25 Flatus, die ca. 0,5 bis 1,2 Litern entsprechen, gelten als normal! In diesem Zusammenhang wird einer Negativbelegung physiologischer Abläufe Vorschub geleistet, wenn gastroenterologische Definitionen kaum noch verständlich sind: „Flatulenz tritt dann auf, wenn die Darmgasmenge im Colon Drücke erzeugt, die vom Kontinenzapparat nicht mehr aufgehalten werden können bzw. Darmgase die Rektumampulle erreichen und damit physiologisch transanal elimiert werden" (Zitat eines deutschen Professors für Anrüchiges. In: Alimentum ultimum, Ernährungsumschau 12/96). Demgegenüber kann die diesbezügliche Besinnung auf mittelalterliche, lutherisch-pralle Lebensfreude auch in modernen Zeiten einen Akt der Psychohygiene leisten. Allerdings gilt es zu bedenken, daß Patienten mit dem „Reizdarm-Syndrom" (s. **Kap. 2.5.**) auf die experimentelle Instillation geringster Mengen an Gas in den Dünndarm mit heftigen Spannungs- und Schmerzgefühlen reagierten, wohingegen die Kontrollpersonen keine negativen Empfindungen äußerten. Hieraus wird auf eine erniedrigte intestinale Schmerzschwelle geschlossen (CHAMI et al. 1990). Das klinische Bild wird daher auch als „subjektiver Meteorismus" bezeichnet.

Abgang von Darmgasen ist normal!

KLINIK

Ursachen von Meteorismus

■ Objektiver Meteorismus

- In Verbindung mit erheblicher Flatulenz
    - Kohlenhydratintoleranzen
        - Lactose-Intolerenz
        - Sonstige
    - Andere Malassimilationserkrankungen
      (s. **Kap. 2.1.4**)
    - Malnutrition
        - Fructosehaltige Nahrungsmittel
          (z.B. Obstsäfte, Coca Cola)
        - Sorbitolhaltige Nahrungsmittel
          (z.B. Obstsäfte, Pastillen)
        - Mannithaltige Nahrungsmittel
          (z.B. Pastillen, Bonbons)
    - Beschleunigte Dünndarmpassage
        - Zustand nach Dünndarmresektion
        - Laxantienabusus
    - Therapeutisch induziert
        - Lactulose (s. **Kap. 5.2.1.3.**)
        - Lactitol (s. **Kap. 5.2.1.3.**)
        - Selten beim Einsatz von Medizinische Hefe
          (s. **Kap. 5.2.2.2.**)
    - Intestinalmykosen (s. **Kap. 1.2.5.4.**)

- Ohne erhebliche Flatulenz
    - Ernährungsumstellung
    - Chronische Pankreatitis (z.B. bei Alkoholismus)
    - Intestinalmykosen (s. **Kap. 1.2.5.4.**)
    - SBOG - Syndrom (s. **Kap. 2.6.**)
    - Diabetes (Motilitätsstörungen)
    - Mechanische intestinale Passagestörungen
    - Chronische Lebererkrankungen
      (venöse Stauungen)
    - Herzinsuffizienz (venöse Stauungen)
    - Medikamente
        - Antibiotika (im Zusammenhang mit AAD,
          (s. **Kap. 2.3.**)
        - Saluretika (Hypomotilität aufgrund einer
          Hypokaliämie)
        - Spasmolytica (Hypomotilität aufgrund einer
          Hypokaliämie)
        - Zustand nach Operation (Fundoplicatio;
          Verhinderung des Aufstoßens)
        - Aerophagie (neurotische Genese)

KLINIK

- Subjektiver Meteorismus
  - „Reizdarm-Syndrom" (s. **Kap. 2.5.**)
  - Pseudometeorismus (hysterische Bauchauftreibung, Pseudoschwangerschaft)

Diagnostisches Vorgehen bei Meteorismus

Anamnese

- Ernährungsverhalten
- Arzneimittelgebrauch
- Ggf. Flatus-Protokoll (Zählung der Abgänge) führen lassen
- Vergesellschaftung mit Aerophagie überprüfen
- Stuhlvisite (Schwimmprobe)

Labordiagnostik

- Stuhldiagnostik
  - Stuhlflora (s. **Kap. 3.3.1.**)
  - pH-Wert des Stuhles (s. **Kap. 3.4.1.**)
  - Bestimmung der D- und L-Milchsäure im Stuhl (s. **Kap. 3.4.2.7.**) (Malassimilation, Maldigestion)
  - Entzündungsmarker im Stuhl (s. **Kap. 3.4.3.**)
  - Pankreasdiagnostik (z.B. Pankreatische Elastase-1 im Stuhl; s. **Kap. 3.4.2.3.**)
  - Wasserstoff-Atemtest (s. **Kap. 3.5.**)

Literaturhinweise

s. **Kap. 2.1.4.**

2.1.4. Malassimilations-Syndrom

Unter Malassimilation sind Krankheitsbilder zu verstehen, die entweder auf eine Störung der Verdauung im Darmlumen (Maldigestion) oder der Resorption (Malabsorption) zurückgehen. Klinisch imponieren chronische Durchfälle, die mit Gewichtsverlusten einhergehen. Bei angeborenen Defekten spricht man von primären Malassimilationssyndromen. Die im Laufe verschiedener Erkrankungen von Leber, Pankreas und Dünndarm erworbenen Störungen werden als sekundäre Malassimilationserkrankungen bezeichnet.

Malassimilation: chronische Durchfälle mit Gewichtsverlust

Hintergrund

Ein Großteil der verdaulichen Nahrungsbestandteile wird nach entsprechendem intraluminalen, enzymatischen Aufschluß und/oder Emulgierung im proximalen Dünndarmbereich resorbiert (**Abb. 31**). Vitamin B_{12} und Gallensäuren werden hingegen erst im Ileum aufgenommen.

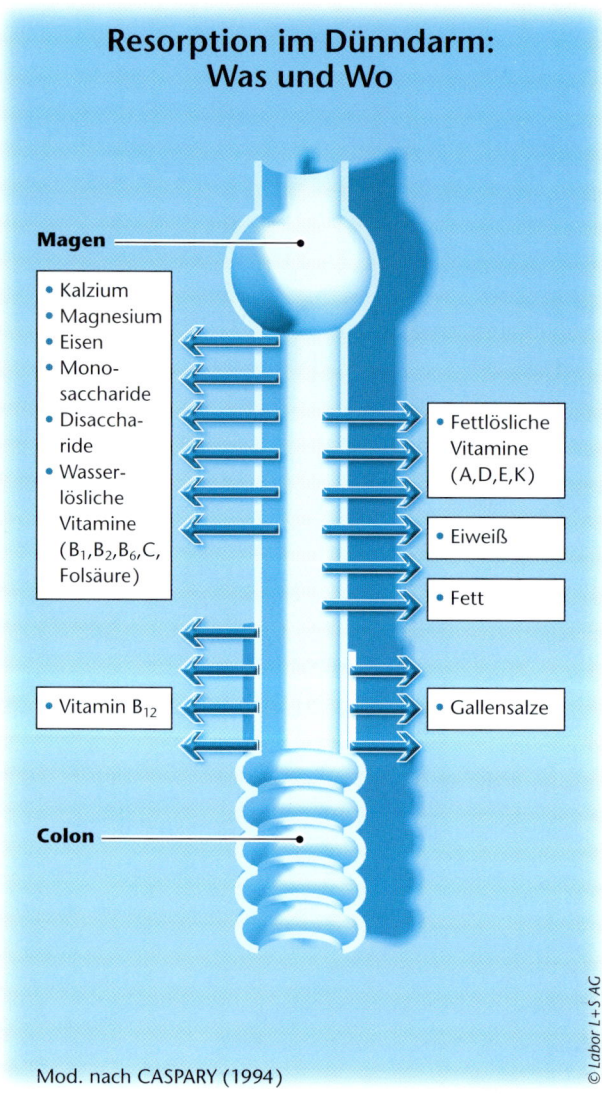

Abbildung 31

Proteine

Nahrungsproteine werden sowohl durch Bauchspeicheldrüsenenzyme als auch durch epithelständige Peptidhydrolasen in freie Aminosäuren gespalten und über spezifische Systeme in die Enterozyten eingeschleust. Oligopeptide aus bis zu drei Aminosäuren können alternativ über einen Peptidtransport-Mechanismus in die Schleimhautzellen gelangen, wo sie intrazellulär gespalten werden (**Abb. 32**).

Kohlenhydrate

Die durch die α-Amylase des Pankreas vorgespaltenen komplexen Kohlenhydrate (Stärke) sowie in der Nahrung befindliche Disaccharide, wie Milchzucker und Saccharose, werden durch bürstensaumständige Disaccharidasen (Lactase, Maltase, Trehalase, Saccharase, Glykoamylase) zu Monosacchariden umgesetzt und sofort über in unmittelbarer räumlicher Nähe gelegene spezifische Transportsyteme (Carrier) gleichzeitig mit Natriumionen aktiv von den Dünndarmepithelzellen resorbiert (**Abb. 33**). Im Dünndarm nicht gespaltene und resorbierte Kohlenhydrate, darunter die Ballaststoffe (Polysaccharide), werden im Colon bakteriell abgebaut. Dabei entstehen überwiegend kurzkettige Fettsäuren (Azetat, Butyrat, Propionat, Milchsäure) sowie Gase (CO_2, H_2, Methan). Die Fettsäuren werden z.T. resorbiert und insbesondere von der Colonschleimhaut verstoffwechselt. Hingegen stellen die gasförmigen Metabolite energetische Endprodukte dar, die nicht weiter verwertet werden können. Die Ausscheidung erfolgt nicht nur transanal, sondern auch über den Respirationstrakt. Im sog. H_2-Atemtest wird über die Wasserstoffkonzentration in der Atemluft auf das Ausmaß bakterieller Kohlenhydrat-Umsetzungsvorgänge geschlossen. Dieses nichtinvasive Testverfahren, das nur in spezialisierten Einrichtungen durchgeführt wird, erhärtet die Diagnosen „Malassimilation" resp. „Dünndarmüberwucherungs-Syndrom" (SBOG) (s. **Kap. 2.6.** und **3.5.**).

KLINIK

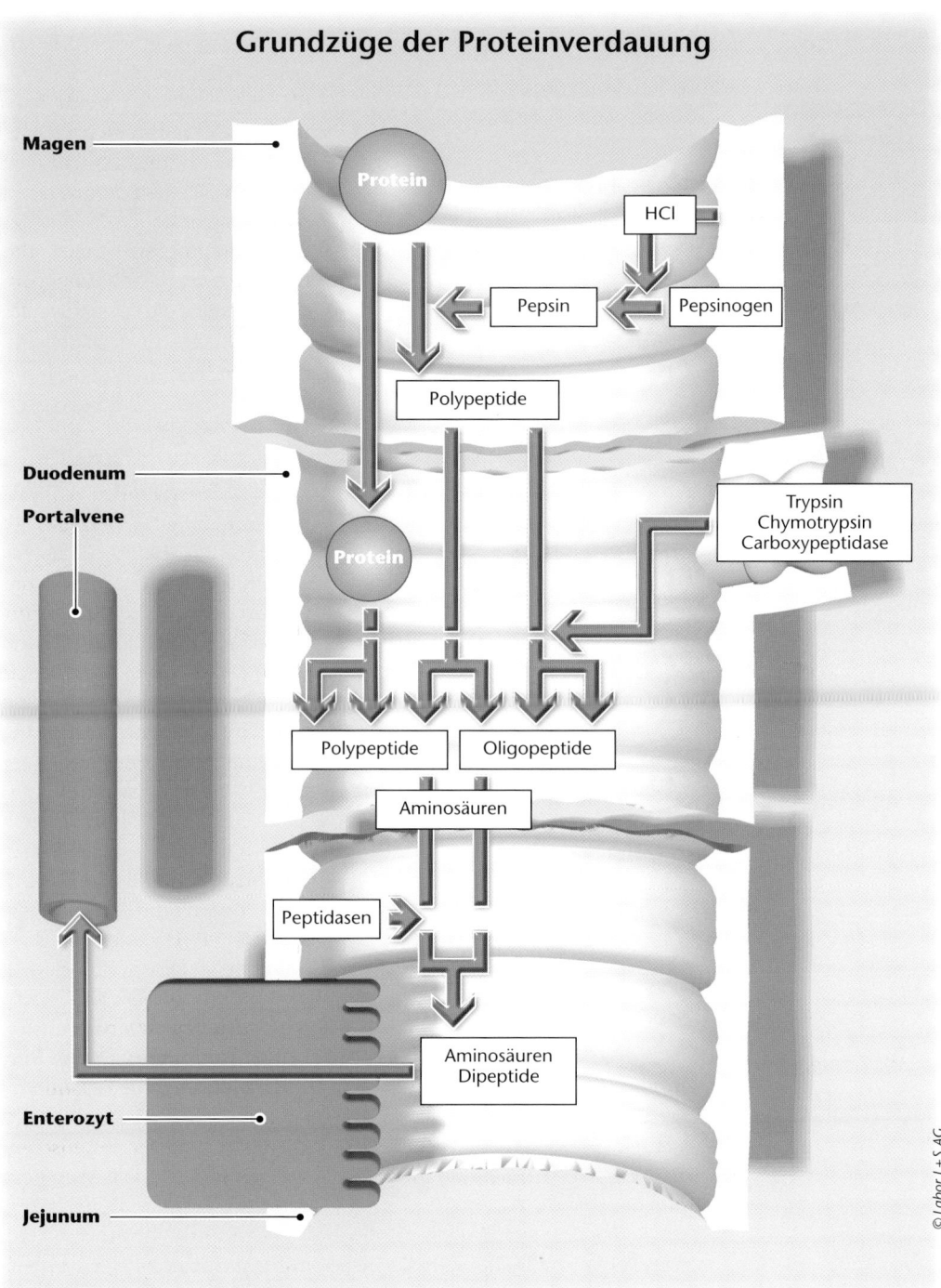

Mod. nach THEWS et al. (1982)

Abbildung 32

KLINIK

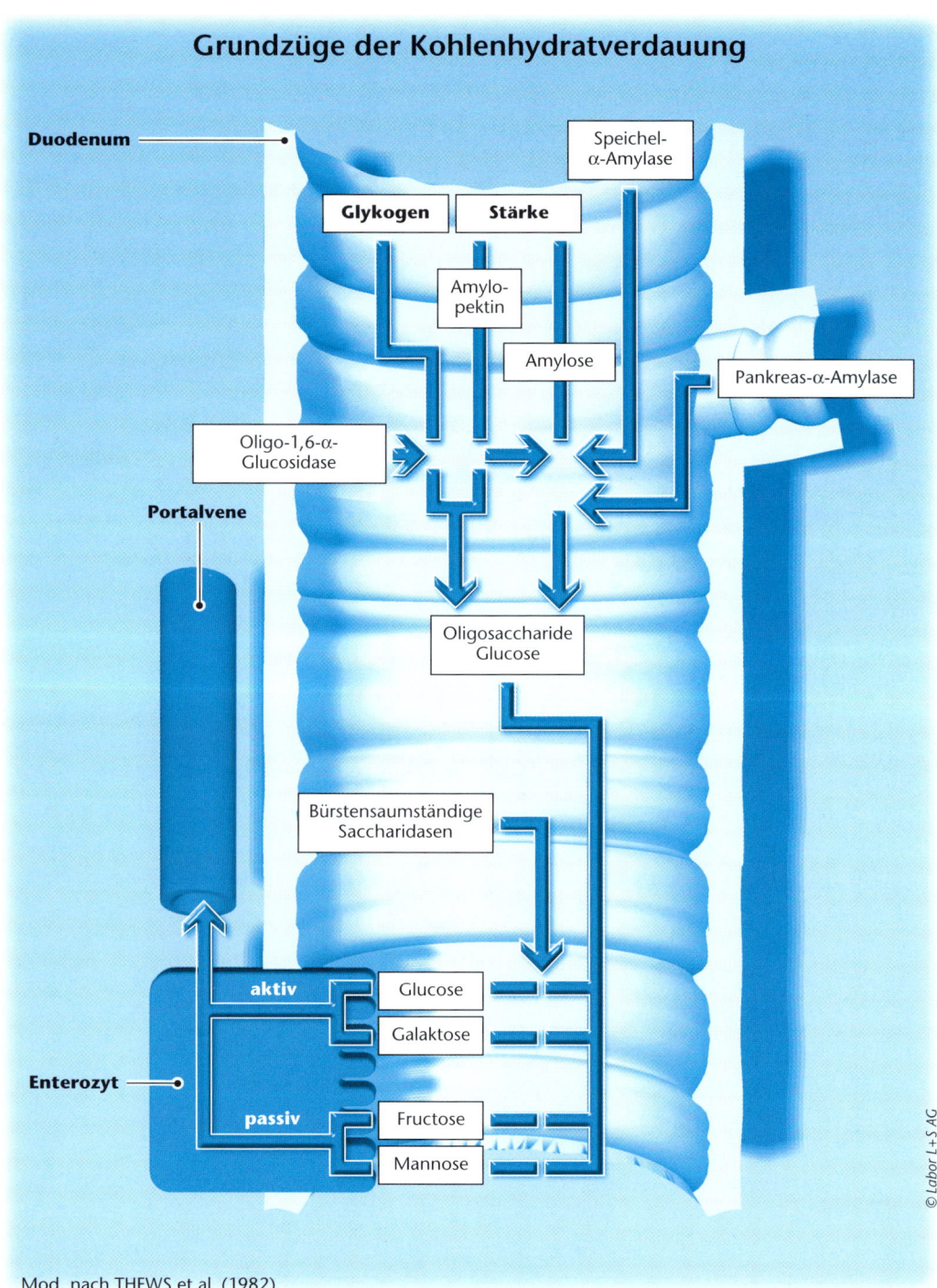

Mod. nach THEWS et al. (1982)

Abbildung 33

— KLINIK —

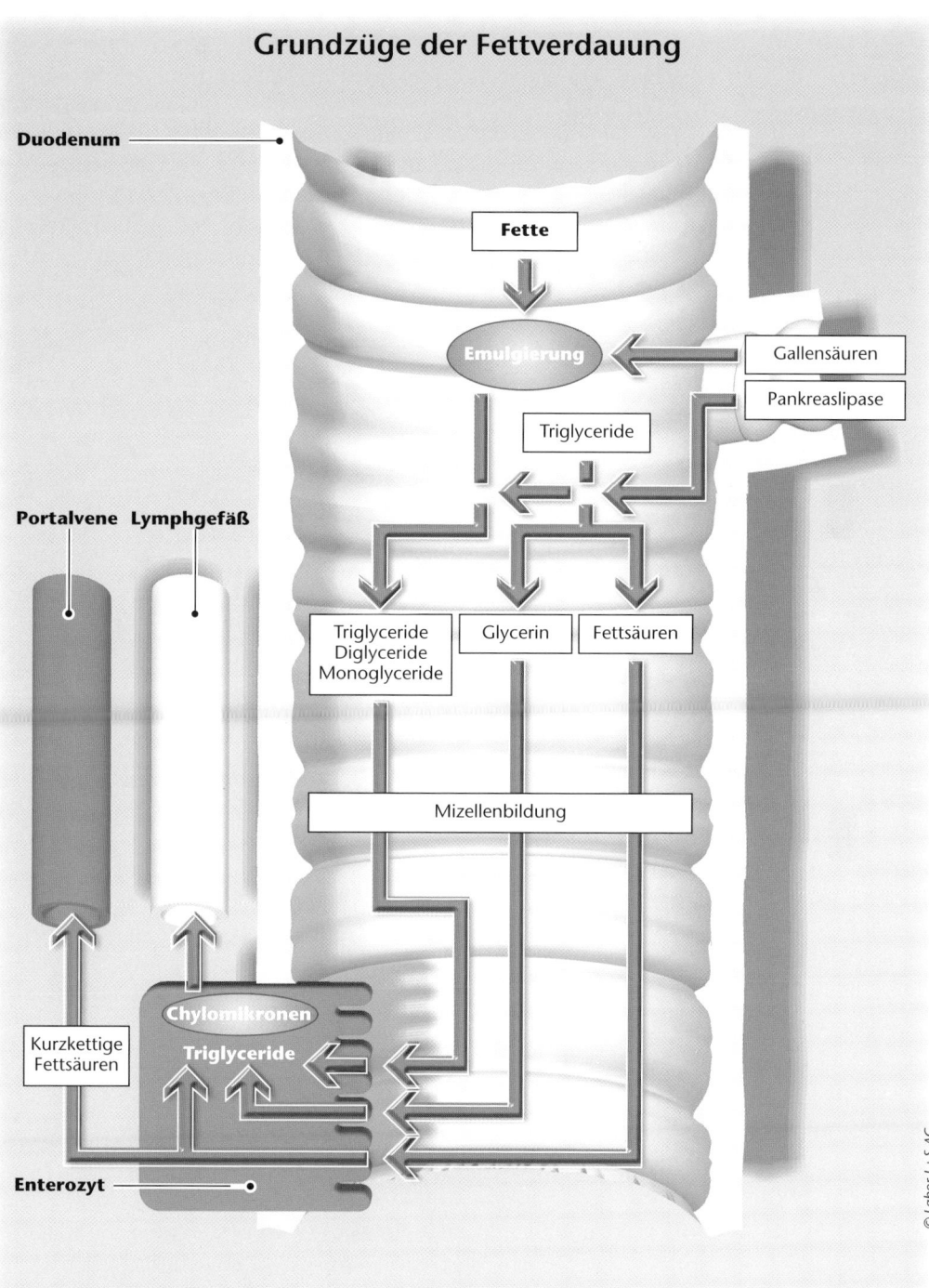

Mod. nach THEWS et al. (1982)

Abbildung 34

KLINIK

Fette

Nahrungsfette werden durch die Gallensäuren emulgiert. Dieser Vorgang erleichtert den Zugriff der pankreatischen Lipase; Neutralfette werden in freie Fettsäuren und 2-Monoglyzeride gespalten. Danach findet der komplizierte Vorgang der Mizellenbildung statt, wozu wiederum Gallensäuren benötigt werden. Nach Aufnahme der Mizellen in die Enterozyten erfolgt in diesen die Resynthese der Fette und die Bildung von Chylomikronen („transportverpackte" Fette in Eiweißhülle) (**Abb. 34**). In allen Stadien der hier geschilderten Fettverdauung können Störungen auftreten, die letztlich zu einer Malassimilation führen.

Erkrankungen des Malassimilations-Syndromes

- Maldigestion durch Sekretionsstörungen
    - Exokrine Pankreasinsuffizienz
    - Überschießende Säureproduktion im Magen (Zollinger-Ellison-Syndrom)
    - Zystische Fibrose (Mukoviszidose)
    - Sekretionsstörungen der Leber
        - Billiäre Zirrhose
        - Cholestase
            - Gallensteine (Verschlußikterus)
            - Intrahepatisch
        - Hereditärer Enterokinasemangel

- Fett-Resorptionsstörungen/-Malabsorption
    - Morbus Crohn mit Beteiligung des Ileums (s. auch **Kap. 2.4.**)
    - Ileumresektion
    - SBOG (s. auch **Kap. 2.6.**)
        - Anatomisch bedingt
            - Strikturen, Divertikel, Fisteln
            - Iatrogen (Blind-loop-syndrom, Afferent-loop-Syndrom)
        - Motorisch bedingt
            - Bei Diabetes mellitus (diabetische Neuropathie)
            - Bei Sklerodermie

- Kohlenhydrat-Resorptionsstörungen/-Malabsorption
    - Primärer (angeborener) Mangel an bürstensaumständigen Enzymen/Carriern
        - Lactose-Intoleranz
        - Saccharose-Isomaltose-Intoleranz
        - Glucose-Galactose-Intoleranz
        - Trehalose-Intoleranz (diagnostischer Hinweis: Durchfälle nach Pilzmahlzeiten)

- Sekundärer (erworbener) Mangel an bürstensaumständigen Enzymen/Carriern
  - Lactose-Intoleranz z.B. nach viralen Enteritiden

■ Eiweiß-Resorptionsstörungen/-Malabsorption
  - Tryptophan-Malabsorption (Blaue-Windeln-Syndrom; Erbkrankheit)
  - Methionin-Malabsorption (Oasthouse-Syndrom; Erbkrankheit)
  - Hereditärer Enterokinasemangel (s.o.)

■ Generalisierte Resorptionsstörungen/Malabsorption
(Fett-, Kohlenhydrat-, Eiweiß-Resorption betreffend; z. B. durch großflächige Schleimhautschädigung)

- Idiopathisch
  - Einheimische Sprue (Zöliakie)
  - Intestinales Lymphom, intestinale Lymphektasie (Ödematisierung, intestinale Eiweißverluste)
  - Eosinophile Gastroenteritis
  - Intestinale Ischämie (Ödematisierung, Infarzierung, Nekrose)

- Systemisch
  - Amyloidose
  - Lymphogranulomatose (Morbus Hodgkin)
  - Mastozytose
  - Endokrinopathien, Hyper-, Hypothyreose (gestörte Darmmotilität)
  - Glukagonom
  - VIPom (Verner-Morrison-Syndrom; überschießende Produktion von VIP (Vasoaktive intestinale Peptide))
  - Morbus Addison
  - Karzinoid (intestinaler Tumor, der Serotonin u.a. Hormone sezerniert)
  - Perniziöse Anämie
  - Lupus erythematodes

- Iatrogen
  - Strahlenenteritis
  - nach Darmresektion
  - Postgastrektomiesyndrom (Sekretion von Pankreas und Galle erfolgt zeitlich verzögert (postzibale pankreatikobiliäre Asynchronie))

- Als Folge von Infektionen mit intestinaler Manifestation
  - Intestinal begrenzt
    - Parasiten (Ascaridose, Strongyloidose, Lambliasis, Ancylostomiasis)

KLINIK

     – Bakteriell bedingt
       – Morbus Whipple (Infektion mit
        Tropheryma whippelii)
    – Als Teil einer systemischen Infektion
      – Tuberkulose
      – Dermatitis herpetiformis Duhring

■ Arzneilich induzierte Malassimilationssyndrome

- Cholestyramin (Störung der Mizellenbildung durch zu starke Bindung von Gallensäuren)
- Laxantien (insbesondere phenolische)
- p-Aminosalicylsäure (PAS; gestörte Fett- und Vit.-B_{12}-Resorption)
- Biguanide (Vit.-B_{12}-Resorptionsstörung)
- Acarbose (Selektive Hemmung der bürstensaumständigen N-Glucosidasen)
- Colchicin (Beeinträchtigung der Disaccharidasen, Vit.-B_{12}-Malabsorption)
- Neomycin/Kanamycin (verminderte Resorption von Fetten, Eiweißen, Glucose; induzierter Lactasemangel)

Symptomatik

Im Vordergrund stehen Durchfälle und Gewichtsverlust. Letzterer resultiert nicht nur aus der Malassimilation, sondern auch aus einem häufig zu beobachtenden Vermeidungsverhalten der Betroffenen: die Nahrungsaufnahme wird emotional negativ belegt, da erfahrungsgemäß Befindlichkeitsstörungen wie Durchfall, Bauchschmerzen, Meteorismus, Völlegefühl und heftige Borborygmen auftreten. Häufig bleibt die Symptomatik unspezifisch und nur eine umfassende Labordiagnostik kann die Diagnose absichern.

- Diarrhoe, Meteorismus, verstärkte Borborygmen, Blähbauch durch Übertritt von üblicherweise im Dünndarm gespaltenen und resorbierten Nahrungsbestandteilen (insbesondere Kohlenhydrate) in das Colon. Dort erfolgt der bakterielle Umsatz, der sich bei einer Kohlenhydratmalassimilation mit massivem Anfluten von kurzkettigen Fettsäuren und Gas äußert. (Bei Kohlenhydratmalassimilation: Stuhl-pH stark sauer (s. **Kap. 3.4.1.**), starker Anstieg von H_2 in der Atemluft (s. **Kap. 3.5.**), erniedrigte D-Xylose-Resorption)
- Steatorrhoe (mikroskopisch vermehrter Nachweis von Neutralfetten/Fettsäuren (s. **Kap. 3.4.2.1.**);
Stuhlfettgehalt erhöht (s. **Kap. 3.4.2.4.**))
- Eisenmangel unklarer Genese, Eisenmangelanämie
- Osteomalazie, Tetanien, Parästhesien wegen mangelhafter Resorption von Ca^{++}, Mg^{++} und Vit. D (Blutkalziumgehalt erniedrigt; alkalische Phosphatase erhöht)

KLINIK

- Ödematisierung, Aszites durch Plasmaproteinverluste und Malassimilation von Eiweiß (Blutalbumin und Blutgesamteiweiß erniedrigt)
- Cheilosis, Glossitis, Konjunktivitis, schuppende Exantheme wegen Vit.-B_2 (Riboflavin)-Mangels
- Nierensteine wegen erhöhter Oxalsäureresorption und renaler Ausscheidung bei ilealer Beteiligung (Oxalsäuregehalt im Urin erhöht)
- Anämie durch verminderte Folsäure- und Vit.-B_{12}-Resorption (Blutbild: Makrozytose, Blutfolsäure-Spiegel erniedrigt, Blut-Vit.-B_{12}-Spiegel erniedrigt)
- Hyperkeratosen als Folge eines Vit.-A-Mangels
- Blutungsneigung (Ekchymosen, Petechien, Hämatome) infolge Vit.-K-Mangels

Diagnostik der Malassimilation

Klinische Diagnostik

- Die Inspektion des Stuhles ist unverzichtbar (s. detaillierte Beschreibung im **Kap. 2.1.2.**). Gelegentlich kann es sogar notwendig sein, diesen in situ zu beurteilen und sich nicht nur auf die Beschreibung seitens der Patienten zu verlassen. Typischerweise handelt es sich um helle, weichbreiig-schmierige, – da gasbläschendurchsetzt – aufschwimmende, säuerlich bis übelriechende, selten wäßrige Stühle. Gelegentlich berichten die Patienten wegen der teilweise starken Ansäuerung des Stuhles über Reizungen im Analbereich. Fettstühle neigen zum Festhaften an der Toilettenschüssel.

Stuhlvisite unverzichtbar

- Endoskopie und Entnahme von Biopsien, teilweise von mehreren Lokalisationen notwendig

- Sonographie, röntgenologische Untersuchungen (Enteroklysma)

Labordiagnostik

- Routinemäßig erfaßte Labor-Parameter (z.B. Blut-Untersuchungen; s.o.) geben Hinweise auf ein Malassimilationssyndrom.
- Stuhlanalytik:
  – Stuhlfloraanalyse (s. **Kap. 3.3.1.**)
  – Stuhl-pH-Wert (s. **Kap. 3.4.1.**)
  – Verdaulichkeit (s. **Kap. 3.4.2.**)
    – Verdauungsrückstände mikroskopisch
    – Stuhlfettgehalt
    – Pankreatische Elastase 1
  – gegebenenfalls Entzündungsmarker
    (s. **Kap. 3.4.3.**)
      – PMN-Elastase
      – Lysozym
      – Alpha 1-Antitrypsin
      – Humanes Serum-Albumin

Spezialuntersuchungen

- H_2 Atemtest (s. **Kap. 3.5.**)
  ($^{13}CO_2$-Atemtest; entbehrlich wegen Strahlenbelastung)
- Lactosetoleranz-Test (orale Gabe von Lactose mit konsekutiver Blutglucose-Bestimmung. Steigt der Blutglucosewert nur gering, liegt eine Lactoseintoleranz vor)
- D-Xylose-Test (orale Gabe von Xylose mit konsekutiver Bestimmung der Xylose in Blut und Urin. Physiologischerweise werden mehr als 90% der Xylose über ein Hexose-Transportsystem im oberen Dünndarm resorbiert)
- SeHCAT-(Selen-Homotauro-Cholat)-Test (nuklearmedizinischer Test mit markierter, synthetischer Gallensäure. Die ileale Rückresorption von Gallensäuren wird erfaßt)
- SCHILLING-Test (Vit.-B_{12}-Urin-Exkretionstest; erfaßt die ileale Vit.-B_{12}-Resorption. Bei pathologischen Werten müssen SBOG-Syndrom, chronisch-atrophische Gastritis mit Mangel an „intrinsic factor" und exokrine Pankreasinsuffizienz ausgeschlossen werden)
- Bei gezieltem oder erhärtetem Verdacht erlauben diätetische Maßnahmen, wie z.B. Eliminationsdiäten (Weglassen inkriminierter Nahrungsbestandteile), eine Diagnose (z.B. bei einheimischer Sprue, Lactoseintoleranz, Trehaloseintoleranz)

Literaturhinweise

ANONYM (1994): Bläuliche Flamme. Die menschlichen Abwinde wurden erforscht: Mit der Ballastnahrung nehmen die Flatulenzprobleme zu. Spiegel 44/94, 271–274 ● ARENDT R; STELT HJ (1993): Meteorismus und Flatulenz. In: CLASSEN M; SIEWERT JR (Hrsg.): Gastroenterologische Diagnostik. Leitsymptome, Entscheidungsprozesse, Differentialdiagnostik. Schattauer, Stuttgart, New York ● ARFEEN N; MÜTING D; SCHWEISSFURTH R (1971): Über die Bildung von Ammoniak und freien Phenolen durch einige Darmbakterien in vitro. Proc. 25. Tagung d. Dtsch. Ges. f. Verdauungs- und Stoffwechselkrankheiten, Homburg (Saar), 24. – 27.09.1969, 191–193 ● CASPARY WF (1994): Primäre und sekundäre Malassimilationssyndrome. In: CLASSEN M; DIEHL V; KOCHSIEK K (Hrsg.): Innere Medizin. S. 577 ff., Urban & Schwarzenberg, München, Wien, Baltimore ● CHAMI TN; SCHUSTER MM; BOHLMAN ME et al. (1990): zit. nach ARENDT R; STELT HJ (1993). ● CLASSEN M; SIEWERT JR (Hrsg.; 1993): Gastroenterologische Diagnostik. Leitsymptome, Entscheidungsprozesse, Differentialdiagnostik. Schattauer, Stuttgart, New York ● CUMMINGS JH; MACFARLANE GT (1991): The control and consequences of bacterial fermentation in the human colon. A review. J. Appl. Bacteriol. 70, 443–459 ● GRIMBL G (1989): Fibre, fermentation, flora, and flatus. Gut 30, 6–13 ● HEESEN D (1992): Diarrhoe. In: KAUFMANN W (Hrsg.): Internistische Differentialdiagnostik. Entscheidungsprozesse in Flußdiagrammen. S. 651–678, Schattauer, Stuttgart, New York. ● KASSENÄRZTLICHE VEREINIGUNG Westfalen-Lippe (Hrsg.; 1992): Wege zur Diagnose. Entscheidungsprozesse in der Medizin. Urban & Schwarzenberg, München, Wien, Baltimore ● LUX G; MATEK W; RIEMANN JF; RÖSCH W (1994): Checkliste Gastroenterologie. Thieme, Stuttgart, New York ● MILLER TL; WOLIN MJ; DE MACARIO EC; MACARI AJL (1982): Isolation of *Methanobrevibacter smithii* from human feces. Appl. Environ.Microbiol. 43, 227–232 ● MOORE JG; JESSOP LD; OSBORNE DN (1987): Gas-chromatographic and mass-spectrometric analysis of the odor of human feces. Gastroenterol. 93, 1321–329 ● MÜLLER G (1993): Klinisch-chemische Diagnostik. Gustav Fischer, Jena, Stuttgart ● PELED Y; WEINBERG D; HALLAK A (1987): Factors affecting methane production in humans. Gastrointestinal diseases and alterations of colonic flora. Dig. Dis. Sci. 32, 267–271 ● PETERS M; GERKEN G (1995): Akute und chronische Diarrhöen: Diagnostische Strategien und klinische Problematik. Diagnose & Labor 45, 143–157 ● THEWS G; MUTSCHLER E; VAUPEL P (1982): Anatomie, Physiologie, Pathophysiologie des Menschen. Wissenschaftliche Verlagsgesellschaft, Stuttgart ● WEIZEL A (Hrsg.; 1986): Durchfallerkrankungen. Klinik, Diagnostik, Therapie. Perimed, Erlangen

2.2. Einflüsse von Schadstoffen auf das Ökosystem des Darmes

Schadstoffe beeinflussen biologische Systeme expositionsabhängig. Dabei wirken Schadstoffe beim Menschen nicht nur auf die Haut und die offen zugänglichen Schleimhäute ein, sondern naturgemäß auch auf den Gastrointestinaltrakt (SONNENBORN 1993). Der steigenden Schadstofffracht steht andererseits das individuell ausgeprägte und trainierbare System der Stoffwechselregulation höherer Zellen und Organismen gegenüber: ein Dreikomponentensystem aus Corticosteroiden und Schilddrüsenhormonen (T3/T4; Katabolismus) sowie zellspezifischen anabolen Peptiden, die über das somatotrope Hormon bereitgestellt werden (SCHOLE 1988). Bei zunehmender Fehlregulation und steigender Schadstoffbelastung eröffnen sich Möglichkeiten, z.B. durch körperliches Training und Reizprophylaxe (Reizklima, KNEIPPsche Anwendungen etc.) eine Stoffwechselstabilisierung des Makroorganismus und damit seiner Entgiftungssysteme herbeizuführen (SCHOLE 1996). Diese individuelle Seite der Toxikologie wird in der derzeitigen „Grenzwertkultur" (DIETER 1995) noch nicht hinreichend berücksichtigt (BECHER u. WAHRENDORF 1995; DAYAN 1995).

Schadstoffe lassen sich in Stoffe biologischen (Bakterien, Viren, Parasiten, Pilze, deren Toxine sowie Allergene), chemischen (Schwermetalle, organische Schadstoffe wie Insektizide, Pestizide etc.) und physikalischen Ursprungs (Strahlen, z.B. im Rahmen der Radiotherapie) einteilen (**Tab. 13**). Da „die Dosis das Gift macht", können auch notwendige Nahrungsbestandteile im Rahmen einer einseitigen oder unmäßigen Zufuhr Schadstoffwirkung entfalten. Aus der Vielzahl an Möglichkeiten soll hier nur auf wenige Beispiele eingegangen werden:

- ■ Immunsuppression durch Schadstoffe
- ■ Belastung des Körpers durch biogene Amine
- ■ Einseitige Ernährung
- ■ Minderaufnahme von „Schutzstoffen"

Tabelle 13

Klassifizierung von Schadstoffen

Schadstoffe

Biologische Schadstoffe
- Bakterien
- Pilze
- Viren
- Parasiten
- Toxine
- Allergene
- Arzneimittel

Chemische Schadstoffe
- Anorganische Schadstoffe
  - *Schwermetalle*
- Organische Schadstoffe
  - *Insektizide*
  - *Pestizide*
- Nahrungsbestandteile / Nahrungszusatzstoffe
- Arzneimittel

Physikalische Schadstoffe
- Strahlen

© Labor L+S AG

KLINIK

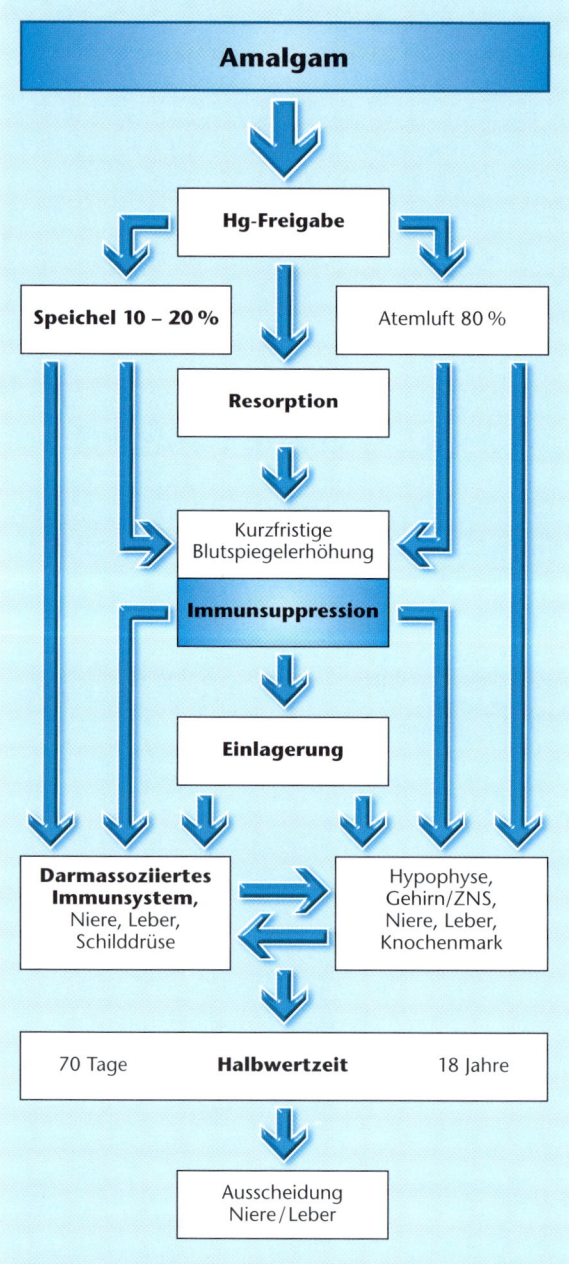

Abbildung 35

Immunsuppression durch Schadstoffe

Ein wichtiger Weg der Exposition des Körpers gegenüber Schadstoffen ist die orale Aufnahme. Welche Agentien via Nahrung aufgenommen werden, zeigt **Tab. 14**. Dabei sind immunsupprimierende Wirkungen von Alkohol, bestimmten Mykotoxinen und polyzyklischen aromatischen Kohlenwasserstoffen beschrieben (RUNOW 1994). Eine Immunsuppression des GALT kann auch auf indirektem Wege herbeigeführt werden (Beispiel: Quecksilberfreisetzung aus Amalgam, **Abb. 35**).

Direkte Einzelwirkungen von Schadstoffen auf die Darmflora sind zwar in einzelnen Fällen anhand von In-vitro-Versuchen dokumentiert. Letztlich allerdings ist die Vielfältigkeit der Beeinflussungsmöglichkeiten unüberschaubar. Ein einfaches Rechenbeispiel kann dies erläutern: Die Wirkung eines Stoffes auf eine „Modellflora" von 100 verschiedenen Bakterienarten soll extrapoliert werden. Der Einfachheit halber werden zunächst nur drei Reaktionsmöglichkeiten vorgesehen: Die Bakterienart bleibt entweder unbeeinflußt, wird gehemmt oder gefördert. Dann ergeben sich allein für diesen Modellfall 3^{100} verschiedene Reaktionsmöglichkeiten! Das entspricht der unvorstellbar grossen Zahl von $5,2 \times 10^{47}$. Darüber hinaus muß die Vielzahl an Einflußfaktoren auf das darmassoziierte Immunsystem berücksichtigt werden (**Abb. 36**).

KLINIK

Belastung des Körpers durch biogene Amine

Biogene Amine, darunter das Histamin, welches aus der Decarboxylierung der Aminosäure Histidin entsteht, können durch bakterielle Zersetzung im Darm entstehen. Hierfür zeichnen proteolytische Keime wie Vertreter der Familie Enterobacteriaceae und Clostridien verantwortlich. Zwar ist davon auszugehen, daß ein Gutteil der intestinal entstehenden biogenen Amine unmittelbar weiter verstoffwechselt wird und damit keine schädigenden Wirkungen entfalten kann. Dennoch sind direkte Histaminwirkungen am Darm beschrieben. Diese äußern sich in Kontraktionen und einer Ödematisierung der Schleimhaut (BARON 1995). Eine solchermaßen beeinflußte Darmschleimhaut kann ihre physiologische Funktion nurmehr mangelhaft erfüllen. Es kommt zu einer Störung der Barrierefunktion des Darmes: die Schleimhaut wird durchlässig und entzündet sich. Eine Extravasation von

Tabelle 14

Exposition des Darmes durch mit der Nahrung aufgenommene Schadstoffe

- PAHs (Polyzyklische aromatische Kohlenwasserstoffe, Benzpyrene)
- Mykotoxine (Aflatoxin, Sterigmatocystin, Luteoskyrin, Rugulosin etc.)
- Nitrosamine (Nitrat, Nitrit)
- Alkohol
- Fette, Cholesterin (Gallensäuren)
- Sonstige Kontaminationen

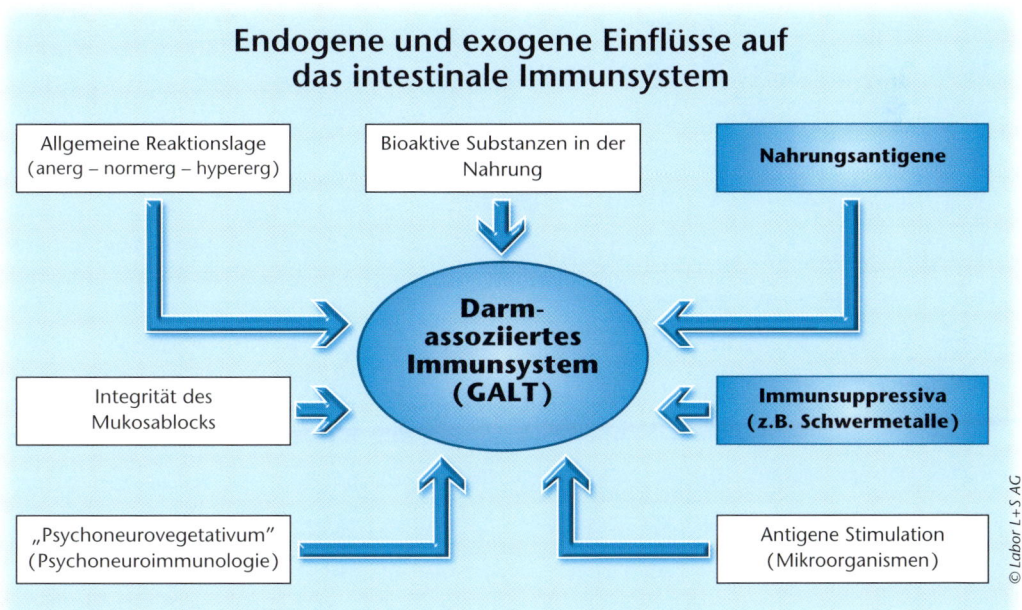

Abbildung 36

Entzündungseiweißen mit Freisetzung in das Darmlumen unterhält die Substratzufuhr für proteolytische Keime: ein Circulus vitiosus entsteht (**Abb. 37**). Histamin wiederum kann auch direkt aus den reichlich in der Darmschleimhaut und der Gallenblasenwand vorhandenen Mastzellen durch unterschiedliche Effektoren, darunter auch viele Schadstoffe, via Degranulation freigesetzt werden (**Abb. 38**).

Eine weitere Möglichkeit besteht in der direkten Aufnahme biogener Amine über die Nahrung. Die Aminbildung ist dabei überwiegend auf mikrobielle Aktivität zurückzuführen. Intoxikationen durch belastete Lebensmittel wurden beschrieben bei:

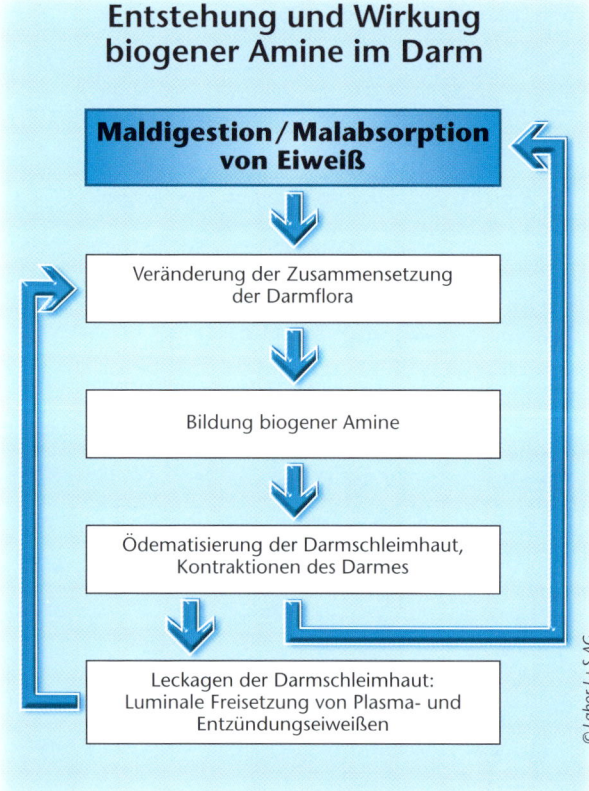

Abbildung 37

- Bier
- Fisch (Makrelen, Thunfisch, Sardinen, Sardellen, Bratheringe)
- Grüne (unreife) Bananen
- Himbeeren
- Milchprodukte, darunter (langgereifte) Käsesorten (Blau- und Weißschimmelkäse, Cheddar, Emmentaler, Gouda)
- Rohwurstarten (Salami, Thüringer Cervelatwurst)
- Sauerkraut
- Tomaten
- Wein (Rotwein)

(KRÄMER 1992, SEIDEL u. KIESEWALTER 1992, BEUTLING 1996)

Die Toxizität biogener Amine wird durch zusätzliche Aufnahme von Alkohol und von Monoaminoxidase-Hemmern (MAO-Inhibitoren, darunter verschiedene Antibiotika, Psychopharmaka und Tuberkulostatika) wesentlich gesteigert. Bereits geringe Dosen biogener Amine können dabei zu Schockerscheinungen, Herzinfarkten und Schlaganfällen führen (BEUTLING 1996).

Einseitige Ernährung

Als Beispiel für die Rolle einseitiger Ernährungsformen soll hier das Massenphänomen „westlicher Ernährungskunst", ein Zuviel an tierischen Fetten in der Nahrung, Erwähnung finden. Letzten Endes resultiert aus einer derartigen Zufuhr an mikrobiell verwertbaren Substraten ein vermehrtes Anfluten von Gallensäurenderivaten im Dickdarm. Diese stellen ihrerseits

KLINIK

Tabelle 15

Ernährung und Krebs

Antikanzerogene Wirkung sekundärer Pflanzeninhaltsstoffe

		Carotinoide	Phytosterine	Saponine	Glucosinolate	Phenolsäuren	Flavonoide	Protease-Inhibitoren	Terpene	Phytoöstrogene	Sulfide
Gemüse	Brokkoli	●			●	●	●			●	
	Grünkohl	●			●	●	●		●	●	
	Karotten	●				●	●	●			
	Tomaten	●				●	●	●	●		
Getreide	Weizen		●	●		●		●		●	
	Gerste		●	●		●		●		●	
Hülsenfrüchte	Sojabohnen		●	●				●		●	
Obst	Aprikosen	●				●	●		●		
	Zitronen					●	●		●		
Zwiebelgemüse	Knoblauch			●	●	●	●		●		●
	Zwiebel			●	●	●	●		●		●
Ölsaaten	Leinsamen		●	●		●	●			●	

Aus WATZL und LEITZMANN (1995)

Kokanzerogene dar und erhöhen die Wahrscheinlichkeit einer Tumorinduktion. Das **Kap. 2.7.** geht näher auf den Zusammenhang zwischen Ernährung und Kanzerogenese ein.

Minderaufnahme von „Schutzstoffen"

Die nicht nur aus mikroökologischer Sicht segensreichen Auswirkungen einer ausreichenden Zufuhr an Ballaststoffen wird an anderer Stelle ausführlich dargestellt (s. **Kap. 5.2.1.1.**). Durch eine Verkürzung der Transitzeit im Colon verringert sich auch die Kontaktzeit zwischen möglichen Schadstoffen in den Ingesta und der empfänglichen Dickdarmschleimhaut. Ballaststoffe stellen somit „Schutzstoffe" für die Darmschleimhaut dar.

Durch entsprechende Forschungsaktivitäten, überwiegend in den USA, explodiert in den letzten Jahren das Wissen um die sogenannten sekundären

KLINIK

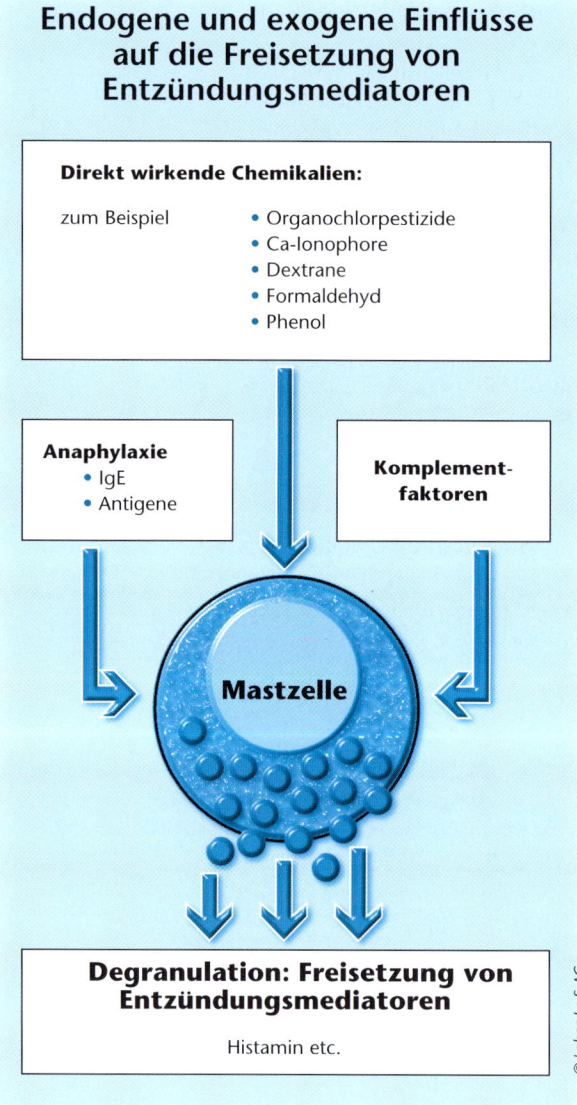

Abbildung 38

Pflanzenstoffe, die zusammen mit Ballaststoffen und Substanzen in fermentierten Lebensmitteln auch als bioaktive Substanzen bezeichnet werden (WATZL u. LEITZMANN 1995). Bei einer gemischten Kost, die physiologisch ausgereifte, frische und schonend behandelte Pflanzen und Früchte in ausreichendem Maße berücksichtigt, überwiegen gesundheitsfördernde Effekte dieser sehr heterogenen Inhaltsstoffe.

Bei Betrachtung der teilweise experimentell, aber auch in klinischen Studien erhobenen Wirkungen wichtiger Inhaltsgruppen bioaktiver Substanzen (**Tab. 15**) kann davon ausgegangen werden, daß ein Großteil insbesondere an Darmschleimhaut und GALT eine Wirkung entfaltet (z.B. antimikrobielle, antioxidative, antikanzerogene, entzündungshemmende und verdauungsfördernde Effekte).

Literaturhinweise

BARON D (1995): Immunologische Grundlagen der Allergien vom Typ 1 bis 4. Pharmazeut. Ztg. 140, 3119–3138 ● BECHER H; WAHRENDORF J (1995): Epidemiologische Risikobewertung chemischer Stoffe. Zbl. Hyg. 197, 188–195 ● BEUTLING D (Hrsg.; 1996): Biogene Amine in der Ernährung. Springer, Berlin, Heidelberg, New York ● DAYAN AD (1995): Toxikologie und Umwelt sowie ihre Stellung in der Gesellschaft. Erkennen der gesundheitlichen Risiken beim Menschen. Zbl. Hyg. 197, 5–25 ● DIETER H (1995): Grenzwertkultur. Bundesgesundhbl. 5/95, 169 ● KRÄMER J (1992): Lebensmittelmikrobiologie. Ulmer, Stuttgart ● RUNOW KD (1994): Klinische Ökologie. Angewandte Umweltmedizin. Hippokrates, Stuttgart ● SEIDEL G; KIESEWALTER J (Hrsg.; 1992): Bakterielle Lebensmittelinfektionen und -intoxikationen. Akademie, Berlin ● SCHOLE J (1996): Möglichkeiten der Stoffwechselstabilisierung bei zunehmender Fehlregulation und steigender Umweltbelastung. Erfahrungsheilkunde 5/96, 311–317 ● SCHOLE J; LUTZ W (1988): Regulationskrankheiten. Versuch einer fachübergreifenden Analyse. Enke, Stuttgart ● SONNENBORN U (1993): Auswirkungen von Umweltgiften und anderen exogenen Noxen auf Mikroökologie und Immunologie des Gastrointestinaltraktes. Erfahrungsheilkunde 45, 46–49 ● SONNENSCHEIN B (1995): Einflüsse und Wirkungen von Schadstoffen auf das Ökosystem des Darmes. Vortrag Med. Woche Baden-Baden, 30.10.95 ● WANDER R (1995): Störfeld und Schwermetallbelastung. Ärztezeitschr. f. Naturheilverf. 36, 356–358 ● WATZL B; LEITZMANN C (1995): Bioaktive Substanzen in Lebensmitteln. Hippokrates, Stuttgart

2.3. Durchfallerkrankungen im Zusammenhang mit der Gabe antibiotisch wirksamer Substanzen

Bei der Anwendung von Antibiotika zählen Diarrhoen mit einer Inzidenz von ca. 10% neben den allergischen Hautreaktionen zu den häufigsten unerwünschten Nebenwirkungen. Dabei reicht das klinische Spektrum von fieberfreien, zeitlich limitierten Durchfällen bis hin zu lebensbedrohlichen pseudomembranösen Colitiden.

Obwohl prinzipiell alle antibiotischen Präparate, insbesondere oral und parenteral zu verabreichende Applikationsformen, in der Lage sind, sog. antibiotikaassoziierte Diarrhoen (AAD) zu induzieren, läßt sich ein besonderes Gefährdungspotential bei Lincomycin/Clindamycin, Erythromycin und Cephalosporinen ausmachen. Arzneimittel (Monopräparate und Kombinationen), die Tetrazykline, Ampicillin, Amoxicillin, Neomycin, Chloramphenicol oder Chinolone enthalten, sind ebenfalls gefährlich. Vor dem Hintergrund, daß der jährliche Verbrauch von Antibiotika in Klinik und Praxis bei weit über 30 Millionen Packungseinheiten liegt, wird die Bedeutung der AAD deutlich. So lassen sich bei durchschnittlichen Inzidenzen von 10% AAD bei Tetrazyklinen und sogar 30% bei Erythromycin jährlich ca. 1 Million derartige Durchfallerkrankungen hochrechnen, die allein auf diese beiden Substanzen zurückzuführen sind (RUHL 1989, IMIB Basel, Forschungsbericht 1989).

Unterschiedliches Durchfall-Risiko

Eine Übersicht über die Auswirkungen verschiedener antibiotisch wirksamer Substanzen auf die Darmflora gibt **Tab. 16**. Dabei ist jedoch zu beachten, daß diese Aufstellung in Anbetracht der Komplexität der intestinalen Mikroökologie nur eine grobe Annäherung an die im Einzelfall tatsächlich ablaufenden Vorgänge nach einer antibiotischen Therapie darstellen kann. Die aufgeführten Daten stammen zudem meist aus Untersuchungen an gesunden Menschen. Bei kranken Personen, also den üblichen Empfängern von Antibiotika, ist eine größere Empfindlichkeit zu erwarten.

Wesentlichen Einfluß auf den Grad der gastrointestinalen Irritationen durch ein Antibiotikum hat neben dem Wirkungsspektrum v.a. der Wirkstoffspiegel im Darm, der von zahlreichen Faktoren abhängt:

- Applikationsart (oral verabreichte Antibiotika stören die Kolonisationsresistenz mehr als parenteral applizierte)
- Biliäre Sekretionsrate (bei parenteraler Applikation)
- Resorptionsrate
- Grad der enzymatischen Inaktivierung im Darm
- Ausscheidungsrate
- Bindung an Bestandteile des Darminhaltes (z.B. bei Chinolonen)
- Milieu (im anaeroben Milieu mit niedrigem Redoxpotential ist beispielsweise der Wirkungsgrad der Aminoglykoside und Chinolone vermindert)

Einfluß von Antibiotika auf die Zusammensetzung der Darmflora **Tabelle 16**

Substanz	Reduktion der		Gastrointestinale Reaktionen		
	aeroben Darmflora	anaeroben Darmflora	Leicht	Diarrhoe	Colitis
Ampicillin	+++	+++	+++	++	++
Amoxicillin	+	+	+	+	-
Azlocillin	+	+	-	-	-
Cefaclor	+	Ø	+	+	-
Cefazolin	Ø	Ø	-	-	-
Cefixim	+++	+++	+	-	-
Cefoperazon	+++	++	-	++	-
Cefotaxim	Ø/+	Ø	-	-	-
Cefotiam	+	Ø	-	-	-
Cefoxitin	+	+	-	-	-
Cefradin	Ø	Ø	-	-	-
Ceftriaxon	+++	+	-	++	-
Cefuroxim	+	+	-	-	-
Chloramphenicol	+++	+	+	+	-
Ciprofloxacin	+++	+	+	+	-
Clindamycin	+	+++	+++	++	++
Cotrimoxazol	+++	Ø	+	+	-
Doxycyclin	Ø	Ø	-	++	-
Erythromycin	+	+++	+	+++	-
Imipenem	+	++	-	-	-
Metronidazol	Ø	+	-	-	-
Neomycin	+	++	+	-	-
Ofloxacin	+++	Ø	+	+	-
Penicillin	Ø	Ø	-	+	-
Sulfanilamide	+	?	+	+	-
Tetrazykline	+++	Ø/+	+++	++	++

Erläuterung:
+++ = starke Keimreduktion
++ = mäßige Keimreduktion
+ = geringe Keimreduktion
Ø = keine signifiante Keimreduktion

+++ = häufige Reaktion
++ = gelegentliche Reaktion
+ = seltene Reaktion
- = keine Angaben

Mod. nach BERNHARDT u. KNOKE (1993), LINZENMEIER u. HARALAMBIE (1993), NORD u. EDLUND (1991)

KLINIK

Welche Pathogenesemechanismen liegen den AAD zugrunde?

Obwohl die Wirkung vieler Antibiotika im Rahmen von Arzneimittelzulassungen durch Darmflorauntersuchungen an gesunden Freiwilligen hinreichend dokumentiert wurde, tappt man bei den zugrundeliegenden Mechanismen für das Entstehen von AAD noch vielfach im Dunkeln. Ausreichend gesichert ist die Ätiologie von toxinbildenden *Clostridium difficile*-Stämmen für antibiotikaassoziierte Colitiden (AAC) sowie pseudomembranöse Colitiden (s.u. und **Kap. 2.8.1.6.**). Daneben werden diskutiert:

- Veränderungen des luminalen Fettsäuremusters
- Zunahme hochmolekularer Kohlenhydrate mit osmotischer Wirksamkeit (durch verminderten bakteriellen Abbau z.B. der Mucopolysaccharide aus dem Mukus)
- Superinfektionen durch enterotoxinbildende *Staphylococcus aureus*-Isolate der Phagengruppe III

Diese Thesen verschleiern allerdings den Blick auf die wahrscheinliche Ätiologie der AAD: Verschiebungen in der authochthonen, wandständigen, intestinalen Flora im Sinne einer Verringerung der Kolonisationsresistenz (**Abb. 39**). So sind verschiedene Bakteriengattungen für den kolonären Spiegel an kurzkettigen Fettsäuren verantwortlich zu machen. Es liegt also nahe, daß einer Veränderung der luminalen Fettsäurenzusammensetzung Verschiebungen der Mikroflora zugrundeliegen.

Durchfall nach Gabe von Antibiotika: „kollektive Ausreise" der residenten Flora!

An dieser Stelle muß aber auch darauf hingewiesen werden, daß aktuelle Durchfallerkrankungen wie auch Veränderungen der Stuhlflora im Sinne einer Dysbiose meist nicht auf lang zurückliegende Gaben antibiotisch wirksamer Substanzen zurückgeführt werden können, wie es häufig von naturheilkundlich orientierten Therapeuten vermutet wird. Bei immunkompetenten und darmgesunden Patienten läßt sich die residente Flora langfristig nur sehr schwer aus dem Gleichgewicht bringen. Dieses belegen auch tierexperimentelle Daten, z.B. an den vergleichsweise darmsensiblen Pferden (GAUTSCH et al. 1993, KROPP 1993). Wenn immunalterierte Personen, die z.B. an rezidivierenden Infekten leiden, in der Vergangenheit häufig mit antibiotischen Gaben traktiert wurden, läßt sich aus der Anamnese weiter zurückliegender Behandlungen allenfalls mittelbar ein Zusammenhang zwischen Arzneimittel und aktuell veränderter Darmflora konstruieren (alteriertes Immunsystem inkl. GALT ➔ veränderte Zusammensetzung der wandständigen Flora + antibiotische Therapie ➔ deutliche Veränderung der Darmflora).

Besonders bei immunsupprimierten Patienten muß damit gerechnet werden, daß es unter einer antibiotischen Anwendung zur vermehrten Kolonisation mit Hefen kommt. In einer vergleichenden Studie an Krebspatienten, bei denen die Antibiotika Ciprofloxacin, Sulfamethoxazol-Trimethoprim, Ampicillin oder Amoxicillin-Clavulansäure zum Einsatz kamen, trat diese Komplikation am häufigsten bei der letztgenannten Kombination auf (SAMONIS et al. 1994).

KLINIK

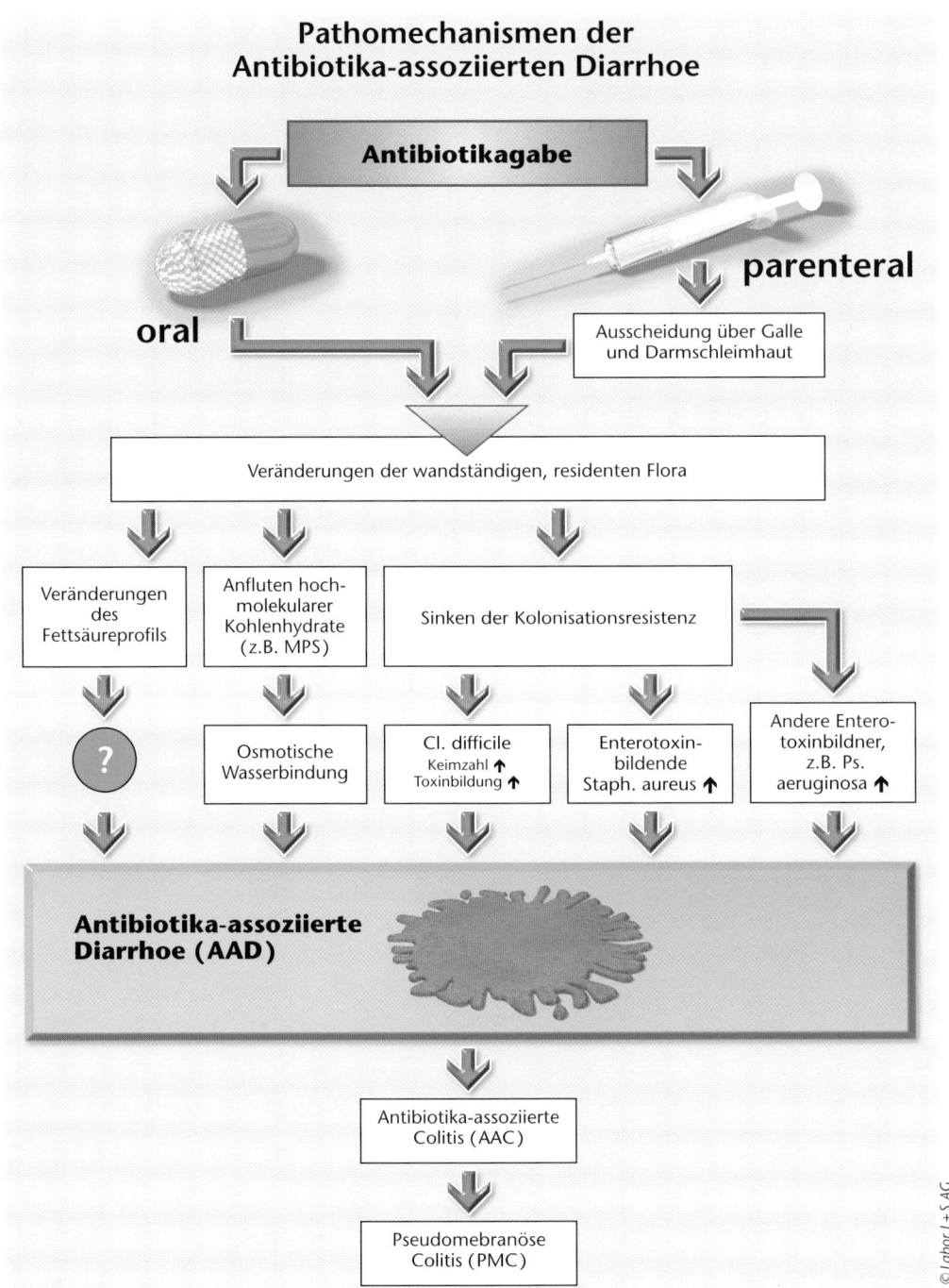

Abbildung 39

KLINIK

Durch Clostridium difficile ausgelöste antibiotikaassoziierte Colitis (AAC)

Toxinbildende Stämme von *Cl. difficile* wurden 1977 erstmalig als ätiologisches Agens für Colitiden nachgewiesen (BARTLETT et al. 1977). Dieser Keim kommt zwar auch beim Gesunden in geringer Zahl im Darmkanal vor – so läßt er sich bei symptomfreien Erwachsenen in ca. 2%, bei Kindern unter 2 Jahren sogar in 25–50% nachweisen – erhält aber erst unter therapeutischer Anwendung bestimmter Antibiotika ganz offensichtlich die Gelegenheit zu sprunghafter Vermehrung und Toxinbildung. Dabei spielen pathogenetisch die gebildeten Toxine A und B eine Rolle: Toxin A stellt ein Enterotoxin dar, welches über eine mukosale Granulozyteninfiltration eine Flüssigkeitssekretion verursacht, Toxin B weist einen zytotoxischen Effekt auf.

Toxine von Clostridium difficile verantwortlich für AAC

Die geschilderte Wirkweise der Toxine macht verständlich, weshalb sich insbesondere bei einer *Cl. difficile*-Infektion klinische Komplikationen in Form von pseudomembranösen Colitiden (PMC) ergeben können. Diese imponieren durch Fieber und bis zu 20 Stuhl-Entleerungen pro Tag, die Schleim, Membranreste und Eiterspuren enthalten. Ohne entsprechende Behandlung droht die Gefahr eines lebensbedrohlichen, toxischen Megacolons. Daher sind gegen *Cl. difficile* gerichtete therapeutische Bemühungen (Gaben des Schmalspektrum-Antibiotikums Vancomycin) meist unverzichtbar. Dabei ist es ein Kunstfehler, eine Therapie ohne entsprechende Diagnostik einzuleiten.

Neben einem kulturellen Nachweis von *Cl. difficile* ist aus den oben aufgeführten epidemiologischen Gründen auch ein Toxinnachweis, idealerweise im Stuhlfiltrat, hilfsweise auch im Kulturüberstand der mikrobiologischen Kultur, zu fordern (s. auch **Kap. 3.3.2.**). Derartige Spezialuntersuchungen müssen im darauf eingerichteten diagnostischen Labor separat angefordert werden.

Hinweise zu Klinik und Diagnostik finden sich in der Spezialliteratur sowie in **Kap. 2.8.1.6.**

Weiterhin muß beachtet werden, daß PMC auch als Folge anderer Therapien, Infektionen und Krankheitsbilder auftreten können:

- Therapeutischer Einsatz von Gold u.a. Schwermetallen
- Zytostatika
- Shigellen-Ruhr
- Amöben-Ruhr (*Entamoeba histolytica*)
- Enterotoxinbildende *Staphylococcus aureus*-Stämme
- Obstruktive und nichtokklusive, ischämische Zustände am Darm

Literaturhinweise

BARTLETT JG; KASPAR DL; CISNEROS RL; ONDERDONK AB (1977): Etiology of Clindamycin associated colitis. ICAAC 17th. Abstr. No. 198 ● BARTLETT JG; CHANG TW; TAYLOR NS (1979): Colitis induced by *Clostridium difficile*. J. Inf. Dis. 1, 370–378 ● BECKMANN G; RÜFFER A; SONNENSCHEIN B (1997): Stuhluntersuchungen: Lesen aus dem Kaffeesatz oder wertvolles, diagnostisches Werkzeug? – Einige kritische Anmerkungen zur Sinnhaftigkeit und Aussagekraft. Ärztezeitschr. f. Naturheilverf. 38, 88–100 ● BERNHARDT H; KNOKE M (1993): Anaerobe Darmflora: Einfluß von Antibiotika. Chemother. J. 2 (Suppl. 1), 15–18 ● BOCKEMÜHL J; ZEITZ M; LUX G; OTTENJANN R (Hrsg., 1993): Ökosystem Darm IV. Immunologie – Mikrobiologische Funktionsstörungen – Klinische Manifestation. Springer, Berlin, Heidelberg, New York ● CHRIST P; ROSENTHAL P (1984): Infektionswechsel und Superinfektion. Infektiöser Hospitalismus. In: RAHN KH (Hrsg.): Erkrankungen durch Arzneimittel. S. 100, Thieme, Stuttgart, New York ● GAUTSCH S; BECKMANN G; AMTSBERG G; DIECKMANN M; DEEGEN E (1993): Untersuchungen zum Vorkommen und zur Bedeutung von enterotoxinbildenden *Clostridium perfringens*-Stämmen im Darmkanal von Pferden. Berl. Münch. Tierärztl. Wschr. 106, 1–6 ● HAGENHOFF G; HEIDT H; HÖCHTER W (1990): *Clostridium difficile* und antibiotikaassoziierte Diarrhöen: Prävention und Therapie mit *Saccharomyces boulardii*. In: OTTENJAHN R; MÜLLER J; SEIFERT J (Hrsg.): Ökosystem Darm II. Mikrobiologie - Immunologie - Morphologie. S. 150–165, Springer, Berlin, Heidelberg, New York ● HEIDT PJ (1983): Neue Kriterien für die antimikrobielle Therapie: Erhaltung der Kolonisationsresistenz des Intestinaltraktes. Mikroökol. Ther. 13, 61–65 ● KASPER H (1995): Ernährungsmedizin. Urban & Schwarzenberg, München, Wien, Baltimore ● KOCH K (1995): Antibiotika-Schaden für die Darmflora. Erfahrungsheilkunde 45, 225–228 ● KROPP S (1993): Bakteriologische Untersuchungen zur Zusammensetzung der Darmflora des Pferdes und deren Beeinflussung durch Chemotherapeutika. Tierärztl. Hochschule Hannover, Diss. ● LESCH P (1986): Antibiotikainduzierte Diarrhöen. In: WEIZEL A (Hrsg.): Durchfallerkrankungen: Klinik, Diagnostik, Therapie. S. 58–64, Perimed, Erlangen ● LINZENMEIER G (1990): Einfluß von Antibiotika auf die Darmbesiedlung. In: OTTENJAHN R; MÜLLER J; SEIFERT J (Hrsg.): Ökosystem Darm II. Mikrobiologie – Immunologie – Morphologie. S. 141–146, Springer, Berlin, Heidelberg, New York ● LINZENMEIER G; HARALAMBIE E (1993): Aerobe Darmflora: Einfluß von Antibiotika. Chemother. J. 2 (Suppl. 1), 11–14 ● MAYER M (1991): Darmflora und Antibiotika. Einfluß der Antibiotikatherapie auf das Resistenzverhalten relevanter Keime und auf die Standortflora der Patienten in einer chirurgischen Klinik. Bibliomed, Melsungen ● NORD CE; EDLUND C (1991): Ecological effects of antimicrobial agents on the human intestinal microflora. Microb. Ecol. Health Dis. 4, 193–207 ● SAMONIS G; GIKAS A; TOLOUDIS P; MARAKI S; VRENTZOS G; TSELENTIS Y; TSAPARAS P; BODEY G (1994): Prospective study of the impact of broad-spectrum antibiotics on the yeast flora of the human gut. Eur. J. Clin. Microbiol. Infect. Dis. 13, 665–667

2.4. Chronisch-entzündliche Darmerkrankungen

Unter diesem Begriff werden die sich klinisch ähnelnden Krankheiten Morbus (M.) Crohn (Synonyme: Enteritis regionalis, Ile(ocol)itis regionalis) und Colitis ulcerosa zusammengefaßt. Die Inzidenz beträgt für M. Crohn ca. 0,3 Promille, für Colitis ulcerosa ca. 0,8–1,5 Promille. Beide Krankheiten treten in der Regel vor dem 30.–35. Lebensjahr auf. Die wichtigsten Charakteristika und Unterscheidungsmerkmale sind in **Tab. 17** aufgeführt. Dabei ist zu beachten, daß es gewichtige Stimmen gibt, die bezweifeln, ob es sich bei beiden Krankheiten um eigenständige pathologische Entitäten handelt. Für diese These spricht die Tatsache, daß ca. 20% aller Fälle den nicht klassifizierbaren Enterocolitiden zugerechnet werden müssen. Die diagnostische Latenz, also die Zeit vom Auftreten der Erstsymptomatik bis zur korrekten Diagnosestellung, liegt insbesondere bei pädiatrischen Fällen bei einem bis zu mehreren Jahren.

Mangelzustände vorhersehbar

Beide Erkrankungen laufen wellenförmig ab, d.h. akute Schübe und Remissionen, letztere teilweise sogar vollständig, wechseln sich ab. Chronisch-entzündliche Prozesse an der Darmschleimhaut führen zu Mangelerscheinungen, insbesondere, wenn resorptive Oberflächen funktionell „wegbrechen", so z.B. beim regionalen M. Crohn im Ileumbereich: hier wird die Aufnahme von Gallensäuren ebenso be- oder verhindert wie die Vitamin-B_{12}-Resorption (s. auch **Abb. 31**). Auch läßt sich häufig eine schleichende Eisenunterversorgung (Eisenmangelanämie), bedingt durch die subklinischen und klinisch manifesten Blutverluste feststellen. Die Durchfälle führen zu Wasser- und Elektrolytverlusten. Unterdeckungen an

KLINIK

Tabelle 17

Differenzierung von Morbus Crohn und Colitis ulcerosa

Differenzierung	Morbus Crohn	Colitis ulcerosa
Lokalisation	Gesamter Verdauungstrakt, besonders Ileum bis Rektum	Beschränkt auf Colon, Rektum
Befallsart	Diskontinuierlich, mukosal, pseudopolypöse Schleimhautreaktionen „Pflastersteinrelief"	Kontinuierlich, alle Wandschichten
Histologie	Granulome (Riesenzellen)	Kryptenabzesse
Klinik	Schmerzen: häufig ⟷	selten
	Fisteln, Stenosen, Abszesse, perianale Läsionen: häufig ⟷	selten
	Massive Blutverluste über den Stuhl: häufig ⟷	selten

© Labor L+S AG

Vitamin A,C,D, Thiamin und Folsäure sowie an Zink und Selen werden beobachtet.

Als mögliche Ursachen für M. Crohn und Colitis ulcerosa werden diskutiert:

- Genetische Disposition (wissenschaftlich belegt)
- Infektionen mit atypischen Mykobakterien, insbes. *M. paratuberculosis/M. kansasii* (wissenschaftliche Hinweise, allerdings noch nicht ausreichend gesichert)
- (Psycho)immunologische Phänomene
- Ernährungsfaktoren: gehärtete Speisefette, Zucker (noch unbewiesen)
- Defekte Tight junctions (Verbindungsstellen zwischen den Enterozyten; bedeutsame epidemiologische und morphologische Hinweise)
- Multifokale Infarzierungen (aufsteigende Sequenz von Gefäßschäden) beim M. Crohn (morphologische Untersuchungen)

Fest steht, daß es im Verlaufe einer chronisch-entzündlichen Darmerkrankung zu einer Steigerung der intestinalen Permeabilität kommt. Damit wird ein teilweise unkontrollierter Zutritt von Antigenen, darunter infektiöse Agentien, ermöglicht. Das erklärt, weshalb einige Untersucher

Störungen der Barrierefunktion des Darmes

KLINIK

bei diesem Krankheitskomplex erhöhte Serum-Antikörpertiter gegenüber *Yersinia enterocolitica*-Serotypen O:3/O:9, *Bacteroides fragilis* sowie *Klebsiella pneumoniae* fanden.

Im akuten Schub verändert sich der Stuhlflora-Befund häufig in sinnfälliger Weise: Neben dem Anfluten von Proteolyten (Vertreter der Familie *Enterobacteriaceae*, besonders hämolysierende Varianten von *E. coli* und *Proteus spp.* sowie Clostridien) als Ausdruck mikrobieller „Reaktion" auf leicht verwertbare Entzündungseiweiße und exsudierte Plasmaproteine wird ein drastischer Anstieg der Entzündungsmarker (PMN-Elastase, Lysozym, Alpha 1-Antitrypsin; s. **Kap. 3.4.3.**) beobachtet. Gleichzeitig kommt es durch die Eiweißdegradation (Decarboxylierung von Aminosäuren etc.) zu einem Anstieg biogener Amine im Lumen: der Darm-pH-Wert steigt in den alkalischen Bereich (in drastischen Fällen bis zu einem pH von 8,5) (s. auch **Kap. 4.4.9.**). Der massive enterale Eiweißverlust kann neben den Hinweisen aus der Untersuchung der Stuhlflora auch über den Stuhlgehalt an Serum-Albumin bestimmt werden (s. **Kap. 3.4.3.4**).

Eiweißfäulnis über großflächige Entzündungen

Die besprochenen chronisch-entzündlichen Darmerkrankungen müssen von der NSAR-Enteropathie unterschieden werden, die im Gefolge eines jahrelangen (Ab)usus von nichtsteroidalen Antirheumatika (NSAR) über eine massive Steigerung der zellulären Leukotrienproduktion entstehen kann. Colitis-ulcerosa-Fälle, die über 10 Jahre andauern, weisen ein deutlich erhöhtes Risiko für die Entstehung von Kolonkarzinomen auf.

Hinsichtlich weitergehender Informationen zu chronisch-entzündlichen Darmerkrankungen sei auf die gastroenterologische Fachliteratur verwiesen.

Literaturhinweise

BEHRENS R (1990): Morbus Crohn aus pädiatrischer Sicht. In: OTTENJAHN R; MÜLLER J; SEIFER J (Hrsg.): Ökosystem Darm II. Mikrobiologie – Immunologie – Morphologie. S. 60–68, Springer, Berlin, Heidelberg, New York ● DVORAK AM; DICKERSON GR (1979): Crohn's disease: a scanning electron microscope study. Pathol. Ann. 14, 259–273 ● HANSEN WE; CLASSEN M (1994): 11.4.5. Chronisch-entzündliche Darmerkrankungen. In: CLASSEN M; DIEHL V; KOCHSIEK K (Hrsg.): Innere Medizin. S. 601–612, Urban & Schwarzenberg, München, Wien, Baltimore ● KARBACH U (1990): Die enterale Eiweißausscheidung als Parameter zur Beurteilung der intestinalen Entzündungsaktivität bei M. Crohn – Untersuchungen mit Hilfe des endogenen Markers Alpha-1-Antitrypsin. In: OTTENJAHN R; MÜLLER J; SEIFERT J (Hrsg.): Ökosystem Darm II. Mikrobiologie – Immunologie – Morphologie. S. 69–75, Springer, Berlin, Heidelberg, New York ● MÜLLER C (1996): Kranker Darm – was tun? UGB-Forum 5/96, 275–278 ● OTTENJAHN R (1990): Zur Pathogenese des Morbus Crohn. In: OTTENJAHN R; MÜLLER J; SEIFERT J (Hrsg.): Ökosystem Darm II. Mikrobiologie – Immunologie – Morphologie. S. 47–52, Springer, Berlin, Heidelberg, New York ● WAKEFIELD AJ; SAWYERS AM; DHILLON AP et al. (1990): Pathogenesis of Crohn's disease: multifocal gastrointestinal infarction. Lancet I, 1057

2.5. „Reizdarm-Syndrom": Reizwort oder Diagnose?

Der beschreibende Begriff „Reizdarm-Syndrom" oder auch „Colon irritabile" bezeichnet auf dem Weg des Ausschlusses eine unspezifische intestinale Symptomatik mit Stuhlunregelmäßigkeiten, dem Gefühl des Aufgeblähtseins und Leibschmerzen, bei denen organische Ursachen differentialdiagnostisch ausgeschlossen worden sind (**Abb. 40**). Das der dürftigen Definition innewohnende Dilemma ist offensichtlich: diese Diagnose fällt als

KLINIK

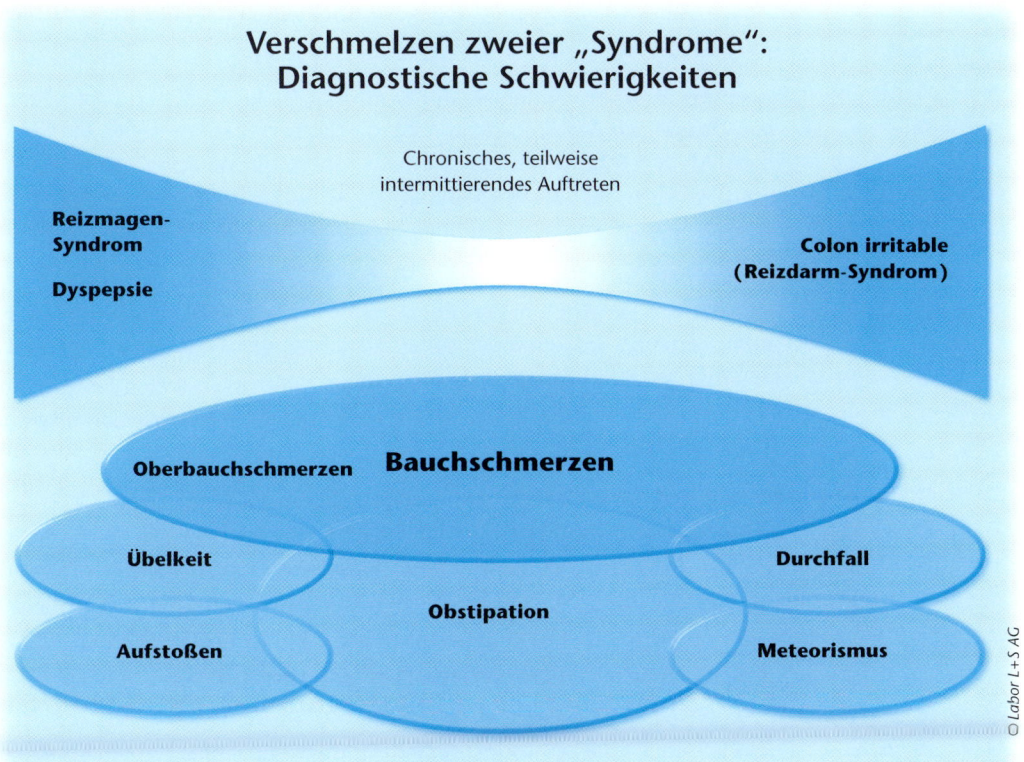

Abbildung 40

reduktionistisches Überbleibsel in der allgemeinmedizinischen und internistischen Praxis an und muß sich gegen die Diagnose „Befindlichkeitsstörung" mit psychogenem Einschlag behaupten. So nimmt es nicht wunder, daß zwischen 8 und 19 % aller Menschen in den westeuropäischen Ländern und ca. 20–50 % aller Patienten in gastroenterologischen Praxen (Frauen mit angeblich etwa doppelter Häufigkeit) Symptome zeigen, die „mit der Diagnose Reizdarm-Syndrom vereinbar sind" (KRUIS 1994). Da man hier ganz offensichtlich, gleichermaßen hilflos, eine häufig anzutreffende Symptomen-Trias zu einer Krankheit deklariert, die demnach eine Vielzahl von Menschen betrifft, wird auch die qua definitionem eigentlich notwendige Ausschlußdiagnostik wegen der in der konventionellen medizinischen Praxis üblichen Verfahren inkl. endoskopischer Maßnahmen zu einer „Gefahr" für das gebeutelte Gesundheitssystem. „Es muß befürchtet werden, daß das Ausschlußverfahren zur Kostensteigerung und zur Gefährdung von offensichtlich gesunden Patienten beiträgt" (KRUIS 1994). Die Widersprüche sind ganz offensichtlich. Gleichzeitig werden an der zwangsläufig symptomatisch erfolgenden „Therapie" Millionen verdient. Empfohlen werden in Standardlehrbüchern neben diätetischen und symptomatischen Maßnahmen (Gaben von Entschäumern mit und ohne

Reizdarm = Reizwort

Pankreasenzymen, z.B. Lefax® und Enzym-Lefax®) die sog. „kleine ärztliche Psychotherapie" sowie die Gabe von Anticholinerga, Spasmolytica, Opiatantagonisten und Psychopharmaka.

Zwar hat man bei Patienten mit derartiger Diagnosestellung ein gegenüber Darmgesunden unterschiedliches fäkales Fettsäureprofil gefunden – dies legt den Schluß auf eine Mitbeteiligung der Mikroflora nahe – allerdings ist eine eigene mikroökologische Entität sehr unwahrscheinlich, da es sich ja augenscheinlich beim „Colon irritabile" um eine funktionelle Störung handelt.

Hinsichtlich der Ätiologie und der diagnostischen Vorgehensweise bei den unter dem Begriff „Colon irritabile" zusammengefaßten gastrointestinalen Symptomen sei auf **Kap. 2.1.** verwiesen.

Literaturhinweise
BECKMANN G; RÜFFER A; SONNENSCHEIN B (1997): Stuhluntersuchungen: Lesen aus dem Kaffeesatz oder wertvolles diagnostisches Werkzeug? – Einige kritische Anmerkungen zur Sinnhaftigkeit und Aussagekraft. Ärztezeitschr. f. Naturheilverf. 38, 88–100 ● KRUIS W (1988): Das Reizdarmsyndrom. Diagnose und Behandlung. Fortschr. Med. 106, 156–160 ● KRUIS W (1994): 11.4.7. Irritables Kolon. In: CLASSEN M; DIEHL V; KOCHSIEK K (Hrsg.): Innere Medizin. S. 613–615, Urban & Schwarzenberg, München, Wien, Baltimore ● MORTENSEN PB; HOLTUG K; RASMUSSEN HS (1987): Short-chain fatty acid production and the irritable bowel syndrome: The effect of wheat bran. Scand. J. Gastroenterol. 22, 185–192

2.6. Dünndarmüberwucherungs-Syndrom (**S**mall-**b**owel-**o**vergrowth-syndrome, SBOG-Syndrom)

Synonyme für dieses inhomogene Krankheitsbild sind:

- Contaminated-small-bowel-syndrome
- Syndrom der blinden Schlinge (Blind-loop-Syndrom)
- Afferent-loop-Syndrome
- Stagnant-loop-Syndrome.

SBOG: Fehlbesiedlung des Dünndarmes mit Colon-Bakterien

Dieses Syndrom vielschichtiger Genese führt zu einer Veränderung des Dünndarmmilieus durch Überwucherung mit üblicherweise colonständigen Mikroorganismen. Durch das im Vergleich zur autochthonen Dünndarmflora geänderte Stoffwechselspektrum, z.B. von verschiedenen Vertretern der Familie *Enterobacteriaceae* (*E. coli* und andere) oder der *Bacteroides-Prevotella-Porphyromonas*-Gruppe, werden entzündliche Schädigungen der Dünndarmschleimhaut verursacht, die in Malabsorptionsphänomene einmünden (**Abb. 41**). Gleichzeitig besitzen einige Vertreter der aufsteigenden Colonflora die Fähigkeit, Gallensäuren zu dekonjugieren, woraus eine gestörte Mizellenbildung mit einer Malabsorption von Fetten resultiert (**Abb. 67**). Beim Abbau von in das Colon übertretenden Fetten zu Hydroxyfettsäuren wird die Rückresorption von Wasser und Elektrolyten vermindert (osmotische Bindung von Wasser).

Die Ursachen des SBOG-Syndroms sind vielfältig (**Abb. 42**). Nach Magenoperationen, insbes. Teil- und Totalresektionen, wird die „Säureschranke" durch verminderte Säurebildung und/oder eine Beschleunigung der Magen-

KLINIK

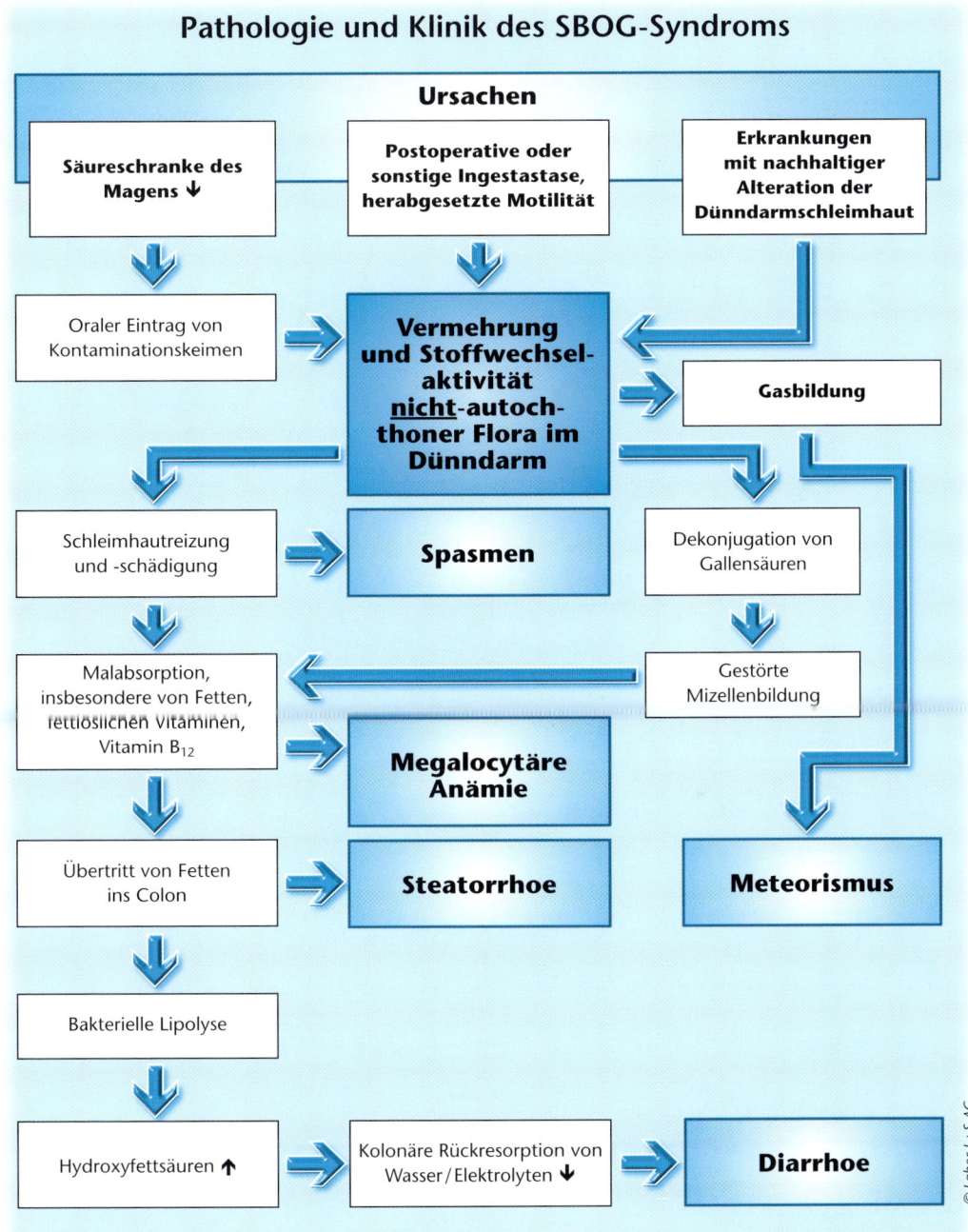

Abbildung 41

entleerung gestört. Bakterielle Fehlbesiedlungen können folgen. Häufiger entsteht das SBOG-Syndrom hingegen durch eine starke Verlangsamung und/oder Umkehrung des Ingestaflusses in einem umschriebenen Darm-

KLINIK

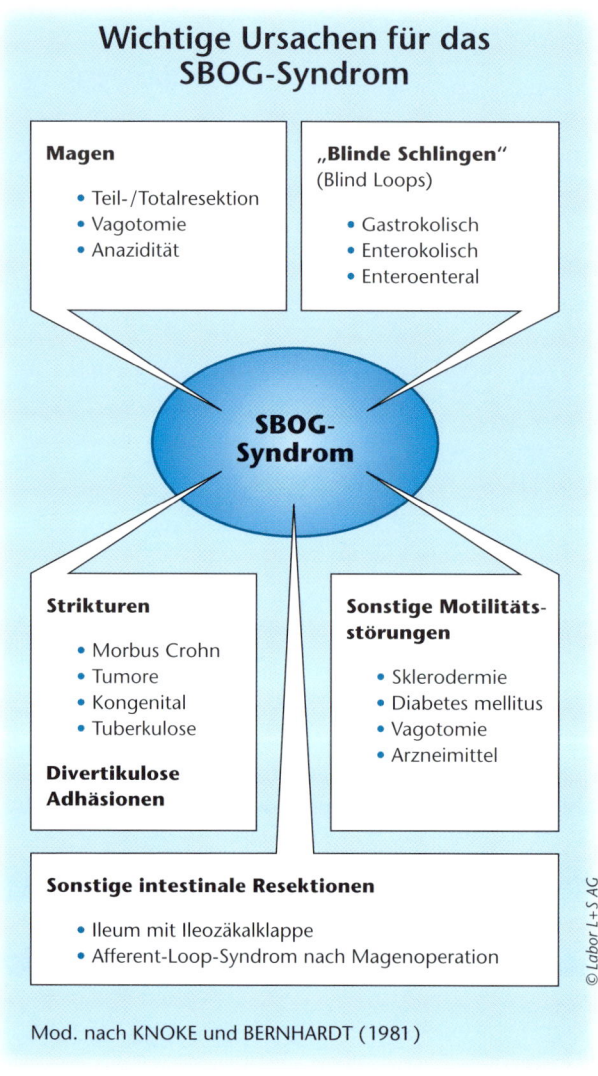

Abbildung 42

abschnitt, für die unterschiedliche Ursachen verantwortlich zeichnen. Gelegentlich wird das Auftreten des SBOG-Syndroms infolge einer allgemeinen Schädigung der Darmschleimhaut, wie z.B. bei Strahlen- und Chemotherapie (Krebstherapie), Verabfolgung von Immunsuppressiva oder auch bei allgemein herabgesetzter Resistenz (z.B. bei Mangelernährung, Immunglobulinmangel-Syndrome), beobachtet (KNOKE u. BERNHARDT 1981).

Klinisch imponieren wäßrige Diarrhoen, Steatorrhoe, Meteorismen, krampfartige Leibschmerzen, Brechreiz/Erbrechen, Vitamin-B_{12}-Mangel (megalozytäre Anämie) sowie ein Mangel an fettlöslichen Vitaminen.

Die Diagnosestellung kann nicht allein aufgrund von Stuhluntersuchungen gestellt werden. Hier erweist sich der Wasserstoff-Atemgastest als aussagekräftig (s. **Kap. 3.5.**).

Literaturhinweise

BEISSEL N; STEGEMANN B (1986): Postoperative Diarrhöen. In: WEIZEL A (Hrsg.): Durchfallerkrankungen. Klinik, Diagnostik, Therapie. S. 84–93, Perimed, Erlangen ● KNOKE M; BERNHARDT H (1981): Das mikrobielle Overgrowth-Syndrom des Dünndarms. Dtsch. Gesundheitswesen 36, 681–685 ● SUNDAL E (1980): Ursachen und Folgen der Besiedelung des Dünndarms mit Kolonkeimen. Ther. Umschau 37, 187–193 ● WILDGRUBE HJ (1981): Die bakterielle Fehlbesiedlung im Dünndarm: Diagnostik und Therapie. Therapiewoche 31, 7979–7982

2.7. Ernährung und Krebs

Es wird geschätzt, daß die Ernährungsweise mittlerweile für ungefähr 35% aller Todesfälle durch Malignome als ursächlich verantwortlich zeichnet und damit noch vor der tabakbedingten Krebssterblichkeit rangiert (**Tab. 18**).

Zwischen Ernährungsformen, die reich an tierischen Eiweißen und Fett, aber ballaststoffarm sind, und dem gehäuften Auftreten von Kolonkarzinomen gilt der Zusammenhang als gesichert. Die Grundlage bildeten epidemiologi-

KLINIK

sche Studien, die Personen mit westlicher Ernährungsweise mit denen asiatischer Länder vergleichen. Interessanterweise steigt die Inzidenz von intestinalen Geschwulsterkrankungen, wenn Asiaten in westliche Länder auswandern und dort nach und nach auch die Ernährungsgewohnheiten übernehmen. Einschränkend zeigte eine großangelegte prospektive Studie über 10 Jahre an fast 90.000 Frauen, daß – entgegen früherer Ansicht – das Gesamtkörpergewicht, die absolute Kalorienmenge, wie auch der Ballaststoffgehalt nicht mit dem gehäuften Auftreten kolonärer Krebserkrankungen korreliert (WILLET et al. 1990; **Tab. 19**).

Die Ätiologie der Kolonkarzinome zeigt einerseits erbliche Dispositionen und bestimmte pathogenetische Sequenzen – so steigt mit dem Auftreten von Dickdarmpolypen und folgenden schrittweisen Umwandlungen des Gewebes das Risiko für derartige Erkrankungen –, andererseits kann über das vermehrte Entstehen von Diacetylglycerol (DAG) eine Kaskade im Enterozyten angeschoben werden, an deren Ende die vermehrte Expression von Onkogenen (K-ras, C-myc, C-fos etc.) steht (**Abb. 43**). Zur Bildung von DAG sind einige intestinale Bakterienarten befähigt, z.B. bestimmte *Bacteroides spp.* und Clostridien. Diese besitzen eine Phospho-

Tabelle 18

Ernährung und Krebs

Ernährungsfaktor	Krebslokalisation
Nitrosamine, geräucherte und gesalzene Lebensmittel	Magen
Alkohol, Fett, Gesamtenergiezufuhr	Brustdrüse
Protein, Kaffee, Fett	Bauchspeicheldrüse
Alkohol	Mund, Rachen, Kehlkopf, Speiseröhre, Leber
Aflatoxine	Leber
Kaffee	Harnblase
Fett, Gesamtenergiezufuhr	Dickdarm

Nach WILLIAMS (1993)

Reduktion des Fleischkonsums senkt Darmkrebsrisiko

Tabelle 19

Risiko für Kolonkarzinome in Abhängigkeit von Ernährungsgewohnheiten bei Frauen

Erhöhtes Risiko	Keine Korrelation	Vermindertes Risiko
Konsum tierischen Fettes	Fasergehalt der Nahrung	Konsum von Fisch
Konsum von „rotem" Fleisch (Schwein, Rind, Schaf)	Kalorienzufuhr, absolut	Konsum von Früchten
	Körpermasse	Konsum von frischem Gemüse

Nach WILLET et al. (1990), prospektive Studie

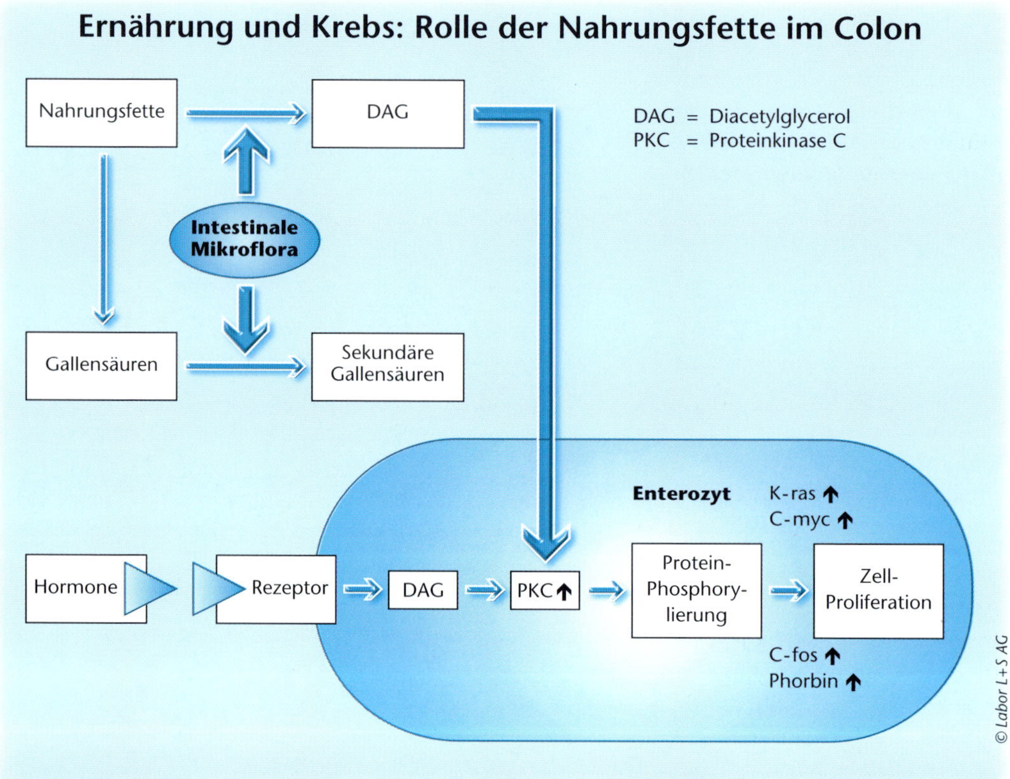

Ernährung und Krebs: Rolle der Nahrungsfette im Colon

DAG = Diacetylglycerol
PKC = Proteinkinase C

Mod. nach GRIMME (1995)

Abbildung 43

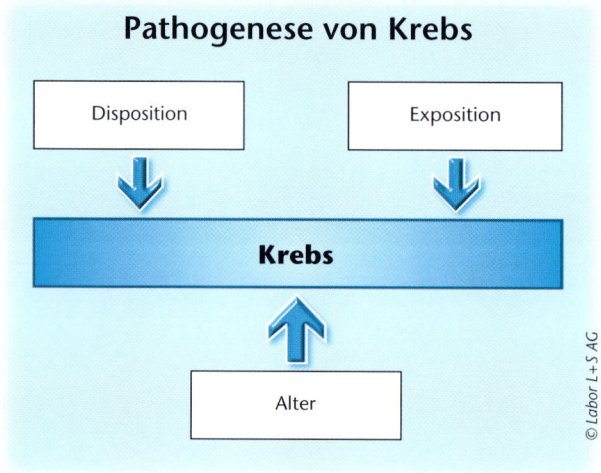

Abbildung 44

lipase-C-Aktivität, die aus Phospholipiden der Nahrung DAG bildet (MOROTOMI et al. 1990). Damit schließt sich der ätiologische Bogen: eine an tierischen Fetten und Eiweißen zu reiche Nahrung „triggert" die lipolytische und proteolytische Flora, in Sonderheit die Gattung *Clostridium*. Gleichzeitig führt ein Mangel an Ballaststoffen zu niedriger Stoffwechsel-Aktivität und Zahl an saccharolytischen Keimen (Bifidobakterien, Laktobazillen, Enterokokken). Somit sinkt der intestinale Spiegel an kurzkettigen Fettsäuren (SCFA), die Kolonschleimhaut wird weniger gut ernährt, die Ingesta sind weniger voluminös und feucht: eine länge-

KLINIK

re Transitzeit, obstipative Zustände mit einer verlängerten Kontaktzeit für Schadstoffe resultieren. Darüber hinaus werden über die in geringerer Menge vorhandenen, unverdaulichen Ballaststoffe weniger Gallensäuren und deren Metaboliten gebunden.

Aus diesen mittlerweile auch experimentell gesicherten Daten kann für die Ernährungspraxis geschlossen werden, daß eine ballaststoffreiche Nahrung und eine Reduktion des tierischen Fleisch- und Fettkonsums (insbesondere des „roten" Fleisches, d.h.: Schwein, Rind, Schaf, Ziege, Wild) das Risiko für Krebserkrankungen des Dickdarmes senken (VOIGTMANN 1993). Dabei muß allerdings berücksichtigt werden, daß damit „nur" der expositionelle Faktor der Krebsentstehung beeinflußt wird (**Abb. 44**).

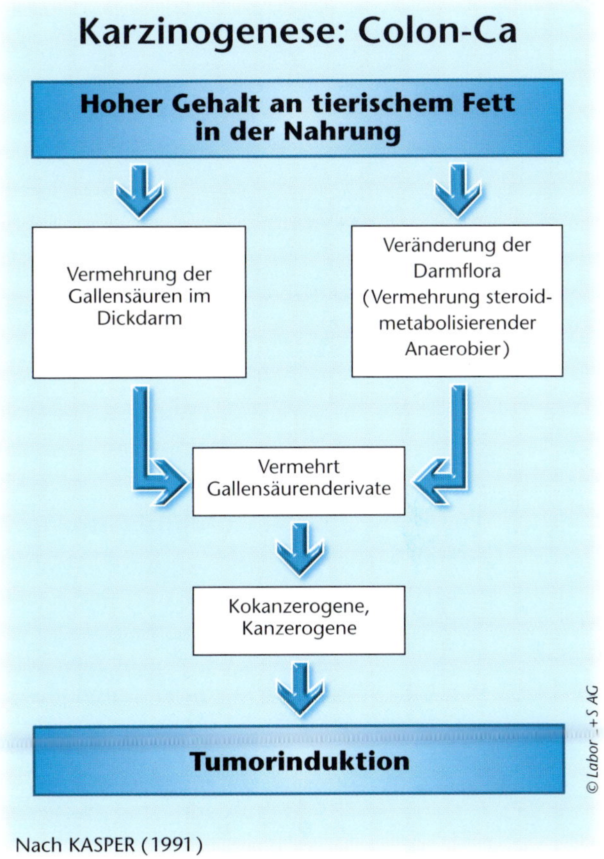

Ein anderer mikroökologischer Mechanismus bei der Entstehung von Darmkrebs war Gegenstand zahlreicher Untersuchungen: Die bakterielle Dehydroxylierung von Gallensäuren. Dazu sind einige Mikroorganismen der Gattung *Clostridium* befähigt, die unter der Bezeichnung NDH-Clostridien (Nuclear Dehydrogenating Clostridia) geführt werden (**Tab. 10**).

Nicht zu dieser Stoffwechselleistung in der Lage zeigen sich *Cl. perfringens*, andere lecithinasepositive Clostridien, *E. coli, Bacteroides fragilis, Bifidobakterien, Eubakterien, Enterococcus faecalis* und *Enterococcus faecium* (nach Angaben von SCHULER und SCHULER 1990). Die für die Dehydroxylierung der Gallensäuren notwendigen Enzyme arbeiten bei einem pH-Wert von 7,0 optimal, bei einem leicht sauren Darminhalt von pH 6,0 findet eine Reaktion praktisch nicht statt. Damit fehlt der für die Aromatisierung des Steroidkernes der Gallensäuren notwendige Zwischenschritt. Solcherart aromatisch veränderte Verbindungen gelten als prä- bzw. ko-karzinogen. Die Gallensäuresekretion wiederum wird durch eine entsprechend fettreiche Nahrung gefördert (**Abb. 45**).

Karzinogenese: Colon-Ca

Hoher Gehalt an tierischem Fett in der Nahrung
↓ ↓
Vermehrung der Gallensäuren im Dickdarm
Veränderung der Darmflora (Vermehrung steroidmetabolisierender Anaerobier)
↓
Vermehrt Gallensäurenderivate
↓
Kokanzerogene, Kanzerogene
↓
Tumorinduktion

Nach KASPER (1991)

Abbildung 45

Dehydroxylierung von Gallensäuren ph-Wert-abhängig

127

KLINIK

Daneben zeigten sich bei experimentellen Untersuchungen auch bestimmte *Bacteroides*-Arten (*B. fragilis, B. ovatus, B. thetaiotaomicron, B. uniformis* etc.) dazu befähigt, durch Metabolisierung von Gallensäuren mutagene (erbgutverändernde) Substanzen zu bilden, die als „Fecapentaene" bezeichnet wurden. Diese scheinen ebenfalls bei der Entstehung von darmständigen Krebserkrankungen eine Rolle zu spielen.

Literaturhinweise
DOLL FRS; PETO R (1981): The causes of cancer. Oxford University Press, New York ● GRIMME LH (1995): Ernährung, Immunität, Krebsvorsorge. Springer, Berlin, Heidelberg, New York, S. 138–151 ● KASPER H (1995): Ernährungsmedizin. Urban & Schwarzenberg, München, Wien, Baltimore ● MOROTOMI M; GUILLEM JG; LOGERFO P; WEINSTEIN IB (1990): Production of diacetylglycerol, an activator of protein-kinase C, by human intestinal microflora. Cancer Res. 50, 3595–3599 ● SCHULER R; SCHULER A (1990): Physiologie und Pathologie der Intestinalflora. Mayr, Miesbach ● VOIGTMANN R (1993): Nahrung und Kanzerogenese. In: BOCKEMÜHL J; ZEITZ M; LUX G; OTTENJANN R (Hrsg.). Ökosystem Darm IV. Immunologie – Mikrobiologische Funktionsstörungen – Klinische Manifestation. S. 3–12, Springer, Berlin, Heidelberg, New York ● WILLET WC; STAMPFER MJ; COLDLITZ GA; ROSNER BA; SPEIZER FE (1990): Relation of meat, fat and fiber intake to the risk of colon cancer in a prospective study among women. N. Engl. J. Med. 323, 1646–1672

2.8. Mikrobielle Enteropathogene

Bei akuten gastrointestinalen Symptomen, wie Durchfall und Erbrechen, muß immer eine ursächliche Beteiligung von bakteriellen, viralen oder parasitären Enteropathogenen in Betracht gezogen werden. Eine Übersicht der wichtigsten Erreger gibt **Tab. 20.** Die notwendigen diagnostischen Maßnahmen, d.h. spezielle Stuhluntersuchungen, sind in **Kap. 3.3.2.** näher beschrieben.

Um den Umfang des Buches nicht zu sprengen, sind nachfolgend nur die in Mitteleuropa bedeutsamsten Enteropathogenen aufgeführt. Ansonsten sei auf die reichlich vorhandenen Fachbücher der klinischen Mikrobiologie verwiesen.

2.8.1. Enteropathogene Bakterien

2.8.1.1. Salmonellen

Ätiologie, Vorkommen und Epidemiologie

Die unter der Rubrik „Enteritis infectiosa" nach dem Bundesseuchengesetz gemeldeten Fälle betrugen in der Bundesrepublik Deutschland in den letzten Jahren zwischen 100.000 und 200.000 jährlich. Dahinter verbergen sich in erster Linie durch Salmonellen verursachte Durchfallerkrankungen. Die Dunkelziffer liegt nach seriösen Schätzungen mindestens bei dem Faktor 10, d.h. es muß in Wahrheit von ca. 1–2 Millionen Fällen ausgegangen werden. So suchen nur ca. 20% aller Patienten mit Durchfall einen Arzt auf, in nur ca. 5% der Fälle wird überhaupt eine mikrobiologische Stuhluntersuchung veranlaßt! Aus solchen Zahlen kann geschlußfolgert werden, daß etwa jeder Zehnte einmal jährlich mit diesen Infektionserregern konfrontiert wird und davon ca. 30%, bezogen auf die Gesamtpopulation also ungefähr jeder 35. Bundesbürger, einmal jährlich an einer Sal-

Schätzungsweise 1–2 Mio. Fälle pro Jahr

monellose erkrankt (TSCHÄPE und KÜHN 1996). Der volkswirtschaftliche Schaden geht dabei in die Milliarden.

Von den derzeit ca. 2700 bekannten Varianten von *Salmonella enterica subspecies enterica* (S.), den sogenannten Serovaren, sind derzeit nur ca. 30 als bedeutsam für Erkrankungen bei Mensch und Tier anzusehen (BECKMANN et al. 1996b). Beim Menschen werden zahlenmäßig weit über 95% durch die Serovaren S. Enteritidis, S. Typhimurium, S. Typhimurium varietas Kopenhagen, S. Infantis, S. Hadar sowie S. Bovismorbificans verursacht (Epidemiologisches Bulletin 30/96; Robert-Koch-Institut; RKI). *S. Enteritidis* Phagentyp 4 (PT 4) ist erst seit wenigen Jahren in den Vordergrund getreten. Hierzu hat einerseits die besondere Virulenz für den Menschen, andererseits die Verankerung in der Biozönose beigetragen. Der Erreger persistiert nämlich im Hühnerei, weil er insbesondere die Eierstöcke der Legehennen klinisch inapparent besiedelt. Andere *Salmonella*-Serovaren hingegen infizieren das Huhn nur enteral, d.h. es kam und kommt anläßlich des Legeaktes nur zu einer oberflächlichen Kontamination der Eischale (SELBITZ et al. 1995). Dieses Infektionsgeschehen konnte man wirksam unterbinden, indem die Bruteier in den Brütereien oberflächlich desinfiziert/dekontaminiert wurden (das sog. „dipping"). Gegenüber der neuen „Überlebensstrategie" von *S. Enteritidis* PT 4 ist man derzeit noch relativ hilflos. Obwohl der Gesetzgeber via Tierseuchenrecht (Hühner-Salmonellose-Verordnung von 1994) die Möglichkeit geschaffen hat, salmonellenverseuchte Hühnerbestände wirksam zu sanieren (Impfung bzw. Keulung der Bestände), wird davon in der Praxis faktisch kein Gebrauch gemacht. Auch aus der übrigen landwirtschaftlichen Produktion gelan-

Tabelle 20

Infektiöse Ursachen einer akuten Diarrhoe

1. Bakterien

a) Invasiv
- Salmonellen
- Shigellen
- Campylobacter jejuni/coli
- Yersinia enterocolitica
- Vibrio parahaemolyticus
- EIEC

b) Enterotoxisch
- ETEC
- Vibrio cholerae
- Enterotox. Cl. perfringens
- Enterotox. Staph. aureus
- Enterotox. Ps. aeruginosa
- Enterotox. Bac. cereus
- Cl. difficile

c) Sonstige
- EHEC
- EAEC und DAEC
- EPEC
- Klebsiella pneumoniae
- Proteus sp.
- Morganella morganii
- Aeromonas hydrophila
- Plesiomonas shigelloides

2. Viren
- Rotaviren
- Norwalk-Viren
- Caliciviren
- Adenoviren
- Astroviren

3. Parasiten
- Protozoen
- Helminthen

Erläuterung der Abkürzungen siehe Text

© Labor L+S AG

KLINIK

gen Salmonellen in die Lebensmittelkette. So ist davon auszugehen, daß 30–70% aller handelsüblichen Tiefkühl-Suppenhühner im Auftauwasser Salmonellen enthalten, bei Rindern und Schweinen wird von einem Kontaminationsgrad von 7–30% ausgegangen (BECKMANN et al. 1996b). Über die industrielle Landwirtschaft haben sich Salmonellen in der Biozöonose weit verbreitet: auch natürliche Lebensmittel pflanzlichen Ursprungs, wie z.B. Kräuter und Gewürze, tragen zu einem gewissen Prozentsatz Salmonellen: je nach Untersucher werden 5–10 % aller untersuchten Proben positiv befundet (BECKMANN et al. 1996a). Es ist derzeit nur durch eine gute Küchentechnik zu verhindern, daß Salmonellen zu Erkrankungen beim Menschen führen.

Weite Verbreitung von Salmonellen

Klinik

Die klassische typhöse Form der Salmonellose (Typhus, Paratyphus, ausgelöst durch *S. Typhi/S. Paratyphi*) ist weitgehend in den Hintergrund getreten. Stattdessen dominieren enteritische Verlaufsformen. Die Infektion erfolgt stets oral. Die infektiöse Dosis der einzelnen Serovaren variiert dabei ganz erheblich. Ging man früher noch von minimalen infektiösen Dosen von 100.000 bis 1 Million Keimen aus, so sind mittlerweile viele Fälle von Lebensmittelinfektionen dokumentiert, bei denen die rekonstruierte Dosis wesentlich niedriger lag, im Einzelfall bei < 1 Salmonelle pro 10g Lebensmittel (ALEKSIC et al. 1996).

Im typischen Fall imponiert das klinische Bild durch wäßrige Durchfälle, die in der Regel 5–24 Stunden nach Aufnahme salmonellenhaltiger Lebensmittel einsetzen und mit Fieber und Schüttelfrost einhergehen. Auch Erbrechen wird häufiger beobachtet.

Diagnostik

Insbesondere im akuten Krankheitsfall führt eine gezielte Stuhluntersuchung mit hoher Wahrscheinlichkeit zum Erfolg (s. auch **Kap. 3.3.2.**). Seltener, aber zur mikrobiologischen Diagnostik durchaus geeignet, gelangen Rektalabstriche sowie Erbrochenes zur Untersuchung. Aus epidemiologischen und ggf. haftungsrechtlichen Gründen sollte zur Aufdeckung der Infektkette versucht werden, insbesondere bei Massenerkrankungen verdächtige Lebensmittel sicherzustellen und zu untersuchen. Betriebe der Gemeinschaftsverpflegung sind gehalten, Rückstellmuster der ausgegebenen Speisen zu asservieren.

Therapie

Antibiotika in der Regel kontraindiziert

Außer in lebensbedrohlichen Situationen ist bei enteritischen Verläufen die Gabe von Antibiotika kontraindiziert, da die Ausscheidungsdauer verlängert sowie das Entstehen von „Dauerausscheidern" gefördert werden kann. Hingegen ist bei typhösem Verlauf oder Erkrankungen im ersten Lebensjahr auch wegen der Gefahr einer bakteriellen Metastasierung eine antibiotische Therapie angezeigt (s. auch **Kap. 5.2.5.**).

Neben der symptomatischen Therapie (Flüssigkeits- und Elektrolytsubstitution) empfiehlt sich im Einzelfall nach Abklingen der Durchfallperiode eine Kur mit Lactulose. Diese wird in relativ hoher Dosierung, verteilt auf zwei ca. 14tägige Intervalle, oral verabfolgt. Dabei läßt sich aufgrund der Milieuveränderung im Darm (s. **Kap. 5.2.1.3.**) eine Besiedlung der Darmlymphknoten (= Ausscheiderstatus) wirksam verhindern (FÜSGEN u. SCHUMANN 1994). Vorteilhaft sind sicher auch weiterführende Maßnahmen, wie z.B. Immunmodulation sowie im Einzelfall schleimhautberuhigende Therapeutika (s. Kap. **5.2.2.** und **5.2.7.**).

Lactulose gegen Dauerausscheidung

Neben therapeutischen müssen hygienische Maßnahmen befolgt werden. Hilfreiche Anregungen gibt das „Merkblatt Salmonellose" des Robert-Koch-Institutes (Herausgeber: Robert-Koch-Institut (RKI) sowie Bundesinstitut für gesundheitlichen Verbraucherschutz und Veterinärmedizin (BgVV), Berlin. Bezugsquelle: Deutscher Ärzteverlag GmbH, Dieselstr. 2, 50859 Köln).

Prophylaxe

Zur Vorbeugung einer Salmonelleninfektion sind v.a. küchenhygienische Maßnahmen notwendig, insbesondere:

- Sachgerechte Lagerung von Lebensmitteln, v.a. von solchen, die Rohei enthalten (z.B. selbsthergestellte Mayonnaise), bei Temperaturen unter 10 °C.
- Ausreichende Erhitzung von Speisen beachten (ein sicheres Abtöten von Salmonellen erfordert Temperaturen über 70 °C für mindestens 10 Minuten).
- Vorsicht beim Auftauen von Geflügel und Wild. Das Abtropfwasser separat auffangen und in den Ausguß geben. Danach heiß nachspülen und auch sämtliche Gegenstände, die mit dem Abtropfwasser in Berührung gekommen sind, sowie die Hände, möglichst unter heißem Wasser, gründlich reinigen.

Gute Küchentechnik

Meldepflicht

Wichtig: Gemäß §§ 3 – 5 des Bundesseuchengesetzes sind die Salmonellose in Form der „Enteritis infectiosa" (Krankheitsverdacht, Krankheit, Tod), aber auch das Ausscheiden von Salmonellen meldepflichtig. Die Meldepflicht an das örtliche Gesundheitsamt obliegt sowohl dem Leiter der diagnostischen Einrichtung, als auch dem Therapeuten. Die Behörde veranlaßt in aller Regel hygienische Maßnahmen und Verfolgungsuntersuchungen. Dabei ist zu beachten, daß bei Salmonellenausscheidern die ausscheidungsfreien Intervalle bis zu 100 Tagen betragen können. Hier ist im Einzelfall eine besondere Beobachtung des Patienten angezeigt.

Meldepflicht!

KLINIK

Fragen aus der Praxis

Wie geht man verantwortlich mit „zufälligen" Salmonellenfunden um?

Meldepflichtig im engeren Sinne ist zunächst nur die „Enteritis infectiosa", d.h. der Nachweis von Salmonellen in engem zeitlichen und ätiologischen Zusammenhang mit einer fieberhaften Durchfallerkrankung (der Begriff „Enteritis", der in erster Linie ein pathologisch-anatomisches Bild kennzeichnet, ist in diesem Zusammenhang unglücklich gewählt, hat sich aber etabliert). In allen anderen Fällen kann nach derzeitigem Diskussionsstand vertreten werden, speziell zu prüfen, ob eine Meldung sinnvoll erscheint oder nicht. Dies deckt sich mit den Erfahrungen aus der therapeutischen Praxis und der allgemeinen Behandlung der Salmonellenproblematik von Seiten der öffentlichen Hand (s.o.). Das leider noch vielfach zu beobachtende rigorose und undifferenzierte Vorgehen halten viele Hygieniker für völlig überzogen (DASCHNER 1996).

Bei einer verantwortlichen Abwägung sollten folgende Kriterien berücksichtigt werden:

- Immunitätslage des Patienten
- Besondere Gefährdung (Kleinkinder, betagte Menschen)
- Unmittelbare Gefährdung von Mitmenschen in engem sozialen Kontakt (Kinder, Menschen in Gemeinschaftsunterbringung, z.B. Altenheime)
- Compliance von eigenverantwortlichen, hygienischen Maßnahmen
- Mittelbare Gefährdung von Mitmenschen (Beschäftigungsverhältnisse Angehöriger z.B. im Lebensmittelsektor)

Sollte die Einzelfallabschätzung „positiv" verlaufen, so sind dem Patienten folgende Maßnahmen zu empfehlen:

- Lactulose-Kur, wie oben beschrieben (s. auch **Kap. 5.2.1.3.**)
- Besondere Toilettenhygiene (möglichst separate Toilette benutzen, schnellwirkendes Hände- und Flächendesinfektionsmittel bereithalten und einsetzen)
- Unterwäsche, Schlafanzüge, Bettwäsche und Handtücher häufiger wechseln und möglichst als Kochwäsche, mindestens aber bei 60°C reinigen
- Berufliches und privates, soziales Umfeld angemessen informieren
- 2 – 3 mikrobiologische Nachuntersuchungen im Abstand von jeweils 4 – 6 Wochen

Besondere Hinweise gibt hier auch das unlängst erschienene Merkblatt für Ärzte „Empfehlungen für die Wiederzulassung in Schulen und sonstigen Gemeinschaftseinrichtungen" (Herausgeber: Robert-Koch-Institut (RKI) sowie das Bundesinstitut für gesundheitlichen Verbraucherschutz und Veterinärmedizin (BgVV), Berlin. Bezugsquelle: Deutscher Ärzteverlag GmbH, Dieselstr. 2, 50859 Köln).

KLINIK

Literaturhinweise

ALEKSIC S; LEHMACHER A; BOCKEMÜHL J (1996): Salmonellen in Gewürzen und anderen Trockenprodukten: ihre Bedeutung als Krankheitserreger des Menschen. In: KÜHN H; TSCHÄPE H (Hrsg.): Salmonellosen des Menschen. Epidemiologische und ätiologische Aspekte. RKI-Schriften 3/95,79 – 88, MMV Medizin Verlag, München ● ANONYM (1997a): Salmonellose – Erkennung, Bekämpfung, Verhütung. Merkblatt für Ärzte. Bundesgesundhbl. 40, 36 – 38 ● ANONYM (1997b): Empfehlungen für die Wiederzulassung in Schulen und sonstigen Gemeinschaftseinrichtungen. Merkblatt für Ärzte. Bundesgesundhbl. 40, 172 – 178 ● BECKMANN G; KÖSZEGI D; SONNENSCHEIN B; LEIMBECK R (1996a): Zum mikrobiologischen Status von Kräutern und Gewürzen. Fleischwirtschaft 76, 240 – 243 ● BECKMANN G; SONNENSCHEIN B; LEIMBECK R (1996b): Salmonellen: Wissenswertes und Kontroverses. Teil I: Salmonelle ist nicht gleich Salmonelle. Bewertung von Salmonellenfunden. Fleischmehlindustrie 5/1996, 82 – 87 ● DASCHNER F (1996): Topfit, aber Salmonellen im Stuhl. Schul-Verbot wirklich nötig... oder nur amtsärztliche Spinnerei? In-Consilio. Antwort von Prof. Daschner, Freiburg, auf eine Anfrage. Medical Tribune 42/1996, 18–19 ● FÜSGEN I; SCHUMANN C (1994): Lactulose: Klassische Indikationen und potentielle Anwendungen. Pharmazeut. Ztg. 139, 9–17 ● SELBITZ HJ; SINELL HJ; SZIEGOLEIT A (1995): Das Salmonellenproblem. Reihe VET special. Gustav Fischer, Jena, Stuttgart ● TSCHÄPE H; KÜHN H (1996): Einleitung. In: KÜHN H; TSCHÄPE H (Hrsg.): Salmonellosen des Menschen. Epidemiologische und ätiologische Aspekte. RKI-Schriften 3/95, 5–18, MMV Medizin Verlag, München

2.8.1.2. Shigellen

Ätiologie

Die vier Spezies der Gattung *Shigella (Sh.)* – *Sh. dysenteriae, Sh. boydii, Sh. sonnei* und *Sh. flexneri* – verursachen typischerweise blutig-schleimigen Durchfall, die sog. Shigellenruhr.

Vorkommen

Shigellosen treten v.a. in warmen Klimazonen auf. In Deutschland werden Erkrankungen daher meist nur nach Urlaubsreisen beobachtet. *Sh. sonnei* und *Sh. flexneri* kommen aber auch in Mitteleuropa vor.

Epidemiologie

Kranke, rekonvaleszente oder asymptomatisch infizierte Menschen sind das einzige Erregerreservoir. Die Übertragung der Erreger erfolgt insbesondere durch kontaminierte Lebensmittel, Wasser, Gegenstände und Insekten sowie durch direkten Kontakt. Die Infektionsdosis für den Menschen ist dabei mit 10–100 Keimen ausgesprochen gering.

Shigellen: geringe Infektionsdosis

Pathogenese

Nach der oralen Aufnahme dringen die Shigellen in die Dickdarmepithelzellen ein. Insbesondere *Sh. dysenteriae* produziert ein Zytotoxin (Shiga-Toxin), das schwere Gewebsnekrosen und Geschwürbildung verursachen kann. Die übrigen Shigellen-Spezies rufen aufgrund einer schwächeren Toxinproduktion mildere Verlaufsformen hervor.

Klinik

1–7 Tage nach der Infektion resultieren zunächst wäßrige, später häufig blutig-schleimige Durchfälle mit krampfartigen Bauchschmerzen, schmerzhaftem Stuhldrang (Tenesmen) und Fieber. *Sh. dysenteriae* kann zudem schwere toxische Verläufe mit ZNS- und Kreislaufsymptomen hervorrufen.

Fiebrige, blutig-schleimige Durchfälle

In seltenen Fällen treten als Komplikationen Dickdarmperforationen auf. Infektionen durch andere Shigellen-Spezies verlaufen meist wesentlich milder bis asymptomatisch. Meist sistieren die Durchfälle nach einer Woche, können aber auch bis zu einem Monat andauern und in schweren Fällen unbehandelt sogar zum Tode führen. Betroffen sind alle Altersgruppen, wobei schwere Verläufe v.a. bei Säuglingen und älteren Menschen zu beobachten sind.

Diagnostik

Spezielle mikrobiologische Untersuchung

Blutig-schleimige Durchfälle, insbesondere nach einem Aufenthalt in tropischen oder subtropischen Ländern, legen den Verdacht einer Shigellen-Ruhr nahe. Der Nachweis einer Shigellose kann aber nur durch die kulturelle Untersuchung von Stuhl mittels Selektivnährböden nach Anreicherungsverfahren erbracht werden (s. auch **Kap. 3.3.2.**).

Therapie

Bei Patienten in gutem Allgemeinzustand reichen meist eine ausreichende Flüssigkeitszufuhr, Bettruhe und Diät als therapeutische Maßnahmen aus. Stark geschwächte Patienten bedürfen häufig der parenteralen Flüssigkeitssubstitution sowie einer antibiotischen Therapie. Letztere sollte sich aufgrund der schnellen Resistenzentwicklung der Shigellen nach dem Antibiogramm richten. Als Mittel der Wahl gelten Co-Trimoxazol und Ampicillin (s. auch **Kap. 5.2.5.**).

Prophylaxe

Hygiene im Sanitärbereich sowie im Umgang mit Lebensmitteln stellt die wichtigste vorbeugende Maßnahme gegen eine Shigellose dar. Bei Aufenthalten in südlichen Ländern sollte auf den Verzehr von ungekochtem oder nicht anderweitig aufbereitetem Wasser, ungeschältem Obst, rohem Gemüse und Salat verzichtet werden („Cook it, peel it or throw it away!").

Meldepflicht

Meldepflicht!

Wichtig: Nach §§ 3–5 des Bundes-Seuchengesetzes unterliegen durch Shigellen verursachte Durchfallerkrankungen und Todesfälle, aber auch ein entsprechender Krankheitsverdacht der Meldepflicht.

Literaturhinweise

ANONYM (1997): Shigellenruhr – Erkennung, Bekämpfung, Verhütung. Merkblatt für Ärzte. Bundesgesundhbl. <u>40</u>, 142 – 143 ● ECHEVERRIA P; SETHABUTR O; PITARANGSI C (1991): Microbiology and diagnosis of infections with *Shigella* and Enteroinvasive *Escherichia coli*. Rev. Infect. Dis. <u>13</u> (Suppl. 4), 220 – 225 ● HEESEMANN JA; BOLL G (1993): Pathogenitätsfaktoren bei Yersinien und Shigellen. Chemoth. J. <u>2</u>, 49 – 53

KLINIK

2.8.1.3. Campylobacter jejuni/coli

Ätiologie

Campylobacter (C.) spp. sind komma- oder S-förmige, teilweise auch spiralige Bakterien mit starker Beweglichkeit. Relevanz als Durchfallerreger besitzen v.a. *C. jejuni* und *C. coli*, die praktischerweise unter der Bezeichnung *C. jejuni* zusammengefaßt werden.

Vorkommen

C. jejuni ist weltweit verbreitet. In Deutschland werden ca. 20.000 Erkrankungen pro Jahr gemeldet. Die Dunkelziffer liegt jedoch erheblich höher. Dieser Umstand ist v.a. auf mangelnde Kenntnis bei Therapeuten, den häufig undramatischen und kurzen Krankheitsverlauf sowie die in vielen Laboratorien nicht ausgereiften Untersuchungstechniken zurückzuführen. Nach epidemiologischen Untersuchungen werden schätzungsweise zwischen 3 und 25 % der akuten Enteritiden durch *C. jejuni* verursacht. Damit rangieren *Campylobacter spp.* in der Häufigkeit als Durchfallerrreger zwar hinter den Salmonellen, aber deutlich vor den Shigellen und Yersinien. In den Niederlanden stellen sie mittlerweile die häufigsten Erreger von Lebensmittelinfektionen dar.

Campylobacter-Infektionen vielfach nicht erkannt/ diagnostiziert

Epidemiologie

Geflügel, Schweine, Rinder, Schafe, Hunde und Katzen sowie wildlebende Vögel beherbergen symptomlos *C. jejuni* im Darm und scheiden ihn mit den Fäzes aus. Aber auch kranke oder rekonvaleszente Menschen – bei letzteren sind die Keime noch einige Tage bis zu 2 Monaten nach der Genesung im Stuhl nachzuweisen - können als Erregerreservoir fungieren. Der Mensch infiziert sich oral durch Schmierinfektionen oder – wesentlich häufiger – über den Verzehr kontaminierter Lebensmittel. Dabei stellen v.a. Geflügelfleisch und Rohmilch eine Gefahrenquelle dar.

Erregerreservoir: Tiere

Pathogenese

Einige Hundert Keime sind bereits in der Lage, Krankheitserscheinungen beim Menschen hervorzurufen. Die in den Darm gelangten Erreger können in die Darmschleimhaut eindringen und produzieren Toxine. Neben der Zellschädigung durch ein Zytotoxin stimulieren Enterotoxine intestinale Sekretionsmechanismen.

Klinik

Nach einer Inkubationszeit von 3 – 5 Tagen stehen klinisch zunächst Fieber und allgemeine Krankheitssymptome, wie Kopfschmerzen und Schwindel, im Vordergrund. Teilweise tritt Erbrechen auf. Oft setzen dann explosionsartig wäßrige, später häufig blutig-schleimige Diarrhoen mit kolikartigen Krämpfen ein. Meist sistieren die Symptome jedoch nach weniger als einer Woche.

Häufig selbstlimitierender Verlauf

Gefürchtet sind die immunpathologischen Folgeerkrankungen einer *Campylobacter*-Enteritis. Ein bis zwei Wochen nach der Darmerkrankung können sich über wenige Tage bis Wochen andauernde reaktive, aseptische (Poly-)Arthritiden und/oder ein Erythema nodosum (Dauer 3 – 6 Wochen) entwickeln.

Diagnostik

Spezielles Nachweisverfahren

Die Diagnostik einer *Campylobacter*-Enteritis erfolgt über den kulturellen Nachweis der Erreger im Stuhl. Dafür sind spezielle Nährmedien und Untersuchungstechniken sowie eine Bebrütung in CO_2-angereicherter Atmosphäre notwendig (s. **Kap. 3.3.2.**).

Therapie

Eine spezifische Therapie ist in der Regel nicht notwendig. Schwere Fälle mit persistierender Diarrhoe können jedoch eine antibiotische Behandlung notwendig machen. Hierbei stellt Erythromycin das Mittel der Wahl dar. Auch Tetrazykline und Chinolone werden empfohlen. Die Empfindlichkeit des jeweiligen *Campylobacter*-Isolates gegenüber diesen Antibiotika sollte jedoch zuvor in vitro überprüft werden (s. auch **Kap. 5.2.5.**).

Prophylaxe

Hygiene beim Umgang mit Tieren und bei der Zubereitung von Speisen sind die wichtigsten vorbeugenden Maßnahmen. Insbesondere rohes Geflügelfleisch muß mit der nötigen Vorsicht behandelt werden. Fleisch sollte vollständig durchgegart und Rohmilch vor dem Verzehr abgekocht werden.

Meldepflicht

Meldepflicht!

Wichtig: Nach §§ 3–5 des Bundes-Seuchengesetzes unterliegen durch *Campylobacter spp.* verursachte Durchfallerkrankungen sowie ein entsprechender Krankheitsverdacht der Meldepflicht.

Literaturhinweise

ANONYM (1999): Zur Situation bei wichtigen Infektionskrankheiten im Jahr 1998 - Teil 1: Darminfektionen (Gastroenteritiden). Epidemiol. Bulletin 15/99, 99–106 ● ERICHSEN H (1993): Pathogenese von *Campylobacter jejuni*-Infektionen. Chemoth. J. 2, 66–69 ● KIST M (1991): Isolierung und Identifizierung von Bakterien der Gattungen *Campylobacter* und *Helicobacter*. Zbl. Bakt. 276, 124–139 ● SAHL HG; MENDE M; HAMANN R (1983): Akute Diarrhoe durch *Campylobacter jejuni*: Häufigkeit und Antibiotika-Empfindlichkeit der Isolate. Umweltmed. 2, 33–36

2.8.1.4. Yersinia enterocolitica

Ätiologie

Im Stuhl werden neben *Yersinia (Y.) enterocolitica* häufig noch weitere Yersinien-Spezies nachgewiesen. *Y. frederiksenii*, *Y. kristensenii* und *Y. intermedia* treten allerdings nur in Einzelfällen bei abwehrgeschwächten Personen als opportunistische Krankheitserreger in Erscheinung.

KLINIK

Vorkommen

Y. enterocolitica kommt weltweit vor. In Deutschland stehen Yersinien in ihrer Häufigkeit als Enteritis-Erreger an dritter Stelle hinter Salmonellen und *Campylobacter spp.*

Epidemiologie

Das Wirtsspektrum dieses Erregers ist ausgesprochen breit: neben dem Menschen können praktisch alle warmblütigen Wild-, Nutz- und Heimtiere, aber auch Reptilien, Fische und Schalentiere *Y. enterocolitica* beherbergen. Insbesondere Schweine sind oft von Yersinien-bedingten Erkrankungen betroffen oder latent besiedelt. In der unbelebten Umwelt – in Oberflächenwasser, Erdboden und Lebensmitteln – werden Yersinien ebenfalls nachgewiesen.

Die Übertragungswege von *Y. enterocolitica* sind noch nicht eindeutig geklärt. In der Regel erfolgt die Infektion des Menschen oral, meist über den Verzehr kontaminierter Lebensmittel tierischer Herkunft (z.B. Schweinefleisch, Milch) oder durch kontaminiertes Wasser. Auch Kontaktinfektionen, ausgehend von infizierten Hunden, Katzen, Schweinen oder Menschen, sowie Infektionen durch die Verabreichung kontaminierter Blutkonserven und anderer Blutprodukte wurden beschrieben.

Orale Infektion

Pathogenese

Im Darm dringen die Yersinien wahrscheinlich v.a. in die PEYERschen Platten ein, wo sie neben einem Zytotoxin auch ein Enterotoxin produzieren können. Ausgehend vom Darm ist die Invasion der mesenterialen Lymphknoten, seltener der Milz und Leber, bei immungeschwächten Personen auch weiterer Organe möglich.

Klinik

Klinisch resultieren nach einer Inkubationszeit von 3–10 Tagen meist dünnbreiige bis wäßrige Diarrhoen, die – teilweise mit Fieber und Erbrechen einhergehend – in der Regel nach wenigen Tagen bis maximal zwei Wochen spontan sistieren. Insbesondere bei Erwachsenen treten zudem in seltenen Fällen schwere ulzerierende Colitiden auf.

10–20 % der Erkrankten, vorrangig Personen im Alter zwischen 10 und 30 Jahren, können appendizitische Symptome entwickeln. In Einzelfällen rufen Yersinien durch jahrelange Persistenz im Darm oder lymphatischen Gewebe rezidivierende oder chronische Krankheitsbilder wie Hepatitis, Arthritis, Ileitis oder Lymphadenopathien hervor.

Nach einer akuten Durchfallerkrankung können außerdem immunpathologische Folgeerkrankungen auftreten. Mono- und Polyarthritiden, Arthralgien sowie Erythema nodosum und ähnliche Hauterscheinungen sind gefürchtete Spätkomplikationen, die sich häufig ohne eine deutliche

Gefürchtet: Spätfolgen von Yersinia-Infektionen

KLINIK

Darmsymptomatik manifestieren. Insbesondere Personen mit dem Histokompatibilitätsantigen HLA-B27 entwickeln oft Arthritiden.

Diagnostik

Spezialuntersuchung

Der Nachweis von Yersinien erfolgt über die kulturelle Anzüchtung aus dem Stuhl. Dabei macht man sich neben dem Direktnachweis auf speziellen Selektivnährböden in einer sog. Kälteanreicherung die Temperatur-Toleranz der Keime zunutze: Yersinien sind psychrophile, also „kälteliebende" Keime, die sich im Gegensatz zu den meisten anderen Bakterien im Stuhl auch noch bei Temperaturen zwischen 2 und 6 °C vermehren können (s. auch **Kap. 3.3.2.**). Zur ätiologischen Abklärung der o.g. Spätfolgen werden serologische Methoden herangezogen, da in diesem Krankheitsstadium keine Erreger mehr aus dem Stuhl nachgewiesen werden können.

Therapie

Komplikationslose *Yersinia*-Enteritiden bedürfen in der Regel keiner spezifischen Therapie. Bei resistenzgeschwächten sowie bei HLA-B27-positiven Patienten sollte zur Vermeidung möglicher Spätfolgen ebenso wie bei schweren enteritischen oder systemischen Verläufen eine antibiotische Behandlung erfolgen. Neben Chinolonen finden hier v.a. Co-Trimoxazol und Tetrazykline ihren Einsatz. Vor der Verabreichung von Antibiotika ist jedoch eine Resistenzprüfung des jeweiligen Isolates zu empfehlen (s. auch **Kap. 5.2.5.**).

Prophylaxe

Allgemeine Hygienemaßnahmen beim Umgang mit Haustieren sowie bei der Zubereitung von Lebensmitteln beugen einer *Y. enterocolitica*-Infektion vor.

Meldepflicht

Meldepflicht!

Wichtig: Nach §§ 3–5 des Bundes-Seuchengesetzes unterliegen durch *Y. enterocolitica* verursachte Durchfallerkrankungen und Todesfälle sowie ein entsprechender Krankheitsverdacht der Meldepflicht.

Literaturhinweise

ALEKSIC S; BOCKEMÜHL J (1990): Mikrobiologie und Epidemiologie der Yersiniosen. Immun. Infekt. 18, 178–185 ● HEESEMANN JH; BOLL G (1993): Pathogenitätsfaktoren bei Yersinien und Shigellen. Chemoth. J. 2, 49–53 ● HOOGKAMP-KORSTANJE JAA; DE KONING J (1990): Klinik, Diagnostik und Therapie von *Yersinia enterocolitica*-Infektionen. Immun. Infekt. 18, 192–197 ● KIESEWALTER J (1992): Klinische und epidemiologische Bedeutung von *Yersinia enterocolitica* für Mensch und Tier. Bundesgesundhbl. 35, 495–500 ● WEBER A (1983): Welche Rolle spielen Heimtiere im Zusammenhang mit enteralen Yersiniosen beim Menschen? Der prakt. Tierarzt 8/83, 666–672

2.8.1.5. Pathogene Vertreter intestinaler E. coli

Neben den *Escherichia (E.) coli*-Stämmen der obligaten Darmflora mit wichtigen Funktionen in der intestinalen Mikroökologie und zahlreichen nütz-

KLINIK

lichen Effekten für den Wirtsorganismus (s. **Kap. 1.2.5.1.1.**) existieren einige Varianten mit enteropathogenen Eigenschaften. Ihre Benennung basiert auf den jeweiligen Pathogenitätsfaktoren bzw. der jeweiligen klinischen Symptomatik. Derzeit sind folgende enteropathogene E. coli-Varianten bekannt:

>   Enterotoxische E. coli (ETEC)
>   Enteropathogene E. coli (EPEC)
>   Enteroinvasive E. coli (EIEC)
>   Enteroaggregative E. coli (EAEC)
>   Diffus adhärente E. coli (DAEC)
>   Enterohämorrhagische E. coli (EHEC)

Zur Identifizierung solcher E. coli-Stämme wird üblicherweise die serologische Bestimmung von Zellwandantigenen (sog. O-Antigenen) genutzt. E. coli-Stämme mit gleichen O-Antigenen werden in Serogruppen eingeteilt, die wiederum eine Zuordnung zu den genannten enteropathogenen Varianten erlauben.

Wichtig:

> Im Rahmen einer routinemäßigen Stuhlflora-Analyse werden solche E. coli-Stämme nicht identifiziert. Hierzu sind die erwähnten serologischen Untersuchungen von E. coli-Isolaten und ggf. Nachweise von Pathogenitätsfaktoren erforderlich. Bei Verdacht auf das Vorkommen pathogener E. coli muß daher ein spezieller Untersuchungsauftrag an das Labor erfolgen (s.u.).
>
> **Der anläßlich von Stuhlflora-Analysen gelegentlich erhobene Befund „hämolysierende" oder „Lactose-negative E. coli-Varianten" kann nicht als Hinweis auf solche pathogenen E. coli gewertet werden** (s. auch **Kap. 1.2.5.1.2.**).

Insbesondere die enterohämorrhagischen E. coli haben in letzter Zeit für erheblichen Wirbel in den Medien gesorgt. Da diese Variante zudem in älteren medizinischen Fachbüchern kaum Erwähnung findet, soll nachfolgend etwas intensiver darauf eingegangen werden.

Enterotoxische E. coli (ETEC)

ETEC verursachen v.a. in Entwicklungsländern schwere wäßrige Durchfälle bei Kindern. Menschen aus gemäßigten Klimazonen sind nur bei Reisen in tropische Länder gefährdet: 30–70% der sog. Reisediarrhoen gehen auf das Konto von ETEC. Die Infektion erfolgt oral über fäkal kontaminiertes Wasser oder Lebensmittel. Nach der Adhäsion der ETEC im Dünndarm produzieren die Erreger Enterotoxine, die intestinale Sekretionsmechanismen stimulieren und so die Durchfälle bedingen.

Reisediarrhoe

KLINIK

Enteropathogene E. coli (EPEC)

Häufig betroffen: Kinder

Erkrankungen durch EPEC betreffen v.a. Kinder unter 2 Jahren. In den 50er Jahren verursachten diese Erreger große Probleme, insbesondere in Kinderkliniken. Heute werden sie in Mitteleuropa vergleichsweise selten nachgewiesen, besitzen aber in Entwicklungsländern große Bedeutung als Durchfallerreger. Die Infektion erfolgt oral über fäkal kontaminiertes Wasser oder Lebensmittel sowie als Schmierinfektion von Mensch zu Mensch. EPEC adhärieren am Dünndarmepithel und verursachen Schleimhautläsionen durch die Produktion von Zytotoxinen. Fieber, Erbrechen und wäßrige, z.T. mit Schleimfetzen durchsetzte Durchfälle sind die Folge.

Enteroinvasive E. coli (EIEC)

In Mitteleuropa selten

Fieber, Bauchkrämpfe und blutig-schleimige Diarrhoen kennzeichnen typischerweise die der Shigellen-Ruhr ähnelnden Infektionen mit EIEC. In Deutschland nur noch selten nachzuweisen, sind die Erreger v.a. in verschiedenen Entwicklungsländern, insbesondere in Südostasien verbreitet. Fäkal kontaminierte Lebensmittel stellen die Hauptinfektionsquelle dar. EIEC dringen, ähnlich wie Shigellen, in Dickdarmepithelzellen ein und zerstören diese nach der intrazellulären Vermehrung.

Enteroaggregative E. coli (EAEC) und Diffus adhärente E. coli (DAEC)

Bedeutung wird unterschätzt

EAEC und DAEC verursachen v.a. im südlichen Ausland wäßrige Diarrhoen nach oraler Infektion durch fäkal kontaminierte Lebensmittel und Wasser. In Deutschland wurde ihnen bislang kaum Bedeutung beigemessen. HUPPERTZ und Mitarbeiter (1997) konnten jedoch immerhin bei 16 von 79 untersuchten Kindern mit akutem Durchfall EAEC nachweisen. Die Erreger verursachen nach der Adhäsion im Dickdarm Schädigungen der Epithelzellen. EAEC produzieren zudem Enterotoxine, die zur Stimulation der intestinalen Flüssigkeitssekretion führen.

Enterohämorrhagische E. coli (EHEC)

Ätiologie

1983 wurde von RILEY und Mitarbeitern erstmals ein *E. coli*-Stamm als Erreger einer hämorrhagischen Colitis beim Menschen beschrieben. Aufgrund des klinischen Bildes wählte man die Bezeichnung „enterohämorrhagische *E. coli*" bzw. das Kürzel „EHEC".

EHEC-Stämme produzieren ein oder mehrere Zytotoxine, die aufgrund ihrer Ähnlichkeit mit dem Toxin von *Shigella dysenteriae* Typ 1 auch als Shiga-like Toxins (SLT) bzw. in Anlehnung an die toxische Wirkung gegenüber den diagnostisch eingesetzten Vero-Zellkulturen (Nierenzellkulturen der afrikanischen grünen Meerkatze) auch als Verotoxine bezeichnet werden. Solche *E. coli*-Stämme werden daher auch VTEC bzw. SLTEC (Verotoxin- bzw. Shiga-like-Toxin-bildende *E. coli*) genannt. Neben der Toxin-

KLINIK

Bildung sind allerdings weitere Virulenzfaktoren, insbes. Adhäsionsfaktoren (zur Anheftung beispielsweise an der Darmwand), für das Auslösen von Krankheitserscheinungen notwendig. Der alleinige In-vitro-Nachweis einer potentiellen Verotoxin-Produktion ist daher kein Beweis für die Pathogenität von E. coli-Stämmen und rechtfertigt, da der Begriff „EHEC" über das klinische Bild definiert wird, nicht die Zuordnung zur EHEC-Gruppe (BÜLTE 1995). Die korrekte Bezeichnung wäre in diesen Fällen „VTEC". In praxi werden „VTEC" allerdings häufig mißverständlich mit „EHEC" gleichgesetzt.

EHEC: klinische Bezeichnung

Die bislang klinisch auffälligen EHEC-Stämme zählen überwiegend zur Serogruppe O157. Vertreter dieser Serogruppe besitzen wahrscheinlich eine besonders große Virulenz. Aber auch in anderen Serogruppen (insbesondere O26, O103 und O111) sind EHEC vertreten (BEUTIN und NIEMER 1995).

Vorkommen

EHEC haben in den letzten Jahren insbesondere in den USA, Großbritannien und Japan große epidemiologische Bedeutung erlangt. In diesen Staaten wurden Inzidenzraten für EHEC-Infektionen von 2–8/100.000 Einwohnern pro Jahr ermittelt. In den USA sind EHEC die nach Salmonellen und Campylobacter am häufigsten aus Stuhlproben Durchfallkranker isolierten bakteriellen Erreger. Eine endemische Verbreitung von EHEC muß aber auch in vielen anderen Ländern als gesichert angesehen werden (BEUTIN und NIEMER 1995). So wurden auch aus Japan Erkrankungen mehrerer Tausend Menschen, v.a. von Kindern, durch EHEC gemeldet.

Steigende Bedeutung

In Deutschland wurden in den Jahren 1993–1995 insgesamt 100 EHEC-Erkrankungen erfaßt. 1998 konnten 644 Erkrankungen durch EHEC nachgewiesen werden. Die tatsächliche Zahl an Infektionen, die häufig nur als harmloser Durchfall in Erscheinung treten, liegt aber sicherlich wesentlich höher. In Bayern und Niedersachsen wurde ein Anstieg der EHEC-Infektionen in den letzten Jahren beobachtet.

Epidemiologie

Das natürliche Reservoir für EHEC stellen landwirtschaftliche Nutztiere, insbesondere Rinder, aber auch andere Wiederkäuer dar, von denen bis zu 80% VTEC im Kot ausscheiden können. Allerdings ist von den meisten dieser VTEC-Stämme nicht bekannt, ob sie als Krankheitserreger beim Menschen eine Rolle spielen. Wahrscheinlich exprimiert ein Großteil dieser Stämme zwar die Verotoxine, nicht aber die pathogenetisch ebenfalls notwendigen Adhäsionsfaktoren. So wurden Vertreter der bislang fast ausschließlich für Erkrankungen beim Menschen verantwortlichen Serogruppe O157 nur bei 1–2% der untersuchten Rinder im Kot nachgewiesen (BÜLTE 1995). Neben den genannten tierischen Reservoiren können auch infizierte Menschen eine Infektionsquelle darstellen.

Symptomlose Ausscheider bei Rindern

KLINIK

Tabelle 21

Bislang beschriebene Infektionswege und Infektionsquellen von EHEC

Infektionsquelle	Kontaminationsquelle	Infektionsmodus	Häufigkeit
Rindfleisch, Kuhmilch	fäkal vom Erzeugertier	Verzehr roh oder ungenügend gegart	häufig (in USA und Kanada)
Diverse Lebensmittel*	Umwelt bzw. Mensch als Ausscheider in der Lebensmittelverarbeitung	Verzehr ohne weitere Wärmebehandlung der Lebensmittel	sporadisch
Infizierte Menschen	fäkal, Schmierinfektion	fäkal-oral	häufig (in USA und Kanada)
Ausscheidertiere	fäkal, Schmierinfektion	fäkal-oral	selten
Laboratorium	Bakterienkulturen	orale Aufnahme	selten
Trink- und Badewasser	fäkal	orale Aufnahme	selten

© Labor L+S AG

* Bisher beschrieben:
Rindfleisch, Schweinefleisch, Lamm, Truthahn, Hühnerfleisch, Wurstwaren, Fischbuletten, Schellfisch, Gemüse, Milch, Käse, Joghurt, Cidre

Nach BEUTIN und NIEMER (1995)

Die minimale Infektionsdosis für Menschen beträgt bei EHEC O157 weniger als 100 Keime. In den USA und Kanada sind Lebensmittelinfektionen (insbes. Verzehr von unzureichend erhitztem, mit EHEC kontaminiertem Rinderhackfleisch) als Hauptursache für Erkrankungen ausgemacht worden. Schätzungsweise 20.000 EHEC-bedingte Lebensmittelinfektionen treten in den USA pro Jahr auf (sog. „Hamburger Disease" oder „Barbecue Syndrom"). Für andere Länder fehlen weitgehend entsprechende Daten. Übertragungen von Mensch zu Mensch sind v.a. in Krankenhäusern und Kindertagesstätten von Bedeutung. Die bislang nachgewiesenen Infektionswege und -quellen sind in **Tab. 21** aufgeführt. Die wichtigsten Infektionswege sind zudem noch einmal in **Abb. 46** dargestellt.

EHEC: Massenerkrankungen durch Lebensmittel tierischen Ursprungs

In Deutschland konnten bislang vier Ausbrüche eindeutig auf Lebensmittelinfektionen zurückgeführt werden (1988 durch Mayonnaise (322 Erkrankte), 1989 durch rohe Milch (1 Erkrankter), 1992 durch ungenügend erhitzte Kohlrouladen (39 Erkrankte) und 1995 durch eine hausgemachte Knoblauchwurst (1 Erkrankter)). Bei den restlichen, meist sporadisch auf-

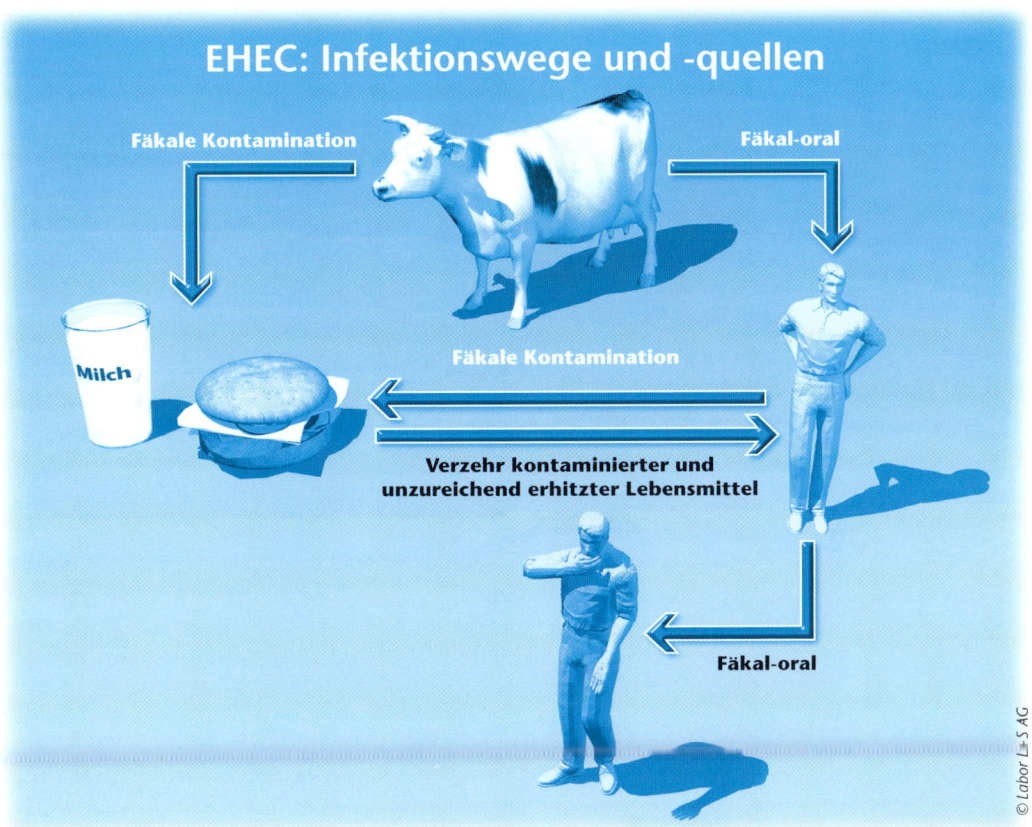

Abbildung 46

tretenden Fällen waren die Infektionsquellen nicht eindeutig zu ermitteln. Für die zwischen Juli 1995 und März 1996 in Bayern aufgetretenen EHEC-Infektionen mit 7 Todesfällen wurde eine vorwiegend in Bayern vertriebene Teewurst verantwortlich gemacht. Die seltenen Nachweise von EHEC in Lebensmitteln sowie die hohe Kontagiosität lassen häufig Übertragungen von Mensch zu Mensch vermuten.

Pathogenese

Nach der oralen Aufnahme ist zunächst die Anheftung der Erreger an der Darmschleimhaut erforderlich. Daraufhin erfolgt die Produktion von Zytotoxinen (Verotoxinen), die an speziellen Rezeptoren am vaskulären Endothel und an Dickdarmenterozyten andocken. Die toxische Zerstörung dieser Zellen führt zu den typischen, blutig-ödematösen Veränderungen der hämorrhagischen Colitis. Zudem können Toxine lymphogen und hämatogen in den Körper ausgeschwemmt werden. Angriffspunkte sind andere Organe mit hoher Toxinrezeptorendichte, allen voran die Nieren. Gelegentlich sind auch Pankreas und Gehirn betroffen. Endothelschädigung und eine rapide intravasale Hämolyse führen zur mikroangiopathischen hämolytischen Anämie mit Thrombozytopenie. Aus der Toxin-Aus-

Nephrotropismus des Erregers

KLINIK

schwemmung in die Niere sowie der thrombotischen Verstopfung der Endstrombahn resultiert eine Nephropathie mit Hämaturie und Proteinurie, die schließlich in eine terminale Niereninsuffizienz einmünden kann (= Enteropathisches hämolytisch-urämisches Syndrom (HUS)) (BEUTIN 1991).

Klinik

Nach einer Inkubationszeit von 3–9 Tagen treten schmerzhafte kolikartige Bauchkrämpfe mit zunächst wäßriger, nach 1–2 Tagen unter Umständen blutiger Diarrhoe auf. Schwere colitische Erscheinungen sind v.a. bei Erwachsenen zu beobachten, während bei Kindern eher uncharakteristische Durchfälle vorherrschen. In der Regel kommt es spontan nach 6–10 Tagen zur vollständigen Abheilung. Allerdings kann gelegentlich bei Rekonvaleszenten eine mehrwöchige, symptomlose Erregerausscheidung beobachtet werden.

Kinder: häufig Dialysepflicht

Bei 5–10% der erkrankten Kinder unter 10 Jahren tritt 3–12 Tage nach Durchfallbeginn (oft mit oder nach Sistieren des Durchfalles) die Nierensymptomatik in Form des HUS in den Vordergrund. In ca. 50% der Fälle wird aufgrund der Oligurie und Anurie eine Dialyse notwendig. 10–30% der Erkrankungen enden mit einer terminalen Niereninsuffizienz. Die Letalität liegt bei weniger als 10%. Bei Erwachsenen können EHEC-Infektionen zur thrombotisch-thrombozytopenischen Purpura (TTP; MOSCHKOWITZ) mit neurologischen Erscheinungen führen.

Selten wurden EHEC als vermutete ursächliche Erreger bei anderen Erkrankungen isoliert (einzelne Fälle von Morbus Crohn, Colitis ulcerosa, Balanitis, Harnwegsinfektionen, Rektumvorfall, Invaginationen, Appendizitis) (BEUTIN und NIEMER 1995).

Tabelle 22

Beteiligung von EHEC-Stämmen an Erkrankungen

Erkrankung	EHEC-Beteiligung
Nicht-hämorrhagische Diarrhoen	0,5 – 1 %
Hämorrhagische Colitis	15 – 36 %
Hämolytisch-urämisches Syndrom (HUS)	80 – 90 %
Thrombotisch-thrombozytopenische Purpura (TTP)	80 – 90 %

Nach BÜLTE (1995)

Tab. 22 gibt eine Übersicht über die in der Literatur angegebene Beteiligung von EHEC an einigen Erkrankungen.

Die Gefährdung des Verbrauchers in Deutschland durch EHEC-Infektionen wird bislang nicht so hoch wie in den USA und Kanada eingeschätzt. Das zeigen nicht nur die bislang vergleichsweise geringen Fallzahlen, sondern auch die seltenen Nachweise von EHEC aus den als Hauptinfektionsquelle ausgemachten Lebensmitteln tierischer Herkunft in Deutschland.

Ohne Frage stellen aber die geschilderten Keime eine ernstzunehmende, potentielle Gefährdung insbesondere für Risikogruppen (Säuglinge, Kinder, Schwangere, ältere Menschen, Immungeschwächte) dar. So wurden 1998 immerhin 42 durch EHEC verursachte HUS-Fälle beobachtet. Nicht zuletzt aufgrund der möglichen schweren bis schwersten Komplikationen müssen daher auch diese Erreger bei der entsprechenden Symptomatik (s.o.) in diagnostische Überlegungen miteinbezogen werden. Zudem sind die unter dem Punkt „Prophylaxe" genannten Vorsichtsmaßnahmen zu empfehlen.

Diagnostik der durch enteropathogene *E. coli* verursachten Darmerkrankungen

Der Nachweis enteropathogener *E. coli*-Stämme erfolgt durch die kulturelle Anzüchtung aus dem Stuhl. Makroskopisch unterscheiden sich die Erreger jedoch nicht von *E. coli*-Stämmen der obligaten Darmflora. Auch der alleinige kulturelle Nachweis von hämolysierenden oder Lactose-negativen *E. coli*-Varianten kann nicht als Hinweis auf enteropathogene *E.coli* gewertet werden. Zur Identifizierung solcher Keime sind weiterführende Untersuchungen notwendig. Neben der anhand des biochemischen Reaktionsmusters gestellten Artdiagnose ist in der Routinediagnostik die serologische Bestimmung der Oberflächenantigene sowie der Verotoxinnachweis die Methode der Wahl. Letzterer erfolgt immunologisch, molekularbiologisch oder in Spezialinstituten, wie den Nationalen Referenzzentren auch mittels Zellkultur.

Aufwendige Diagnostik zur Beweisführung notwendig

Folgende Indikationen für die Stuhluntersuchung auf die derzeit bedeutendste enteropathogene *E. coli*-Gruppe EHEC empfiehlt die DGHM (1995):

- Durchfällige Stühle und eine der folgenden Bedingungen:
  - Hämolytisch-urämisches Syndrom (HUS) bzw. thrombotisch-thrombozytopenische Purpura (TTP)
  - Kinder bis 6 Jahre, die wegen Durchfall hospitalisiert sind
  - Blutig-wäßrige Stühle
  - Hämorrhagische Colitis
  - Nekrotisierende Enterocolitis

- Durchfall in der Anamnese (innerhalb der letzten Woche) und eine der folgenden Bedingungen:
  - Hämolytische Anämie
  - Akutes Nierenversagen

- Durchfall bei Gemeinschaftsverpflegung

Therapie der durch enteropathogene *E. coli* verursachten Darmerkrankungen

In der Regel sind die durch *E. coli* verursachten Durchfälle selbstlimitierend und erfordern keine spezifische Therapie. Allerdings sollte auf eine ausreichende Flüssigkeitszufuhr geachtet werden. Coli-Enteritiden bei Säuglingen durch EPEC oder schwere ruhrähnliche Erkrankungen durch EIEC bedürfen jedoch neben der Flüssigkeitssubstitution auch einer frühzeitigen Antibiose. Als Mittel der Wahl gelten Co-Trimoxazol, Ampicillin und Chinolone. Aufgrund zunehmender Antibiotika-Resistenzen ist eine vorherige Empfindlichkeitsprüfung des jeweiligen *E. coli*-Isolates zu empfehlen (s. auch **Kap. 5.2.5.**).

EHEC: CAVE Antibiotika!

Der Einsatz von Antibiotika bei EHEC-Infektionen erscheint nach der derzeitigen Datenlage sogar kontraindiziert. In vitro konnte mit subinhibitorischen Dosen einiger Antibiotika die Toxin-Produktion erheblich gesteigert werden. Retrospektiv erhobene klinische Daten ergaben zudem bei antibiotisch behandelten Patienten ein gleichhohes, ja sogar teilweise ein erhöhtes Risiko, ein HUS zu entwickeln (KARCH 1996). Derzeit wird mit der Gabe von Rinder-Immunglobulinen und Toxin-bindenden Präparaten experimentiert (LISSNER et al. 1996). Bislang fehlen aber noch therapeutische Erfahrungen. Bis dahin stehen unterstützende Therapiemaßnahmen (Flüssigkeits- und Elektrolytersatz, Dialysebehandlung etc.) im Vordergrund.

Prophylaxe der durch enteropathogene *E. coli* verursachten Darmerkrankungen

Gute Hygienepraxis

Hygiene im Sanitärbereich sowie die Vermeidung oder ausreichende Erhitzung möglicherweise kontaminierter Lebensmittel oder von Wasser – v.a. in südlichen Urlaubsländern – sind die wichtigsten vorbeugenden Maßnahmen. Dies gilt insbesondere für Risikogruppen (Immungeschwächte, Säuglinge, Kinder, Schwangere und ältere Menschen).

Zur Vermeidung von EHEC-Infektionen empfehlen das Bundesinstitut für gesundheitlichen Verbraucherschutz und Veterinärmedizin (BgVV) sowie die Deutsche Gesellschaft für Ernährung (DGE) folgende Vorsichtsmaßnahmen (DGE 1996):

- Milch nicht unerhitzt trinken, sondern nur pasteurisierte, ultrahocherhitzte oder abgekochte Milch konsumieren
- Vorsorglich Fleisch, v.a. Rindfleisch (Hamburger, Steak), nur durchgegart verzehren
- Angehörige von Risikogruppen sollten auf den Verzehr von Rohmilchkäse und Rohwurst verzichten, da eine Infektion durch diese Lebensmittel nicht völlig ausgeschlossen werden kann
- Regelmäßiges Händewaschen und Sauberkeit im Sanitärbereich
- Aufgrund der hohen Infektiosität sind insbesondere in Krankenhäusern, Kindergärten und Altenheimen strikte Hygienemaßnahmen geboten

KLINIK

Meldepflicht

Nach §§ 3–5 des Bundes-Seuchengesetzes unterliegen durch enteropathogene *E. coli* verursachte Durchfallerkrankungen, ein entsprechender Krankheitsverdacht sowie Todesfälle der Meldepflicht. Seit 30. November 1998 ist zudem auch jeder Ausscheider von EHEC zu melden. Weitere Informationen gibt ein vom Robert Koch-Institut und dem Bundesinstitut für gesundheitlichen Verbraucherschutz und Veterinärmedizin herausgegebenes Merkblatt zu EHEC (Bezugsquelle: Deutscher Ärzteverlag GmbH, Dieselstr. 2, 50859 Köln).

Meldepflicht!

Literaturhinweise

ANONYM (1996): Übersicht: Die Pathovare von *Escherichia coli* beim Menschen. Epidem. Bulletin 30/96, 205–206 ● ANONYM (1997): EHEC-Infektionen – Erkennung, Verhütung, Bekämpfung. Merkblatt für Ärzte. Bundesgesundhbl. 40, 210–211 ● ANONYM (1999): Zur Situation bei wichtigen Infektionskrankheiten im Jahr 1998. Teil 1: Darminfektionen (Gastroenteritiden). Epidemiol. Bulletin 15/99, 99–106 ● BEUTIN L (1991): Erregerspektrum pathogener *Escherichia coli*: Bedeutung, Erkennung und Gefährdungspotential. Bundesgesundhbl. 34, 216–219 ● BEUTIN L; NIEMER U (1995): Erkennung, Verhütung und Bekämpfung von Infektionen durch enterohämorrhagische *E. coli* (EHEC). Bundesgesundhbl. 38, 422–427 ● BÜLTE M (1995): Enterohämorrhagische *E. coli*-Stämme (EHEC) – Aktuell in der Bundesrepublik Deutschland? – 1. Pathogenitätspotential von EHEC-Stämmen – Bedeutung als Lebensmittelinfektionserreger. Fleischwirtschaft 75 , 1430–1432 ● DGE (Deutsche Gesellschaft für Ernährung) (1996): Schutz vor enterohämorrhagischen *E. coli* (EHEC). Ernährungs-Umschau 43, B23 ● DGHM (Deutsche Gesellschaft für Hygiene und Mikrobiologie) (1995): Empfehlungen der Fachgruppe „Gastrointestinale Infektionen" zur mikrobiologischen Diagnostik der Infektionen durch enterohämorrhagische *E. coli*. Mikrobiologe 5, 124–125 ● HUPPERTZ H-I; RUTKOWSKI S; ALEKSIC S; KARCH H (1997): Acute and chronic diarrhoea and abdominal colic associated with enteroaggregative *Escherichia coli* in young children living in western Europe. Lancet 349, 1660–1662 ● KARCH H (1996): Control of enterohemorragic *Escherichia coli* infection: the need for a network involving microbiological laboratories and clinical and public health institutions. Eur. J. Clin. Microbiol. Infect. Dis. 15, 276–280 ● LISSNER R; SCHMIDT H; KARCH H (1996): A standard immunoglobulin preparation produced from bovine colostra shows antibody reactivity and neutralization activity against shiga-like toxins and EHEC-hemolysin of *Escherichia coli* O157:H7. Infect. 24, 387–83 ● RILEY LW; REMIS RS, HELGERSON JD; McGEE HB; WELLS JG; DAVIS BR; HEBERT RJ; OLCOTT ES; JOHNSON LM; HARGRETT NT; BLAKE PA; COHEN ML (1983): Hemorrhagic colitis associated with a rare *Escherichia coli* serotype. N. Engl. J. Med. 308, 681–685 ● RÜFFER A; BECKMANN G; SONNENSCHEIN B (1996): EHEC (Enterohämorrhagische *E. coli*) – Was steckt dahinter? Naturheilpraxis 49, 1786–1793

2.8.1.6. Clostridium difficile

Ätiologie

Clostridium (Cl.) difficile ist ein strikt anaerob wachsendes Bakterium, das – wie die weiteren Vertreter der Gattung *Clostridium* – ausgesprochen widerstandsfähige Dauerformen (Sporen) ausbilden kann. 1977 wurde *Cl. difficile* erstmalig im Zusammenhang mit einer Antibiotika-assoziierten Colitis (AAC) beschrieben (BARTLETT et al. 1977) (s. auch **Kap. 2.3.**).

Vorkommen und Epidemiologie

Bei ca. 2% der Erwachsenen und sogar bei 25–50% der Kinder unter zwei Jahren ist *Cl. difficile* in geringen Keimzahlen im Darm nachweisbar, ohne daß eine klinische Symptomatik besteht. Auch die *Cl. difficile*-Toxine sind nicht selten im Stuhl von symptomfreien Kindern zu finden.

Symptomfreie Besiedlung verbreitet

Bedeutung als Krankheitserreger hat *Cl. difficile* insbesondere im Hospitalbereich. Die Übertragung erfolgt wahrscheinlich über Schmierinfektionen.

Pathogenese

Cl. difficile gehört zu den opportunistischen Keimen. Voraussetzung für die Entfaltung der pathogenen Potenz ist eine Vorschädigung des Wirtsorganismus. Diese Vorschädigung geht meist auf den Einsatz von antibiotisch wirksamen Substanzen zurück. Erst eine durch die Antibiotika-Gabe alterierte Darmflora schafft den Clostridien Raum zur Vermehrung und Toxinbildung. Insbesondere im Zusammenhang mit Clindamycin-, Ampicillin- und Cephalosporin-Gaben werden *Cl. difficile*-assoziierte Erkrankungen beobachtet. Penicillin, Amoxicillin, Erythromycin, Chloramphenicol, Cloxacillin und einige andere Antibiotika waren aber ebenfalls in der Lage, entsprechende Infektionen zu induzieren.

Antibiotische Vorbehandlung stört die Barrierefunktion des Darmes

Neben dem Ausmaß der Schädigung der Darmbarriere spielen die Virulenz des Erregers sowie Alter und Immunlage des Patienten eine entscheidende Rolle für die klinische Manifestation. Daher werden v.a. bei hospitalisierten, häufig multimorbiden Patienten Erkrankungen durch *Cl. difficile* beobachtet. Bei entsprechend vorgeschädigten Patienten treten solche Erkrankungen durchaus auch ohne eine vorherige antibiotische Behandlung auf.

Die klinische Symptomatik mit Durchfall bis hin zur pseudomembranösen Colitis wird durch zwei von *Cl. difficile* gebildete Toxine ausgelöst. Toxin A ist ein Enterotoxin, das durch zytotoxische Schädigung der Enterozyten die Permeabilität der Darmschleimhaut erhöht und damit eine Diarrhoe auslöst. Toxin B wirkt ebenfalls zytotoxisch.

Klinik

Meist 2–14 Tage nach Beginn der antibiotischen Therapie treten zunächst Durchfälle, seltener Fieber und Abdominalschmerzen auf. Die Symptomatik sistiert in der Regel spätestens nach Beendigung der Antibiotika-Gabe. Seltener resultieren fieberhafte Bauchkrämpfe, Übelkeit und wäßrige Diarrhoen mit Abgang von Schleim, Schleimhautfetzen und Eiterspuren als Zeichen einer pseudomembranösen Colitis. Ein toxisches Megacolon sowie Colonrupturen sind gefürchtete, wenn auch seltene Komplikationen.

Diagnostik

Spezialuntersuchung: Kultur & Toxinnachweis

Beweisend für eine durch *Cl. difficile* verursachte Erkrankung ist letztendlich der allerdings nicht immer erfolgreiche Toxin-Nachweis im Stuhlfiltrat (s. auch **Kap. 3.3.2.**) Eine gleichzeitig durchgeführte kulturelle Untersuchung erhöht daher bei entsprechendem Vorbericht die Treffsicherheit. Hierbei kommen Spezialnährböden zum Einsatz. Diese Untersuchungen müssen beim mikrobiologischen Labor gesondert angefordert werden. Im Rahmen von Stuhlflora-Analysen wird *Cl. difficile* nicht sicher erfaßt.

Therapie

Toxinbindende Präparate

In leichten Fällen reicht meist das Absetzen des Antibiotikums sowie der Einsatz toxinbindender Präparate (z.B. Cholestyramin, Heilerde etc.)

KLINIK

(s. auch **Kap. 5.2.7.**). Bei schweren klinischen Verläufen mit pseudomembranöser Colitis und nachgewiesener *Cl. difficile*-Beteiligung ist zur Vermeidung der o.g. Komplikationen der Einsatz von Metronidazol oder Vancomycin indiziert (s. auch **Kap. 5.2.5.**).

Prophylaxe

In der Prophylaxe einer Antibiotika-assoziierten Erkrankung durch *Cl. difficile* hat sich die orale Gabe von *Saccharomyces cerevisiae*-Präparaten parallel zur Antibiotika-Therapie bewährt (s. auch **Kap. 5.2.2.2.**).

Prophylaxe mit Saccharomyces

Meldepflicht

Wichtig: Nach §§ 3–5 des Bundes-Seuchengesetzes unterliegen durch *Cl. difficile* verursachte Durchfallerkrankungen, ein entsprechender Krankheitsverdacht sowie Todesfälle der Meldepflicht.

Meldepflicht!

Literaturhinweise

BARTLETT JG; KASPAR DL; CISNEROS RL; ONDERDONK AB (1977): Etiology of clindamycin associated colitis. ICAAC 17th. Abstr. No. 198 ● BORIELLO SP (1990): Pathogenesis of *Clostridium difficile* infection of the gut. J. Med. Microbiol. 33, 207–215 ● HAGENHOFF G; HEIDT H; HÖCHTER W (1990): *Clostridium difficile* und antibiotikaassoziierte Diarrhöen: Prävention und Therapie mit *Saccharomyces boulardii*. In: OTTENJAHN R; MÜLLER J; SEIFERT J (Hrsg.): Ökosystem Darm II. Mikrobiologie – Immunologie – Morphologie. S. 150–165, Springer, Berlin, Heidelberg, New York ● LAHN M; HADDING U (1993): Infektionen mit *Clostridium difficile* – Epidemiologie und Pathophysiologie. Chemother. J. 2 (Suppl. 1), 89–92 ● PETERSON LR; KELLY PJ; NORDBROCK HA (1995): Role of culture and toxin detection in laboratory testing for diagnosis of *Clostridium difficile*-associated diarrhea. Eur. J. Clin. Microbiol. Infect. Dis. 15, 330–336 ● SIMON A; FLEISCHHACK G; HASAN C; MARKLEIN G; BODE U (1998): *Clostridium-difficile*-assoziierte Diarrhöe bei pädiatrischen Patienten – Vorkommen, Therapieindikationen und Behandlungsstrategie. Hyg. Med. 23, 109–114 ● SONNENSCHEIN B; BECKMANN G (1995): *Saccharomyces boulardii* – Biotherapeutische Alternative bei Diarrhoe. Therapiewoche 45, 776–782

2.8.1.7. Helicobacter pylori

Ätiologie

Helicobacter (H.) pylori ist ein gebogenes oder spiraliges Bakterium, das eng mit den Vertretern der Gattung *Campylobacter*, zu der es früher gezählt wurde, verwandt ist. Zwar wurden diese Keime schon im 19. Jahrhundert mikroskopisch in der Magenschleimhaut nachgewiesen, ihnen wurde jedoch zunächst keine Bedeutung beigemessen. Erst 1983 gelang WARREN und MARSHALL die kulturelle Anzucht des Erregers, und sie konnten im Selbstversuch dessen pathogenetischen Relevanz belegen.

Mittlerweile wurden mit *H. cineadi*, *H. fennelliae* und *H. Heilmannii* weitere Vertreter der Gattung *Helicobacter* beim Menschen nachgewiesen. *H. Heilmannii* konnte auch bei Hunden und Katzen isoliert werden.

Vorkommen

Weltweit sind vermutlich über 50% der Bevölkerung, in Entwicklungsländern sogar 70–80% mit *H. pylori* infiziert. Dabei ist eine gewisse Altersabhängigkeit zu beobachten. So beherbergen in Deutschland ca. 10% der Schulkinder, aber immerhin 75% der Senioren diesen Keim im Magen.

Weitverbreitetes Vorkommen

KLINIK

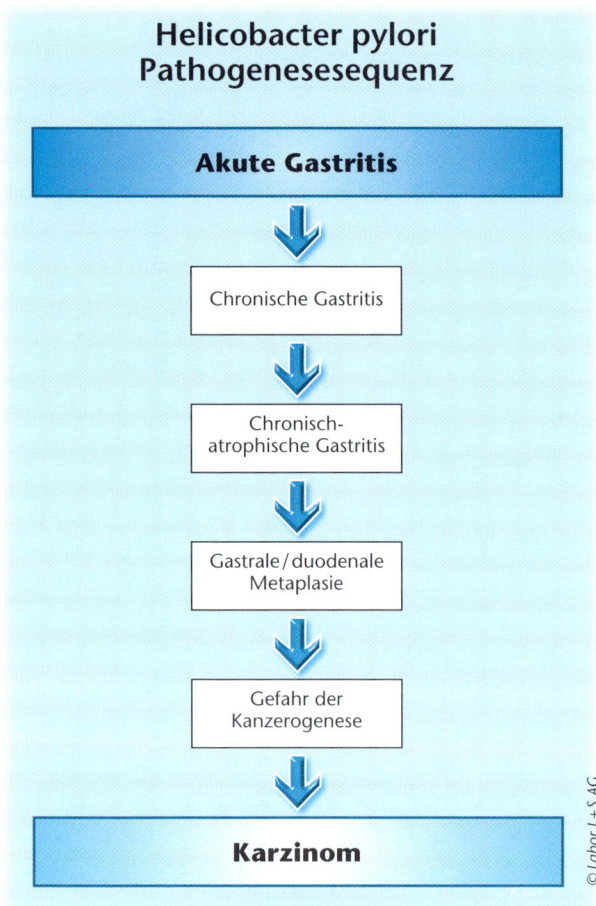

Abbildung 47

Infektionsquelle

Der Übertragungsweg ist noch nicht vollständig geklärt. Die Infektion erfolgt sicherlich von Mensch zu Mensch, zum einen wahrscheinlich von Mund zu Mund, aber auch eine fäkal-orale Übertragung wird vermutet. Schlechte hygienische Verhältnisse und enges Zusammenleben von Menschen fördern daher die Ausbreitung des Erregers. Dementsprechend infizieren sich in Mitteleuropa v.a. Kinder, insbesondere in Gemeinschaftseinrichtungen wie Kindergärten und Schulen. Daß trotzdem bei den Senioren die höchsten Infektionsraten nachgewiesen werden, liegt daran, daß diese in einer Zeit aufwuchsen, in der Hygiene noch keine so große Rolle spielte und sie sich daher in ihren Kindertagen weitaus häufiger infizieren konnten.

Pathogenese

Der Abbau von im Magensaft enthaltenem Harnstoff zu Ammoniak mittels einer Urease ermöglicht es *H. pylori*, sein Umgebungsmilieu zu alkalisieren und damit den widrigen Bedingungen des Magens standzuhalten. Als stark beweglicher Keim kann er zudem schnell in den Magenmukus eindringen. Nach Auflösung der unmittelbar auf dem Epithel liegenden phospholipidreichen Schutzschicht mittels einer Phospholipase A2 adhäriert *H. pylori* schließlich an den Schleim-sezernierenden Zellen des Magenepithels. Verschiedene Zytotoxine, Enzyme sowie die erwähnte Ammoniakproduktion schädigen die Magenmukosa und induzieren unproduktive Entzündungsreaktionen. Die Folge: eine Oberflächengastritis (Typ B-Gastritis), die meist unerkannt chronisch wird und – abhängig von der Virulenz des Erregers sowie der Abwehrlage des Wirtes – etwa bei jedem sechsten Infizierten zu Magen- und Duodenalulzera führt. Immerhin etwa 90% der chronischen Gastritiden sowie 90% der Duodenal- und 70% der Magenulzera sind mit *H. pylori*-Infektionen vergesellschaftet.

Über das Vorstadium einer chronisch-atrophischen Gastritis und gastroduodenale Metaplasien kann zudem die Entstehung eines Magen-Adeno-

KLINIK

karzinoms ausgelöst werden (**Abb. 47** und **Abb. 48**). Auch die relativ seltenen Wucherungen des Lymphgewebes im Magen (gastrisches Lymphom) können aus einer *H. pylori*-Infektion resultieren. *H. pylori* wurde daher 1994 von der internationalen Krebsforschungsagentur der WHO als Karzinogen 1. Klasse, also in die höchste Krebsrisikoklasse eingestuft. *H. Heilmannii* kann ebenfalls Gastritiden verursachen, die allerdings wesentlich milder ablaufen.

Klinik

Häufig bleibt die Kolonisation unbemerkt bzw. die unspezifische Symptomatik wird anderen Ursachen zugeschrieben. Die eher seltenen akuten Gastritiden durch *H. pylori* äußern sich in epigastralen Schmerzen, Übelkeit und schleimigem Erbrechen; Symptome die meist innerhalb von 1–2 Wochen abklingen. Die sich nun anschliessende, wesentlich häufigere chronische Oberflächengastritis imponiert klinisch mit Oberbauchbeschwerden und unklaren dyspeptischen Zuständen, wie Appetitlosigkeit, Völlegefühl, Übelkeit, schleimigem Erbrechen und morgendlichem Nüchternschmerz sowie mit Sodbrennen, Aufstoßen und Blähungen. Bei zusätzlichen Belastungen (einseitige Ernährung, Rauchen etc.), aber auch abhängig von der Immunlage des Patienten und der Aggressivität des Erregers, können sich Ulzera im Magen und Duodenum entwickeln, die die genannte Symptomatik noch verstärken.

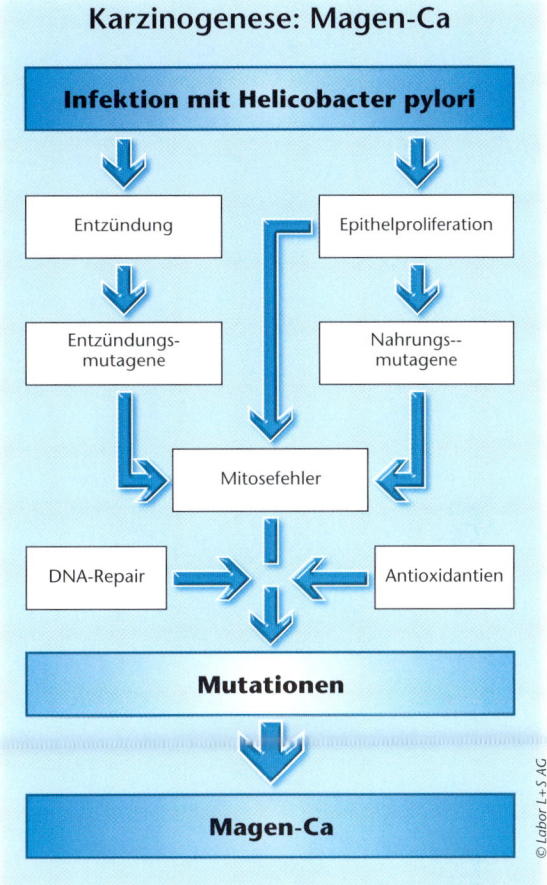

Abbildung 48

Diagnostik

Die routinemäßige Testung auf *H. pylori* findet meist über den Nachweis von spezifischen Antikörpern der Klassen IgG und IgA im Serum statt. Die Beurteilung der serologischen Ergebnisse ist in **Tab. 23** dargestellt.

Daneben existieren noch weitere, jedoch relativ aufwendige Testsysteme, bei denen nach oraler Gabe von Harnstoff mit radioaktiv oder anderweitig markiertem Kohlenstoff letzterer durch *H. pylori* abgespalten und als

KLINIK

Tabelle 23 Beurteilung der Nachweise von Antikörpern gegen *H. pylori*

Nachweis von		Interpretation
IgA	IgG	
-	-	Kein serologischer Hinweis auf einen stattgefundenen Kontakt mit *H. pylori*. Möglicherweise erfolgte allerdings die Probennahme zu früh im Infektionsverlauf.
-	+	Hinweis auf Kontakt mit *H. pylori*. Möglicherweise asymptomatische Besiedlung (altersabhängig sind durchschnittlich etwa 20-30 % der Bevölkerung, bei Senioren sogar 50-60 % seropositiv, ohne eine klinische Symptomatik zu zeigen). Allerdings weist erst ein durch eine zweite Untersuchung nachgewiesener Anstieg des IgG-Titers auf eine bestehende Infektion hin.
+	+	Hinweis auf bestehende Infektion mit *H. pylori*.
+	-	Hinweis auf bestehende Infektion mit *H. pylori* bei fehlender IgG-Antwort (bei ca. 5 % der Infizierten auftretend).

entsprechend markiertes CO_2 im Exspirat gemessen werden kann. Außerdem kann *H. pylori* auch nach endoskopischer Entnahme in einer Magenschleimhaut-Biopsie histologisch, kulturell oder sehr einfach über den Nachweis der bakteriellen Urease-Aktivität diagnostiziert werden.

Nachweis im Stuhl möglich

Zusätzlich ist auch ein immunologischer Nachweis von *H. pylori* im Stuhl möglich. Der Test hat in klinischen Studien eine hohe Übereinstimmung mit den invasiven Verfahren bewiesen. Damit können Patienten, die Angst vor der Endoskopie haben, vorab getestet werden. Außerdem ist eine relativ einfache Therapiekontrolle möglich. Ein kultureller Nachweis von *H. pylori* im Stuhl gelingt dagegen ausgesprochen selten. Die kulturelle Stuhluntersuchung stellt daher keine adäquate Methode zur Diagnose einer *H. pylori*-Infektion dar.

Therapie

Tripel-Therapie

Zur Behandlung einer *H. pylori*-Infektion hat sich eine Kombinationstherapie mit drei Komponenten bewährt : Ein Säurehemmer (Protonenpumpen-Inhibitor, z.B. Omeprazol) sowie zwei Antibiotika (Amoxicillin oder Metronidazol + Clarithromycin oder Roxithromycin) werden über 7 Tage oral verabreicht. Die Eradikationsrate liegt bei über 90% (s. auch **Kap. 5.2.5.**). Frühestens vier Wochen nach Therapieende sollte eine Kontrolluntersuchung auf *H. pylori* erfolgen.

Die Indikationsstellung für eine Eradikationstherapie wird sehr kontrovers diskutiert. In der Regel wird eine Therapie nur bei klinischen Beschwerden bzw. entsprechenden Veränderungen des Magens empfohlen. Prophylaktische Behandlungen bei asymptomatischen Magenbesiedlungen mit *H. pylori* sind nach derzeitigem Wissensstand allenfalls bei Patienten mit positiver Magenkarzinom-Familienanamnese indiziert (SEHER und THEFELD 1998). Zunehmend werden Resistenzen von *H. pylori* gegenüber den eingesetzten Antibiotika beobachtet.

KLINIK

Naturheilkundliche Alternativen sind bisher noch nicht systematisch beforscht worden. Zahlreiche pflanzliche Extrakte entfalten jedoch antimikrobielle Effekte (BECKMANN et al. 1998), die vermutlich – zumindest teilweise – auch *H. pylori* erfassen. So hemmen beispielsweise Extrakte aus schwarzem und grünem Tee sowie Knoblauch nachweislich in vitro das Wachstum von *H. pylori*. Auch die als Stomachika eingesetzten Phytotherapeutika (z.B. Fenchel, Gelber Enzian, Kümmel) lassen entsprechende Wirkungen vermuten. Allerdings fehlen bislang noch klinische Belege für die Wirksamkeit einer Phytotherapie von *H. pylori*-Infektionen.

Gesicherte phytotherapeutische Alternativen fehlen bislang

Prophylaxe

Derzeit wird intensiv an der Entwicklung von *H. pylori*-Impfstoffen gearbeitet. Erste klinische Studien mit einem Urease-Impfstoff verliefen recht vielversprechend. Bis zum Einsatz solcher Vakzinen wird aber sicherlich noch einige Zeit vergehen.

Literaturhinweise

BECKMANN G; RÜFFER A; SONNENSCHEIN B (1998): Antimikrobielle Wirkstoffe in Kräutern, Gewürzen und sonstigen pflanzlichen Drogen – Thesen zur möglichen Beeinflussung des intestinalen Milieus auf „natürlichem" Wege. Ärztezeitschr. f. Naturheilverf. 39, 96–102 ● CAVALLERO A; MEZZI G; FANTI L; GESU G; BONATO C; MASCI E (1998): *Helicobacter pylori* antigen in stool specimen: a new enzyme immunoassay. Gastroenterol. 114, G0354 ● HAAS R (1997): Strategien zur Entwicklung eines Impfstoffes gegen *Helicobacter pylori*. Die gelben Hefte 37, 8–14 ● HACKELSBERGER A; MALFERTHEIMER P (1995): Klinische Relevanz und Diagnostik der *Helicobacter pylori*-Infektion. Diagnose & Labor 45, 85–93 ● MALFERTHEIMER P (1997): The impact of *Helicobacter pylori* infection in peptic ulcer disease: current practice and future perspectives. Eur. J. Clin. Res. 9, 129–149 ● NAMAWAR F; ROOSENDAAL R; KUIPERS EJ; de GROO P; van der BIJL MW; PENA AS; de GRAAFF J (1995): Presence of *Helicobacter pylori* in the oral cavity, oesophagus, stomach and faeces of patients with gastritis. Eur. J. Clin. Microbiol. Infect. Dis. 14, 234–237 ● SEHER C; THEFELD W (1998): *Helicobacter pylori* und Magenkrankheiten: derzeitiger Kenntnisstand. Ernährungs-Umschau 45, 116–120 ● SIVAM GP; LAMPE JW; ULNESS B; SWANZY SR; POTTER JD (1997): *Helicobacter pylori* –- in vitro susceptibility to garlic (Allium sativum) extract. Nutr. Cancer 27, 118–121 ● SLOMIANY BL; SLOMIANY A (1992): Mechanism of *Helicobacter pylori* pathogenesis: focus on mucus. J. Clin. Gastroenterol. 14 (Suppl. 1), 114–121 ● WARREN JR; MARSHALL BJ (1983): Unidentified curved bacilli on gastric epithelium in active chronic gastritis. Lancet I, 1273–1275 ● von WULFFEN H (1993): *Helicobacter pylori* – Pathogene Bedeutung. Chemoth. J. 2, 70–74

2.8.1.8. Weitere bakterielle Enteropathogene

Noch zahlreiche weitere bakterielle Keime können gastrointestinale Symptome hervorrufen. Diese besitzen allerdings in Mitteleuropa keine oder nur untergeordnete Bedeutung. Der Vollständigkeit halber werden die wichtigsten dieser Keime nachfolgend kurz vorgestellt.

Vibrio cholerae

Die durch *Vibrio (V.) cholerae* hervorgerufene Cholera wütete im 19. Jahrhundert auch in Europa und forderte Tausende von Todesopfern. Heute ist der Erreger nur noch in Indien, Bangladesh und teilweise in Südamerika endemisch. Die Epidemie in Peru (1991 – 1992) hat jedoch gezeigt, daß in Zeiten globaler Mobilität auch für Europa noch derartige Gefahren bestehen. Als typischer Wasserkeim wird er durch kontaminiertes Wasser oder darin gewaschene, roh verzehrte Lebensmittel übertragen. Schwere wäßri-

In Indien, Bangladesh und Südamerika endemisch

ge Diarrhoen sind die Folge, die zu erheblichen, unbehandelt häufig tödlichen Flüssigkeits- und Elektrolytverlusten führen. Die Diagnose erfolgt über den kulturellen Nachweis von *V. cholerae* im Stuhl mittels Spezialnährmedien.

Vibrio parahaemolyticus

Vibrio (V.) parahaemolyticus ist ein Salzwasserkeim, der v.a. in Küstengewässern, Mündungsgebieten großer Ströme und in Brackwasser nachgewiesen werden kann. Aus der Infektion des Menschen über den Verzehr kontaminierter und nicht ausreichend erhitzter Fische oder Schalentiere resultiert ein akuter, fiebriger Brechdurchfall. Insbesondere in Japan spielt *V. parahaemolyticus* aufgrund der besonderen Nahrungsgewohnheiten eine wichtige Rolle als Lebensmittelvergifter, in anderen Ländern tritt er nur sporadisch auf. Der Nachweis des Erregers kann über Spezialnährmedien aus dem Stuhl geführt werden. Auch andere *Vibrio spp.* wurden in Einzelfällen als Durchfallerreger beschrieben (z.B. *V. fluvialis, V. alginolyticus, V. hollisae*).

Infektionsrisiko Sushi-Verzehr

Aeromonas spp.

Aeromonaden kommen weit verbreitet, insbesondere im Oberflächenwasser vor. Sie werden daher auch regelmäßig im ungechlorten Trinkwasser nachgewiesen. Allerdings ist der Großteil dieser Keime apathogen für den Menschen. Einzelne Stämme von *Aeromonas (A.) hydrophila*, *A. sobria* und *A. caviae* können jedoch aufgrund ihrer Adhäsionsfähigkeit an Darmzellen sowie der Produktion verschiedenster Toxine Erbrechen, Durchfall und Fieber insbesondere bei Kindern, alten oder immunsupprimierten Menschen auslösen. Der Erregernachweis erfolgt durch Anzüchtung aus dem Stuhl.

Wasserkeime

Plesiomonas shigelloides

Plesiomonas (P.) shigelloides kann, als enger Verwandter der Aeromonaden, ebenfalls Durchfall und Erbrechen beim Menschen hervorrufen. Die Infektion erfolgt meist über kontaminiertes Wasser oder durch den Verzehr von Fischen. Die Diagnose kann über den kulturellen Nachweis der Erreger im Stuhl gestellt werden.

Clostridium perfringens, Bacillus cereus, Staphylococcus aureus und Pseudomonas aeruginosa

Einige Stämme von *Cl. perfringens*, *Bacillus cereus* und *Staphylococcus aureus* können als Lebensmittelvergifter in Erscheinung treten. Auch unter den *Pseudomonas aeruginosa*-Stämmen gibt es einige Enterotoxin-Bildner. Nähere Beschreibungen dieser Mikroorganismen sind in **Kap. 1.2.5.1.5.** und **1.2.5.3.3.** zu finden.

Lebensmittelvergifter

Meldepflicht

Wichtig: Nach §§ 3–5 des Bundes-Seuchengesetzes unterliegen durch die oben genannten Erreger verursachte Durchfallerkrankungen und Todesfälle sowie ein entsprechender Krankheitsverdacht der Meldepflicht.

Meldepflicht!

Literaturhinweise

ANONYM (1993): Cholera. Merkblatt Nr. 25 – Ratschläge an Ärzte. Bundesgesundhbl. 36, 489–492 ● BOCKEMÜHL J (1993): Ökologie, Epidemiologie und Bekämpfung der Cholera. Konsequenzen für Europa angesichts der Epidemie in Südamerika. Chemother. J. 2 (Suppl. 1), 39–42 ● von GRAEVENITZ A (1993): Aeromonas-assoziierte Diarrhö. Chemother. J. 2 (Suppl. 1), 54–56 ● SCHÄUFFELEN A (1994): Untersuchungen zur lebensmittelhygienischen Bedeutung von *Plesiomonas shigelloides*. Freie Universität Berlin, Fachbereich Veterinärmedizin, Diss. ● SCHUBERT RHW (1991): Aeromonads and their significance as potential pathogens in water. J. Appl. Bacteriol. Symp. Suppl. 70, 131–135 ● SCHUBERT RHW; HOLZ-BREMER A; KUHNIGK C (1996): Darmzelladhäsive psychrotrophe Aeromonaden im Oberflächenwasser und im aus Oberflächenwasser aufbereiteten Trinkwasser. Hyg. Med. 21, 516–524

2.8.2. Enteropathogene Viren

Ätiologie

Zahlreiche Viren wurden im Zusammenhang mit akuten Gastroenteritiden insbesondere bei Kindern gefunden. Da viele Viren bislang noch nicht kultiviert werden konnten, war häufig nur der elektronenmikroskopische Nachweis möglich. Bei einigen Viren ist zudem der ätiologische Zusammenhang mit Darmerkrankungen noch nicht eindeutig geklärt. Die wichtigsten, derzeit bekannten enteropathogenen Viren sind die Rota-Viren, das Norwalk-Virus, bestimmte Typen der Adeno-Viren sowie Calici- und Astroviren.

Vorkommen

Enteropathogene Viren stellen weltweit die wichtigste Ursache für akute Gastroenteritiden bei Säuglingen und Kleinkindern bis zu einem Alter von 2 Jahren dar. Dabei geht der Hauptteil der Erkrankungen auf Rota-Viren zurück. An zweiter Stelle folgt das Norwalk-Virus, das auch bei Erwachsenen zu Durchfällen führt. Seltener werden Adenoviren, Caliciviren oder Astroviren nachgewiesen.

Häufig Infektionen von Kindern

Epidemiologie

Die Infektion erfolgt fäkal-oral meist als Schmierinfektion sowie über die Aufnahme von kontaminiertem Wasser oder von Lebensmitteln. Als Keimreservoir fungieren akut oder asymptomatisch infizierte Menschen. Gerade ältere Kinder und Erwachsene weisen einen hohen Durchseuchungsgrad auf, ohne eine klinische Symptomatik zu zeigen. Aber sogar 50–70% der Kleinkinder scheiden symptomlos Viren mit dem Stuhl aus.

Pathogenese

Die enteropathogenen Viren befallen und zerstören das resorptive Dünndarmepithel. Der daraus resultierende Flüssigkeitsverlust wird noch durch

Zerstörung des Dünndarmepithels: Spätfolgen häufig unterschätzt

die Einschränkung der resorptiven Oberfläche sowie der bürstensaumständigen Verdauungsenzyme als Folge der Zottenatrophie verstärkt. Die vermehrt im Darmlumen zurückbleibenden Nahrungsbestandteile führen zu einem osmotisch bedingten Flüssigkeitsübertritt in das Darmlumen und damit letztlich zur Diarrhoe. Eine dauerhafte Malassimilation (häufig: sekundäre Lactose-Intoleranz) kann sich entwickeln. Diese Spätfolgen werden in der therapeutischen Praxis häufig nicht beachtet.

Klinik

Meist 1–2 Tage nach der Infektion treten Durchfall, Erbrechen und Fieber bei den betroffenen Säuglingen und Kleinkindern auf. Ältere Kinder und Erwachsene erkranken meist nicht oder zeigen nur eine milde Symptomatik. Besonderes häufig werden Virus-Gastroenteritiden in der kalten Jahreszeit beobachtet.

Diagnostik

Die Diagnose viraler Gastroenteritiden in Routinelaboratorien erfolgt über den immunologischen Nachweis von Virus-Antigenen (z.B. Rota-, Adeno- und Astro-Viren) im Stuhl (s. auch **Kap. 3.3.2.**). Einige Viren lassen sich jedoch nur elektronenmikroskopisch oder molekularbiologisch identifizieren; Untersuchungen die nur von Speziallaboratorien angeboten werden. Dabei ist die hohe Durchseuchung selbst bei Kleinkindern zu bedenken (s.o.). Ein Virusnachweis im Stuhl darf daher nicht überbewertet werden.

Therapie

Symptomatische Behandlung

Wichtigste therapeutische Maßnahme ist der Ausgleich der Flüssigkeits- und Elektrolytverluste, insbesondere bei Säuglingen und Kleinkindern. Auch der unterstützende Einsatz mikrobiologischer Präparate hat sich in diesem Zusammenhang bewährt. Eine spezifische Therapie gegen enteropathogene Viren ist derzeit nicht verfügbar, erscheint aber aufgrund des selbstlimitierenden Verlaufs auch nicht notwendig.

Prophylaxe

Hygienische Maßnahmen beim Umgang mit Fäzes – insbesondere in Kinderkliniken – sind die wichtigste Prophylaxe gegen Virus-Gastroenteritiden.

Meldepflicht

Meldepflicht!

Wichtig: Nach §§ 3–5 des Bundes-Seuchengesetzes unterliegen durch Viren verursachte Durchfallerkrankungen und Todesfälle sowie ein entsprechender Krankheitsverdacht, der Meldepflicht.

Literaturhinweise

ANONYM (1998): Übersicht: Gastroenteritis durch Norwalk- und Norwalk-like-Viren. Epidemiol. Bulletin 6/98, 31–32 ● CHRISTENSEN ML (1989): Human viral gastroenteritis. Clin. Microbiol. Rev. 2, 51–89 ● DRESCHER J; VERHAGEN W (1991): Welche Rolle spielen enteropathogene Viren? Therapiewoche 41, 1575–1581 ● ISOLAURI E, KAILA M, MYKKÄNEN H, LING WH, SALMINEN S (1994): Oral bacteriotherapy for viral gastroenteritis. Dig. Dis. Sci. 39, 2595–2600 ● MAJAMAA H; ISOLAURI E; SAXELIN M; VESIKARI T (1995): Lactic acid bacteria in the treatment of acute rotavirus gastroenteritis. J. Ped. Gastroent.

Nutr. 20, 333–338 ● SELB B; DOERR HW (1993): Die infektiöse Gastroenteritis. Ätiologische Problematik und Bewertung virusdiagnostischer Befunde bei „neuen" Infektionserregern. Chemother. J. 2 (Suppl. 1), 94–100 ● TIMM H; APODACA J; SCHWANZ-PFITZNER I (1983): Rotaviren und andere virale Enteritiserreger. Bundesgesundhbl. 26, 399–404

2.8.3. Darmparasiten

Da die Parasitologie in der Humanmedizin eher ein Schattendasein führt, sucht man in vielen Fachbüchern häufig vergebens insbesondere nach weniger bekannten Protozoen- oder Wurmarten. Dies steht jedoch im deutlichen Widerspruch zur Nachweishäufigkeit gerade der vielen Darmprotozoen in Stuhlproben und ist der Anlaß dazu, den parasitologischen Teil dieses Buches ausführlicher zu gestalten. Die Beschreibungen der einzelnen Parasiten sind bewußt nicht zum „Hintereinanderweglesen", sondern zum gezielten Nachschlagen gedacht. Die einheitliche Untergliederung der einzelnen Kapitel ermöglicht das schnelle Auffinden der gesuchten Informationen.

Hinweis zum Gebrauch

Im Gegensatz zur landläufigen Meinung stellen Darmparasitosen nicht nur ein Problem in den tropischen Ländern dar – Parasiten sind auf der ganzen Welt verbreitet. Zwar ist das Vorkommen obligat pathogener Parasiten in warmen Ländern aufgrund der günstigeren Bedingungen (weniger einschneidende Klimaänderungen, Armut, mangelnde Hygiene, Arthropoden als Überträger) häufiger, aber sie besitzen durchaus auch in Mittel- und Nordeuropa Bedeutung. Neben den im Rahmen des Tourismus eingeschleppten Erregern spielen insbesondere auch Infektionen mit sog. opportunistischen Parasiten bei Patienten mit geschwächtem Immunsystem bzw. einer gestörten Darmbarriere eine nicht zu unterschätzende Rolle.

Tabelle 24

Die wichtigsten Indikationen für eine parasitologische Stuhluntersuchung sind in **Tab. 24** zusammengefaßt.

Systematik

Die klinisch bedeutsamen Darmparasiten rekrutieren sich aus zwei großen Gruppen, die wiederum aufgrund der Parasitenform bzw. -fortbewegung in Stämme unterteilt werden (**Tab. 25**).

Indikationen für eine parasitologische Stuhluntersuchung

- Akute gastrointestinale Beschwerden, insbesondere nach Auslandsaufenthalt
- Chronische gastrointestinale Beschwerden
- Rezidivierende Diarrhoen
- Malassimilations-Symptome
- „Gedeihstörungen" bei Kindern
- Anämie
- Blutnachweis im Stuhl
- Chronisch rezidivierende Urtikaria
- Hohe Titer an Gesamt-IgE im Blut

© Labor L+S AG

2.8.3.1. Protozoen

Protozoen werden auch in unseren Breitengraden zwar zunehmend im Stuhl von Patienten, insbesondere von Kindern, nachgewiesen, finden aber – bis auf die bekanntesten Vertreter *Entamoeba histolytica* und *Giardia lamblia* – kaum Berücksichtigung in den humanmedizinischen Lehrbüchern, so daß die pathogenetische Einordnung weniger bekannter Protozoenarten, wie z.B. *Jodamoeba bütschlii,* häufig Probleme bereitet.

Verbreitung

Protozoen verursachen v.a. in warmen Ländern Erkrankungen. In Mitteleuropa werden insbesondere bei Urlaubsrückkehrern aus südlichen Ländern und bei Kindern einzellige Parasiten im Stuhl gefunden. In Kindergärten konnten teilweise Durchseuchungen von über 50 % mit verschiedenen Protozoen-Arten, einschließlich *Entamoeba histolytica* und *Giardia lamblia*, nachgewiesen werden. Besondere Bedeutung haben Protozoen im Zusammenhang mit der erworbenen Immunschwäche AIDS erlangt. Immunkompetente Menschen ohne Aufenthalt in südlichen Ländern beherbergen meist Arten, deren Bedeutung im Darm noch nicht eindeutig geklärt ist.

Da einige Parasiten zur jahrelangen Persistenz neigen, können auch chronische Beschwerden, wie rezidivierende Diarrhoen oder Malassimilations-Symptome, insbesondere bei Kindern auf Protozoen-Erkrankungen zurückgehen.

Systematik

Die systematische Gliederung der humanmedizinisch bedeutsamen Protozoen erfolgt anhand der Fortbewegungsart bzw. der Vermehrung der Parasiten in folgende Stämme:

- **Amöben (Wurzelfüßer, Rhizopoden)**
  Fortbewegung über die Ausbildung von sog. Pseudopodien („Scheinfüßchen"), in die Zytoplasma einströmt.

Tabelle 25

Systematik intestinaler Parasiten

1. Protozoen (Einzeller)

- Amöben (Rhizopoden) → z.B. Entamoeba histolytica
- Geißeltierchen (Flagellaten) → z.B. Giardia lamblia
- Wimpertierchen (Ziliaten) → z.B. Balantidium coli
- Sporozoen → z.B. Cryptosporidium spp.
- Bislang noch nicht klassifiziert → Blastocystis hominis

2. Helminthen (Würmer)

- Saugwürmer (Trematoden) → z.B. Leberegel
- Bandwürmer (Zestoden) → z.B. Fuchsbandwurm
- Fadenwürmer (Nematoden) → z.B. Askariden

- **Geißeltierchen (Flagellaten, Mastigophoren)**
  Fortbewegung über eine oder wenige Geißeln (Flagellen).
- **Wimpertierchen (Ziliaten)**
  Fortbewegung über viele Geißeln (Cilien, Wimpern).
- **Sporozoen**
  Typischer Entwicklungszyklus mit geschlechtlicher und ungeschlechtlicher Generation. Spezielle Übertragungsstadien (taxonomisch nicht ganz exakt als „Sporen" oder „Sporozysten" bezeichnet).

Eine weitere, häufig im Stuhl nachzuweisende Protozoenart, nämlich *Blastocystis hominis*, konnte bislang noch nicht in die bestehende Systematik eingeordnet werden. Bei den Amöben treten zeitweilig begeißelte Formen auf (z.B. Amöboflagellaten, begeißelte Gameten bei Foraminiferen) bzw. amöboide Formen bei Flagellaten (z.B. *Dinamoebidium*), weshalb diese beiden Stämme taxonomisch korrekt unter der Stammbezeichnung „*Sarcomastigophora*" zusammengefaßt werden. Für medizinische Zwecke erweist sich die beschriebene Einteilung jedoch als praxisgerechter. Sie soll daher in diesem Zusammenhang beibehalten werden.

Häufigkeit der einzelnen Protozoen-Arten

In Mitteleuropa werden neben *Entamoeba histolytica* und *Giardia lamblia* v.a. *Blastocystis hominis*, *Dientamoeba fragilis*, *Entamoeba coli*, *Entamoeba hartmanni* und *Endolimax nana* nachgewiesen, deren Bedeutung im Darm teilweise sehr kontrovers diskutiert wird. Die restlichen Protozoen sind bei immunkompetenten Personen selten nachzuweisen, besitzen aber große Bedeutung bei AIDS- oder anderweitig immunsupprimierten Patienten.

Pathogenetische Bedeutung

Ähnlich wie bei opportunistischen Bakterien- und Pilzarten spielt auch bei den verschiedenen Protozoen neben der Keimzahl der Zustand des Wirtes – hier die Kolonisationsresistenz im Darm – eine entscheidende Rolle, inwieweit ein zunächst nur passageres Auftreten in eine Besiedlung bzw. eine klinisch manifeste Erkrankung übergeht. Selbst bei den als pathogen eingestuften Erregern, wie *Entamoeba histolytica* und *Giardia lamblia*, zeigt sich häufig eine klinisch inapparente Besiedlung, die erst nach einer Störung der Barrierefunktion des Darmes (s. **Kap. 1.1.**) in eine Erkrankung einmündet. Auf der anderen Seite sind einige in der Literatur häufig als apathogen eingestufte Protozoen durchaus in der Lage, sich bei Patienten mit gestörter Darmbarriere anzusiedeln und Krankheitserscheinungen auszulösen. Dies gilt natürlich insbesondere auch für AIDS-Patienten.

Keine Parasitose ohne Schwächung des Wirtes!

Protozoen-Nachweise im Stuhl sind daher immer im Zusammenhang mit dem Gesamtzustand des Patienten und insbesondere dem Zustand der Darmbarriere zu sehen. Fehlen spezifische Symptom, sind sie zumindest rein symptomatisch als Hinweis auf Störungen der Kolonisationsresistenz zu werten.

KLINIK

Tabelle 26

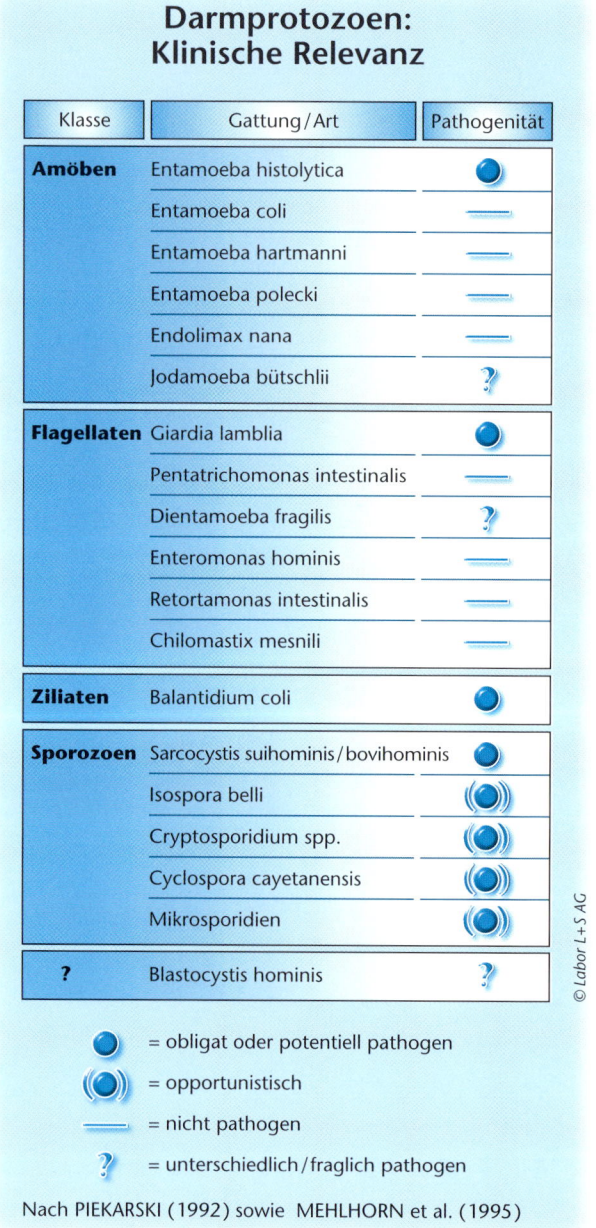

Tabelle 26: Darmprotozoen: Klinische Relevanz

Klasse	Gattung/Art	Pathogenität
Amöben	Entamoeba histolytica	●
	Entamoeba coli	—
	Entamoeba hartmanni	—
	Entamoeba polecki	—
	Endolimax nana	—
	Jodamoeba bütschlii	?
Flagellaten	Giardia lamblia	●
	Pentatrichomonas intestinalis	—
	Dientamoeba fragilis	?
	Enteromonas hominis	—
	Retortamonas intestinalis	—
	Chilomastix mesnili	—
Ziliaten	Balantidium coli	●
Sporozoen	Sarcocystis suihominis/bovihominis	●
	Isospora belli	(●)
	Cryptosporidium spp.	(●)
	Cyclospora cayetanensis	(●)
	Mikrosporidien	(●)
?	Blastocystis hominis	?

● = obligat oder potentiell pathogen
(●) = opportunistisch
— = nicht pathogen
? = unterschiedlich/fraglich pathogen

Nach PIEKARSKI (1992) sowie MEHLHORN et al. (1995)

© Labor L+S AG

Die einseitig nur den Erreger berücksichtigenden pathogenetischen Einstufungen von Darmprotozoen in vielen Lehrbüchern werden dem komplexen Geschehen der Auseinandersetzung zwischen Wirt und Parasit häufig nicht vollkommen gerecht. Da aber ohne Frage die verschiedenen Protozoen unterschiedliche Virulenz besitzen, ist eine solche Einteilung zumindest zur groben Orientierung in der Praxis hilfreich. In **Tab. 26** sind die humanmedizinisch bedeutsamen Darmprotozoen mit einer entsprechenden Bewertung aufgelistet.

Diagnostik

Der Nachweis eines intestinalen Protozoen-Befalls wird über die mikroskopische Untersuchung einer eigens präparierten Stuhlprobe nach speziellen Anreicherungs- und Färbeverfahren geführt (s. auch **Kap. 3.3.2.**). Da – bis auf *Dientamoeba fragilis* – alle klinisch relevanten Darmprotozoen widerstandsfähige Dauerformen ausbilden können, ist deren Nachweis auch noch nach dem Postversand im Stuhl möglich. Allerdings erfolgt die Ausscheidung häufig diskontinuierlich, was bei einem entsprechenden Verdacht die Untersuchung von mindestens 3 verschiedenen Stuhlproben notwendig macht.

Therapie

In der Regel finden zur Behandlung einer intestinalen Protozoonose Imidazol-Derivate Anwendung. Bei den Protozoen mit derzeit nicht eindeutig belegter Pathogenität muß der Einsatz solcher Präparate jedoch genau abgewogen werden, da deren Wirkungsspektrum auch die anaeroben Vertreter der obligaten bakteriellen Darmflora einschließt (s. auch **Kap. 2.3.** sowie **Kap. 5.2.6.**).

KLINIK

Prophylaxe

Die bislang bekannten Infektionswege der humanmedizinisch wichtigsten Protozoen sind in **Tab. 27** angegeben. Daraus leiten sich einige vorbeugende Maßnahmen ab, die insbesondere für immundefiziente Personen gelten:

- Hygienisches Verhalten im Toilettenbereich

- Bei Reisen in das südliche Ausland sollte der Verzehr von rohem, ungeschältem Obst, Salat sowie ungekochtem Gemüse und Wasser vermieden werden („Cook it, peel it or throw it away!")

- Hygiene im Umgang mit Tieren beachten und den Kontakt mit Tierfäzes meiden (Kinder!)

Meldepflicht

Wichtig: Nach §§ 3–5 des Bundes-Seuchengesetzes unterliegen durch Protozoen verursachte Durchfallerkrankungen und Todesfälle sowie ein entsprechender Krankheitsverdacht der Meldepflicht.

Literaturhinweise
s. **Kap. 2.8.3.1.12.**

Amöben

Der bekannteste Vertreter dieser Gruppe ist *Entamoeba (Ent.) histolytica*. Daneben werden aber häufig auch noch eine Reihe anderer Amöbenarten im Stuhl nachgewiesen, wie z.B. *Ent. hartmanni, Ent. polecki, Ent. coli, Endolimax nana* und *Jodamoeba bütschlii*.

Tabelle 27

Infektionsquellen der wichtigsten Protozoen (orale Infektion)

Infektionsquelle	Protozoen
Rohverzehr von:	
Kontaminiertem Wasser und kontaminierten Lebensmitteln (Salat, Früchte)	Entamoeba histolytica Giardia lamblia Balantidium coli Kryptosporidien Isospora belli Mikrosporidien Cyclospora cayetanensis
Fleisch (Schwein, Rind)	Sarcocystis spp.
Kontakt:	
Mensch – Mensch (Kinder!)	Entamoeba histolytica Giardia lamblia Isospora belli Mikrosporidien (?) Cyclospora cayetanensis
Schwimmbadwasser	Kryptosporidien
Fäzes von Tieren	Giardia lamblia Balantidium coli (vor allem Schweine) Kryptosporidien (vor allem Kälber)
Staub (aerogene Verbreitung)	Kryptosporidien
Madenwurmeier	Dientamoeba fragilis

© Labor L+S AG

2.8.3.1.1. Entamoeba histolytica

Verbreitung

Urlaubs-Souvenir

Weltweit verbreitet, verursacht *Ent. histolytica* klinisch manifeste Infektionen v.a. in südlichen Ländern. 500 Mio. Menschen sind schätzungsweise infiziert, 10 % erkranken und 50.000–100.000 sterben jährlich an einer Amöbiasis (TANNICH et al. 1992). Im mitteleuropäischen Raum herrschen, bis auf die von Urlaubern „importierten" Erkrankungen (bei 3–5 % der Reisediarrhoen ist *Ent. histolytica* nachweisbar), symptomlose Darmbesiedlungen vor. Relativ hohe Nachweisraten sind bei Homosexuellen, die anale Sexualpraktiken ausüben, zu beobachten.

Pathogenese

Ent. histolytica ist in 3 Formen im menschlichen Darm zu finden:

- Minuta- oder Darmlumen-Form (10–20 µm groß)
- Magna- oder Gewebs-Form (20–30 µm groß)
- Zysten-Form (10–15 µm groß)

In Mitteleuropa ist meist die Minuta-Form nachzuweisen, die im Darmlumen in engem Kontakt mit der Dickdarmschleimhaut lebt. Die Gestalt dieses auch als Darmlumen-Form bezeichneten Stadiums ist variabel. Über Gestaltänderungen, das Ausbilden von sog. Pseudopodien, sind die Parasiten zudem zur Fortbewegung befähigt. Als Substrat werden Bestandteile des Darminhaltes genutzt. Die Darmschleimhaut wird nicht angegriffen, die Besiedlung bleibt klinisch unauffällig.

Die durch die Dehydrierung der Ingesta in den distalen Darmabschnitten bedingten widrigen Bedingungen veranlassen die aufgrund der Darmperistaltik dorthin gelangten Amöben zur Ausbildung von Dauerformen. Diese Zysten, die relativ widerstandsfähig gegenüber äußeren Einflüssen sind, werden schließlich mit dem Stuhl ausgeschieden. Nach der oralen Aufnahme infektiöser Zysten verläßt die Amöbe im Dünndarm die Zystenhülle und etabliert sich wiederum im Dickdarm.

Magna-Formen von Ent. histolytica: pathogen

Unter noch nicht eindeutig geklärten Umständen kann ein Übergang u.U. jahrelang symptomlos persistierender Minuta-Formen in größere, sog. Magna-Formen stattfinden. Als auslösende Momente werden Veränderungen in der Darmflora-Zusammensetzung, Hitze, Streß sowie ein Virusbefall der Amöben diskutiert. Diese auch als Gewebsform bezeichneten Stadien dringen in die Darmwand ein. Das invasive Verhalten wird dabei über die Sekretion proteolytischer, die extrazelluläre Matrix angreifende Enzyme ermöglicht.

Daneben produzieren die Amöben ein überaus effizientes zytolytisches Protein, das Zellen perforiert und auslaufen läßt („pore-forming protein" oder „Amoebapore"). Im Darm kann so eine ulzerierende Colitis entstehen. Bei einer Penetration der Darmwand vermag sich *Ent. histolytica* durch die Zerstörung von Effektorzellen wie Granulozyten, Lymphozyten und Makrophagen sowie eine spezifische Hemmung des Komplementsystems wirkungsvoll gegen die wirtseigene Abwehr zu schützen. In Einzelfällen gelangen die Parasiten daher bis zur Leber, Lunge und relativ selten auch ins Gehirn und verursachen dort Abszesse.

Neuere Untersuchungen des Isoenzymmusters von Amöben deuten auf das Vorhandensein pathogener und apathogener Stämme hin. TANNICH und Mitarbeiter (1992) postulieren auf der Basis molekulargenetischer Untersuchungen sogar die Existenz zweier, morphologisch nicht zu unterscheidender Spezies, der pathogenen *Ent. histolytica* und der apathogenen *Ent. dispar*. Letztere kann nur Minuta-Formen ausbilden und soll 90 % aller Nachweise im Stuhl ausmachen. Letztlich ist allerdings immer noch ungeklärt, warum nur bei einem geringen Prozentsatz von Trägern potentiell pathogener Amöben klinisch manifeste Erkrankungen resultieren.

Apathogene Spezies: Ent. dispar

Epidemiologie

Die Infektion mit *Ent. histolytica* erfolgt fäkal-oral durch die Aufnahme von infektiösen Zysten. Kontaminierte Nahrungsmittel (z.B. Salat, Früchte) und Wasser stellen die Hauptinfektionsquellen dar. Eine Verbreitung der Zysten ist auch über Insekten möglich. Daneben ist mangelnde Hygiene im Sanitärbereich als Risikofaktor zu werten.

Präpatenz   2–7 Tage

Patenz

Die Ausscheidung von Amöbenzysten kann auch ohne Symptomatik über Jahre hinweg persistieren. Dabei gelangen täglich ca. 30–40 Mio. Zysten in die Umwelt, die Wochen bis Monate infektiös bleiben.

Inkubationszeit   Wenige Tage bis Jahre.

Klinik

Der überwiegende Anteil der *Ent. histolytica*-Infektionen verläuft insbesondere im mitteleuropäischen Raum symptomlos.

Manifeste Erkrankungen beginnen meist mit einer relativ milden Symptomatik (Druckgefühl, ziehende Schmerzen, Übelkeit, kein Fieber). Die teilweise auftretenden Diarrhoen (Amöbenruhr) sind selten wäßrig und v.a. durch Schleim- sowie im weiteren Verlauf auch durch Blutbeimengungen gekennzeichnet („Himbeergelee-artig").

Vielgestaltige intestinale Symptomatik

Nicht selten unterbleiben auch Durchfälle oder es kommt zu einem Wechsel von Obstipationen und Diarrhoen. In Abhängigkeit von der Ausdehnung der ulzerösen Veränderungen im Darm können starke kolikartige Bauchschmerzen, Abgeschlagenheit und Fieber, bei der Arrosion von Blutgefäßen auch lebensbedrohliche Blutungen auftreten.

Komplikationen der intestinalen Amöbiasis:

- **Amöbom**
  Das Amöbom ist ein lokal begrenzter, entzündlicher, benigner Tumor, überwiegend aus Granulationsgewebe, der meist im Caecum lokalisiert und im Zusammenhang mit einer blutigen Diarrhoe palpierbar ist.
- **Perforation der Darmwand**
  Stärkere ulzeröse Veränderungen der Darmwand führen u.U. zur Perforation mit nachfolgender Peritonitis.
- **Amöbenabszesse**
  Häufigste Komplikation in diesem Zusammenhang ist der Amöben-Leberabszeß, klinisch meist mit hohem Fieber, Mattigkeit und Schmerzen im rechten Oberbauch verbunden. Bei Ausbleiben einer rechtzeitigen therapeutischen Intervention droht die Gefahr von Rupturen in die Bauch- oder Brusthöhle. Seltener treten Amöbenabszesse in Lunge oder Gehirn auf.

Immunologie

Eine invasive Amöbiasis führt zwar zur Bildung spezifischer Antikörper, allerdings ist noch nicht hinreichend geklärt, ob eine überstandene Erkrankung eine zumindest vorübergehende Immunität hinterläßt.

Diagnostik

Bestes Untersuchungsmaterial: frischer nativer Stuhl

Neben einer genauen Anamnese (Auslandsaufenthalt) und der teilweise typischen klinischen Symptomatik (Stuhlbeschaffenheit, Oberbauchschmerz) wird zur Diagnose einer intestinalen Amöbiasis üblicherweise die mikroskopische Untersuchung des Stuhles herangezogen. Bewegliche vegetative Amöbenstadien lassen sich nur im frischen Nativ-Stuhl nachweisen. Die für eine invasive Amöbiasis beweisenden Magna-Formen enthalten typischerweise phagozytierte Erythrozyten. In fixierten Ausstrichen sind Trophozoiten jedoch ebenfalls, wenn auch ohne die charakteristische Fortbewegung, nachweisbar.

Mehrere Stuhlproben untersuchen!

Zysten sind dagegen nicht nur im Nativpräparat und im gefärbten Ausstrich zu erkennen, sondern lassen sich auch nach dem Postversand in Stuhlproben identifizieren. Da die Ausscheidung von Parasiten intermittierend erfolgt, ist bei bestehendem Verdacht die Untersuchung von drei zu unterschiedlichen Zeitpunkten gewonnenen Stuhlproben empfehlenswert (s. auch **Kap. 3.3.2.**).

Daneben existieren mittlerweile auch Systeme zum immunologischen sowie molekulargenetischen Nachweis der Amöben im Stuhl, die teilweise auch die Unterscheidung zwischen *Ent. histolytica* und der apathogenen *Ent. dispar* bei asymptomatischen Ausscheidern ermöglichen.

Serologie nur bei invasiven Prozessen

Nur bei invasiven Prozessen (Amöbenruhr, Amöbom, extraintestinale Manifestationen) ist eine Untersuchung auf spezifische Antikörper ange-

KLINIK

bracht (z.B. ELISA, IFT). Hinweise auf extraintestinale Amöbenabszesse, beispielsweise in der Leber, geben neben der Serologie anamnestische Daten (s.o.), Fiebersymptomatik, Oberbauchschmerz und bildgebende Verfahren (Sonographie, CT, NMR) wie auch das schnelle Ansprechen auf eine antiprotozoische Therapie. Hinsichtlich der serologischen Untersuchung ist zu beachten, daß bei akuten Prozessen zunächst keine oder allenfalls niedrige Antikörperspiegel bestehen, die eine kurzfristige Wiederholungsuntersuchung nötig machen.

Bewertung des Parasitennachweises im Stuhl

Ein Nachweis von *Ent. histolytica* im Zusammenhang mit den oben geschilderten Symptomen erfordert eine antiparasitäre Therapie mit gewebegängigen Präparaten.

Der Nachweis einer symptomlosen Darmbesiedlung durch *Ent. histolytica* kann möglicherweise als Hinweis auf eine gestörte Kolonisationsresistenz gewertet werden. Zudem scheint – obwohl bislang noch nicht eindeutig geklärt – der Zustand der Darmbarriere eine wichtige Rolle bei der Entfaltung von Pathogenitätsmechanismen zu spielen. Eine weitere Beeinträchtigung der wirtseigenen Abwehr birgt daher, bei einer bislang symptomlosen Kolonisation, die Gefahr der klinischen Manifestation einer Amöbiasis. Hier muß – neben den auf der Basis des Stuhlbefundes (Stuhlflora, Verdauungs-, Entzündungs- und Immunparameter (s. **Kap. 3.3.1.** und **3.4.**)) beruhenden therapeutischen Maßnahmen – der Einsatz rein lokal wirksamer Antiparasitika erwogen werden.

Hinweis auf gestörte Darmbarriere

Therapie s. **Kap. 5.2.6.**

Prophylaxe

In warmen Ländern ist vom Verzehr ungeschälten Obstes, ungekochten Gemüses und von Salat abzuraten. Wasser sollte vor dem Trinken abgekocht werden. Sanitärhygiene verhindert eine direkte Übertragung von Amöben.

Zur Zeit wird intensiv an einer Impfprophylaxe gearbeitet.

Meldepflicht

Wichtig: Nach §§ 3–5 des Bundes-Seuchengesetzes unterliegen durch *Ent. histolytica* verursachte Durchfallerkrankungen und Todesfälle sowie ein entsprechender Krankheitsverdacht der Meldepflicht.

Meldepflicht!

Literaturhinweise
s. **Kap. 2.8.3.1.12.**

2.8.3.1.2. Entamoeba (Ent.) hartmanni, Ent. polecki, Ent. coli, Endolimax nana und Jodamoeba bütschlii

Verbreitung

Diese Amöbenarten sind weltweit verbreitet und lassen sich auch häufig im mitteleuropäischen Raum im menschlichen Dickdarm nachweisen. *Ent. polecki* wird zudem v.a. bei Schweinen und Affen gefunden.

Pathogenese

Der Entwicklungszyklus ist vermutlich ähnlich wie der von E*nt. histolytica*, allerdings ohne die Ausbildung von gewebsinvasiven Formen. Bislang sind keine pathogenen Wirkungen dieser im Darmlumen lebenden Amöbenarten bekannt.

Epidemiologie

Hinsichtlich der Übertragung der Amöben sind im Gegensatz zu *Ent. histolytica* kaum Daten verfügbar. Wahrscheinlich sind die Übertragungswege aber ähnlich, d.h. fäkal-oral über kontaminierte Nahrungsmittel, Wasser oder direkte Schmierinfektionen durch mangelnde Hygiene im Sanitärbereich.

Klinik

Ent. hartmanni, Ent. polecki, Ent. coli, Endolimax nana und *Jodamoeba bütschlii* gelten als apathogen. *Ent. coli* wurde allerdings in Einzelfällen im Zusammenhang mit Bauchkrämpfen und intermittierenden Durchfällen beobachtet, die unter daraufhin eingeleiteter antiprotozoischer Therapie sistierten. Ansonsten konnte der Nachweis dieser Amöbenarten im Darm jedoch nicht in Zusammenhang mit Erkrankungen gebracht werden.

Gelegentlich bei Durchfällen

Diagnostik

Der Nachweis der Amöben erfolgt wie bei *Ent. histolytica* mikroskopisch aus dem Stuhl. Die ebenfalls mikroskopisch erfolgende Differenzierung der Amöben und v.a. die Unterscheidung von *Ent. histolytica* erfordert einige Erfahrung bei dem Untersucher (s. auch **Kap. 3.3.2.**).

Bewertung des Parasitennachweises im Stuhl

Obwohl bislang kaum Anhaltspunkte für eine pathogene Potenz dieser Amöbenarten gefunden wurden, ist ihr Nachweis zumindest symptomatisch zu werten. Da sie nicht zur obligaten Flora des Dickdarmes zählen, gibt ihr Auftreten Hinweise auf eine Störung der Kolonisationsresistenz.

Hinweis auf gestörte Darmbarriere

Eine Eradikation ist zwar mittels Nitroimidazolpräparaten möglich (s. **Kap. 5.2.6.**), aber aufgrund mangelnder Hinweise auf eine direkte klinische Bedeutung der Amöben und der Wirkung dieser Präparate auf die obligate Anaerobenflora i.d.R. nicht indiziert. Sinnvoller erscheint eine, in

KLINIK

Abhängigkeit vom Stuhlbefund (Stuhlflora, Verdauungs-, Entzündungs- und Immunparameter (s. **Kap. 3.3.1.** und **3.4.**)) individuell auf die Stabilisierung der Darmbarriere ausgerichtete Therapie.

Literaturhinweise
s. **Kap. 2.8.3.1.12.**

Flagellaten (Geißeltierchen, Mastigophoren)

2.8.3.1.3. Giardia lamblia (Synonym: Lamblia intestinalis)

Verbreitung

Weltweit sind ca. 200 Mio. Menschen mit *Giardia (G.) lamblia* infiziert. Die höchste Prävalenz herrscht in den Tropen und Subtropen (20–30%) sowie in den Ländern der ehemaligen Sowjetunion; in den westlichen Industriestaaten spielt *G. lamblia* aber ebenfalls eine nicht zu unterschätzende Rolle (Prävalenz von 2–5%). In den Vereinigten Staaten, Australien und Großbritannien gilt *G. lamblia* heute als der häufigste protozoische Durchfallerreger. In Kontinentaleuropa steigt die Häufigkeit der Giardiasis v.a. bei Kindern an. Insbesondere Kinder, die Tagesstätten besuchen, homo- und bisexuelle Männer mit entsprechenden risikobehafteten Sexualpraktiken und Tropenreisende sind gefährdet.

Weltweite Bedeutung

Pathogenese

Die vegetative Form des Parasiten, der Trophozoit, ist 10–20 µm lang und 5–15 µm breit. Charakteristisch sind neben der in der Aufsicht tropfenförmigen Gestalt zwei Zellkerne und die 4 Geißelpaare (**Abb. 49**). Letztere ermöglichen dem Parasiten die Fortbewegung. Bevorzugtes Habitat ist die Mucosa des oberen Dünndarmbereiches (und der Gallengänge). Mit Hilfe eines „Saugnapfes" an der Bauchseite kann sich *G. lamblia* an die Mikrovilli der Darmepithelzellen anheften. Die Vermehrung erfolgt durch Zweiteilung. Wird der Parasit in den Ingesta aboral weiterbefördert und diese im Dickdarmbereich dehydriert, erfolgt die Umwandlung in ca. 10–14 µm große Zysten. Diese Dauerformen sind gegenüber widrigen Umwelteinflüssen relativ stabil (in Wasser bleiben die Zysten bei Temperaturen zwischen 4 und 10 °C mehrere Monate lebensfähig) und stellen das infektiöse Stadium dar. Nach der oralen Aufnahme der Zysten über kontaminiertes Wasser oder Nahrungsmittel „schlüpft" der Parasit im Dünndarm und heftet sich wiederum an die Schleimhaut an.

Standort: Dünndarm

Asymptomatisch infizierte Individuen zeigen keine Veränderungen der duodenalen und jejunalen Mucosa. Bei massenhafter Vermehrung der Parasiten können jedoch eine Atrophie der Mikrovilli, Hyperplasie der Krypten, eine Zerstörung epithelialer Zellen sowie eine Infiltration der Lamina propria durch Plasmazellen, Lymphozyten und polymorphkernige Gra-

KLINIK

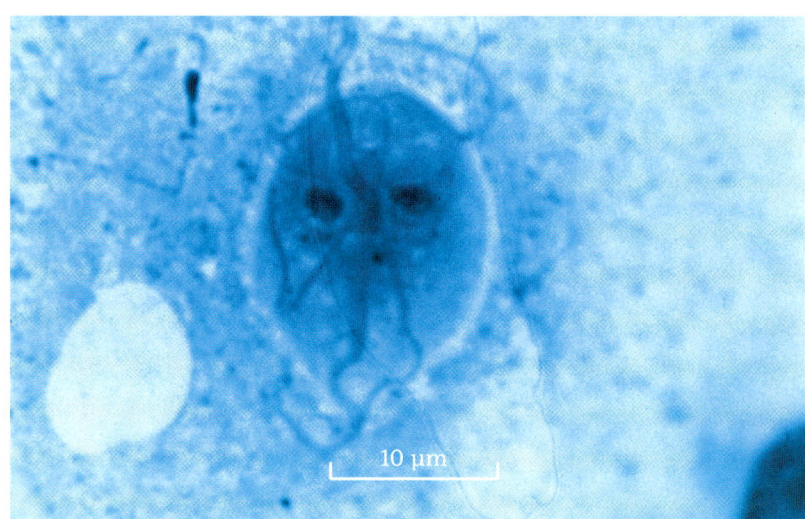

Abbildung 49

Giardia lamblia

Trophozoit, lichtmikroskopische Aufnahme aus Stuhlanreicherung.

(Abb. mit frdl. Genehmigung d. Inst. f. Parasitologie, TiHo Hannover)

nulozyten beobachtet werden. Ein Eindringen der Lamblien in die Schleimhaut ist jedoch in keinem Stadium nachzuweisen. Die Pathogenitätsmechanismen sind noch unklar. Diskutiert werden mechanische Blockaden bzw. Irritationen der Darmschleimhaut, synergistische Effekte mit der bakteriellen Flora, Pilzen, anderen Parasiten oder Viren und ein von *G. lamblia* möglicherweise gebildetes Enterotoxin. Daß bei gleicher Infektionsquelle sowohl klinisch manifeste als auch symptomlose Infektionen beobachtet werden können, deutet auf wirtsseitige Einflüsse auf das Infektionsgeschehen hin (immunologischer Status, Darmflora, Ernährungssituation, Belastung durch andere Pathogene, Erkrankungen und Therapien).

Epidemiologie

Die Infektion des Menschen erfolgt fäkal-oral durch die Aufnahme von Zysten mit verunreinigtem Wasser, Lebensmitteln oder direkt von Mensch zu Mensch. Eine mechanische Verschleppung durch Fliegen ist ebenfalls beschrieben. Da sich – wenn bislang auch nur im Labormaßstab – eine Reihe von Wirbeltieren (z.B. Ratten, Gerbils, Meerschweinchen, Hunde) als infizierbar erwiesen, werden entsprechende Reservoire diskutiert. *G. lamblia* von natürlich infizierten Bibern ist beispielsweise auf Menschen und Tiere übertragbar.

Verschiedene Wirbeltiere als Reservoire

Präpatenz   3–4 Wochen

Patenz

Auch ohne klinische Symptomatik kann die Ausscheidung von Zysten über Jahre hinweg erfolgen. Bis zu 10^7 Zysten werden pro Gramm Stuhl abgegeben.

Inkubationszeit   3–21 Tage

Klinik

Etwa 13 % der infizierten Erwachsenen und 50 % der Kinder entwickeln keinerlei klinische Symptome. Die akute Erkrankung ist durch Abgeschlagenheit, Übelkeit, krampfartige Bauchschmerzen, Auftreibung des Abdomens, Flatulenz und wechselnde Diarrhoen gekennzeichnet. Die faulig riechenden Stühle sind teils wäßrig, teils voluminös-schaumig (schwimmen im Wasser auf) und typischerweise ohne Blut- und Schleimbeimengungen. In der Regel sistiert der Durchfall nach 3–4 Tagen. Es kann sich aber unter Umständen eine über Jahre andauernde chronische Phase anschließen. Hierbei steht die durch anatomische und funktionelle Darmschleimhautveränderungen bedingte Malabsorption/Maldigestion im Vordergrund. Anorexie, Gewichtsverlust und Malassimilation von Fetten, Zuckern und Vitaminen (Vit. A, Vit. B_{12}) sind insbesondere bei Kindern in tropischen Ländern zu beobachten. Der Stuhl ist typischerweise blaß oder gelb. Ein erregerinduzierter Disaccharidasen-Mangel der Duodenalmukosa (insbesondere Lactase-Mangel) kann auch nach der Parasiten-Eradikation bestehen bleiben. Gelegentlich kommt es zur Invasion der Gallenwege. Bei chronisch infizierten Kindern können Urtikaria, Cholezystitiden oder Pankreatitiden auftreten. Als Spätkomplikationen durch zirkulierende Immunkomplexe wurden Arthritiden, retinale Arteriitiden und Iridocyclitiden beschrieben.

Mangelzustände bei chronischen Verläufen

Immunologie

Eine überstandene Infektion hinterläßt keine belastbare Immunität.

Diagnostik

Anamnese (Auslandsaufenthalt?), klinische Symptomatik und die Stuhlbeschaffenheit geben erste Hinweise. Insbesondere bei Kindern mit Symptomen der Malassimilation sollte eine Giardiasis ausgeschlossen werden. Eine ätiologische Diagnose erlaubt die mikroskopische Untersuchung des Stuhles. Die Trophozoiten lassen sich nur im frischen oder fixierten Stuhl nachweisen (**Abb. 49**). Zysten sind dagegen auch noch nach dem Postversand nachweisbar und lassen sich zudem aus dem Stuhl anreichern. Da die Parasitenausscheidung jedoch bei akuten Infektionen variiert, empfiehlt es sich, bei bestehendem Verdacht mindestens drei an verschiedenen Tagen entnommene Stuhlproben zu untersuchen. Gelegentlich ist ein Nachweis nur aus endoskopisch gewonnenen Aspiraten oder aus Dünndarmbioptaten möglich. Daneben existieren immunologische (Parasiten-Nachweis mittels ELISA oder IFT, Antikörper-Nachweis) und molekulargenetische Methoden (PCR), die allerdings derzeit für die Individualdiagnostik noch nicht ausreichend validiert sind. (s. auch **Kap. 3.3.2.**)

Mehrere Stuhlproben untersuchen!

Bewertung des Parasitennachweises im Stuhl

Ein Giardien-Nachweis im Stuhl im Zusammenhang mit den oben geschilderten Symptomen erfordert eine spezielle antiparasitäre Therapie (s. **Kap. 5.2.6.**).

KLINIK

Asymptomatische Darmbesiedlungen mit *G. lamblia* können zunächst als Hinweis auf eine gestörte Kolonisationsresistenz interpretiert werden. Dabei scheint die klinische Manifestation einer Giardiasis vom immunologischen Status des Wirtes und dem Zustand des Barrieresystems des Darmes beeinflußt zu werden. Ein möglicher Zusammenhang zwischen einer Besiedlung des Darmes mit *Candida spp.* und dem Auftreten einer Giardiasis wird diskutiert. In Hinsicht auf die potentielle Gefahr einer Erkrankung muß daher eine Stabilisierung der Darmbarriere (Status quo über Stuhluntersuchung (Stuhlflora, Verdauungs-, Entzündungs- und Immunparameter (s. **Kap. 3.3.1.** und **3.4.**) ermitteln) sowie die Eradikation von *G. lamblia* angestrebt werden.

Therapie s. **Kap. 5.2.6.**

Prophylaxe

Zur Vorbeugung sollten bei Aufenthalt in Regionen mit erhöhtem Gefährdungspotential entsprechende Vorsichtsmaßnahmen eingehalten werden (Abkochen des Trinkwassers, Meiden oder Abkochen von potentiell kontaminierten Nahrungsmitteln (z.B. Obst)). Abkochen bewirkt ein rasches Abtöten der Zysten. Eine medikamentöse Prophylaxe ist derzeit nicht möglich.

Meldepflicht

Meldepflicht! **Wichtig:** Nach §§ 3–5 des Bundes-Seuchengesetzes unterliegen durch *G. lamblia* verursachte Durchfallerkrankungen und Todesfälle sowie ein entsprechender Krankheitsverdacht der Meldepflicht.

Literaturhinweise
s. **Kap. 2.8.3.1.12.**

2.8.3.1.4. Dientamoeba fragilis

Dientamoeba (D.) fragilis wird aufgrund gewisser Zellstrukturen üblicherweise nicht mehr zu den Amöben, sondern zu den Flagellaten gezählt.

Verbreitung

D. fragilis ist ein weltweit verbreiteter Dickdarmparasit, der nicht nur bei Menschen – und hier v.a. bei Kindern – sondern auch bei anderen Primaten nachgewiesen werden kann.

Pathogenese

Die Trophozoiten von *D. fragilis* sind ca. 3–12 µm groß und haben ihren Hauptstandort im menschlichen Dickdarm, wo sie sich durch Zweiteilung vermehren. Zystenstadien sind nicht beschrieben.

D. fragilis ist ein fakultativ pathogener Parasit, der erst nach Schwächung des Wirtsorganismus in der Lage ist, Krankheitserscheinungen hervorzurufen. Welche Faktoren hierbei eine Rolle spielen und welche Pathogenitätsmechanismen dieser Parasit besitzt, ist derzeit noch nicht bekannt.

Epidemiologie

Der Infektionsweg von D. fragilis ist nicht geklärt. Vermutet wird eine anal-orale Übertragung mit Eiern des Madenwurmes (*Enterobius vermicularis*).

Präpatenz   Mehrere Tage bis Wochen.

Patenz   Mehrere Monate.

Inkubationszeit

Die Inkubationszeit ist ausgesprochen variabel, da der Zustand des Wirtes ausschlaggebend für die klinische Manifestation ist.

Klinik

D. fragilis kann in Einzelfällen unter noch nicht näher bekannten Umständen intermittierende breiige Durchfälle, Meteorismus und spastische abdominale Schmerzen hervorrufen.

Diagnostik

Die stark beweglichen Trophozoiten lassen sich mikroskopisch problemlos nur in frischem oder fixiertem Stuhl nachweisen. **Da keine Zysten ausgebildet werden, ist ein Nachweis nach dem Versand nicht fixierter Stuhlproben nicht aussichtsreich.**

Nachweis nur in frisch abgesetztem Stuhl!

Bewertung des Parasitennachweises im Stuhl

Als fakultativ pathogener Parasit ist D. fragilis auf Lücken in der Wirtsabwehr angewiesen, um klinisch manifeste Erkrankungen hervorzurufen. Welche Faktoren hierbei eine Rolle spielen, ist noch nicht näher untersucht worden. Vermutlich ist jedoch der Zustand der Darmbarriere von ausschlaggebender Bedeutung. Dementsprechend ist der Nachweis dieses Erregers primär symptomatisch zu werten.

Inwieweit eine erregerspezifische Therapie sinnvoll ist, sollte aufgrund der u.a. auch gegen die obligate bakterielle Flora gerichteten Wirksamkeit der entsprechenden Präparate genau abgewogen werden. Da die parasitäre Infektion als sekundäres Geschehen anzusehen ist, erscheint in den meisten Fällen eine weiterführende Diagnostik (Stuhlflora, Verdauungs-, Entzündungs- und Immunparameter (s. **Kap. 3.3.1.** und **3.4.**)) sinnvoll, um eine ätiologische und damit langfristig sicherlich erfolgversprechendere Therapie durchzuführen. In Einzelfällen, mit eindeutig D. fragilis anzulastender Symptomatik kann jedoch auch eine antiprotozoische Therapie notwendig werden.

Therapie s. **Kap. 5.2.6.**

Prophylaxe

Als Infektionsprophylaxe sind v.a. hygienische Maßnahmen zur Vermeidung des Kontaktes mit Human- bzw. Affen-Fäzes zu nennen.

Literaturhinweise
s. **Kap. 2.8.3.1.12.**

2.8.3.1.5. Pentatrichomonas hominis, Enteromonas hominis, Retortamonas intestinalis und Chilomastix mesnili

Verbreitung

Diese als apathogen geltenden Flagellaten seien nur der Vollständigkeit halber erwähnt. Sie lassen sich weltweit – wenn auch relativ selten – bei Menschen im Dickdarm nachweisen. *Chilomastix mesnili* ist zudem auch im unteren Dünndarmbereich zu finden.

Pathogenese/Entwicklung

Die Größe dieser Parasiten reicht von 4 bis ca. 24 µm. Charakteristisch sind neben der Zellgröße die Anzahl und Anordnung der Geißeln. Alle vier Spezies bilden Zysten im Stuhl.

Epidemiologie

Auf welche Art und Weise die Parasiten in den menschlichen Dickdarm gelangen, ist nicht bekannt. In Anlehnung an andere Flagellaten muß eine fäkal-orale Übertragung vermutet werden.

Klinik

Bislang liegen keine Hinweise auf eine Beteiligung dieser vier Flagellaten-Spezies an Krankheitsprozessen vor.

Diagnostik

Die Zysten lassen sich im Anschluß an Anreicherungsverfahren auch nach dem Postversand von Stuhlproben mikroskopisch im Stuhl nachweisen.

Bewertung des Parasitennachweises im Stuhl

Da die o.g. Flagellaten vermutlich nicht zur obligaten Dickdarmflora zu zählen sind, ist ihr Nachweis möglicherweise symptomatisch als Hinweis auf eine Störung der Kolonisationsresistenz zu werten. Welche Faktoren eine Ansiedlung ermöglichen und welche Auswirkungen eine solche auf die intestinale Mikroökologie hat, ist allerdings unbekannt.

Therapie

Eine spezifische Therapie ist aufgrund der bislang nicht belegten Pathogenität dieser Parasiten nicht indiziert. Als rein symptomatischer Nachweis verstanden, erscheint jedoch die Abklärung und therapeutische Berücksichtigung möglicher Störungen in der Kolonisationsresistenz sinnvoll (weiterführende Diagnostik: Stuhlflora, Verdauungs-, Entzündungs- und Immunparameter im Stuhl (s. **Kap. 3.3.1.** und **3.4.**)).

Literaturhinweise

s. **Kap. 2.8.3.1.12.**

Ziliaten (Wimpertierchen)

2.8.3.1.6. Balantidium coli

Verbreitung

Balantidium (Bal.) coli läßt sich regelmäßig als Kommensale bei Haus- und Wildschweinen, seltener beim Menschen im Darm nachweisen. Höhere Nachweisraten werden bei Personen mit Kontakt zu Schweinen (z.B. Metzger, Jäger, Landwirte, Tierärzte) sowie in Ost-Europa, Asien und den Vereinigten Staaten beschrieben. Neben Schweinen können Affen ein Parasiten-Reservoir darstellen und auch erkranken. Kaninchen, Katzen und Ratten konnten experimentell infiziert werden.

Wichtigstes Reservoir: Schweine

Entwicklung/Pathogenese

Balantidien sind mit 50–150 µm Durchmesser die größten humanmedizinisch relevanten Protozoen. Die Vermehrung erfolgt über Zweiteilung. Meist ist *Bal. coli* als harmloser Kommensale im Darmlumen zu finden. Als Dauerformen werden 50–70 µm große, dickwandige Zysten im Stuhl ausgeschieden (**Abb. 50**).

Unter noch nicht geklärten Umständen sezerniert *Bal. coli* proteolytische Enzyme und dringt in die Dickdarmwand ein. Es resultieren bis in die Muscularis reichende Ulzerationen mit bakteriellen Sekundärinfektionen. In seltenen Fällen wurden hämatogene Verschleppungen in andere Organe beobachtet (z.B. Leberabszesse).

Epidemiologie

Die Übertragung erfolgt fäkal-oral durch mit Zysten kontaminierte Nahrungsmittel (z.B. Salat) oder Trinkwasser. Eine rein mechanische Verbreitung von Zysten ist auch von Fliegen beschrieben. Besonders gefährdet sind bestimmte Berufsgruppen (s.o.).

Präpatenz   4 Tage bis Wochen

KLINIK

Patenz   Evtl. mehrere Jahre

Inkubationszeit   Tage bis Wochen

Klinik

Eine Infektion mit *Bal. coli* verläuft in den meisten Fällen unbemerkt. Erst bei starkem Befall, nach einer möglicherweise durch andere Erreger erfolgten Schleimhautvorschädigung oder bei immunsupprimierten Menschen (z.B. AIDS-Patienten) manifestiert sich die Infektion klinisch (Balantidiose oder Balantidienruhr). Ähnlich wie bei der bakteriellen Ruhr und der Amöbenruhr resultiert eine blutig-schleimige Diarrhoe, begleitet von Spasmen, Schwindelgefühlen und Übelkeit. Bei chronischem Verlauf wechseln u.U. über Jahre hinweg Diarrhoen und Obstipationen.

Diagnostik

Mehrere Stuhlproben untersuchen!

Die Diagnose erfolgt durch die mikroskopische Untersuchung des Stuhles. Die beweglichen Trophozoiten lassen sich nur in frischem Stuhl nachweisen. Der Nachweis von Zysten ist auch nach dem Probenversand mit der Post über Anreicherungsverfahren möglich (**Abb. 50**). Da die Parasitenausscheidung intermittierend erfolgen kann, empfiehlt es sich, bei bestehendem Verdacht drei an verschiedenen Tagen entnommene Stuhlproben zu untersuchen.

Bewertung des Parasitennachweises im Stuhl

Auch bei *Bal. coli* scheint möglicherweise neben synergistischen bakteriellen Erregern v.a. der Zustand der Darmschleimhaut und die Abwehrlage des Wirtsorganismus ausschlaggebend für die klinische Manifestation einer Darmbesiedlung zu sein. Als symptomatischer Hinweis auf eine Störung der Kolonisationsresistenz sind daher eine weiterführende Diagnostik (Stuhlflora, Verdauungs-, Entzündungs- und Immunparameter im Stuhl (s. **Kap. 3.3.1.** und **3.4.**)) und darauf aufbauende therapeutische Bemühungen sinnvoll. Eine manifeste Balantidienruhr bedarf zudem einer gezielten antiprotozoischen Therapie.

Therapie s. **Kap. 5.2.6.**

Prophylaxe   Hygiene im Sanitärbereich.

Meldepflicht

Meldepflicht!

Wichtig: Nach §§ 3–5 des Bundes-Seuchengesetzes unterliegen durch *Bal. coli* verursachte Durchfallerkrankungen und Todesfälle sowie ein entsprechender Krankheitsverdacht der Meldepflicht.

Literaturhinweise
s. **Kap. 2.8.3.1.12.**

KLINIK

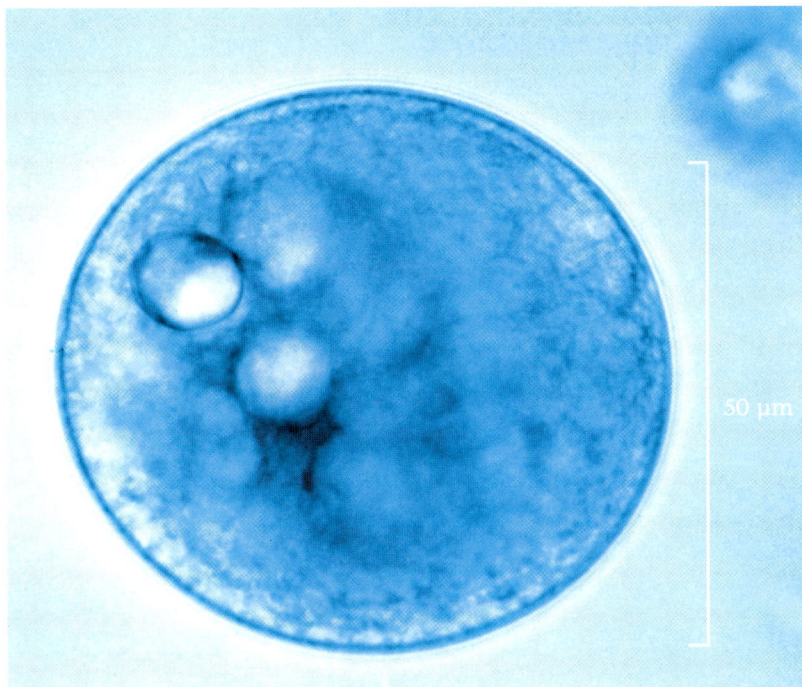

Abbildung 50

Balantidium coli

Zyste, lichtmikroskopische Aufnahme aus Stuhlanreicherung.

(Abb. mit frdl. Genehmigung d. Inst. f. Parasitologie, TiHo Hannover)

Sporozoen

2.8.3.1.7. Cryptosporidium spp.

Verbreitung

Kryptosporidien werden weltweit bei vielen Säugetier- und Vogelarten gefunden. Insbesondere bei Kälbern verursachen sie schwere Durchfallerkrankungen. In den letzten Jahren sind sie zudem als häufige Durchfallerreger bei AIDS-Patienten in den Blickpunkt des Interesses gerückt. Hunderttausende Menschen sind nach Schätzungen der WHO mit Kryptosporidien infiziert. Die Prävalenzraten liegen in Industriestaaten bei 2,2 %, in Entwicklungsländern bei 8,5 %.

Wichtiger Durchfallerreger bei AIDS

Entwicklung/Pathogenese

Fünf Kryptosporidien-Arten sind beschrieben (darunter *Cryptosporidium (Cr.) muris* bei Mäusen, Kälbern und Fohlen; *Cr. baileyi* bei Geflügel). Humanmedizinisch bedeutsam scheint aber nur *Cr. parvum* zu sein.

Kryptosporidien vermehren sich sowohl geschlechtlich als auch ungeschlechtlich im Mikrovilli-Saum der Dünndarmepithelzellen (insbes. distales Jejunum und Ileum). Dabei werden die Mikrovilli zerstört bzw. zur Ausbildung eines spezifischen Halte- und Ernährungsapparates (sog. „feeder

KLINIK

organelle") gezwungen. Die nur 3–5 µm großen Oozysten werden mit dem Stuhl ausgeschieden und stellen das infektiöse Stadium dar. Nach oraler Aufnahme erfolgt wiederum die Ansiedlung an den Darmepithelzellen.

Bei immunkompetenten Menschen findet nur eine kurzzeitige Vermehrung der Parasiten statt.

Epidemiologie

Neben dem Menschen wird *Cr. parvum* auch bei Kälbern, Schaf- und Ziegenlämmern sowie Ferkeln und Fohlen nachgewiesen. Als Infektionsquelle fungieren daher nicht nur die Fäzes infizierter Menschen, sondern v.a. auch Kot der genannten Tierarten; die Kryptosporidiose ist also eine Zoonose. Die Übertragung der mit dem Stuhl ausgeschiedenen Oozysten erfolgt direkt fäkal-oral. Zwischenwirte sind nicht erforderlich. Dabei kommen kontaminierte Lebensmittel, Staub und Wasser als Vektoren in Frage. In Nordamerika wurden mehrere Ausbrüche durch kontaminiertes Schwimmbadwasser beobachtet.

Die Kryptosporidiose ist eine Zoonose!

Präpatenz   2–4 Tage

Patenz   12–14 Tage

Inkubationszeit   1–2 Tage

Klinik

Im immunkompetenten Mensch laufen Kryptosporidien-Infektionen meist symptomlos oder in Form einer wenige Tage andauernden Diarrhoe ab. Bei Immunsupprimierten können jedoch auch schwere Durchfallerkrankungen mit starken abdominalen Krämpfen, Erbrechen und leichtem Fieber auftreten, die aufgrund fehlender therapeutischer Möglichkeiten und der starken Flüssigkeitsverluste (bis zu 8 l wäßriger Stuhl täglich!) wegen u.U. tödlich enden. In Einzelfällen resultieren zudem Gallengangsobstruktionen mit entsprechenden Leberveränderungen sowie ein Befall der Lungen.

Kryptosporidiose bei AIDS-Kranken häufig tödlich!

Immunologie

Immunkompetente Menschen und Tiere entwickeln nach einer überstandenen Kryptosporidien-Infektion eine lebenslang anhaltende Immunität.

Diagnostik

Die Diagnose erfolgt über den mikroskopischen Nachweis der Oozysten im Stuhl. Ein Probenversand vermindert die Nachweisrate nicht. Aufgrund ihrer geringen Größe sind allerdings spezielle Nachweisverfahren erforderlich (Phasenkontrast, spezielle Färbungen). Da die Ausscheidung der Oozysten intermittierend erfolgt, ist bei bestehendem Verdacht die Untersuchung von drei zu unterschiedlichen Zeitpunkten gewonnenen Stuhlproben empfehlenswert (s. auch **Kap. 3.3.2.**).

Spezielle Färbetechnik notwendig, mehrere Untersuchungen werden empfohlen

KLINIK

Bedeutung in der intestinalen Mikroökologie

Kryptosporidien sind opportunistische Erreger. Der Zustand der Darmbarriere ist daher von eminenter Bedeutung für die klinische Manifestation und die Ausprägung einer Infektion. Daraus folgt zwingend die Notwendigkeit einer weiterführenden Diagnostik des Zustandes der Darmbarriere (Stuhlflora, Verdauungs-, Entzündungs- und Immunparameter im Stuhl (s. **Kap. 3.3.1.** und **3.4.**)) sowie daraus resultierender therapeutischer Maßnahmen.

Therapie

Derzeit existiert noch keine allgemein wirksame Therapie gegen die Kryptosporidiose (s. auch **Kap. 5.2.6.**). Im Vordergrund stehen daher symptomatische Maßnahmen, insbesondere der Ersatz der Flüssigkeits- und Elektrolytverluste.

Keine sicher wirksame Therapie bekannt

Prophylaxe

Zur Vorbeugung einer Infektion sollten immundefiziente Personen (AIDS-Patienten) den Kontakt mit Human- und insbesondere Tierfäzes meiden. In Krankenhäusern muß die schnelle Entsorgung von Stuhl sichergestellt werden, da die Oozysten auch aerogen verbreitet werden können. UV-Licht tötet die Oozysten ab.

Meldepflicht

Wichtig: Nach §§ 3–5 des Bundes-Seuchengesetzes unterliegen durch Kryptosporidien verursachte Durchfallerkrankungen und Todesfälle sowie ein entsprechender Krankheitsverdacht der Meldepflicht.

Meldepflicht!

Literaturhinweise
s. **Kap. 2.8.3.1.12.**

2.8.3.1.8. Sarcocystis suihominis / Sarcocystis bovihominis

Verbreitung

Beide Spezies sind weltweit verbreitet. In Nord- und Zentraleuropa sind sie wegen der dort typischen Verzehrsgewohnheiten häufig nachzuweisen.

Entwicklung / Pathogenese

Sarcocystis (S.) suihominis vermehrt sich ungeschlechtlich im Schwein, *S. bovihominis* entsprechend beim Rind. Beide Arten bilden bei der jeweiligen Tierart Zysten mit infektiösen Stadien in der Muskulatur (sog. MIESCHERsche Schläuche). Über den Verzehr infizierten Schweine- bzw. Rindfleisches gelangen die auch als Sarkosporidien bezeichneten *Sarcocystis*-Arten in den menschlichen Darm. In der Lamina propria des Dünndarms erfolgt die geschlechtliche Vermehrung mit der Bildung von (für Schweine bzw. Rinder) infektiösen Sporozysten (ca. 14x8 µm), die eingeschlossen in Oozysten (20–25 x 12–15 µm) über den Stuhl ausgeschieden werden und mit kontaminiertem Futter wiederum zur Infektion von Schweinen und Rindern führen.

Durch die Bildung eines Toxins in der Muskulatur kann es bei infizierten Tieren zu Lähmungserscheinungen kommen. Beim Menschen resultieren aus der Toxinproduktion gastrointestinale Symptome (s.u.). *S. suihominis* besitzt bezüglich des Menschen eine größere Virulenz als *S. bovihominis*.

Epidemiologie

Infektionsquelle: rohes Schweine- und Rindfleisch

Die Infektion erfolgt beim Menschen über den Verzehr von zystenhaltigem, rohem oder halbrohem Schweine- bzw. Rindfleisch (z.B. Mettwurst, Schinken, Tatar, nicht durcherhitztes Fleisch, wie Steak medium).

Präpatenz   5–10 Tage

Patenz

Die nur für Schweine bzw. Rinder infektiösen Oozysten bzw. Sporozysten werden von infizierten Menschen in der Regel über 6–8 Wochen im Stuhl ausgeschieden.

Inkubationszeit   4–8 (-24) Stunden

Klinik

Insbesondere nach dem Verzehr von stark mit Zysten belastetem Schweinefleisch können Schweißausbrüche, Kältegefühl, Erbrechen und heftiger Durchfall mit kolikartigen Schmerzen auftreten (Sarkosporidiose, Kokzidiose). Die Erkrankung sistiert allerdings binnen 24–48 Stunden.

S. bovihominis verursacht – wenn überhaupt – eine wesentlich mildere Symptomatik.

Immunologie

Eine überstandene Infektion hinterläßt keine belastbare Immunität.

Diagnostik

Die von infizierten Menschen ausgeschiedenen Oozysten bzw. die darin enthaltenen Sporozysten lassen sich mikroskopisch im Stuhl nachweisen. Aufgrund der fragilen Beschaffenheit erfordert ihre Diagnose allerdings einen geübten Untersucher.

Bewertung des Parasitennachweises im Stuhl

Vermutlich spielen auch bei der Manifestation einer Sarkosporidiose neben der Zystenmenge und der Virulenz des Erregers wirtsseitige Faktoren (Darmbarriere) eine wichtige Rolle. Der Nachweis von Sarkosporidien im

KLINIK

Stuhl ist aber primär auf die jeweilige Ernährung des Betroffenen zurückzuführen (s.o.) und bedarf bei der üblichen Ausscheidungsdauer (s.o.) keiner weitergehenden Diagnostik.

Therapie

Eine spezifische Therapie ist aufgrund der nur relativ kurz andauernden Symptomatik nicht erforderlich. Bei schwerer Diarrhoe ist allerdings auf einen Ausgleich der Wasser- und Elektrolytverluste zu achten.

Prophylaxe

Wer Sicherheit will, muß auf den Verzehr von rohem bzw. halbrohem Schweine- und Rindfleisch verzichten.

Literaturhinweise

s. **Kap. 2.8.3.1.12.**

2.8.3.1.9. Isospora belli

Verbreitung

Weltweit sind hunderttausende Menschen mit *Isospora* infiziert. In Nord- und Zentraleuropa wird *Isospora (I.) belli*, abgesehen von stark immundefizienten Patienten (AIDS), relativ selten nachgewiesen. Stärker betroffen sind die Mittelmeerregion, der asiatische Raum und Südafrika.

Entwicklung/Pathogenese

Im Gegensatz zu den Sarkosporidien erfolgen sowohl die geschlechtliche als auch die ungeschlechtliche Entwicklung im menschlichen Darm. Es sind daher keine Zwischenwirte erforderlich. Innerhalb von Vakuolen in den Dünndarmepithelzellen entstehen ca. 25–35 x 18–20 μm große Oozysten, die mit dem Stuhl ausgeschieden werden. Die infektiösen Stadien in den Oozysten bilden sich erst bei Kontakt mit Luftsauerstoff außerhalb des Darmes innerhalb von ca. 3 Tagen aus. Nach oraler Aufnahme von infektiösen Oozysten erfolgt wiederum die Besiedlung der Dünndarmepithelzellen. Aus einer starken Vermehrung der Parasiten resultieren enterokolitische Erscheinungen.

Isospora besiedelt den Dünndarm

Epidemiologie

Die Infektion erfolgt oral durch mit Human-Fäzes verunreinigte Lebensmittel (z.B. Salat), kontaminiertes Wasser oder auch durch Schmierinfektionen von Mensch zu Mensch.

Außerhalb des Darmes bleiben die Oozysten bei ausreichender Feuchtigkeit mindestens 1 Jahr infektiös und überdauern auch Temperaturen nahe dem Gefrierpunkt. Neben dem Menschen sind bislang keine Parasiten-Reservoire bekannt. Gibbons konnten experimentell infiziert werden.

KLINIK

Präpatenz   7–9 Tage

Patenz

Die Ausscheidung der Oozysten dauert in der Regel 2 Wochen an. Bei AIDS-Patienten kann sie sich aber auch über 1–2 Jahre erstrecken.

Inkubationszeit   2–13 Tage

Klinik

Die meisten Infektionen verlaufen symptomlos. Bei starker Vermehrung der Parasiten können über einige Tage heftige und evt. rezidivierende Diarrhoen sowie Übelkeit und Erbrechen auftreten. Nach spätestens 1 Woche verschwindet jedoch diese Symptomatik. Bei AIDS-Patienten wurden dagegen chronische Formen mit schweren und überaus hartnäckigen Durchfällen sowie einer Ausbreitung der Parasiten in darmferne Lymphknoten mit entsprechender organspezifischer Symptomatik beobachtet.

Diagnostik

Nachweis im Stuhl

Die Diagnose erfolgt durch die mikroskopische Untersuchung des Stuhles. Die überaus widerstandsfähigen Oozysten sind auch nach mehreren Tagen noch im unfixierten Stuhl nachweisbar. Anreicherungsverfahren ermöglichen den Nachweis auch von schwächerem Befall. Da die Ausscheidung von Oozysten diskontinuierlich erfolgen kann, ist bei bestehendem Verdacht die Untersuchung von drei zu unterschiedlichen Zeitpunkten entnommenen Stuhlproben empfehlenswert.

Bewertung des Parasitennachweises im Stuhl

Isospora belli gehört sicherlich zu den klassischen Opportunisten. Der starke Einfluß der Wirtsverfassung für die klinische Manifestation einer Infektion wird durch die deutliche Zunahme der Erkrankungen im Zusammenhang mit der erworbenen Immunschwäche AIDS deutlich. Ein Nachweis von *Isospora belli* ist daher auch bei asymptomatischen Trägern möglicherweise als Hinweis auf eine Störung der Kolonisationsresistenz zu werten und sollte eine weiterführende Diagnostik nach sich ziehen (Stuhlflora, Verdauungs-, Entzündungs- und Immunparameter im Stuhl (s. **Kap. 3.3.1.** und **3.4.**)).

Therapie

Akute Erkrankungen bei immunkompetenten Menschen bedürfen aufgrund der meist relativ kurzen Krankheitsdauer keiner spezifischen Therapie. Hinsichtlich der Behandlung protrahierter oder chronischer Erkrankungen bei immuninsuffizienten Personen sei auf **Kap. 5.2.6.** verwiesen.

Prophylaxe

Hygienische Maßnahmen zur Vermeidung des Kontaktes mit Humanfäzes beugen der Infektion mit *Isospora* vor. Außerdem sollten potentiell

KLINIK

kontaminierte Nahrungsmittel gemieden oder zumindest gut gereinigt werden.

Meldepflicht

Wichtig: Nach §§ 3–5 des Bundes-Seuchengesetzes unterliegen durch *Isospora belli* verursachte Durchfallerkrankungen und Todesfälle sowie ein entsprechender Krankheitsverdacht der Meldepflicht.

Meldepflicht!

Literaturhinweise
s. **Kap. 2.8.3.1.12.**

2.8.3.1.10. Mikrosporidien

Verbreitung

Mikrosporidien sind weltweit mit mehr als 100 verschiedenen Gattungen und ca. 1000 Arten vertreten. Als obligat intrazelluläre Parasiten befallen sie v.a. Protozoen und wirbellose Tiere (z.B. Würmer und Insekten), aber auch Fische, Amphibien, Reptilien, seltener Säugetiere.

Mikrosporidien: obligat intrazellulär

Derzeit sind fünf humanmedizinisch bedeutsame Gattungen innerhalb des Stammes Microspora bekannt:

- *Encephalitozoon*
- *Enterocytozoon*
- *Nosema*
- *Pleistophora*
- *Septata*

Im menschlichen Gastrointestinaltrakt spielen nur *Enterozytozoon bieneusi* und in geringerem Maße *Septata intestinalis* eine Rolle.

Vertreter der anderen Gattungen verursachen v.a. entzündliche Veränderungen im Urogenitaltrakt, in Augen und Muskeln, aber auch generalisierte Infektionen.

Beide Spezies werden vorwiegend bei AIDS-Patienten (10% aller AIDS-Patienten zeigen einen Mikrosporidien-Befall) oder Personen mit anderen Immundefekten gefunden, wobei *Enterocytozoon*-Funde überwiegen. Immunkompetente können gelegentlich ebenfalls betroffen sein.

Entwicklung/Pathogenese

Enterocytozoon bieneusi und *Septata intestinalis* besiedeln als obligat intrazelluläre Parasiten die Enterozyten sowie die Zellen der Lamina propria im Dünndarmbereich, die Epithelzellen der Gallengänge, des Pankreas und die nicht-parenchymalen Leberzellen. Dabei vermehren sich die Parasiten in Zytoplasma-Vakuolen. Die reifen, sehr kleinen Sporen (1,5 x 0,5 µm) werden beim Platzen der Wirtszelle freigesetzt und mit dem Stuhl ausge-

Besiedeln Dünndarm, Gallengänge, Bauchspeicheldrüse und Leber

KLINIK

schieden. Nach der oralen Aufnahme injizieren sie über die Ausstülpung eines speziellen Polfadens ihr Sporoplasma in die Darmepithelzellen und beginnen so erneut den Zyklus. Insbesondere bei AIDS-Patienten wird das Sporoplasma aber auch schon im Darm aus der Spore in weitere Epithelzellen injiziert, sodaß eine massive Ausbreitung der Erreger in Form einer Autoinfektion resultieren kann.

Epidemiologie

Sporen sind ausgesprochen widerstandsfähig

Die Übertragungsweise ist weitgehend unbekannt, vermutlich werden aber die Sporen fäkal-oral in Form einer Schmierinfektion weitergegeben. Die Sporen sind ausgesprochen widerstandsfähig gegenüber Umwelteinflüssen und können in Abhängigkeit von Feuchtigkeit und Temperatur außerhalb des Darmes Monate bis Jahre infektiös bleiben. Auch Einfrieren bei -70 °C überstehen diese Parasiten, wohingegen sie durch die üblichen chemischen und thermischen Desinfektionsverfahren schnell inaktiviert werden.

Präpatenz   1 Woche

Patenz   Die Ausscheidung der Sporen persistiert mehr als 5 Monate.

Inkubationszeit   1 Woche

Klinik

Vermutlich treten bei immunkompetenten Menschen im allgemeinen nur leichte Durchfälle mit anschließender symptomloser Persistenz der Erreger auf. Allerdings sind insbesondere bei älteren Menschen auch schwerere Krankheitsverläufe beschrieben. Das Vollbild der Infektion ist bei Personen mit Immundefekten, in erster Linie bei AIDS-Patienten zu beobachten. Hier dominieren chronische, über mehrere Monate bis zu 3 Jahren andauernde, teilweise intermittierende, afebrile Diarrhoen ohne Blutbeimengungen mit Anorexie und starken Gewichtsverlusten. Gelegentlich treten auch Bauchschmerzen, Übelkeit, Erbrechen und Blähungen auf. Sind außerdem auch die Gallengänge betroffen, werden Symptome einer Cholangitis mit starken Oberbauchbeschwerden im rechten oberen Quadranten beobachtet. Ausgehend vom Intestinaltrakt wurden bei *Septata intestinalis* auch generalisierte Infektionen beobachtet.

Diagnostik

Eine ätiologische Diagnose läßt sich durch den mikroskopischen Nachweis der Sporen im speziell gefärbten Direktausstrich des Stuhles stellen.

Bewertung des Parasitennachweises im Stuhl

Sowohl bei klinisch erkrankten als auch bei asymptomatisch infizierten Menschen kann der Nachweis von Mikrosporidien im Stuhl als Hinweis auf eine Störung der Kolonisationsresistenz gewertet werden. Der Zustand der Darmbarriere sollte dementsprechend mit weiterführenden Unter-

KLINIK

suchungen überprüft (Stuhlflora, Verdauungs-, Entzündungs- und Immunparameter im Stuhl (s. **Kap. 3.3.1.** und **3.4.**)) und ggf. therapeutisch beeinflußt werden.

Therapie s. **Kap. 5.2.6.**

Prophylaxe

Immundefiziente Personen sollten zur Vorbeugung von Mikrosporidieninfektionen den Kontakt mit menschlichen Fäzes vermeiden und peinlichste Hygiene walten lassen.

Meldepflicht

Wichtig: Nach §§ 3–5 des Bundes-Seuchengesetzes unterliegen durch Mikrosporidien verursachte Durchfallerkrankungen und Todesfälle sowie ein entsprechender Krankheitsverdacht der Meldepflicht.

Meldepflicht!

Literaturhinweise

s. **Kap. 2.8.3.1.12.**

2.8.3.1.11. Cyclospora cayetanensis

Verbreitung

Cyclospora (Cycl.) spp. treten weltweit bei Insektivoren, Nagern, Reptilien, Tausendfüßlern und Schimpansen auf. 1985 wurden erstmals 8–10 µm große Oozysten in menschlichen Durchfallstühlen nachgewiesen, die 1993 von ORTEGA et al. der Gattung *Cyclospora* zugeordnet werden konnten. Heute trägt diese neue Spezies den klangvollen Namen *Cyclospora cayetanensis*. Betroffen von Infektionen dieser Sporozoen sind sowohl immunkompetente als auch immundefiziente Menschen.

Cyclospora: Neuling unter den Parasiten

Entwicklung/Pathogenese

Der genaue Entwicklungszyklus sowie die Pathogenitätsmechanismen von *Cycl. cayetanensis* sind derzeit noch unbekannt. Offenbar werden aber die Darmepithelzellen besiedelt und dabei Oozysten gebildet, die via Stuhl in die Umwelt gelangen. Außerhalb des Darmes entwickeln sich in 1–2 Wochen die infektiösen Stadien innerhalb der Oozyste.

Epidemiologie

Die Übertragung erfolgt fäkal-oral über oozystenkontaminierte Lebensmittel oder Wasser. Inwieweit tierische Reservoire (s.o.) eine Rolle im humanen Infektionsgeschehen spielen, ist nicht bekannt.

Präpatenz   Ca. 1 Woche

KLINIK

Patenz

Bei immunkompetenten Personen erfolgt eine ca. zweiwöchige Ausscheidung der Oozysten mit dem Stuhl. Immundefiziente Personen scheiden sogar 7–9 Wochen die Dauerformen aus.

Inkubationszeit   2–7 Tage

Klinik

Neben Mattigkeit und Oberbauchbeschwerden stehen typischerweise intermittierende, wäßrige Diarrhoen im Vordergrund, die über 2–9 Wochen andauern. Die Symptome können ohne weitere Behandlung sistieren.

Diagnostik

Nachweis im Stuhl

Zur Diagnose wird der mikroskopische Nachweis der Oozysten aus dem Stuhl herangezogen.

Bewertung des Parasitennachweises im Stuhl

Als symptomatischer Hinweis auf eine Schwächung der Kolonisationsresistenz bedarf der Nachweis von *Cycl. cayetanensis* einer weitergehenden diagnostischen Abklärung (Stuhlflora, Verdauungs-, Entzündungs- und Immunparameter im Stuhl (s. **Kap. 3.3.1.** und **3.4.**)).

Therapie

Immunkompetente Personen bedürfen in der Regel keiner spezifischen Therapie. Allerdings ist die therapeutische Umsetzung der weiterführenden Stuhldiagnostik (s.o.) empfehlenswert. Hinsichtlich der Therapie schwerer Krankheitsverläufe sei auf **Kap. 5.2.6.** verwiesen.

Prophylaxe   Hygienische Maßnahmen im Sanitär- und Küchenbereich.

Meldepflicht

Meldepflicht!

Wichtig: Nach §§ 3–5 des Bundes-Seuchengesetzes unterliegen durch *Cyclospora cayetanensis* verursachte Durchfallerkrankungen und Todesfälle sowie ein entsprechender Krankheitsverdacht der Meldepflicht.

Literaturhinweise

s. **Kap. 2.8.3.1.12.**

Noch nicht klassifizierte Protozoen

2.8.3.1.12.   Blastocystis hominis

Verbreitung

Blastocystis (Bl.) hominis ist weltweit verbreitet. 8–15 % der bundesdeutschen Bevölkerung beherbergen diesen Einzeller symptomlos im Dickdarm. Der Nachweis gelingt insbesondere bei Kindern, älteren Erwachsenen und bei AIDS-Patienten. In Entwicklungsländern liegt die Prävalenz bei 30–50%.

Entwicklung/Pathogenese

Die taxonomische Stellung von *Bl. hominis* ist noch immer unklar. Ursprünglich als Pilz eingestuft, wurde *Bl. hominis* nach eingehenden ultrastrukturellen und molekularbiologischen Untersuchungen den Protozoen zugeordnet.

Der Entwicklungszyklus ist weitgehend unbekannt. Standort von *Bl. hominis* ist der Dickdarm. Neben verschiedenen trophozoitischen Formen (vakuolär, granulär, amöboid) können 6–40 µm große Zysten ausgebildet werden, die mit dem Stuhl ins Freie gelangen und wahrscheinlich das infektiöse Stadium darstellen.

Standort Dickdarm

Bl. hominis kann in Einzelfällen oberflächliche Entzündungen der Dickdarmschleimhaut, teilweise sogar ulzeröse Veränderungen auslösen. Bei immunsupprimierten Patienten (AIDS, schwerer Diabetes, immunsuppressive Therapie) wurde eine Invasion in das Darmgewebe nachgewiesen. Trotzdem ist die Pathogenität von *Bl. hominis* umstritten.

Epidemiologie

Auch der Infektionsweg von *Bl. hominis* ist noch ungeklärt. Vermutlich erfolgt die Übertragung fäkal-oral. Verunreinigtes Wasser und Nahrungsmittel können als Vektoren fungieren. Da *Blastocystis spp.* bei verschiedenen Tieren zu finden sind, wird auch eine Übertragung vom Tier auf den Menschen vermutet. Diese These konnte jedoch bislang nicht zweifelsfrei belegt werden. Experimentell gelang die Übertragung zwischen verschiedenen Tierspezies sowie die Übertragung vom Menschen auf das Schwein.

Präpatenz   2–3 Tage

Patenz   2–3 Wochen

Inkubationszeit

Beim Menschen noch nicht bekannt. Tierexperimentell: 2–3 Tage.

Klinik

Bl. hominis-Infektionen verlaufen meist symptomlos. Bei immunsupprimierten Patienten (AIDS, schwerer Diabetes, Leukämie, immunsuppressive Therapie) und anderweitig vorgeschädigten Personen (akademische Ausbildung, Heirat, Mangelernährung, andere Infektionen, Karzinome etc.) wurden jedoch massive Erregerzahlen als einzige Ursache diverser klinischer Beschwerden nachgewiesen. Neben heftigen, wäßrigen Diarrhoen (bis 8 l Wasserverlust pro Tag) wurden dabei breiige Durchfälle, Abdominalschmerzen, Krämpfe, Unwohlsein, Völlegefühl und Erbrechen beobachtet. Auch bei immunkompetenten Personen wird *Bl. hominis* in Verbindung mit unspezifischen Symptomen, wie breiigem Stuhl, Appetitlosigkeit, Völlegefühl und Flatulenz gebracht. Eine Mitbeteiligung an rektalen Blutungen, Hepatomegalie, Splenomegalie, Hautausschlägen und Arthritiden wird diskutiert. Häufig wurden allerdings andere mögliche Ursachen nicht sicher ausgeschlossen.

Diagnostik

Der Nachweis von *Bl. hominis* erfolgt über die mikroskopische Untersuchung einer Stuhlprobe, in der Regel nach einem Anreicherungsverfahren. Die Morphologie der im Stuhl nachweisbaren Parasitenstadien ist dabei ausgesprochen vielfältig. Die Erkennung von *Bl. hominis* sowie die Unterscheidung von anderen Protozoen erfordert daher große Erfahrung beim Untersucher.

Bewertung eines Parasitennachweises im Stuhl

Der Zustand der wirtsseitigen Immunabwehr scheint eine entscheidende Rolle für die klinische Manifestation einer *Bl. hominis*-Infektion zu spielen. Da *Bl. hominis* vermutlich nicht zur Standortflora des Dickdarmes gehört, kann das Auftreten dieses Einzellers möglicherweise als Hinweis auf eine Störung der Kolonisationsresistenz des Wirtes gewertet werden. Weiterführende Stuhluntersuchungen (Stuhlflora, Verdauungs-, Entzündungs- und Immunparameter im Stuhl (s. **Kap. 3.3.1.** und **3.4.**)) können helfen, mögliche Alterationen der Darmbarriere zu erkennen.

Therapie

Eine spezifische Behandlung ist nur nach dem Ausschluß aller anderen möglichen Ursachen für die Beschwerden eines Patienten indiziert. Als wirksame Therapeutika haben sich u.a. Metronidazol und Iodoquinol erwiesen (s. auch **Kap. 5.2.6.**). Da das Wirkungsspektrum dieser Präparate auch die obligate bakterielle anaerobe Flora umfaßt, sollte der Einsatz jedoch sorgfältig abgewogen werden. In der Regel erscheint es sinnvoller, in Abhängigkeit vom Ergebnis des Stuhlflorabefundes und der ergänzenden Stuhluntersuchungen (s.o.) therapeutische Bemühungen zur Stabilisierung der Darmbarriere zu unternehmen.

Prophylaxe   Allgemeine hygienische Maßnahmen.

Literaturhinweise/Protozoen

ADAM RD (1991): The Biology of *Giardia spp.* Microbiol. Rev. 55, 706–732 ● BREDE HD (1995): Neue Infektionskrankheiten: *Cryptosporidium*-Infektionen in Schwimmbädern. BIOforum 7–8, 264 ● BURCHARD GD (1994 a): Klinische Diagnostik bei Malaria und Amöbiasis. Immun. Infekt. 22 (2), 39–41 ● BUTLER WP (1996): *Dientamoeba fragilis* - an unusual intestinal pathogen. Dig. Dis. Sci. 41, 1811–1813 ● CLAVEL A; ARNAL AC; SANCHEZ EC; VAREA M; CASTILLO FJ; RAMIREZ DE OCARIZ I; QUILEZ J; CUESTA J (1995): Evaluation of the optimal number of faecal specimen in the diagnosis of Cryptosporidiosis in AIDS and immunocompetent patients. Eur. J. Clin. Microbiol. Infect. Dis. 14, 46–48 ● CORCO GD; O'CONNELL B; GILLEECE A; MULVIP TE (1992): *Entamoeba coli* as possible cause of diarrhoea. Lancet 338, 254 ● ECKERT J (1989): Protozoologie. In: KAYSER FH; BIENZ KA; ECKERT J; LINDENMANN J (Hrsg.): Medizinische Mikrobiologie. Thieme, Stuttgart, New York ● FLANAGAN PA (1992):

KLINIK

Giardia – diagnosis, clinical course and epidemiology. A review. Epidemiol. Infect. 109, 1–22 ● GOODGAME RW (1996): Understanding intestinal spore-forming protozoa: *Cryptosporidia, Microsporidia, Isospora* and *Cyclospora*. Ann. Intern. Med. 124, 429–441 ● HEALY GR; GARCIA LS (1995): Intestinal and urogenital protozoa. In: MURRAY PR; BARON EJ; PFALLER MA; TENOVER FC; YOLKEN RH (Hrsg.): Manual of clinical microbiology. S. 1207–1208, ASM Press, Washington, D.C. ● HOEPRICH PD; JORDAN MC; RONALD AR (Hrsg.; 1994): Infectious diseases. J.B. Lippincott, Philadelphia ● KARANIS P; SCHOENEN D; MAIER WA; SEITZ HM (1993): Trinkwasser und Parasiten. Immun. Infekt. 21, 132–136 ● KNOBLOCH J (1994): Mikrobiologische Diagnostik bei Malaria und Amöbiasis. Immun. Infekt. 22, 41–44 ● LANG W (Hrsg.; 1993): Tropenmedizin in Klinik und Praxis. Thieme, Stuttgart, New York ● van LUNZEN J; TANNICH E; BURCHARD G-D (1996): Amöbenruhr und Amöbenleberabszeß. Dtsch. Ärztebl. 93, 3410–3416 ● MEHLHORN H; PIEKARSKI G (1985): Grundriß der Parasitenkunde. Gustav Fischer, Jena, Stuttgart ● MEHLHORN H; RUTHMAN A (1992): Allgemeine Protozoologie. Gustav Fischer, Jena, Stuttgart ● MEHLHORN H; EICHENLAUB; LÖSCHER T; PETERS W (1995): Diagnostik und Therapie der Parasitosen des Menschen. Gustav Fischer, Jena, Stuttgart ● MÜLLER HE (1995): Mikrosporidien als Infektionserreger des Menschen. Mikrobiologe 5, 118–122 ● MÜLLER HE (1996): *Cyclospora cayetanensis*. Mikrobiologe 6, 78–79 ● OCKERT G (1993): Epidemiologie protozoogener Enteritiserreger. Chemother. J. 2 (Suppl. 1), 105–107 ● ORTEGA YR; STERLING CR; GILMAN RH; CAMA VA; DIAZ F (1993): *Cyclospora sp.* – a new protozoan pathogen of humans. N. Engl. J. Med. 328, 1308–1312 ● PIEKARSKI G (1987): Medical Parasitology. Springer, Berlin, Heidelberg, New York ● PRICE DL (1994): Procedure manual for the diagnosis of intestinal parasites. CRC Press, Boca Raton, Ann Arbor, London ● REETZ J (1996): Mikrosporidien-Infektionen als Ursache von Durchfallerkrankungen bei nicht HIV-infizierten Menschen. Bundesgesundhbl. 1, 3–5 ● SEITZ HM; MAIER W (1988): Medizinische Parasitologie. In: BRANDIS H; PULVERER G (Hrsg.): Lehrbuch der Medizinischen Mikrobiologie. S. 547 ff., Gustav Fischer, Jena, Stuttgart ● SMITH HV; ROBERTSON LJ; CAMPBELL AT; GIRDWOOD RWA (1995): *Giardia* and Giardiasis: What's in a Name? Microb. Eur. 3, 22–29 ● STENZEL DJ; BOREHAM PFL (1996): *Blastocystis hominis* revisited. Clin. Microbiol. Rev. 9, 563–584 ● TANNICH E; LEIPPE M; HORSTMANN RD (1992): Aktuelle Befunde zur Pathogenität von *Entamoeba histolytica*. Immun. Infekt. 20, 146–150 ● WERK R; KNOTHE H (1983): Übersicht: Kryptosporidiose. Umweltmed. 4, 74–75 ● WOLFE MS (1992): Giardiasis. Clin. Microbiol. Rev. 5, 93–100

2.8.3.2. Helminthen (Würmer)

Verbreitung

Mehr als 100 verschiedene humanpathogene Helminthen-Spezies sind bekannt, von denen allerdings nur 30–40 Arten eine klinische Bedeutung besitzen. Die meisten Wurmarten spielen nur in warmen Klimazonen eine Rolle. Hier werden Befallsraten von bis zu 90 % gefunden.

Im mitteleuropäischen Raum zählt der Wurmbefall des menschlichen Darmes sicherlich nicht zu den häufigen Erkrankungen. So wurden 1986 bis 1990 in nur 1,4 % von 6545 untersuchten Stuhlproben Helminthen nachgewiesen (MÜLLER et al. 1992).

Werden anamnestisch Ferntourismus (Auslandsreisen), enger Kontakt mit Haustieren und/oder der Genuß von rohem Rind- oder Schweinefleisch erhoben, sollte bei uncharakteristischen Abdominalbeschwerden jedoch auch eine intestinale Helminthose diagnostisch ausgeschlossen werden. Die lange Lebensdauer einiger Darm-Helminthen kann u.U. eine jahrelange unspezifische Magen-Darm-Symptomatik verursachen.

Auch in Mitteleuropa an Wurmbefall denken!

Systematik

Helminthen gehören zu den Vielzellern (Metazoa). Die parasitisch lebenden Würmer rekrutieren sich aus zwei Stämmen, den Nemathelminthes und den Plathelminthes. Die wichtigsten enteropathogenen Vertreter mit Relevanz in Mitteleuropa sind nachfolgend aufgelistet:

KLINIK

Stamm: Nemathelminthes

Klasse: Nematoda (Rund- oder Fadenwürmer)

Spezies: *Ancylostoma duodenale* (Hakenwurm)
Ascaris lumbricoides (Spulwurm)
Enterobius vermicularis (Madenwurm)
Necator americanus (Hakenwurm)
Strongyloides stercoralis (Zwergfadenwurm)
Trichostrongylus spp.
Trichuris trichiura (Peitschenwurm)

Stamm: Plathelminthes (Plattwürmer)

Klasse: Trematoda (Saugwürmer)

Spezies: *Dicrocoelium dentriticum* (kleiner Leberegel)
Fasciola hepatica (großer Leberegel)
Fasciolopsis buski (Riesendarmegel)
Opisthorchis felineus (Katzenleberegel)
Schistosoma spp. (Pärchenegel)

Klasse: Cestoda (Bandwürmer)

Spezies: *Diphyllobothrium latum* (Fischbandwurm)
Dipylidium caninum (Gurkenkernbandwurm)
Echinococcus granulosus (Hundebandwurm)
Echinococcus multilocularis (Fuchsbandwurm)
Taenia saginata (Rinderbandwurm)
Taenia solium (Schweinebandwurm)
Vampirolepis nana (Zwergbandwurm)

Häufigkeit der einzelnen Helminthen

Nachfolgend werden nur die Helminthen näher beschrieben, die beim Menschen im Darm parasitieren, Magen-Darm-Symptome hervorrufen oder anläßlich parasitologischer Stuhluntersuchungen nachgewiesen werden. Exotische, tropische Vertreter werden nicht berücksichtigt.

Etwa 90 % der intestinalen Helminthosen werden in unseren Breitengraden durch Nematoden verursacht. Dabei werden v.a. *Enterobius vermicularis*, etwas seltener *Ascaris lumbricoides* und *Trichuris trichiura* und relativ selten Hakenwürmer nachgewiesen. Bandwürmer, und zwar fast ausschließlich *Taenia spp.*, machen ungefähr 9 % des Darmwurmbefalls aus. Nur in ca. 1 % der Fälle werden Trematoden im Stuhl gefunden.

Diagnostik

Mikroskopische Stuhl-Untersuchung

Die Diagnose eines Darm-Helminthen-Befalls erfolgt in der Regel über die mikroskopische Untersuchung einer Stuhlprobe auf Wurmeier (s. auch **Kap. 3.3.2.**). Mit bloßem Auge sind Enterobius vermicularis (ca. 10 mm lang), *Ascaris lumbricoides* (bis 30 cm lang) und die Glieder (Proglottiden) einiger Bandwürmer im Stuhl zu erkennen. Aber Vorsicht: Häufig werden

KLINIK

Tabelle 28

Infektionsquellen der wichtigsten Helminthen

Infektionsweg	Infektionsquelle	Helminthen
Oral	**Rohverzehr von:**	
	Blattpflanzen	Spulwurm, Peitschenwurm
	Fleisch (Rind, Schwein)	Rinder-/Schweinebandwurm
	Fisch	Fischbandwurm
	Fallobst, Gräserkauen	Leberegel
	Waldfrüchte	Fuchsbandwurm
	Kontakt:	
	Mensch – Mensch	Madenwurm, Zwergbandwurm
	Bandwurmglieder	Schweinebandwurm: Zystizerkose
	Tierspeichel/Fell	Gurkenkernbandwurm
	Tierkot	Spulwurm
Perkutan	Feuchte Böden	Hakenwurm, Zwergbandwurm
	Süßwasser	Schistosomen
	Schmierkontakt	Zwergbandwurm
	Laborkontakt	Hakenwurm, Zwergbandwurm

Mod. nach VOLKHEIMER (1996)

© Labor L+S AG

Schleimfetzen, Pflanzenfasern, Fliegenlarven oder Toilettenpapierfussel mit Parasiten verwechselt. Vermeintliche Parasiten sollten daher in einem mit Wasser gefüllten Stuhlröhrchen der genauen Untersuchung durch einen erfahrenen Parasitologen zugeführt werden. Eine Austrocknung muß unbedingt vermieden werden.

Therapie

Anthelminthika sollten nur nach eindeutiger parasitologischer Diagnose zum Einsatz kommen. Bei Kindern ist auf eine angepaßte Dosierung zu achten. Da einige Anthelminthika aus dem Darm resorbiert werden, ist ihr Einsatz während der Schwangerschaft, der Stillzeit und bei eingeschränkten Leber- und Nierenfunktionen kontraindiziert bzw. eingeschränkt. Eine Übersicht über die verschiedenen Anthelminthika gibt **Kap. 5.2.6.**

KLINIK

Prophylaxe

In **Tab. 28** sind die Infektionsquellen der wichtigsten Helminthen angegeben. **Tab. 29** zeigt die Risiken einer Mensch-zu-Mensch-Übertragung, die besonders bei Kindern Relevanz besitzt. Die sich daraus ergebenden prophylaktischen Maßnahmen zur Vermeidung einer Helminthose sind:

Tabelle 29

Risiko einer Mensch-zu-Mensch-Übertragung bei Helminthen

Stamm	Spezies	Infektionsrisiko
Nematoden	Spulwurm	–
	Peitschenwurm	–
	Hakenwurm	+
	Zwergfadenwurm	++
	Madenwurm	+++
Zestoden	Rinderbandwurm	–
	Schweinebandwurm	+ *
	Zwergbandwurm	+++
	Fischbandwurm	–
	Gurkenkernbandwurm	–
Trematoden	Leber-, Darm-, Pärchenegel	–

© Labor L+S AG

* = bei Kontakt mit Proglottiden besteht die Gefahr der Zystizerkose!

+++ = hohes Risiko einer Mensch-zu-Mensch-Übertragung
++ = mäßiges Risiko einer Mensch-zu-Mensch-Übertragung
+ = geringes Risiko einer Mensch-zu-Mensch-Übertragung
– = kein Risiko einer Mensch-zu-Mensch-Übertragung

Mod. nach VOLKHEIMER (1996)

- Keine Düngung von Salat-, Erdbeer- und anderen dem Verzehr dienenden Pflanzen bzw. deren Anbauflächen mit Humanfäkalien
- Hygienische Maßnahmen im Toiletten- und Küchenbereich
- Kein Gräserkauen, kein Verzehr von Freilandkräutern oder von Fallobst
- Kein Verzehr von rohem Fisch oder Fleisch
- Bei Reisen ins südliche Ausland äußerliche Kontakte mit verseuchtem Süßwasser vermeiden (kein Waten, Schwimmen, auch Kurzkontakt mit Tropf- und Spritzwasser vermeiden)
- Hygiene im Umgang mit Tieren beachten
- Haustiere (Hund und Katze) regelmäßig entwurmen
- Kontakt mit Tierfäzes vermeiden (Cave: Spielplätze, Strände)

Literaturhinweise
s. **Kap. 2.8.3.2.18**.

Nematoden (Rund- oder Fadenwürmer)

Verbreitung

Infektionen mit Darmnematoden sind im mitteleuropäischen Raum relativ selten. Vor allem in der pädiatrischen Praxis spielen Würmer allerdings immer noch eine gewisse Rolle, insbesondere der Madenwurm (*Enterobius vermicularis*) und etwas seltener Spulwürmer (*Ascaris lumbricoides*). Die restlichen Nematoden, insbesondere *Trichuris trichiura* und Hakenwürmer, werden gelegentlich bei Tropenaufenthalten erworben.

Entwicklung

Nematoden besitzen einen langgestreckten, in der Regel drehrunden Körper und können sich schlängelnd fortbewegen. Die Länge reicht von wenigen Millimetern (Zwergfadenwurm) bis zu 30 cm (Spulwurm). Nematoden sind getrenntgeschlechtlich und durchlaufen in der Regel einen typischen Entwicklungszyklus. Aus einem in die Umgebung gelangten Ei schlüpft eine 1. Larve, die sich über mehrere Häutungen bis zur 4. Larve entwickelt. Eines der Larvenstadien stellt dabei die infektiöse Form dar und gelangt oral oder perkutan in den Menschen, in dem sich schließlich die adulten Würmer entwickeln.

Präpatenz

Die Präpatenz liegt ungefähr bei 5 Wochen. Bei *Ascaris lumbricoides* sind Eier allerdings frühestens 2 Monate nach der Infektion zu finden.

Klinik

Klinische Beschwerden (gastrointestinale Symptome bis hin zu Koliken und Ileus (z.B. durch Askariden), Anämie (z.B. durch Hakenwürmer)) treten meist erst bei starkem Befall mit Darm-Nematoden auf. Madenwürmer verursachen vor allem Juckreiz am After des Patienten.

Diagnostik

Häufig ist bei Wurminfektionen eine Blut-Eosinophilie zu beobachten. Der Nachweis von Darm-Nematoden erfolgt über die mikroskopische Untersuchung von Stuhl bzw. im Falle des Madenwurmes eines Abklatschpräparates der Analregion auf Wurmeier. Dabei ist zum einen die Präpatenzzeit und zum anderen die diskontinuierliche Ausscheidung von Eiern zu beachten. Eine sichere Diagnose ist daher nur nach Ablauf der Präpatenz und nach der Untersuchung von 3 zu verschiedenen Zeitpunkten entnommenen Stuhlproben zu erwarten.

Therapie

Zur Behandlung von Nematoden-Infektionen s. **Kap. 5.2.6.**

Literaturhinweise

s. **Kap. 2.8.3.2.18.**

KLINIK

2.8.3.2.1. Enterobius vermicularis (Synonyma: Madenwurm, Pfriemenschwanz, Oxyuris)

Verbreitung

Weltweit sind schätzungsweise 1,2 Milliarden Menschen, insbesondere Kinder mit *Enterobius (Eo.) vermicularis* infiziert. Er stellt auch in Deutschland die am weitesten verbreitete Wurmart dar.

Entwicklung/Pathogenese

Wenn es Nacht wird... Enterobius

Die adulten Würmer leben im Lumen von Ileum, Caecum und oberem Colon. Nach der Kopulation sterben die nur 2–6 mm großen männlichen Würmer ab und werden mit dem Stuhl ausgeschieden. Die ca. 1 cm langen Weibchen legen nachts im Analbereich 5.000 bis 10.000 klebrige Eier ab. Nur 5–6 Stunden später haben sich in den Eiern die infektiösen 1. Larven ausgebildet (**Abb. 51**), die nach der oralen Aufnahme im Dünndarm schlüpfen. Nach mehreren Häutungen zur 2., 3. und 4. Larve entwickeln sich schließlich in 5–6 Wochen die adulten Würmer. Auch eine retrograde Infektion, d.h. die Larven kriechen nach dem Schlupf direkt in den Anus, wird vermutet. Die adulten Weibchen haben eine Lebensdauer von 3–4 Monaten im Darm.

Epidemiologie

Die Infektion mit *Eo. vermicularis* erfolgt durch die orale Aufnahme der larvenhaltigen Eier. Bei Kindern liegen häufig Autoinfektionen vor. Die klebrigen Eier bleiben beim Kratzen im juckenden Analbereich an den Fingern

Abbildung 51

Enterobius vermicularis

Ei aus Analabklatsch, lichtmikroskopische Aufnahme.

(Abb. mit frdl. Genehmigung d. Inst. f. Parasitologie, TiHo Hannover)

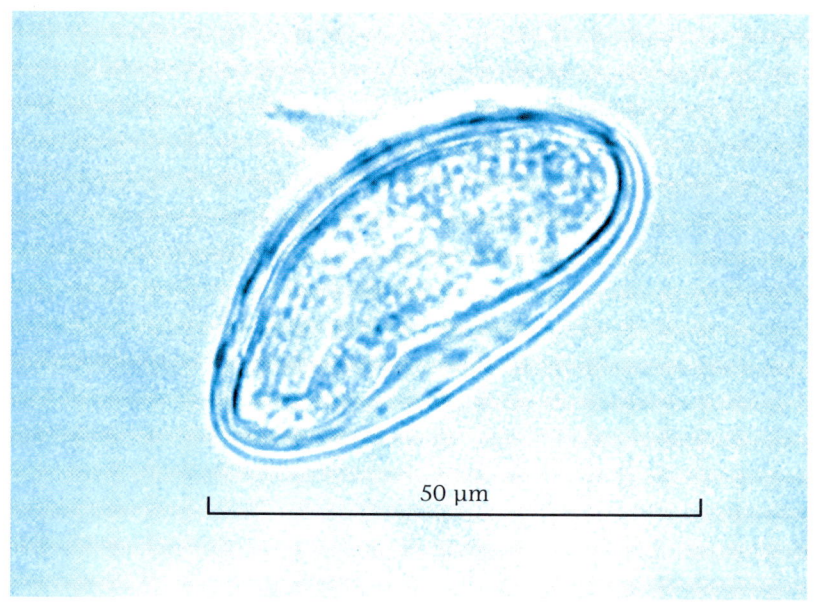

KLINIK

haften (Fingernägel!) und gelangen von da aus in den Mund. Aber auch Gegenstände in der Umgebung eines Kindes (Toiletten, Spielzeug etc.) können auf diese Weise bei mangelnder Hygiene kontaminiert werden und damit insbesondere für andere Kinder Infektionsquellen bilden. In feuchter und kühler Umgebung bleiben die Eier 6–8 Wochen infektiös, unter trockenen Bedingungen immerhin einige Tage. Letzteres macht auch die Übertragung mit Hausstaub, beispielsweise beim Ausschütteln der Bettwäsche möglich. In Kindergärten, Schulen, Heimen sowie in Familien kann es aufgrund der Widerstandsfähigkeit der Eier zu einer schnellen Durchseuchung kommen. Ausscheider stellen daher bei mangelnder Hygiene eine nicht zu unterschätzende Infektionsquelle dar.

Madenwurm: Autoinfektionen

Präpatenz   5–10 Wochen

Patenz

Die Weibchen produzieren 9–12 Wochen lang Eier. Bei wiederholten Selbstinfektionen (s.o.) können Eier auch über Jahre hinweg im Analbereich nachgewiesen werden.

Inkubationszeit   7–28 Tage

Klinik

Klinisch steht der durch die Eiablage bedingte Juckreiz im Analbereich im Vordergrund, der zu Ekzemen, Unruhe und Schlaflosigkeit führen kann. Ausgesprochen selten treten Darmbeschwerden in Form von Diarrhoen oder den Symptomen einer Appendizitis auf. In Einzelfällen wurde bei Frauen auch ein Befall des Urogenitaltraktes mit Vulvovaginitis, Salpingitis und Peritonitis beobachtet.

Juckreiz steht im Vordergrund

Immunologie

Eine Immunität wird nicht aufgebaut, sodaß wiederholte Infektionen möglich sind.

Diagnostik

Die Diagnose einer Enterobiasis erfolgt durch die Untersuchung eines Abklatsches im Analbereich mit Hilfe transparenten Klebebandes. Nach dem Aufkleben auf einen Objektträger lassen sich im positiven Falle die Eier von *Eo. vermicularis* mikroskopisch nachweisen (**Abb. 51**). Die Entnahme eines solchen Abklatsches sollte morgens vor dem ersten Stuhlgang und vor dem Waschen vorgenommen werden. Bei negativem Ergebnis ist zur Absicherung mindestens eine Wiederholungsuntersuchungen zu empfehlen.

Abklatschpräparat der Analregion notwendig

Wichtig: Eine Stuhluntersuchung ist i.d.R. nicht zur Diagnostik einer Enterobiasis geeignet, da die Eier nicht mit dem Stuhl ausgeschieden werden. Bei starkem Befall erscheinen die adulten Würmer gelegentlich als sich windende, ca. 1 cm lange weiße Fäden im Stuhl.

KLINIK

Therapie

Neben der medikamentösen Therapie (s. **Kap. 5.2.6.**), die nach 2–3 Wochen aufgrund der häufigen Re- und Autoinfektionen wiederholt werden sollte, stehen verschiedene hygienische Maßnahmen im Vordergrund. Zunächst sind die Kontaktpersonen in Familie, Kindergarten etc. ebenfalls auf einen Wurmbefall hin zu untersuchen und ggf. zu behandeln. Da die Eier nicht durch die eingesetzten Anthelminthika abgetötet werden, müssen täglich Unterwäsche und Bettzeug gewechselt und gekocht werden (60 °C reichen nicht aus!). Regelmäßiges Reinigen von Händen, Nägeln und Perianalbereich sowie das Abdecken der Perianalhaut mit Salben verhindern ebenso die Weiterverbreitung der Eier. Um Reservoire in der Umgebung zu beseitigen, sollte der Fußboden täglich gereinigt werden.

Neben Therapie Kontaktpersonen und Umgebung sanieren!

Prophylaxe

Eine sorgfältige Körperhygiene, insbesondere das Händewaschen nach dem Toilettengang und vor dem Essen sowie eine regelmäßige Reinigung der Toilette sind vorbeugende Maßnahmen gegen eine Infektion.

Literaturhinweise
s. **Kap. 2.8.3.2.18.**

2.8.3.2.2. Ascaris lumbricoides (Spulwurm)

Verbreitung

Schwerpunkte der weltweiten Verbreitung von Askariden sind Südostasien, Afrika und Lateinamerika. Neben *Enterobius vermicularis* stellen Askariden die am weitesten verbreiteten parasitischen Helminthen beim Menschen dar. Auf den Philippinen und in Indonesien liegt die Durchseuchung teilweise bei über 90 % der Bevölkerung. 12.000 Todesfälle gehen jährlich auf das Konto von Spulwürmern. In parasitologisch untersuchten Stuhlproben aus Deutschland lag die Nachweisrate dagegen nur bei unter 0,05 % (MÜLLER et al. 1992). Meist sind Kinder betroffen.

Spulwürmer: v.a. in südlichen Ländern

Entwicklung/Pathogenese

Die adulten Spulwürmer (Länge: Weibchen 22–25 cm, Männchen 10–30 cm; **Abb. 52**) leben vorwiegend im Dünndarmlumen, wo die Weibchen über eine Lebensdauer von ca. 1 Jahr täglich bis zu 200.000 Eier legen, die mit den Fäzes ins Freie gelangen. Unter Sauerstoffzutritt und abhängig von der Temperatur entwickeln sich in 8–50 Tagen in den Eiern Larven, die nach der oralen Aufnahme im Darm das Ei verlassen, die Darmwand durchbohren und mittels Blutstrom in die Leber wandern. Nach einer Häutung geht die Wanderung über die Lunge, wo die Larven sich ca. 14 Tage aufhalten, in die Trachea bis zur Epiglottis. Abgeschluckte Larven erreichen schließlich über Oesophagus und Magen den Dünndarm, wo sie sich nach 45–60 Tagen zu Adulten entwickeln.

KLINIK

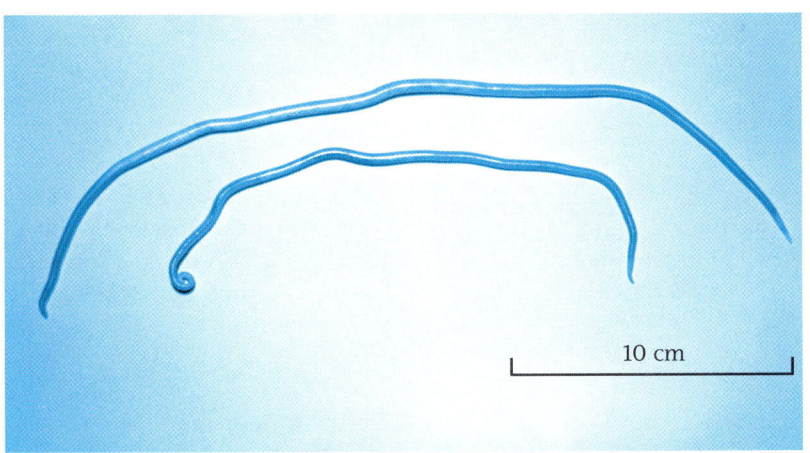

Abbildung 52

Ascaris lumbricoides

Adulte Spulwürmer aus dem Stuhl.

(Abb. mit frdl. Genehmigung d. Inst. f. Parasitologie, TiHo Hannover)

Ascaris (Asc.) *suum*, der Spulwurm des Schweines, kann zwar ebenfalls den Menschen befallen, erreicht aber meist nicht die Geschlechtsreife. Er ist morphologisch nicht von *Asc. lumbricoides* zu unterscheiden.

Epidemiologie

Die Aufnahme von Askarideneiern erfolgt oral, meist über den Verzehr von mit menschlichen Fäzes kontaminiertem Gemüse, Kräutern oder Salat. Auch die Verschleppung der Eier durch Insekten, Vögel und Mäuse wurde beschrieben. Eine direkte Infektion von Mensch zu Mensch ist aufgrund der erforderlichen Reifung der Eier im Freien nicht möglich. Die Eier sind ausgesprochen widerstandsfähig und bleiben bei gemäßigtem Klima im Boden über Monate bis Jahre infektionsfähig. Kinder sind aufgrund ihrer Lebensgewohnheiten besonders gefährdet.

Askarideneier sind sehr widerstandsfähig

Präpatenz 2 Monate

Patenz 9–15 Monate

Inkubationszeit

Erste Symptome können ca. 1 Woche nach der Infektion bei der Lungenpassage der Larven auftreten.

Klinik

85 % aller Spulwurmträger zeigen zunächst keinerlei klinische Symptomatik. Allerdings führt der Wurmbefall längerfristig zur Malassimilation und gerade bei Kindern zu Gedeihstörungen. Im Zusammenhang mit der Lungenwanderung der Larven können Lungeninfiltrate, Husten, oft mit blutigem Sputum, Atembeschwerden und Fieber (sog. LÖFFLER-Syndrom) sowie eine Bluteosinophilie auftreten. Geringe Askaridenzahlen im Darm bleiben meist ohne klinische Manifestation oder rufen allenfalls unspezifische Symptome wie Leibschmerzen, Appetitlosigkeit, Übelkeit, Erbrechen und

KLINIK

Durchfall hervor. Eine massive Darmbesiedlung kann jedoch lebensbedrohliche Zustände verursachen. Gefürchtete Komplikation sind wurmbedingte Darmverschlüsse (Ileus verminosus), die auch schon bei geringen Wurmzahlen auftreten können. Selten kommt es zum Verschluß der Gallenwege bzw. des Pankreasganges oder zu Darmwanddurchbrüchen mit Peritonitiden. Bei Blutuntersuchungen fällt die starke Eosinophilie auf. Askariden haben zudem eine ausgeprägt allergene Wirkung. Allergische Erscheinungen wie Urtikaria, Ödembildungen im Gesicht, Konjunktivitis, Rhinitis, Bronchialasthma und allergisch bedingte Darmschleimhaut-Veränderungen wurden im Zusammenhang mit Spulwurmbefall beobachtet.

Allergenes Potential der Askariden

Immunologie

Eine überstandene Infektion hinterläßt keine belastbare Immunität.

Diagnostik

Mittel der Wahl ist die mikroskopische Untersuchung des Stuhles auf die chrakteristischen Eier (s. auch **Kap. 3.3.2.**). Gelegentlich werden auch Larven oder adulte Würmer mit dem Stuhl ausgeschieden – letztere sind aufgrund ihrer Größe (10–30 cm lang und bleistiftdick; **Abb. 52**) auch makroskopisch gut sichtbar – oder Larven nachts ausgehustet.

Therapie

Gegen Askariden wirksame Anthelminthika sind in **Kap. 5.2.6.** aufgelistet. Eine Wiederholung der Behandlung nach 2–3 Wochen ist anzuraten, da die Wanderstadien bei der üblichen Dosierung nicht erfaßt werden.

Beachtet werden muß, daß bei einem starken Wurmbefall unter der Therapie ein wurmbedingter Darmverschluß auftreten kann, der u.U. operative Maßnahmen erfordert.

Prophylaxe

Roh zu verzehrendes Gemüse und Salat sollten gründlich gesäubert werden, wenn der Verdacht auf Düngung oder Kontakt mit Humanfäzes besteht. Grundsätzlich ist das Ausbringen von menschlichen Fäzes auf Anbauflächen für Pflanzen zum menschlichen Roh-Verzehr bzw. die sogenannte „Kopfdüngung" von Salaten zu vermeiden.

Literaturhinweise

s. **Kap. 2.8.3.2.18.**

2.8.3.2.3. Ancylostoma duodenale und Necator americanus (Hakenwürmer)

Verbreitung

Etwa 20–25 % der Weltbevölkerung sind Träger von Hakenwürmern. Sie sind vorwiegend in feucht-warmen Gebieten zwischen dem 30. südlichen und dem 45. nördlichen Breitengrad verbreitet: *Ancylostoma (Anc.) duodenale* v.a. in Nordafrika und Asien, *Necator (Nec.) americanus* in Amerika, Zentralafrika und Südostasien. Der dritte, seltenere Vertreter, *Anc. ceylanicum*, kommt insbesondere in Ceylon vor. Jährlich sterben in den Armutsgebieten ca. 100.000 Menschen, v.a. Kinder, an der durch Hakenwürmer verursachten Anämie, die häufig noch durch einen gleichzeitigen Befall mit anderen Würmern oder Protozoen verstärkt wird.

In Mitteleuropa werden Hakenwürmer heutzutage selten bei Tropenrückkehrern nachgewiesen. Früher waren Berg-, Minen- und Tunnelarbeiter häufig infiziert, da die Parasiten in Tunneln und Bergwerken mit relativ hoher Temperatur und Luftfeuchtigkeit auch in gemäßigten Gebieten endemisch vorkamen (sog. „Tunnelwürmer" sowie „Tunnelkrankheit", „miner's disease").

Entwicklung/Pathogenese

Die adulten Würmer (Länge: beide Geschlechter ca. 1 cm) besitzen eine zahnbewehrte Mundöffnung, mit der sie sich in der Jejunalschleimhaut verbeißen und den Blutstrom des Wirtsorganismus anzapfen (**Abb. 53**). Das aufgenommene Blut dient hierbei der Atmung und wird unverdaut wieder ausgeschieden. Die Weibchen legen täglich ca. 10.000 Eier, die mit den Fäzes ins Freie gelangen und in denen sich unter günstigen Bedingungen (Temperaturen von mind. 18 °C, optimal 28–30 °C, sowie Feuchtigkeit) innerhalb von 2 Tagen die 1. Larve entwickelt. Nach dem Schlupf häutet sich die Larve in 5–7 Tagen zweimal bis zur 3. Larve (500–650 μm lang), die perkutan in den Menschen eindringt und über den Blutweg zunächst ins Herz und dann in die Lunge gelangt. Von hier wandert sie über die Trachea zur Epiglottis und nach dem Abschlucken über Oesophagus und Magen in den Dünndarm. Diesen erreicht die Larve 3–7 Tage nach dem Eindringen in den Menschen. Nach 4–6 Wochen sind die Würmer dann geschlechtsreif.

Hakenwürmer verhaken sich in der Dünndarmschleimheit

Epidemiologie

Die Infektion des Menschen erfolgt in der Regel perkutan. Aber auch orale Infektionen über kontaminiertes Gemüse oder Salat sind möglich. Für die Entwicklung der Larven sind allerdings Temperaturen von mindestens 18 °C notwendig. Bei Temperaturen unter 10 °C sterben die Eier ab. Die infektiösen 3. Larven können in feucht-warmen Böden über Wochen hinweg überleben.

Präpatenz   5–6 Wochen

KLINIK

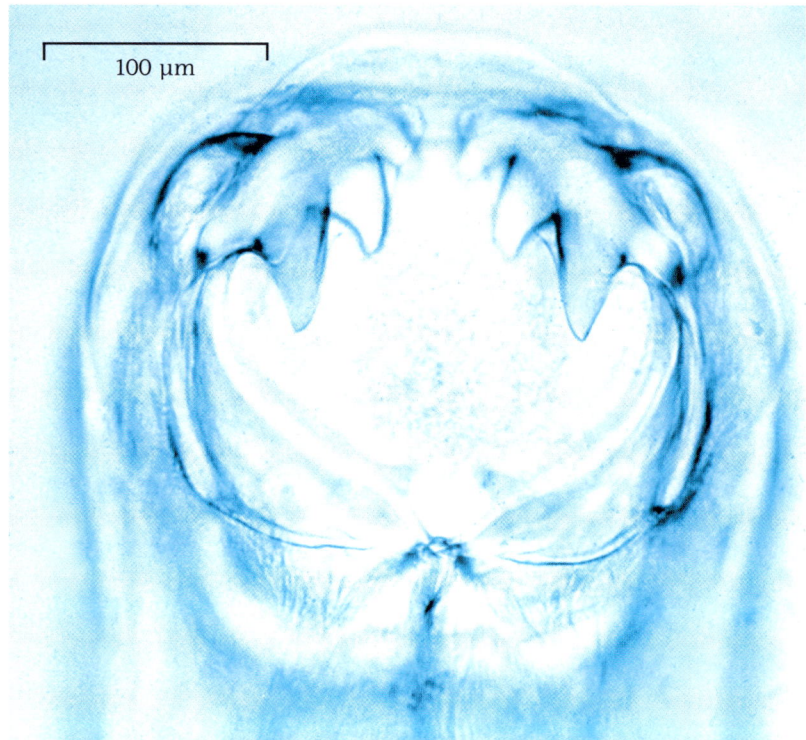

Abbildung 53

Ancylostoma sp.

Mundkapsel eines adulten Hakenwurmes, lichtmikroskopische Aufnahme.

(Abb. mit frdl. Genehmigung d. Inst. f. Parasitologie, TiHo Hannover)

Patenz   Eine Ausscheidung der Eier kann bis zu 20 Jahre lang erfolgen.

Inkubationszeit

Hautsymptome treten schon wenige Stunden nach dem Eindringen der infektiösen Larve auf. Erste Darmsymptome sind nach ca. 2 Wochen zu erwarten.

Klinik

Das perkutane Eindringen der 3. Larve macht sich mit Juckreiz und Papelbildung bemerkbar. Die darauf folgende Lungenpassage verursacht Bronchitis, Lymphknotenschwellung und Halsbeschwerden. Inwieweit sich die Darmbesiedlung klinisch manifestiert, hängt entscheidend von der Befallsstärke ab. Weniger als 30 Vertreter von *Nec. americanus*, der pro Tag ca. 0,03 ml Blut saugt, verursachen meist keine Symptome. Mehr als 100 Würmer machen sich jedoch deutlich bemerkbar und bei mehr als 1000 treten schwerste Schäden auf. *Anc. duodenale* saugt ca. 10 mal mehr Blut, so daß schon 100 Würmer schwerste Anämien verursachen können. Da die Hakenwürmer zudem ca. alle 6 Stunden den Standort wechseln, wird der Blutverlust noch durch die Nachblutungen aus den Verbißstellen verstärkt. Außerdem kommt es zu massiven Schädigungen der Darmschleimhaut und daraus resultierend zur Malassimilation. Im Falle eines seltenen akuten Massenbefalles resultieren schwarze und rote Blutstühle, Bauch-

Hakenwürmer sind Blutsauger

schmerzen, Mattigkeit, Fieber, schwere Anämie und hohe Bluteosinophilie. Häufiger sind chronische Erkrankungen, die sich aufgrund der langen Lebensdauer der Parasiten über Jahre hinziehen können. Unspezifische Magen-Darm-Beschwerden wie Blähungen und Bauchschmerzen, leichtes Fieber, Mattigkeit, Obstipationen, okkultes Blut im Stuhl sowie eine zunehmende Eisenmangel-Anämie und Hypoproteinämie können aber schließlich zu einer lebensbedrohlichen Kachexie und Herz-Kreislaufinsuffizienz führen.

Immunologie

Da nach Ablauf einer Infektion keine Immunität verbleibt, sind Neuinfektionen jederzeit möglich.

Diagnostik

Die Diagnose erfolgt über die mikroskopische Untersuchung des Stuhles auf Hakenwurmeier, die häufig schon ohne Anreicherungsverfahren im Direktpräparat zu erkennen sind (s. auch **Kap. 3.3.2.**). Eine Unterscheidung zwischen *Necator*- und *Ancylostoma*-Eiern sowie in älteren Stuhlproben eine Unterscheidung von *Trichostrongylus*-Eiern ist nicht möglich. Die Art-Differenzierung kann erst nach Züchtung der Larven erfolgen.

Mikroskopischer Nachweis problemlos möglich

Therapie

Eine Übersicht gebräuchlicher Anthelminthika zeigt **Kap. 5.2.6.** Zusätzlich sind meist Eisensubstitutionen, in schweren Fällen sogar Bluttransfusionen erforderlich.

Prophylaxe

Da die Infektion meist beim Barfußlaufen erfolgt, kann man sich in Endemiegebieten durch das Tragen festen Schuhwerks und prinzipiell durch die Vermeidung von Kontakt mit menschlichen Fäzes schützen.

Literaturhinweise

s. **Kap. 2.8.3.2.18.**

2.8.3.2.4. Trichuris trichiura (Peitschenwurm)

Verbreitung

V.a. in feuchtwarmen Regionen sind weltweit ca. 600 Millionen Menschen mit *Trichuris trichiura* befallen. In Mitteleuropa wird dieser Parasit nur selten nachgewiesen.

Entwicklung/Pathogenese

Die adulten, ca. 5 cm langen Würmer besitzen ein fadenartiges Vorderende (daher auch die Bezeichnung „Peitschenwurm"), mit dem sie sich in der

KLINIK

Langjährige Begleiter

Schleimhaut des Blind- und oberen Dickdarmes festsetzen. Das Weibchen produziert täglich bis zu 14.000 Eier, die mit den Fäzes ins Freie gelangen und in denen sich in ca. 3–4 Wochen bei Temperaturen um 25 °C Larven entwickeln. Oral aufgenommen, schlüpfen die Larven im Darm aus den Eiern, um nach 1–3 Monaten die Geschlechtsreife zu erreichen. Die adulten Peitschenwürmer haben eine Lebensdauer von ca. 10 Jahren.

Epidemiologie

Die larvenhaltigen Eier, die bei ausreichender Feuchtigkeit jahrelang im Freien infektiös bleiben, gelangen meist durch den Verzehr von fäkal kontaminiertem Gemüse, Kräutern, Salat etc. in den menschlichen Darm.

Präpatenz   3 Monate

Patenz   15–18 Monate

Inkubationszeit   2–3 Monate

Klinik

Ein schwacher Befall mit Peitschenwürmern bleibt meist unbemerkt. Erst größere Wurmzahlen (mehr als 200) führen zur Colitis mit blutig-schleimiger Diarrhoe, Bauchschmerzen und gelegentlich einem Rektumprolaps. Gewichtsverlust, Anämie und mäßige Bluteosinophilie sind weitere Symptome des Peitschenwurmbefalls. Bei Kindern können Ernährungs- und Gedeihstörungen auftreten. Zudem werden gehäuft sekundäre Infektionen im Darm durch Protozoen (z.B. *Entamoeba histolytica*) oder Bakterien beobachtet.

Immunologie

Eine Infektion mit *Trichuris trichiura* hinterläßt keine Immunität, sodaß erneute Infektionen jederzeit möglich sind.

Diagnostik

Trichuris-Eier mikroskopisch unübersehbar

Der Nachweis von *Trichuris trichiura* erfolgt nach Anreicherungsverfahren über den mikroskopischen Nachweis der Eier im Stuhl (**Abb. 54**). Würmer werden nur selten mit dem Stuhl ausgeschieden.

Therapie s. **Kap. 5.2.6.**

Prophylaxe

Kein Verzehr von mit menschlichen Ausscheidungen gedüngten Pflanzen. Gemüse sollte gründlich heiß gereinigt oder gekocht werden.

Literaturhinweise

s. **Kap. 2.8.3.2.18.**

---KLINIK---

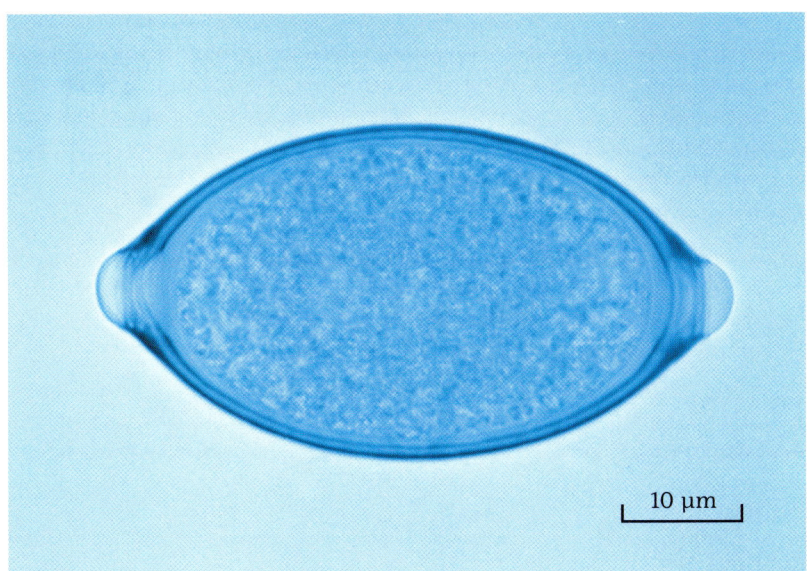

Abbildung 54

Trichuris trichiura

Ei, lichtmikroskopische Aufnahme aus Stuhlanreicherung.

(Abb. mit frdl. Genehmigung d. Inst. f. Parasitologie, TiHo Hannover)

2.8.3.2.5. Strongyloides stercoralis (Zwergfadenwurm)

Verbreitung

Hauptverbreitungsgebiet des Zwergfadenwurmes sind die Tropen und Subtropen, allerdings wurde er regional auch in Südeuropa nachgewiesen. Weltweit sind schätzungsweise 100 Millionen Menschen mit *Strongyloides spp.* befallen. Neben *Strongyloides stercoralis* können in Afrika auch Infektionen mit *Strongyloides fülleborni* auftreten.

In Deutschland kommt der Zwergfadenwurm eher selten vor, meist als „Souvenir" von Tropenreisenden. Daneben wird er häufig in Zoos, insbesondere bei Affen gefunden.

Entwicklung/Pathogenese

Adulte Zwergfadenwürmer parasitieren in der Mukosa des oberen Dünndarmes, bei starkem Befall auch im Dickdarm. Dabei handelt es sich ausschließlich um Weibchen (Länge: 2–2,5 mm), die ohne Befruchtung Eier produzieren. Aus diesen schlüpfen noch im Darm Larven, die nach einer Häutung im Stuhl ausgeschieden werden können (**Abb. 55**). Im Freien häuten sich die Larven zur 3. Larve, die perkutan einen neuen Wirt infizieren kann. Über das Blut gelangt die Larve in das Herz, von da in die Lunge und über Trachea, Pharynx, Oesophagus und Magen schließlich in den Dünndarm. Erfolgt die Häutung zur 3. Larve noch im Darm oder in der Nähe des Anus, ereignen sich Autoinfektionen, da die Larve sich dann direkt in die Mukosa oder die Perianalhaut einbohrt und über die Blutbahn via Herz, Lunge, Trachea, Pharynx, Oesophagus und Magen schließlich in

Im menschlichen Körper auf Wanderschaft

den Darm und andere Organe (Gallengänge, Harnwege etc.) einwandern kann. Neben diesem parasitischen Entwicklungszyklus können die 3. Larven aber auch im Freien zu adulten Männchen und Weibchen heranwachsen und sich geschlechtlich vermehren. Auch aus dieser Freilandgeneration können wiederum infektiöse Larven hervorgehen.

Epidemiologie

Zwergfadenwürmer mögen's feucht

Larven des Zwergfadenwurmes sind in Endemiegebieten in feucht-warmen Böden, wo sie max. 18 Tage überdauern können, aber auch in Zisternen- und Brackwasser zu finden. Die Erstinfektion erfolgt durch das Eindringen infektiöser Larven durch die Haut. Orale Infektionen sind ebenfalls möglich. Der Wurmbefall wird daran anschließend meist durch wiederholte Autoinfektionen gespeist. Hauptreservoir für den Zwergfadenwurm ist der Mensch. Von Affen und Hunden können ebenfalls Infektionen ausgehen.

Präpatenz   14–21 Tage

Patenz

Bedingt durch die wiederholten Autoinfektion sind Ausscheidungszeiten von bis zu 40 Jahren bekannt.

Inkubationszeit

Bis zu ersten Hautreaktionen vergehen 12–18 Stunden. Lungensymptome sind nach 1 Woche zu erwarten und ca. 2 Wochen nach der Infektion können erste Darmbeschwerden auftreten.

Klinik

Hauterscheinungen bei perkutaner Infektion

Das perkutane Eindringen der infektiösen Larve kann zur Rötung und Papelbildung an der betreffenden Hautstelle führen. Später, bei der Körperwanderung in die Haut hinterlassen die Larven erhabene Wanderwege, Juckreiz und Erytheme („Hautmaulwurf"). Die Lungenpassage der Larven macht sich mit Erscheinungen einer Bronchitis bis hin zur Bronchopneumonie bemerkbar. Im Darm angekommen, können die adulten Würmer teilweise blutig-schleimige Diarrhoen, wechselnd mit Obstipationen, abdominale Schmerzen, Übelkeit, Mattigkeit, Gewichtsverluste, deutliche Blut-Eosinophilie, Leukozytose und Anämie verursachen. Bei immunsupprimierten Personen (z.B. AIDS-Patienten) kann es über ständige Autoinfektionen zum Massenbefall kommen, der nicht selten zum Tod führt. Vor immunsupprimierenden Therapien (z.B. Kortikoidtherapie) sollte daher bei Personen mit Tropenreisen-Anamnese immer ein Wurmbefall durch entsprechende Stuhluntersuchungen ausgeschlossen werden.

Diagnostik

Der Befall mit Zwergfadenwürmern kann mit dem Nachweis der beweglichen Larven im Stuhl oder im Duodenalsaft nach Anreicherung diagno-

KLINIK

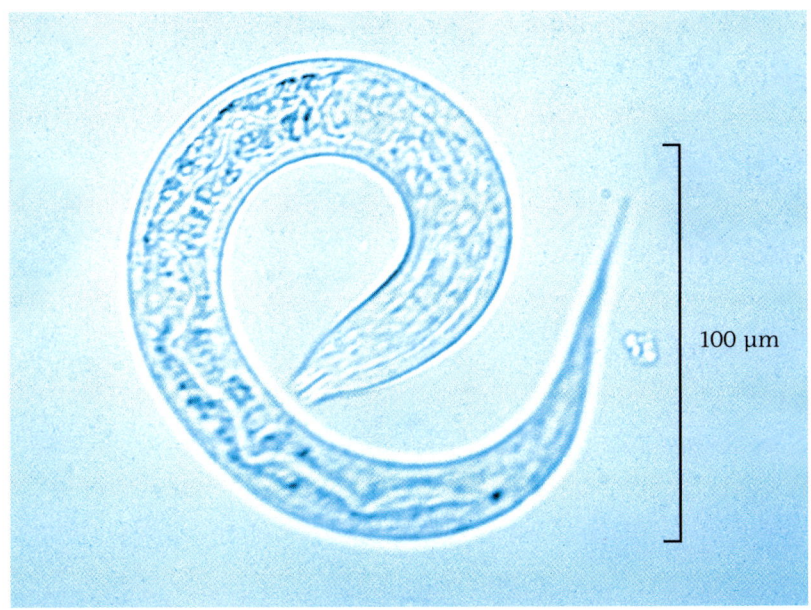

Abbildung 55

Strongyloides sp.

Erste Larve, lichtmikroskopische Aufnahme aus Stuhlanreicherung.

(Abb. mit frdl. Genehmigung d. Inst. f. Parasitologie, TiHo Hannover)

100 µm

stiziert werden (**Abb. 55**). Die Trefferquote beträgt allerdings nur ca. 60 %. Bei wiederholten Autoinfektionen werden Larven auch im Sputum gefunden.

Bei Immunkompetenten Personen lassen sich zudem in 85 % der Fälle Antikörper im Serum nachweisen. Allerdings treten Kreuzreaktionen mit Filarien und Hakenwürmern auf.

Therapie s. **Kap. 5.2.6.**

Prophylaxe

In Endemiegebieten kann man sich durch das Tragen festen Schuhwerks sowie die Vermeidung des Kontaktes mit menschlichen Fäzes vor der Infektion schützen.

Beim Verdacht auf Zwergfadenwürmer ist größte Vorsicht beim Umgang mit den Stuhlproben, insbesondere von AIDS-Patienten erforderlich, da die Larven sehr beweglich sind und aktiv in die Haut eindringen können (s.o.) (Schutzhandschuhe tragen!).

Vorsicht: Laborinfektionen

Literaturhinweise
s. **Kap. 2.8.3.2.18.**

2.8.3.2.6. Trichostrongylus spp.

Verbreitung

Weltweit sind ca. 8–10 Millionen Menschen Träger von *Trichostrongylus spp.* In Deutschland werden diese Helminthen allerdings nur überaus selten nachgewiesen.

Entwicklung/Pathogenese

Hauptwirte: Wiederkäuer

Normalerweise leben *Trichostrongylus spp.* (Länge: ca. 3–9 mm) in den Mägen bzw. im oberen Darmtrakt von Wiederkäuern. Dort bohren sie sich in die Schleimhaut ein, wobei das Weibchen über 6–9 Jahre Eier legt, die mit dem Kot ins Freie gelangen. Nach dem Schlupf häuten sich die Larven bis zur 3. Larve, die vom Menschen mit verschmutztem Salat oder Gemüse oral aufgenommen wird und im Darm nach 25 Tagen die Geschlechtsreife erreicht.

Epidemiologie

Die Infektion erfolgt über die orale Aufnahme von Larven durch den Verzehr kontaminierter Pflanzen (Gemüse, Salat etc.).

Präpatenz   3–4 Wochen

Patenz   5–8 Jahre

Inkubationszeit   3 Wochen

Klinik   Meist treten unspezifische Abdominalbeschwerden auf.

Immunologie

Da nach Ablauf einer Infektion keine Immunität verbleibt, sind häufige Neuinfektionen möglich.

Diagnostik

Mikroskopischer Nachweis der Eier im Stuhl nach Anreicherungsverfahren.

Therapie s. **Kap. 5.2.6.**

Prophylaxe

In Ländern, in denen mit menschlichen Ausscheidungen gedüngt wird, sollte der Verzehr von ungekochtem Gemüse und Salat unterbleiben.

Literaturhinweise

s. **Kap. 2.8.3.2.18.**

2.8.3.2.7. Seltene Nematoden

Trichinella spiralis

In Deutschland spielt *Trichinella spiralis* aufgrund der gesetzlich geregelten Untersuchung von Schlachttierkörpern kaum noch eine Rolle. Die Infektion des Menschen erfolgt über den Verzehr von Larven in Schweinefleisch. Aus Frankreich wurde auch über Infektionen durch den Genuß von Pferdefleisch berichtet. Die adulten Würmer parasitieren im Darm der Wirtstiere oder des Menschen. Starker Befall kann sich mit Bauchschmerzen, Übelkeit und Durchfällen bemerkbar machen. Die Larven gelangen über das Blut in die Muskulatur, wo sie über Jahre persistieren können und zu Muskelschmerzen, Atembeschwerden (bei Befall der Atemmuskulatur), Fieber und Gesichtsödem führen. Schwere Infektionen können tödlich verlaufen. Die Diagnose erfolgt serologisch oder über eine Muskelbiopsie. Im Stuhl sind nur selten Eier oder Larven nachweisbar.

Schwere Verläufe bei Trichineninfektion

Anisakis marina, Anisakis simplex, Pseudoterranova decipiens und Contracaecum spp. (Erreger der Heringswurmkrankheit)

Diese Würmer treten weltweit verbreitet in der Muskulatur von Fischen auf. Nach dem Verzehr von rohem, larvenhaltigem Fischfleisch (z.B. japanische Sushi) dringen die Larven beim Menschen in die Mukosa und Submukosa des Darms, seltener des Magens und noch seltener des Oesophagus ein, wo sie – vom Körper in Granulome eingeschlossen – innerhalb von 2–3 Wochen absterben. Ein Befall des Magens äußert sich mit rasch einsetzenden Oberbauchschmerzen, Erbrechen und Schwindelgefühl. Der Darmbefall resultiert in Diarrhoen, Gewichtsverlusten und Schwächegefühl. Bei massiven Granulombildungen können Darmverschlüsse oder Darmperforationen auftreten. Die Diagnose kann nur über die Klinik und den Nachweis der Granulome mittels bildgebender Verfahren gestellt werden. Serologische Verfahren stehen noch nicht zur Verfügung. Der Nachweis der Parasiten erfolgt im Lebensmittel und ist für die Fischindustrie vorgeschrieben (Durchleuchtung der Bauchlappen bei Speisefischen).

Vorsicht beim Verzehr von Sushi

Literaturhinweise

s. **Kap. 2.8.3.2.18.**

Trematoden (Saugwürmer)

Trematoden sind dorsoventral abgeplattete, in der Regel zwittrige Würmer, die sich mittels Saugnäpfen im Wirt anheften können. In ihrem Entwicklungszyklus benötigen sie bestimmte Schnecken, teilweise auch Arthropoden oder Fische als Zwischenwirte. Ihr Auftreten ist daher an das Vorkommen dieser Zwischenwirte gebunden und damit meist stark regional begrenzt.

Saugwürmer sind an das Vorkommen der Zwischenwirte gebunden

KLINIK

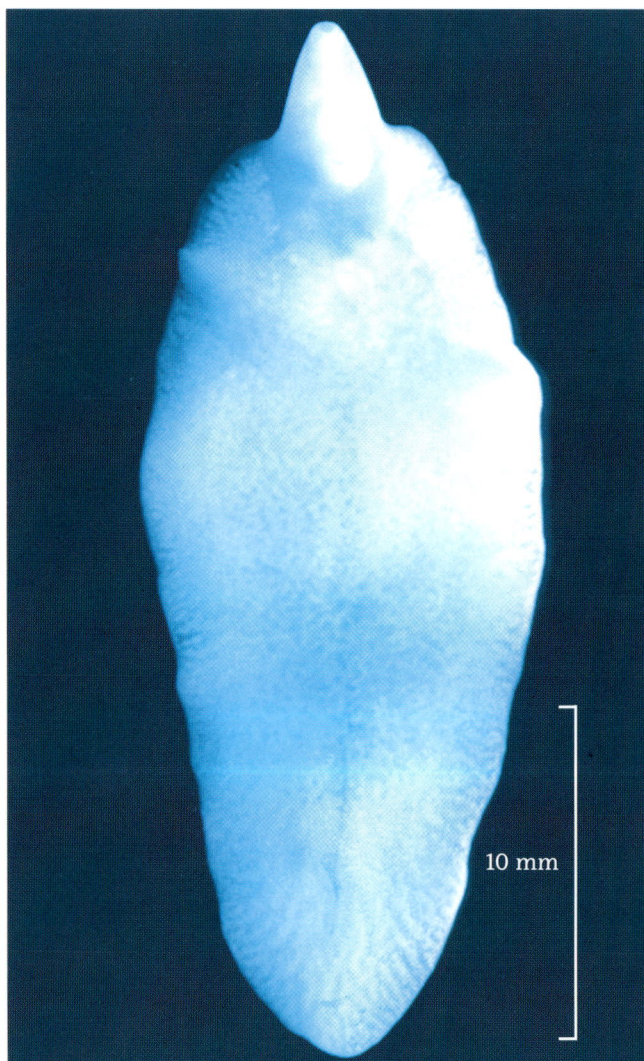

Abbildung 56

Fasciola hepatica

Adulter Leberegel.

(Abb. mit frdl. Genehmigung d. Inst. f. Parasitologie, TiHo Hannover)

Allerdings sind einige Vertreter als Krankheitserreger bei Hauswiederkäuern in West-Europa bedeutsam und weit verbreitet (z.B. *Fasciola hepatica*), die in seltenen Fällen auch Infektionen des Menschen hervorrufen können. Zudem können sich Touristen insbesondere in tropischen und subtropischen Regionen einen Trematodenbefall zuziehen. Nachfolgend wird daher kurz auf einige wichtige Saugwurm-Arten eingegangen.

2.8.3.2.8. Fasciola hepatica (Großer Leberegel)

Der große Leberegel (Länge: 2–4 cm; **Abb. 56**) spielt weltweit eine große Rolle als Krankheitserreger bei Hauswiederkäuern, in deren Gallengängen er parasitiert. Aus den mit den Fäzes ins Freie gelangenden Eiern schlüpfen Larven, die sich nach einem weiteren Entwicklungsschritt in der Zwergschlammschnecke (Gattung *Lymnaea*) – in Zysten eingeschlossen – an Wasserpflanzen anheften, mit diesen von Wiederkäuern gefressen werden, deren Darm durchbohren und über die Bauchhöhle in die Leber einwandern. Der Mensch kann sich über die Aufnahme von mit Larven kontaminierten Wasserpflanzen (z.B. Wasserkresse) infizieren. Die Infektion verläuft häufig klinisch unauffällig. Selten treten Fieber und hepatocholangitische Erscheinungen auf. Die Diagnose erfolgt über den Nachweis der Eier im Stuhl (**Abb. 57**) oder wird mittels serologischer Verfahren gestellt.

2.8.3.2.9. Dicrocoelium dentriticum (Kleiner Leberegel, Lanzettegel)

Der 0,5–1 cm lange kleine Leberegel tritt vor allem in der nördlichen Hemisphäre ebenfalls bei Hauswiederkäuern als Parasit der Gallengänge in Erscheinung. Er durchläuft einen ausgesprochen faszinierenden Entwicklungszyklus mit zwei Zwischenwirten. Die über die Fäzes ausgeschiedenen Eier werden von gehäusetragenden Landschnecken aufgenommen,

KLINIK

in denen die Larven schlüpfen. In Schleimballen eingehüllt, werden diese ausgeschieden und von Ameisen gefressen. In der Ameise wandert eine der Larven ins Unterschlundganglion und bewirkt, daß die Ameise sich abends nicht in den heimischen Ameisenhügel zurückzieht, sondern an Pflanzen verbeißt, mit denen sie von Wiederkäuern verzehrt wird. Die Parasiten gelangen auf diese Weise in den Darm und von dort direkt in die Gallengänge. In seltenen Fällen infiziert sich auch der Mensch über die Aufnahme larvenhaltiger Ameisen, z.B. beim Verzehr von Salat oder beim Kauen von Grashalmen. Klinische Folgen unterbleiben meist. Bei starkem Befall können unspezifische Leberbeschwerden und Oberbauchschmerzen auftreten. Erkannt wird eine Infektion mit *Dicrocoelium dentriticum* über den Nachweis von Eiern im Stuhl. Allerdings kann auch der Verzehr von befallenen Rinder- oder Schaflebern zu einer Eiauscheidung führen, ohne daß eine Infektion vorliegt.

Faszinierender Entwicklungszyklus des kleinen Leberegels

2.8.3.2.10. Fasciolopsis buski (Großer Darmegel, Riesendarmegel)

Fasciolopsis buski ist mit einer Länge von 5–7 cm die größte beim Menschen parasitierende Trematodenart. Ihr Auftreten ist an das Vorkommen bestimmter Schnecken- und Wasserpflanzenarten in Ostasien gebunden. Die erwachsenen Egel parasitieren im Dünndarm. Der Entwicklungszyklus gleicht weitgehend dem von *Fasciola hepatica*, nur fungieren bestimmte Wasserschnecken-Arten als Zwischenwirte und die Anheftung der Zysten erfolgt an Lotus, Bambus oder die Wassernuß. Die Früchte letzterer Pflanze werden vom Menschen z.B. mit den Zähnen aufgebissen, so daß die Larven verschluckt werden können. Ein leichter Befall mit Darmegeln bleibt meist klinisch unauffällig. Große Egelmengen können jedoch nach 1–3 Monaten Übelkeit, Erbrechen, Durchfall, Anämie und Ödeme hervorrufen. Die Diagnose ist über den Nachweis der Eier im Stuhl möglich.

Nur in Ostasien

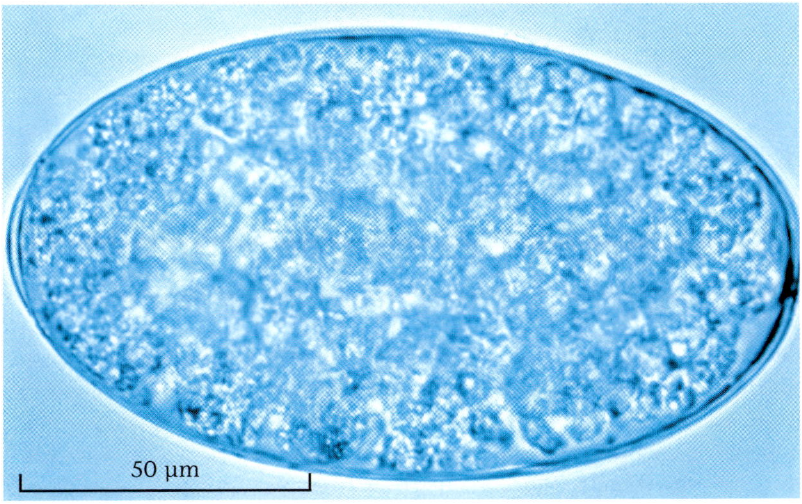

Abbildung 57

Fasciola hepatica

Ei, lichtmikroskopische Aufnahme aus Stuhlanreicherung.

(Abb. mit frdl. Genehmigung d. Inst. f. Parasitologie, TiHo Hannover)

50 µm

KLINIK

2.8.3.2.11. Opisthorchis felineus (Katzenleberegel)

Der Katzenleberegel (Länge: 8–12 mm) parasitiert v.a. in Nordosteuropa in den Gallengängen von Katzen und anderen fischfressenden Säugetieren; selten beim Menschen. Weitere Arten (z.B. *Clonorchis sinensis* (Chinesischer Leberegel) und *Opisthorchis viverrini*) sind in Südostasien weit verbreitet. Der Entwicklungszyklus läuft über bestimmte Schnecken- und Süßwasserfischarten. Rohes larvenhaltiges Fischfleisch stellt die Infektionsquelle dar. Geringer Befall beim Menschen bleibt meist ohne klinische Manifestation. Größere Parasitenzahlen können Oberbauchschmerzen, Durchfall und hepatocholangitische Symptome verursachen. Chronische Infektionen können die Entwicklung von Gallengangskarzinomen auslösen. Der Nachweis von Eiern im Stuhl führt zur Diagnose.

Fisch als Infektionsquelle

Weitere Darmegel (*Metagonimus yokogawai*, *Heterophyes heterophyes*, *Echinostoma ilocanum*, *Gastrodiscoides hominis*, *Watsonius watsoni* u.a.) sind überwiegend im südostasiatischen Raum beheimatet und führen nach der Aufnahme von Larven mit rohem Fisch, Schnecken, Muscheln oder Wasserpflanzen bei starkem Befall zu Durchfallerscheinungen. Auch hier erfolgt die Diagnose über den Nachweis von Parasiten-Eiern im Stuhl.

2.8.3.2.12. Schistosoma spp. (Bilharzia, Pärchenegel)

Schätzungsweise 200 Millionen Menschen in Afrika, Asien und Südamerika sind mit Pärchenegeln befallen. In Deutschland werden diese Parasiten allenfalls bei Urlaubern oder Einwanderern aus den genannten Gebieten nachgewiesen.

Im Gegensatz zu den anderen Trematoden sind Schistosomen zweigeschlechtlich. Die adulten Pärchenegel (Länge: ca. 1–2 cm) leben bis zu 30 Jahre (!) in den Mesenterial- und Darm- (*Schistosoma* (*Sch.*) *mansoni*, *Sch. intercalatum*, *Sch. japonicum* und *Sch. mekongi*) bzw. Harnblasenvenen (*Sch. haematobium*) des Menschen, wobei das adulte Männchen in einer Bauchrinne das fadenförmige Weibchen umschließt. Die in die Gefäße abgelegten Eier (pro Tag bis zu 3.000) durchdringen die Gefäßwände wie auch die Darm- bzw. Blasenwand und werden mit dem Stuhl bzw. Harn ausgeschieden. Ein Teil der Eier wird auch mit dem Blutstrom in andere Organe (v.a. Leber und Lunge) ausgeschwemmt, wo sie granulomatöse Entzündungen hervorrufen. Aus den ins Freie gelangten Eiern schlüpfen bei Kontakt mit Wasser Larven, die aktiv in bestimmte Süßwasserschnecken eindringen, um diese als mit einem Ruderschwanz versehenes Larvenstadium nach einigen Wochen zu verlassen. Diese Larven penetrieren im Wasser innerhalb weniger Minuten die menschliche Haut und gelangen über den Blutstrom schließlich in die o.g. Venen. Neben örtlichen Hautreaktionen an der Eindringstelle und nach einigen Wochen auftretendem Fieber resultieren in Abhängigkeit vom betroffenen Organsystem unterschiedliche Symptome. *Sch. haematobium* verursacht die sog. Blasenbilharziose mit einer Hämaturie und klinischen Zeichen einer Zystitis. Es

Perkutane Infektionen durch Schistosomen

KLINIK

besteht zudem der Verdacht, daß der Schistosomenbefall die Entstehung von malignen Blasentumoren fördert. *Sch. mansoni, Sch. intercalatum, Sch. japonicum* und *Sch. mekongi* verursachen dagegen die Darmbilharziose mit blutig-schleimigen Durchfällen. Außerdem kann es zu einer zunehmenden Leberschädigung kommen. Je nach Ausschwemmung der Eier können zudem Schäden in Lunge, Niere und ZNS resultieren. Zur Diagnostik einer Bilharziose werden der mikroskopische Nachweis der Eier im Stuhl bzw. Urin und serologische Untersuchungen herangezogen.

Der Vollständigkeit halber sei erwähnt, daß neben den genannten *Schistosoma*-Arten der warmen Regionen auch in Gewässern unserer Breitengrade verwandte Wasservogel-Parasiten zu finden sind, die sich beim Baden ebenfalls in die menschliche Haut einbohren können. Die Larven sterben zwar in der Haut ab, führen aber gerade bei einer Sensibilisierung aufgrund wiederholten Eindringens zu der relativ häufigen Badedermatitis mit starkem Juckreiz und Quaddelbildung. Das Baden in heimischen Seen und stehenden Gewässern ist daher mit Risiken verbunden.

Badedermatitis durch heimische Wasservogelparasiten

Literaturhinweise

s. **Kap. 2.8.3.2.18.**

Zestoden (Bandwürmer)

Verbreitung

Weltweit sind Millionen von Menschen mit Bandwürmern im Darm befallen, die Jahrzehnte bis lebenslang persistieren können. In Deutschland, wo Infektionen mit *Taenia spp.* vorherrschen, spielen solche Parasitosen allerdings im Vergleich zu anderen Enteropathogenen eine eher untergeordnete Rolle. MÜLLER und Mitarbeiter (1992) konnten beispielsweise in nur 18 von über 6000 untersuchten Stuhlproben (0,3 %) Bandwurmeier bzw. -proglottiden nachweisen.

Entwicklung

Bandwürmer gehören aufgrund der enormen Länge einiger Vertreter (der Fischbandwurm, *Diphyllobothrium latum*, wird beispielsweise bis zu 20 m (!) lang; **Abb. 60**) sicherlich zu den eindrucksvollsten Parasiten. Ihre Morphologie ist relativ einheitlich. Der Kopf (Skolex) mit Saugnäpfen, -gruben und teilweise auch einem Hakenkranz dient der Verankerung im Darm von Fischen, Fleischfressern und Menschen. Dahinter schließt sich eine Halszone an, die in den gegliederten Körper übergeht (**Abb. 62**). Die einzelnen Glieder, auch als Proglottiden bezeichnet (**Abb. 61**), enthalten im vorderen Bandwurmabschnitt männliche und weibliche Geschlechtsorgane, im hinteren Abschnitt sind sie gefüllt mit Eiern. Diese graviden Proglottiden geben die Eier entweder über spezielle Öffnungen oder durch Auflösung der Glieder frei oder aber die ganzen Proglottiden werden abgeschnürt und mit den Fäzes ausgeschieden. Nach der oralen Aufnahme der Eier durch

Bandwürmer: bis zu 20 m lang!

einen geeigneten Zwischenwirt schlüpft im Darm eine 6 Haken tragende Larve, die sog. Onkosphäre, die sich durch die Darmwand bohrt und via Blut in Muskulatur, Leber, Lunge oder andere Organe gelangt, um dort Zysten (Finnen) auszubilden. Diese enthalten eine oder mehrere eingestülpte Kopfanlagen (Protoscolices). Werden solchermaßen befallene Organe vom Endwirt verzehrt, stülpen sich diese im Darm aus, saugen sich an der Schleimhaut fest und entwickeln sich zu adulten Zestoden.

Infektionsquelle: Fisch, Fleisch

Der Mensch infiziert sich als Endwirt durch den Verzehr von finnenhaltigem, rohem Fleisch (*Taenia spp.*) oder Fisch (*Diphyllobothrium spp.*) oder die versehentliche orale Aufnahme von Insekten (*Dipylidium caninum*). Nur beim Zwergbandwurm ist eine direkte Übertragung über die Eier möglich.

Daneben kann der Mensch bei einigen Bandwurm-Arten auch als Zwischenwirt fungieren (*Echinococcus spp.*, *Taenia spp.*). Infektionen die aus der oralen Aufnahme von Eiern aus dem Stuhl infizierter Endwirte (z.B. Füchse) resultieren, sind besonders gefürchtet, da die Gewebsstadien der Bandwürmer, z.B. die Finnen des Fuchsbandwurmes, zu erheblichen, teilweise lebensbedrohlichen Organschädigungen (Leber, Gehirn) führen können. Erkrankungen dieser Art sind in Deutschland allerdings selten, in Baden-Württemberg wird z.B. die Zahl der Erkrankungen durch Fuchsbandwürmer im letzten Jahrzehnt auf etwa 140 geschätzt (ANONYM 1993).

Diagnostik

Häufig schon mit bloßem Auge im Stuhl erkennbar

Die Diagnose eines Darmbefalles mit Bandwürmern wird aufgrund der häufig schon makroskopisch sichtbaren Ausscheidung von Proglottiden bzw. über den mikroskopischen Nachweis von Eiern im Stuhl gestellt. Letztere lassen nur eine Gattungs- keine Artdiagnose zu. Gewebsformen sind mittels serologischer sowie bildgebender Verfahren erkennbar.

Therapie s. **Kap. 5.2.6.**

Literaturhinweise
s. **Kap. 2.8.3.2.18.**

2.8.3.2.13. Taenia saginata (Rinderbandwurm)

Verbreitung

Mit dem Rinderbandwurm sind weltweit 60–80 Millionen Menschen infiziert. Auch in Deutschland ist er die häufigste beim Menschen nachweisbare Zestoden-Art. Bei etwa 0,3–6% der europäischen Schlachtrinder werden Finnen von *Taenia saginata* gefunden.

Entwicklung/Pathogenese

Die adulten, 6–10 m langen Bandwürmer heften sich mit ihren 4 Kopfsaugnäpfen an der Dünndarmschleimhaut fest. Täglich reißen ca. 10 der

KLINIK

letzten, bis zu 100.000 Eier enthaltenden Proglottiden (Größe: ca. 2 x 1 cm; **Abb. 58**) ab, entleeren teilweise die Eier oder werden vollständig mit dem Stuhl ausgeschieden. Da sie bis zu mehreren Tagen eine gewisse Eigenbeweglichkeit besitzen, werden sie häufig für eigenständige Würmer gehalten. Proglottiden sind in der Lage, aktiv aus dem Anus herauszukriechen. In den Eiern sind die infektionsfähigen 6-Haken-Larven enthalten, die nach der oralen Aufnahme durch Rinder deren Darm durchbohren und über den Blutstrom in die Muskulatur und verschiedene Organsysteme gelangen, um hier etwa erbsengroße Flüssigkeitsblasen mit jeweils einer Skolexanlage auszubilden (Finnen, *Cysticercus bovis*). Der Mensch infiziert sich durch den Verzehr von rohem oder nicht ausreichend erhitztem, finnenhaltigem Rindfleisch. Im Dünndarm stülpt sich die Skolexanlage aus der Finne aus, heftet sich an die Schleimhaut und wächst zum adulten Bandwurm heran.

Proglottiden sind eigenbeweglich

Epidemiologie

Die Infektion des Menschen erfolgt oral über den Verzehr rohen oder nicht ausreichend erhitzten Rindfleisches (z.B. Tatar, Beefsteak). Kochen, Braten oder Temperaturen von -3 °C über 24 Stunden bzw. -30 °C über 30 Minuten töten die Finnen sicher ab.

Infektionsquelle: rohes Rindfleisch

Präpatenz 8–12 Wochen

Patenz

Der Rinderbandwurm kann 25 Jahre alt werden und unter Umständen sogar lebenslang im Menschen parasitieren.

Inkubationszeit

Wenn überhaupt Symptome auftreten, dann nach ca. 8–12 Wochen.

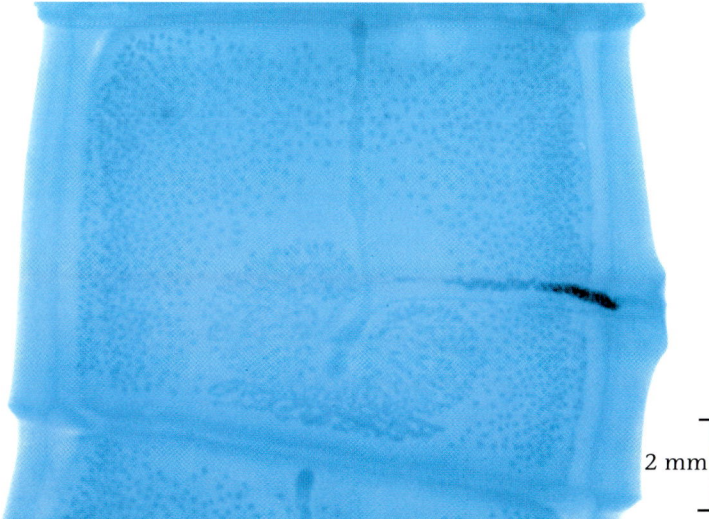

Abbildung 58

Taenia saginata

Gravide Proglottide, lichtmikroskopische Aufnahme.

(Abb. mit frdl. Genehmigung d. Inst. f. Parasitologie, TiHo Hannover)

Klinik

Nur selten macht sich ein Bandwurmbefall des Darmes klinisch bemerkbar. Evt. können Gewichtsverlust, Verdauungsstörungen, Leibschmerzen, Juckreiz am After (durch die Proglottiden), Heißhungerattacken und eine leichte Bluteosinophilie auftreten. Häufig werden die Bandwürmer aber erst zufällig durch den Abgang von Proglottiden entdeckt.

Immunologie

Da keine Immunität ausgebildet wird, sind wiederholte Infektionen möglich.

Diagnostik

Mikroskopischer Nachweis einfach

Die beweglichen, ca. 2 x 1 cm großen Proglottiden sind relativ einfach im Stuhl oder in Anusnähe zu erkennen (**Abb. 58**). Die Eier können mikroskopisch im Stuhl oder in einem Analabklatsch nachgewiesen werden. Eine Unterscheidung von Eiern anderer *Taenia spp.* ist nicht möglich.

Therapie

Nach der Gabe eines Anthelminthikums (s. **Kap. 5.2.6.**) sollte ein Laxans verabreicht werden, um den Abgang von Bandwurmteilen zu beschleunigen und die Gefahr von Eigeninfektionen (Cave: Zystizerkose !) zu verhindern.

Prophylaxe

Der Verzehr von rohem Rindfleisch sollte vermieden werden. Hackfleisch vor dem Verzehr mindestens 24 Stunden tieffrieren.

Literaturhinweise

s. **Kap. 2.8.3.2.18.**

2.8.3.2.14. Taenia solium (Schweinebandwurm)

Verbreitung

Taenia solium ist zwar weltweit verbreitet, wird in Deutschland aber wesentlich seltener als *Taenia saginata* nachgewiesen.

Entwicklung/Pathogenese

Der Entwicklungszyklus entspricht dem des Rinderbandwurmes (s. dort), als Zwischenwirt fungiert jedoch das Schwein. Daneben kann sich der Mensch auch durch kontaminiertes Gemüse oder Unsauberkeit beim Toilettengang oral mit Eiern infizieren. Gelegentlich werden auch im Darm aus graviden Proglottiden Eier frei. Die daraus schlüpfenden 6-Haken-

KLINIK

Larven gelangen über das Blut in verschiedene Organe (Haut, Muskulatur, Augen, ZNS), wo etwa erbsengroße, flüssigkeitsgefüllte Bläschen mit einer Skolexanlage entstehen (Finnen, *Cysticercus cellulosus* – Zystizerkose). Adulte Schweinebandwürmer erreichen eine Länge von 4–6 m.

Epidemiologie

Verzehrt der Mensch rohes oder unzureichend erhitztes, finnenhaltiges Schweinefleisch kommt es zur Darmbesiedlung durch adulte Bandwürmer. Die orale Aufnahme von Bandwurmeiern führt zur Entstehung von Finnen in unterschiedlichen Organsystemen. Kochen, Braten oder 24-stündiges Tieffrieren bei -20 bis -30 °C tötet die Finnen sicher ab. Die Eier können bei ausreichender Feuchtigkeit und Temperaturen über 0 °C 60 Tage überleben.

Infektionsquelle: rohes Schweinefleisch

Präpatenz   8–18 Wochen

Patenz

Die adulten Bandwürmer können 20–30 Jahre, teilweise sogar lebenslang im Darm des Menschen parasitieren.

„Treue" Begleiter

Inkubationszeit

Der Befall des Darmes mit den adulten Würmern bleibt meist klinisch unauffällig, erste Symptome können aber nach 8 Wochen auftreten. Eine Zystizerkose äußert sich in Abhängigkeit von den befallenen Organen nach 4–10 Wochen.

Klinik

Die adulten Würmer verursachen im Darm meist keine klinischen Erscheinungen. Wenn Symptome auftreten, entsprechen diese dem Rinderbandwurmbefall.

Eine muskuläre Zystizerkose bleibt meist unerkannt, evtl. treten rheumatoide Beschwerden auf. Besonders gefürchtet sind Finnen im Gehirn oder den Augen, die zentralnervöse Ausfallerscheinungen, wie z.B. Krampfanfälle und Erblindung zur Folge haben. Finnen im Herzen können außerdem zum plötzlichen Tod durch Ventrikelverschluß führen.

Immunologie

Es entsteht keine Immunität, sodaß erneute Infektionen jederzeit möglich sind.

Diagnostik

Die Diagnostik des Darmbefalles entspricht der des Rinderbandwurmes (s. dort). Die Zystizerkose ist mit bildgebenden Verfahren sowie serologischen Methoden nachzuweisen.

KLINIK

Therapie

Nach der Gabe eines Anthelminthikums (s. **Kap. 5.2.6.**) sollte ein Laxans verabreicht werden, um den Abgang von Bandwurmteilen zu beschleunigen und die Gefahr von Eigeninfektionen (Cave: Zystizerkose !) zu verhindern.

Prophylaxe

Auf den Verzehr rohen oder halbrohen Schweinefleisches sollte verzichtet oder das Fleisch zuvor 24 Stunden bei -18 °C tiefgefroren werden. Einer Zystizerkose ist durch die Vermeidung des Kontaktes mit menschlichen Fäzes vorzubeugen.

Literaturhinweise

s. **Kap. 2.8.3.2.18.**

2.8.3.2.15. Vampirolepis (syn. Hymenolepis) nana (Zwergbandwurm)

Verbreitung

Der kleinste Vertreter der Zestoden (Länge: ca. 5 cm) ist weltweit verbreitet mit einem Schwerpunkt in warmen Ländern (z.B. Mittelmeerländer). In Deutschland wird er nur sehr selten nachgewiesen.

Entwicklung/Pathogenese

Vampirolepis nana parasitiert im Dünndarm von Menschen und Nagern (Maus, Ratte). Im Gegensatz zu den anderen Bandwürmern benötigt er in seiner Entwicklung keinen Zwischenwirt. Reife Proglottiden geben die Eier schon im Darm frei. Diese gelangen mit den Fäzes ins Freie oder es schlüpfen schon im Darm Hakenlarven, die in die Darmzotten eindringen, um nach 5–6 Tagen als sog. Zystizerkoid-Larve in das Darmlumen zurückzukehren und sich hier an der Schleimhaut festzusaugen. Nach 3 Wochen sind sie zu adulten Würmern herangewachsen. Werden die mit den Fäzes ausgeschiedenen Eier von Insekten aufgenommen, kann sich auch in deren Leibeshöhle die Zystizerkoid-Larve entwickeln (fakultativer Zwischenwirt).

Zwergbandwürmer benötigen keinen Zwischenwirt

Der Rattenbandwurm (*Hymenolepis diminuta*) kann ebenfalls den Menschen befallen, tritt aber wesentlich seltener auf, da die Entwicklung Insekten als obligate Zwischenwirte einschließt.

Epidemiologie

Der Mensch kann sich durch die orale Aufnahme von Eiern aus menschlichen oder tierischen Fäzes (wahrscheinlich der häufigste Weg) und durch die orale Aufnahme von infizierten Insekten infizieren. Daneben sind – wenn die Hakenlarven schon im Darm aus den Eiern schlüpfen – auch endogene Autoinfektionen möglich. Letztere sind sicherlich für die teilweise lange Befallsdauer verantwortlich, obwohl Zwergbandwürmer nur wenige Wochen leben.

Präpatenz   2–4 Wochen

Patenz   2 Monate

Inkubationszeit

Wenn überhaupt Symptome auftreten, manifestieren sich diese nach 1–4 Wochen.

Klinik

Oft bleibt die Infektion unbemerkt. Bei ansonsten gesunden Personen können gelegentlich Bauchschmerzen und Durchfälle auftreten. Schwere Infektionen sind bei immundefizienten Menschen (z.B. mangelernährten Kindern) mit Bauchkrämpfen, blutigen Durchfällen und Gewichtsverlusten zu beobachten.

Oft symptomloser Befall

Immunologie

Es tritt zwar keine Immunität auf, die vor einer Infektion schützt. Bei immunkompetenten Menschen werden aber durch zellvermittelte Immunreaktionen endogene Autoinfektionen weitgehend unterdrückt.

Diagnostik

Die Eier des Zwergbandwurmes können nach einer Anreicherung bei der mikroskopischen Untersuchung des Stuhles nachgewiesen werden. Proglottiden erscheinen i.d.R. nicht im Stuhl.

Therapie s. **Kap. 5.2.6.**

Prophylaxe

Die Vorbeugemaßnahmen ergeben sich aus den oben geschilderten möglichen Infektionswegen: der Kontakt mit menschlichen und tierischen Fäzes sowie die orale Aufnahme von Insekten sollten vermieden werden.

Literaturhinweise

s. **Kap. 2.8.3.2.18.**

KLINIK

2.8.3.2.16. Dipylidium caninum (Gurkenkernbandwurm)

Verbreitung

Weltweit verbreitet, wird diese Zestoden-Art auch in Deutschland häufig bei Hunden und Katzen gefunden. Menschen sind nur sehr selten betroffen.

Entwicklung/Pathogenese

Gurkenkernbandwurm: Mitgift vierbeiniger Sozialpartner

Die adulten, ca. 20–70 cm messenden Bandwürmer leben im Dünndarm von Hunden und Katzen. Die freiwerdenden, 8–20 mm großen, Gurkenkern-ähnlichen Proglottiden sind eigenbeweglich und kriechen häufig im Anusbereich oder im Fell der Tiere umher, wobei Eipakete freiwerden.

Nach der Aufnahme dieser Eier durch Flohlarven oder Haarlinge entwickeln sich in deren Leibeshöhle Larven, die durch das Fressen dieser Insekten in den Darm von Hund und Katze gelangen. Hier wachsen innerhalb von 3 Wochen die adulten Bandwürmer heran.

Epidemiologie

Der Mensch kann sich durch die Aufnahme infizierter Insekten (z.B. Flöhe) aus dem Fell von Hunden und Katzen, z.B. bei engem Kontakt mit den Haustieren, infizieren. Insbesondere Kinder sind daher betroffen.

Präpatenz   19–25 Tage

Patenz   Bis zu 1 Jahr

Inkubationszeit

10–25 Tage, wenn überhaupt klinische Symptome auftreten.

Klinik

Ein schwacher Befall bleibt häufig ohne klinische Manifestation oder äußert sich mit unspezifischen Verdauungsbeschwerden.

Größere Wurmlasten rufen blutig-schleimige Diarrhoen und toxisch bedingte ZNS-Störungen mit Krampfanfällen hervor.

Diagnostik

Diagnose über Stuhlvisite

Die ca. 1,5 cm langen, gurkenkernartigen (getrocknet eher reiskornartigen) rötlichen Proglottiden lassen sich relativ einfach im Stuhl erkennen. Mikroskopisch können im Stuhl zudem die Bandwurmeier nachgewiesen werden (**Abb. 59**).

Therapie s. **Kap. 5.2.6.**

KLINIK

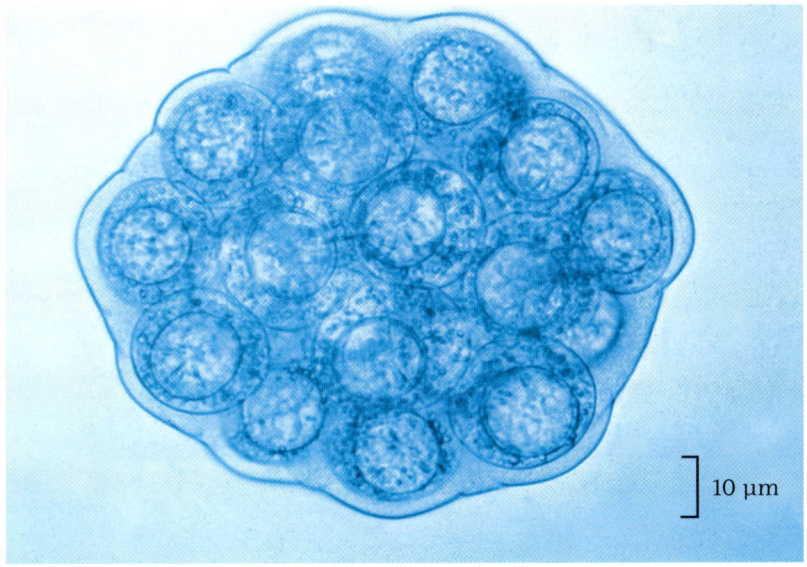

Abbildung 59

Dipylidium caninum

Eipaket, lichtmikroskopische Aufnahme aus Stuhlanreicherung.

(Abb. mit frdl. Genehmigung d. Inst. f. Parasitologie, TiHo Hannover)

10 µm

Prophylaxe

Regelmäßiges Entwurmen und Entflohen von Hunden und Katzen sowie ein hygienischer Umgang mit den Haustieren verhindert die Infektion des Menschen mit *Dipylidium caninum*.

Hunde und Katzen regelmäßig entwurmen & entflohen

Literaturhinweise
s. **Kap. 2.8.3.2.18.**

2.8.3.2.17. Diphyllobothrium latum (Fischbandwurm)

Verbreitung

Diphyllobothrium latum ist der häufigste Vertreter der Fischbandwürmer. Er wird auch in Mitteleuropa, beispielsweise an der Ostsee und in Binnenseegebieten nachgewiesen.

Entwicklung/Pathogenese

Diphyllobothrium latum parasitiert vornehmlich im Dünndarm von Hund, Katze und Mensch. Er ist mit einer Länge von bis zu 20 m (!) der Goliath unter den Bandwürmern (**Abb. 60**). Die Eier werden schon im Darm aus den Proglottiden frei und mit den Fäzes ausgeschieden. Im Süß- oder Brackwasser schlüpfen Wimpernlarven, die sich nach der Aufnahme durch Kleinkrebse zu sog. Procercoid-Larven entwickeln. Werden die Krebse von Fischen gefressen, entstehen in diesen die für die o.g. Säugetiere infektiösen Larven (sog. Plerozerkoide). Nach dem Verzehr von rohem Fisch durch den Endwirt entwickelt sich in diesem innerhalb von 3 Wochen der adulte Bandwurm.

Der Goliath unter den Bandwürmern

KLINIK

Abbildung 60
Diphyllobothrium latum

Adulter Bandwurm in voller Länge.

(Abb. mit frdl. Genehmigung d. Inst. f. Parasitologie, TiHo Hannover)

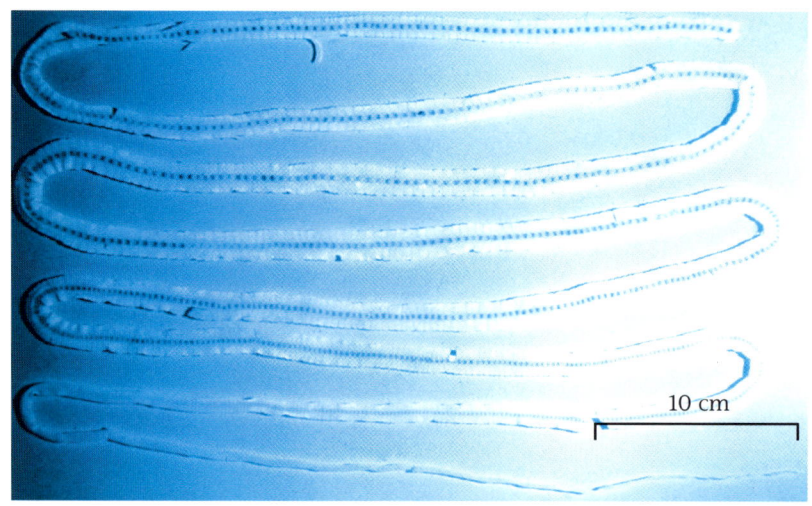

Wenn der Lachs zum Verhängnis wird...

Epidemiologie

Der Mensch infiziert sich durch den Verzehr von larvenhaltigem Süßwasserfisch, der ungenügend geräuchert bzw. gekocht ist (Lachs, Hecht, Forelle).

Präpatenz   21–24 Tage

Patenz   Bis zu 10 Jahre

Inkubationszeit   3 Wochen, wenn überhaupt Symptome auftreten.

Klinik

Meist bleibt die Infektion klinisch unauffällig. Gelegentlich treten leichte gastrointestinale Beschwerden auf. Bei längerem Befall kann aufgrund des Entzugs von Vitamin B_{12} durch den Bandwurm eine Anämie vom Perniziosa-Typ resultieren.

Diagnostik

Die Eier von *Diphyllobothrium latum* lassen sich nach Anreicherung mikroskopisch im Stuhl nachweisen. Proglottiden erscheinen nur gelegentlich im Stuhl (**Abb. 61**).

Therapie s. **Kap. 5.2.6.**

Prophylaxe

Fischfleisch sollte nur ausreichend erhitzt verzehrt oder vor dem Verzehr 24 Stunden bei -18 °C tiefgefroren werden.

Literaturhinweise
s. **Kap. 2.8.3.2.18.**

KLINIK

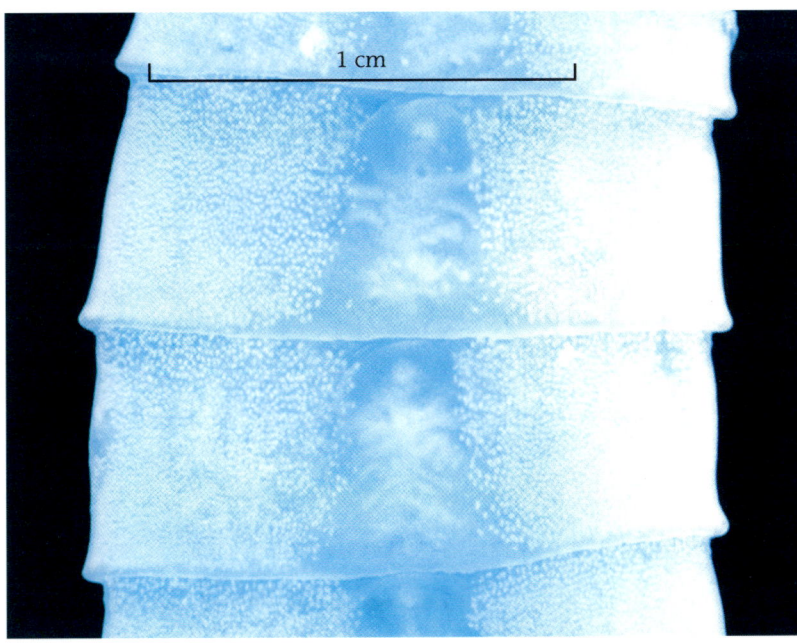

Abbildung 61

Diphyllobothrium latum

Proglottiden.

(Abb. mit frdl. Genehmigung d. Inst. f. Parasitologie, TiHo Hannover)

2.8.3.2.18. Echinococcus granulosus (Hundebandwurm) und Echinococccus multilocularis (Fuchsbandwurm)

Wegen aktueller medizinischer Relevanz sei kurz auch auf diese beiden Bandwurmarten eingegangen, die nicht im Darm des Menschen parasitieren. Die adulten Echinokokken leben im Darm von Hunden (*Echinococcus granulosus* (**Abb. 62**), seltener auch *Echinococcus multilocularis*), Katzen und v.a. Füchsen (*Echinococcus multilocularis*). Insbesondere in Süddeutschland, weniger in Nordrhein-Westfalen, Niedersachsen, Thüringen, Mecklenburg-Vorpommern und Brandenburg sind bis zu 30% der Füchse befallen. Ein besonders hoher Verseuchungsgrad wurde auf der Schwäbischen Alb nachgewiesen.

Nimmt der Mensch die mit dem Kot der genannten Tiere ausgeschiedenen Eier auf – z.B. durch den Verzehr kontaminierter Waldbeeren – werden im Darm Larven frei, die über den Blutstrom in zahlreiche Organe (Leber, Lunge, Gehirn, Augen etc.) gelangen und dort bis zu kindskopfgroße Einzelblasen, sog. Hydatiden (*Echinococcus granulosus*) oder infiltrativ wachsende, kleinblasige Finnenkonglomerate (*Echinococcus multilocularis*) ausbilden. In Abhängigkeit von der Lokalisation dieser raumfordernden Prozesse treten häufig erst nach 10–15 Jahren z.T. massive Ausfallerscheinungen auf. Die Letalität beträgt bei *Echinococcus granulosus* 2–4%, bei *Echinococcus multilocularis* 50–94%.

Bis zu kindskopfgroße Einzelblasen

Die Zahl der Erkrankungen ist in Deutschland allerdings gering. In Baden-Württemberg sind im letzten Jahrzehnt schätzungsweise 140 Fälle aufge-

KLINIK

treten. Aus anderen Bundesländern existieren keine Zahlen. In der Schweiz, wo die Echinokokkose meldepflichtig ist, werden jährlich etwa 2 Fälle pro 1 Million Einwohner registriert.

Diagnose: bildgebende Verfahren, Serologie

Die Diagnostik der Echinokokkose erfolgt über bildgebende Verfahren (Röntgen, Sonographie, Computertomographie) und die serologische Untersuchung. Die operative Entfernung der Zysten stellt das therapeutische Mittel der Wahl dar. Bei inoperablen Fällen wird mit Mebendazol therapiert.

Verzicht auf rohe Waldfrüchte

Vorbeugende Maßnahmen sind v.a. das regelmäßige Entwurmen von Hunden und Katzen und der Verzicht auf rohe bzw. ungewaschene Waldfrüchte sowie Gemüse, Salat oder Beeren aus Freilandkulturen, zu denen Füchse Zugang haben. Die Fuchsbandwurmeier können bei ausreichender Feuchtigkeit über Wochen, an trockenen Stellen allerdings nur 2–4 Tage überleben. Temperaturen von mindestens 70 °C töten die Eier sofort ab. Tiefgefrieren mit den üblichen Haushaltsgeräten ist dagegen wirkungslos.

Abbildung 62

Echinococcus granulosus

Adulter Bandwurm in voller Länge, lichtmikroskopische Aufnahme.

(Abb. mit frdl. Genehmigung d. Inst. f. Parasitologie, TiHo Hannover)

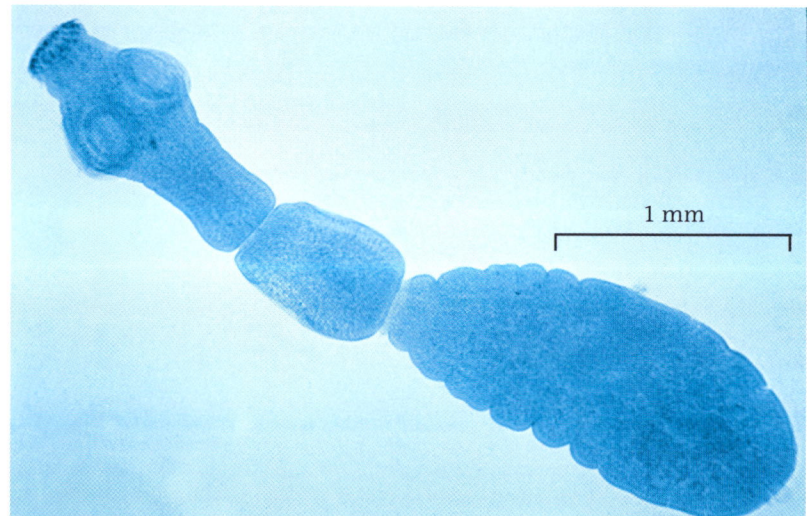

Literaturhinweise/Helminthen

ANONYM (1993): Der „Kleine Fuchsbandwurm" *Echinococcus multilocularis*. Bundesgesundhbl. 36, 385–386 ● ANONYM (1997): Echinokokkose – Erkennung, Verhütung und Bekämpfung. Merkblatt für Ärzte. Bundesgesundhbl. 40, 104–106 ● ASH LR; ORIHEL TC (1995): Intestinal helminths. In: MURRAY PR; BARON JE; PFALLER MA; TENOVER FC; YOLKEN RH (ed.): Manual of clinical microbiology. 1229 ff. , ASM Press, Washington D.C. ● ECKERT J (1989): Helminthologie. In: KAYSER FH; BIENZ KA; ECKERT J; LINDENMANN J (Hrsg.): Medizinische Mikrobiologie. 419 ff., Thieme, Stuttgart, New York ● MANNION PT (1996): Schistosomiasis: a problem for the old and new world. Microbiol. Eur. 4, 10–14 ● MEHLHORN H; EICHENLAUB D; LÖSCHER T; PETERS W (1995): Diagnostik und Therapie der Parasitosen des Menschen. 2. Aufl. Gustav Fischer, Jena, Stuttgart ● MÜLLER M; MICHEL R; SAUER H (1992): Einheimische intestinale Helminthosen,Teil 1. GIT Lab.-Med. 3/92, 59–65 ● PIEKARSKI G (1989): Medical parasitology. 118 ff., Springer, Berlin, Heidelberg, New York ● PIEKARSKI G; SEITZ M; MOLDENHAUER D (1992): Parasitologischer Teil. In: BURKHARDT F (Hrsg.): Mikrobiologische Diagnostik. 507 ff., Thieme, Stuttgart, New York ● PRICE DL (1994): Procedure manual for the diagnosis of intestinal parasites. CRC Press, Boca Raton, Ann Arbor, London ● SEITZ HM; MAIER W (1988): Medizinische Parasitologie. In: BRANDIS H; PULVERER G (Hrsg.): Lehrbuch der Medizinischen Mikrobiologie. 565 ff., Gustav Fischer, Jena, Stuttgart ● SEITZ HM (1994): Durch Protozoen und Helminthen verursachte Krankheiten, Tropenkrankheiten. In: CLASSEN M; DIEHL V; KOCHSIEK K (Hrsg.): Innere Medizin. S. 356 ff., Urban & Schwarzenberg, München, Wien, Baltimore ● VOLKHEIMER G (1996): Intestinale Helminthosen - Praxisproblem des Gastroenterologen. Z. Gastroenterol. 34, 534–541

KLINIK

2.9. Erkrankungen des allergischen Formenkreises

Atopische Trias

Die Krankheiten des allergischen Formenkreises (Asthma bronchiale, Rhinitis atopica, Neurodermitis) nehmen in allen Industrienationen zu. Dem steht eine weitgehend ratlose Therapeutenschar gegenüber, die sich in der Mehrzahl nicht anders zu helfen weiß, als Antisymptomatika (Antihistaminika, Antiphlogistika, Immunsuppressiva, Antibiotika etc.) zu verabfolgen. Die Konsequenzen sind klar: kurzfristige Besserungen der klinischen Erscheinungen, anschließend dekompensatorisches Überschießen mit der Notwendigkeit häufiger Dosissteigerungen und dem damit verbundenen, gehäuften Auftreten von Nebenwirkungen. Daß die atopische Trias, der man eigentlich auch die Lebensmittelallergien zurechnen muß, pathophysiologische Vernetzungen aufweist, dafür gibt es mittlerweile eine Vielzahl von ernstzunehmenden, wissenschaftlichen Belegen.

Gleichzeitig sollte unter Therapeuten ernstgenommen werden, daß die sogenannten „Krankheits-Definitionen" im Grunde genommen „Deskriptionen" darstellen, die mit der eigentlichen Ätiologie nicht viel gemein haben (EBERHARDT 1995).

2.9.1. Neurodermitis
(Synonyma: atopisches Ekzem, atopische Dermatitis, Neurodermitis atopica)

Da an dieser Stelle nicht die Klinik wiederholt werden soll, seien einige Hinweise aus mikroökologischer Sicht erlaubt. Daß neben einer genetischen Disposition, die sich möglicherweise in abnormen Hautfunktionen niederschlägt, Alterationen der lokalen und humoralen Immunität das Krankheitsbild prägen, ist unstrittig. Immer noch nicht hinreichend durchgesetzt hat sich die daraus zwingende Konsequenz, daß auch das Mukosa-assoziierte Immunsystem (MALT) und damit auch das GALT von einer solchen Erkrankung betroffen sind. Mittlerweile scheint wissenschaftlich auch ausreichend gesichert, daß in vielen Neurodermitisfällen ein Mangel der Delta-6-Desaturase die physiologische Prostaglandinsynthese behindert. In diesem Zusammenhang wurden deutliche klinische Erfolge mit der Gabe von Gamma-Linolensäuren erzielt (Präparate, die Öle aus den Samen von Borretsch, Schwarzer Johannisbeere und Nachtkerzen enthalten s. GRIMM 1994)

Das Wesen der Neurodermitis läßt sich vielleicht am besten mit dem „Eisberg-Modell für multifaktorielle Erkrankungen" erklären (**Abb. 63**): Therapeutische Maßnahmen können den Eisberg (aus dem Wasser ragender Teil: die klinischen Erscheinung) zwar in erheblichem Maße abschmelzen (Kupieren der klinischen Erscheinungen), vermögen aber nicht, eine Heilung ad integrum zu bewerkstelligen.

KLINIK

Multifaktoren-Modell der Neurodermitis

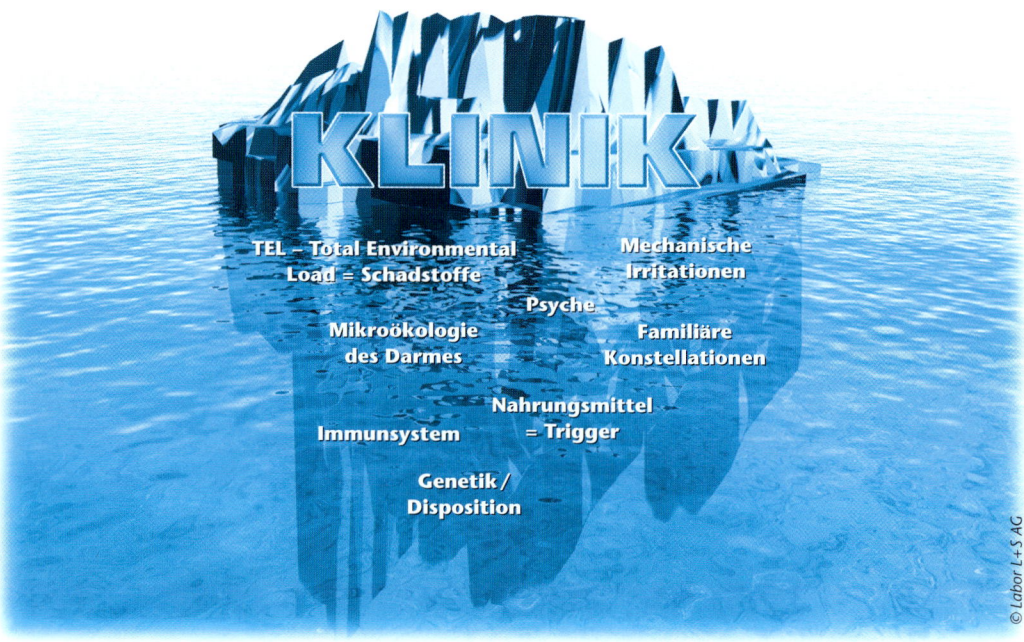

Abbildung 63

Beschäftigt man sich mit der Frage: Neurodermitis und Darmflora, so sei auf die einschlägigen Arbeiten von IONESCU et al. (1990a, b) verwiesen. Darin wird dokumentiert, daß ein Großteil der Neurodermitis-Patienten deutliche Abweichungen in der Stuhlflora aufweist (s. auch **Kap. 4.4.5.**):

Deutliche Abweichungen der Stuhlflora

- Häufige und starke Verminderung der Bifidobakterien
- Weniger häufig: starke Verminderung der Laktobazillen, Enterokokken
- Häufig vergesellschaftet mit einer *Candida*-Belastung
- Auftreten opportunistischer Vertreter der Familie *Enterobacteriaceae* (z.B. metabolische Varianten von *E. coli*, *Klebsiella spp.*, *Proteus spp.*)
- Z.T. erhöhte Clostridien-Keimzahl

Spezifische Serum-IgE-Erhöhungen

Ähnliche Hinweise geben auch Arbeiten, die bei Neurodermitis-Patienten mit erhöhter Hefenzahl im Stuhl signifikant gehäuft spezifische Serum-IgE-Antikörper-Erhöhungen fanden. Wenn auch die Schlußfolgerungen der Autoren u.E. in Teilen zu weit gehen und die Untersuchungen meist unter den erschwerten Bedingungen der kurativen Praxis stattfanden, so erlauben sie dennoch den Schluß, daß sich die Neurodermitis in den meisten Fällen auch in einer Veränderung der Kolonisationsresistenz niederschlägt. Dabei wird aus dem Wesen der Barrierefunktion des Darmes verständlich, daß es keine pathognomonische Veränderung der Darmflora geben kann.

KLINIK

Daß Neurodermitiskranke eine erhöhte intestinale Permeabilität aufweisen, wurde mittlerweile wissenschaftlich abgesichert (BJANARSON et al. 1994). Die theoretisch auch zu erwartende Auflockerung der Mukosa ermöglicht den teilweise unkontrollierten Zutritt von unterschiedlichsten Antigenen aus dem Darmlumen. So nimmt es nicht wunder, daß unter Neurodermitikern ein erhöhter Prozentsatz an Personen mit einer manifesten Nahrungsmittelallergie zu finden ist. Insofern kann es bei diesen Erkrankten überaus sinnvoll sein, antigenreduzierte oder -kontrollierte Diäten zu verabfolgen. Das belegen auch Arbeiten, die bereits ein Jahr nach Beginn einer derartigen Diät einen allergiespezifischen Verlust der Provozierbarkeit aufzeigen (SAMPSON und SCANLON 1989). Gleichzeitig war aber paradoxerweise eine Zunahme der Sensibilisierung gegenüber inhalativen Antigenen zu beobachten. Bei besonders strengen Diätvorschriften ergibt sich allerdings in praxi häufig eine niedrige Compliance. In diesem Zusammenhang heben sich die Diätempfehlungen von KAPP (1995) wohltuend ab.

Erhöhte intestinale Permeabilität

Problem: niedrige Compliance bei strenger Diät

Nach unseren Erfahrungen sind die meisten Fälle mit akuter Klinik von erniedrigten fäkalen sIgA-Gehalten begleitet; ein weiterer Beleg für die Alteration des Schleimhaut-Immunsystems. Darüber hinaus wird spekuliert, daß im Rahmen einer Immunreaktion über intestinal freigesetzte Mediatoren eine ekzematöse Reaktion der Dermis ausgelöst wird oder sogar antigenspezifische T-Helferzellen, die aufgrund spezieller Oberflächenstrukturen eine besondere Hautaffinität aufweisen, vom Darm an den Ort entzündlicher Reaktion emigrieren.

Erniedrigte Gehalte an sIgA im Stuhl

Umgekehrt findet man bei Nahrungsmittelallergikern über 45 % der allergischen Reaktionen an der Haut manifestiert. Der Rest betrifft vor allem den Respirationstrakt (20 %), den Gastrointestinaltrakt oder das kardiovaskuläre System (15 %). Der häufig geäußerte Verdacht, die Neurodermitis könne durch bestimmte Nahrungsmittelzusätze provoziert werden, konnte in einer Placebo-kontrollierten Doppelblindstudie für verschiedene Additive bei 91 Patienten allerdings nicht bestätigt werden (HANNUKSELA und LAHTI 1986).

Aus dem Wesen der Neurodermitis ergibt sich daher zwingend, daß es keine Monotherapie geben kann, sondern nur auf den individuellen Fall abgestimmte Maßnahmen, die zuvor diagnostisch abgesichert wurden, z.B. über RAST-Test, Stuhlfloraruntersuchungen, Bestimmungen des fäkalen sIgA etc. In diesem Zusammenhang erweisen sich monokausale Erklärungsversuche, wie sie auch in naturheilkundlichen Kreisen immer wieder geäußert und publiziert werden, als wenig hilfreich.

Zu einer ganzheitlichen Betrachtung des Krankheitsgeschehens gehört die therapeutische Berücksichtigung der psychologischen Komponenten der Neurodermitis. Der Circulus vitiosus Juckreiz → Aufmerksamkeitserheischung → Generierung elterlicher Schuldgefühle → elterliche Zuwendung → kindliche Konditionierung (**Abb. 64**) kann z.B. durch ver-

Psychologie der Neurodermitis

KLINIK

haltenstherapeutische Ansätze eindrucksvoll und wirksam durchbrochen werden.

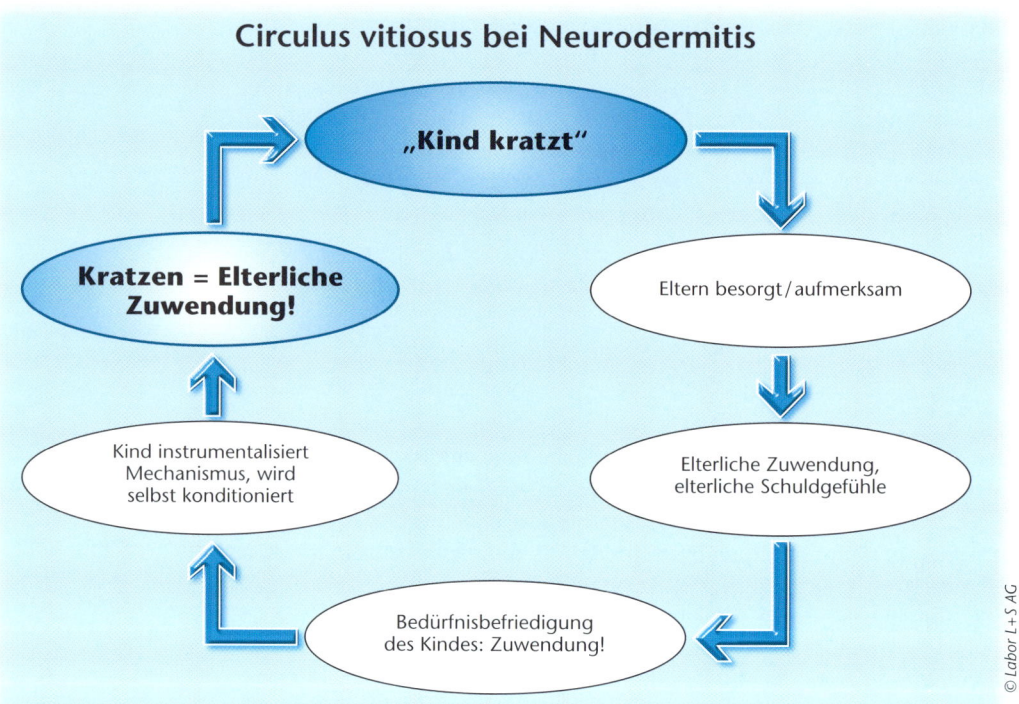

Abbildung 64

Literaturhinweise

ACHENBACH RK (1989): Neurodermitis. Ratgeber zur Vorbeugung, Behandlung und Hautpflege der Neurodermitis (Atopisches Ekzem). Trias-Thieme, Stuttgart ● BJANARSON I; GOOLAMALI A; LEVI AJ; PETERS TJ (1985): Intestinal permeability in patients with atopic eczema. Brit. J. Dermatol. I 12, 291–297 ● EBERHARDT HG (1995): Die inhaltliche Novellierung des Allergiebegriffes, demonstriert am Beispiel des Endogenen Ekzems. Erfahrungsheilkunde 44, 252–254 ● GRIMM P (1994): Neurodermitis – die Behandlung mit natürlichen Fettsäuren. Erfahrungsheilkunde 43, 134–137 ● HANNUKSELA M, LAHTI A (1986): Peroral challenge tests with food additives in urticaria and atopic dermatitis. Int. J. Dermatol. 25, 178–180 ● IONESCU G; KIEHL R; ONA L; SCHULER R (1990a): Abnormal fecal microflora and malabsorption phenomena in atopic eczema patients. J. Adv. Med. 3, 71–91 ● IONESCU G; KIEHL R; WICHMANN-KUNZ F; ONA L; GALALAE C (1990b): Allergische und pseudoallergische Reaktionen auf Nahrungsmittel bei Neurodermitis-Patienten. Erfahrungsheilkunde 39, 234–239 ● KAPP A (1995): Die Rolle der „Ernährung" bei der atopischen Dermatitis/Neurodermitis. hautnah derm. 11, 88–92 ● MENZEL I (1984): Zur Provokation der Dermatitis atopica durch intestinale Candidamykosen. Z. Hautkr. 59, 1463–1468 ● SAMPSON HA; SCANLON SM (1989): Natural history of food hypersensitivity in children with atopic dermatitis. J. Pediatr. 115, 23–27 ● TRONNIER H (1995): Konzepte der Therapie des atopischen Ekzems. hautnah derm. 11, 77–84

2.9.2. Asthma bronchiale und Atopische Rhinitis (Heuschnupfen)

Die immunologischen Zusammenhänge sind oben bereits ausführlich diskutiert worden, so daß an dieser Stelle nur noch auf Besonderheiten eingegangen werden muß. Auch diese beiden Erscheinungsformen der atopischen Trias schlagen sich nach unserer Erfahrung sehr häufig in sinnfälligen Veränderungen der Stuhlflora nieder. Das dabei vorgefundene Bild ist allerdings meist weniger homogen und häufig weniger dramatisch als bei der Neurodermitis. Mit hoher Frequenz wird wie bei neurodermitischen Patienten ein erniedrigter Spiegel an fäkalem sIgA vorgefunden.

Frage aus der Praxis

> Läßt sich ein allergisches Asthma bronchiale durch gezielte Untersuchungen der Stuhlflora diagnostizieren?

Nein! Diese Frage zielt in erster Linie auf die schimmelpilzinduzierten Fälle eines Asthma bronchiale ab. Dabei stehen die inhalierten Antigene von Schimmelpilzen der Gattung *Penicillium* und *Aspergillus* epidemiologisch im Vordergrund. Bei der Induktion einer derartigen allergischen Erkrankung der Atemwege spielt nach derzeitigem Wissensstand in erster Linie die Alveolengängigkeit des auslösenden Agens eine Rolle. Von Bedeutung ist weiterhin nicht nur die Antigenmenge, sondern besonders auch die Expositionszeit. Via Intestinaltrakt ausgelöste Fälle sind bisher nicht bekannt, aber theoretisch nicht gänzlich auszuschließen. Allerdings wäre ein solcher Fall aus folgenden Gründen auch nicht über eine Stuhlkultur zu diagnostizieren:

Schimmelpilze im Stuhl: Kein Hinweis auf Asthma bronchiale

- Für die Induktion einer Allergie muß die Vermehrungsfähigkeit (und damit kulturelle Anzüchtbarkeit) nicht gegeben sein
- Die aktuelle Antigenmenge spielt keine prominente Rolle (s.o.). Aus diesem Grunde wäre zu befürchten, daß möglicherweise in geringsten Mengen vorhandene, sogar vermehrungsfähige Schimmelpilzsporen nicht angezüchtet werden könnten, weil sie von der Übermacht der sonstigen Flora überrollt werden.
- Es besteht kein direkter zeitlicher Zusammenhang zwischen chronischem Asthma bronchiale und der Anzüchtbarkeit des auslösenden Agens.

Bei dem Verdacht auf das Vorliegen schimmelpilzbedingter Fälle von Asthma bronchiale empfehlen sich die gezielte allergologische Diagnostik sowie spezielle Untersuchungen der Wohn- und Arbeitsumwelt des Patienten (SENKPIEL et al. 1996). Dabei wird neuerdings propagiert, die Raumluft auf für Pilze charakteristische Stoffwechselprodukte (mikrobielle, flüchtige, organische Verbindungen) zu untersuchen (DEWEY et al. 1995).

Literaturhinweise

DEWEY S; SAGUNSKI H; PALMGREN U; WILDEBOER B (1995): Mikrobielle flüchtige organische Verbindungen in der Raumluft: Ein neuer diagnostischer Ansatz bei feuchten und verschimmelten Wohnräumen? Zbl. Hyg. 197, 504–515 ● GEMEINHARDT H (Hrsg.; 1989) Endomykosen. Schleimhaut-, Organ- und Systemmykosen. Gustav Fischer, Jena ● REIS J (1991): Innenräume als ökologische Nische für Schimmelpilze. BIOforum 11/91, 407–411 ● SENKPIEL K; KUROWSKI V; OHGKE H (1996): Raumluftuntersuchungen schimmelpilzbelasteter Wohn- und Aufenthaltsräume bei ausgewählten Patienten mit Asthma bronchiale (unter besonderer Berücksichtigung der Bewertungsproblematik). Zbl. Hyg. 198, 191–203

KLINIK

2.9.3. Nahrungsmittelallergien

Wenngleich einige Berichte in den Medien den Eindruck aufkommen lassen, man wolle über den bewährten Weg der Verzerrung Ängste in der Bevölkerung schüren, nimmt die Bedeutung nahrungsbedingter Allergien auch nach Berichten offizieller Stellen zu. Aktuelle Schätzungen gehen von einer Prävalenz von 1–5 % der Bevölkerung aus. Aus diagnostischen und therapeutischen Erwägungen müssen dabei echte, immunologisch vermittelte Nahrungsmittelallergien von den nicht immunassoziierten Nahrungsmittelunverträglichkeiten abgegrenzt werden (**Tab. 30**).

Lebensmittelbedingte Allergien nehmen zu

Zahlreiche Lebensmittelinhaltsstoffe können bei entsprechend disponierten Personen zu einer ganzen Bandbreite von klinischen Symptomen führen. Neben Milch- und Hühnereiweiß sowie Fisch und Fleisch sind dabei insbesondere pflanzliche Bestandteile wie Nüsse, Soja, exotische Früchte, Gemüse und verschiedene Gewürze als allergene Agentien von Bedeutung (OBERRITTER 1991). Prinzipiell kann aber bei einer entsprechenden Prädisposition gegen jedes Nahrungsmittel eine Überempfindlichkeit entstehen.

Die Zahl der Lebensmittelallergien nimmt ständig zu, da immer neue, teilweise exotische Produkte auf den Markt drängen und sich der Trend zum Konsum von Fertigprodukten fortsetzt (Zunahme der Exposition mit Allergenen). Gleichzeitig hat sich die Disposition durch Veränderung der Verzehrgewohnheiten weiter Bevölkerungsteile erhöht. Insbesondere Verbraucherschützer befürchten eine weitere Zunahme der lebensmittelbedingten Allergien durch gentechnisch veränderte Pflanzen und Tiere (KATZEK 1997, JANY 1997). Weiterhin ist bedeutsam, daß längst nicht alle Inhaltsstoffe eines gehandelten Lebensmittels deklariert werden müssen. Ein Nahrungsmittelallergiker kann sich also selbst bei sorgfältiger Prüfung aller Auszeichnungen und Auslobungen nicht vor versteckten Aller-

Tabelle 30

Klinischer Komplex der Nahrungsmittelunverträglichkeiten

Differentialdiagnose „Nahrungsmittelunverträglichkeit"

Unterscheide zwischen

- **Harmlosen Unverträglichkeiten**
 (zum Beispiel gegenüber „Blähkost")

- **Nahrungsmittelintoleranz**
 (deutliche Dosisabhängigkeit der Reaktion)
    – Kohlenhydratintoleranzen (zum Beispiel Lactoseintoleranz)
    – Intoleranzen gegenüber pharmakologisch definierten Substanzen (z. B. Coffein)
    – Belastung des Nahrungsmittels mit bakteriellen Toxinen
    – Histaminose
      (Biogene Amine z. B. in Käse, Erdbeeren und Bananen, Konservierungsstoffe, Zusatzstoffe wie Guarkernmehl)

- **Echte Nahrungsmittelallergie**
    – Häufig gegenüber Milcheiweiß, Hühnereiweiß, Fisch, Schalentieren, Nüssen, Sellerie, Sojaeiweiß etc.
    – Schimmelpilzsporenbelastete Lebensmittel
      (Symptome nur bei belasteten Lebensmitteln
      = keine klare Zuordnung möglich
      = „paradoxe" Klinik)

© Labor L+S AG

KLINIK

genen schützen. So kann bei Nuß-Allergikern der Verzehr von „reiner" Vollmilchschokolade zu einem lebensbedrohlichen Ereignis werden! Vielen Verbrauchern ist z. B. nicht bekannt, daß Hühnereiweiß bestimmten Fleischerzeugnissen zugesetzt wird, in pharmazeutischen Zubereitungen enthalten ist, insbesondere Rotweinen zur Klärung (Absetzen von Trübstoffen) beigefügt wird und Bestandteil verschiedener Liköre und Aperitife, Brotglasuren, Nudeln, Ketchup und Mayonnaisen ist.

Pathogenese und Klinik

Allergiker entwickeln nach dem Erstkontakt mit dem Allergen sehr hohe Titer an spezifischen IgE-Antikörpern, die in großer Zahl an Mastzellen binden. Gelangt nun das passende Allergen erneut in den Körper, vermitteln diese gebundenen IgE-Antikörper die Freisetzung von Histamin und weiteren biologisch aktiven Substanzen aus den Mastzellen. Zahlreiche klinische Erscheinungen können innerhalb von Minuten resultieren: Juckreiz (durch eine Aktivierung der Nervenzellen), Bronchialasthma (durch eine Konstriktion der Bronchiolen), Schnupfen, Durchfall (durch die Aktivierung der Sekretproduktion auf Schleimhäuten), Urtikaria, Ödembildung, Rötung (durch die Erweiterung und Erhöhung der Durchlässigkeit kleiner Blutgefäße) bis hin zum anaphylaktischen Schock (**Tab. 31**). Eine Reaktion dieser Art wird als Typ-1-Allergie oder Allergie vom Soforttyp bezeichnet. Seltener kann aber auch ein verzögertes Auftreten klinischer Symptome nach der Aufnahme von allergen wirksamen Nahrungsbestandteilen resultieren. Erst nach mehreren Stunden bis Tagen entwickelt sich dann eine Symptomatik. Allergien laufen nach dem Alles-oder-Nichts-Prinzip ab. Dabei reichen schon geringste Mengen des Allergens aus, um die geschilderte Reaktions-Kaskade in Gang zu setzen.

Tabelle 31

Klinik der Nahrungsmittelallergien

Klinische Erscheinungen bei Nahrungsmittelallergien

- Übelkeit, Erbrechen, Durchfall in zeitlich engem Zusammenhang mit dem Verzehr auslösender Stoffe
- Meteorismus, verstärkte Peristaltik (Darmkullern, Rumpeln)
- Vermehrter Tränenfluß
- Allergische Rhinitis
- Bronchialer Spasmus
- Orales Allergiesyndrom (Aphthen, Vesikel, Glossitis, Glottis-Ödem)
- Allgemeine Schocksymptomatik

Abhängigkeiten beim Auftreten von Nahrungsmittelallergien

- Jahreszeitliche Schwankungen (insbesondere bei Schimmelpilzallergien)
- Zyklusstand bei Frauen (Verschlimmerung während der Menstruation)
- Orts- und Witterungsabhängigkeit (insbesondere bei Schimmelpilzallergien)
- Sonstige allergische Disposition

© Labor L+S AG

Vielgestaltige Symptomatik

Die Zuordnung der Beschwerden zu einer Nahrungsmittelallergie wird durch die Vielfalt der klinischen Erscheinungen erschwert. Häufig steht nicht die gastrointestinale Symptomatik im Vordergrund, sondern es treten allergischer Schnupfen, Asthma und/oder Hauterscheinungen auf, die zunächst keinen Zusammenhang mit der Nahrung vermuten lassen.

Schließlich sind auch zellvermittelte Überempfindlichkeitsreaktionen vom Spättyp möglich, die beispielsweise im Zusammenhang mit M. Crohn und Colitis ulcerosa diskutiert werden.

Achtung: nicht alle Nahrungsmittelunverträglichkeiten sind Allergien!

Nicht alle Nahrungsmittelunverträglichkeiten sind jedoch tatsächlich auf Allergien zurückzuführen. Von den immunologisch vermittelten, „echten" Nahrungsmittelallergien müssen harmlose Unverträglichkeiten beispielsweise gegenüber „Blähkost" ebenso wie Nahrungsmittelintoleranzen, insbesondere Kohlenhydratintoleranzen (v.a. Lactoseintoleranz) abgegrenzt werden (**Tab. 30**).

Daneben kann auch die vermehrte Zufuhr von Histamin mit der Nahrung (Histaminose, z.B. durch Fisch, Käse, Wein) sowie die nicht Allergen-vermittelte Freisetzung von Histamin aus Mastzellen (z.B. durch Farb- und Konservierungsstoffe, Formaldehyd, Phenol) zu den geschilderten Symptomen führen. Dabei ist im Gegensatz zu den Nahrungsmittelallergien eine Dosisabhängigkeit zu beobachten. Grenzwerte für die Aufnahme solcher Substanzen sind jedoch nur schwer festzulegen.

So kann die Reizschwelle durch die gleichzeitige Einnahme von Arzneimitteln, die das histaminabbauende Enzym Diaminooxidase (DAO) hemmen, oder durch Alkoholkonsum deutlich gesenkt werden. Auch die Interaktion mit anderen aufgenommenen Nahrungsmitteln und der Zustand der Darmbarriere spielen eine wichtige Rolle bei der Manifestation klinischer Erscheinungen.

Ein Mangel an DAO und die daraus resultierende Abbaustörung von Histamin kann ebenfalls nach der Aufnahme histaminreicher Nahrungsmittel zu den Symptomen einer Allergie führen. Häufig liegt in diesen Fällen ein Mangel an Vitamin B_6, einem Koenzym der DAO, vor. Auch einige Arzneimittel (z.B. Acetylcystein, Metoclopramid und Verapamil) hemmen die Enzymaktivität und können klinische Reaktionen verursachen, die meist zu Unrecht auf eine Medikamentenallergie zurückgeführt werden.

Der Begriff „Pseudoallergie" sollte nach einem berechtigten Vorschlag von TSCHAIKOWSKI und JORDE (1989) für Störungen dieser Art möglichst vermieden werden, weil er eine psychogene Ätiologie (Betroffene = Simulanten/Fabulanten) suggeriert.

KLINIK

Diagnostik

Das Grundschema einer sachgerechten Diagnostik sollte folgende Elemente umfassen:

- Ausführliche und kritische Anamnese
- Allergenstandardisierte Kost zur Diagnostik
- Mikrobiologische Stuhluntersuchung, zusätzlich lokaler Immunstatus (sIgA)
- Eliminations- und Suchdiäten
- Hauttests (Prick-, Scratch-, Intrakutantest)
- Evtl. serologische Untersuchungen auf spezifische IgE (RAST-, EAST-Test)
- Provokationstests (orale, inhalative Provokation)
- Evtl. diagnostische Gabe von Cromoglicinsäure

Relativ häufig werden Kreuzallergien beobachtet (Baumpollen ⇔ Nüsse; Kräuter/Blumenpollen ⇔ Curry/Knoblauch/Zwiebeln). So sind ca. 80 % aller Nahrungsmittelallergiker gleichzeitig Atopiker und umgekehrt weisen ca. 50 % aller Atopiker gleichzeitig Lebensmittelallergien auf.

Differentialdiagnostik

Die Abgrenzung nicht-immunologischer Erkrankungen mit Allergie-ähnlichen Symptomen (s.o.) muß über eine Ausschlußdiagnostik erfolgen, bei der auch die Stuhldiagnostik herangezogen werden kann.

- Nahrungsmittelintoleranzen durch eine erhöhte Histaminzufuhr bzw. eine erhöhte Histaminfreisetzung lassen sich anamnestisch (Verzehr entsprechender Nahrungsmittel, s. **Kap. 2.2.**) sowie durch die Bestimmung des Gesamt-IgE im Blut relativ einfach ausschließen. Hier ist zudem eine deutliche Dosisabhängigkeit zu beobachten. Auch die Histaminbestimmung im Blut oder Urin kann entsprechende Hinweise geben. *Histaminose*

- Ein Mangel an DAO kann durch einen DAO-Funktionstest im Blut bestimmt werden. Noch einfacher ist der Hauttest mit Histamin. Hält der Juckreiz nach Injektion noch über 20 Minuten an, spricht das für einen DAO-Mangel. *DAO-Mangel*

- Eine Kohlenhydratintoleranz – insbesondere die recht weit verbreitete Lactose-Intoleranz – läßt sich durch eine genaue Ernährungsanamnese eingrenzen. Meist werden geringe Milchmengen und fermentierte Milchprodukte gut vertragen. Erst bei größeren Mengen treten unspezifische Darmbeschwerden auf. Die Stuhlflora-Untersuchung einschließlich pH-Wert sowie der Milchsäure-Nachweis im Stuhl geben hier weitere Anhaltspunkte (s. **Kap. 3.4.1.** und **3.4.2.7.**). Lactose-Belastungstests und als Goldstandard der H_2-Atemtest (s. **Kap. 3.5.**) sind letztendlich beweisend. *Kohlenhydrat-Intoleranz*

KLINIK

„Blähkost"
- Die übermäßige Zufuhr von „Blähkost" kann ebenfalls zu Allergie-ähnlichen Erscheinungen führen. So wird eine rohkostreiche Ernährung nicht von jedem Menschen problemlos vertragen. Eine umfassende Ernährungsanamnese sowie eine entsprechende Nahrungsumstellung sind die diagnostischen Mittel der Wahl.

Verdauungsinsuffizienz
- Auch an das Vorliegen einer organisch bedingten Verdauungsinsuffizienz sollte gedacht werden. Die Bestimmung von Verdauungsparametern kann hier Klarheit schaffen (s. **Kap. 3.4.2.**).

Parasitose
- Erhöhte IgE-Titer im Blut können Ausdruck einer parasitären Erkrankung sein. Die diagnostische Abklärung erfolgt über die parasitologische Stuhluntersuchung (s. **Kap. 3.3.2.**).

Therapie

Die Therapie einer Nahrungsmittelallergie kann folgende, konventionelle Maßnahmen beeinhalten:

- Allergen-Karenz
- Hyposensibilisierung
- Orale Cromoglicinsäure-Gaben*

    *nur prophylaktisch einsetzbar, hohe Arzneimittelkosten sind zu berücksichtigen.

Behandlung „entschärft" bestimmte Lebensmittel

Bestimmte, häufig bereits von den betroffenen Personen erkannte Nahrungsmittelallergien lassen sich nicht nur über eine strikte Allergenkarenz, sondern auch über eine besondere Behandlung der inkriminierten Lebensmittel beeinflussen: Kochen von Kuhmilch, Schälen von Äpfeln, Kompott-Herstellung. Hingegen zeigt das Garen von Soja, Erd- und Haselnüssen, Eiern und Fisch in aller Regel keinen positiven Effekt.

Letztendlich muß natürlich auch der Zustand der intestinalen Mikroökologie therapeutische Berücksichtigung finden (s. **Kap. 4.4.5.** und **5.**).

In diesem Zusammenhang sei darauf hingewiesen, daß TSCHAIKOWSKI und JORDE (1989) anhand von beeindruckenden Untersuchungen und Kasuistiken einen erheblichen, wenn nicht sogar dominanten Einfluß von enteralen Schimmelpilzallergien bei M. Crohn-Patienten aufgezeigt haben. Bei Colitis ulcerosa-Patienten liegt hingegen häufig eine inhalative Allergeninvasion vor. Die Autoren zeigen einen überzeugend positiven Therapieerfolg bei chronisch-entzündlichen Darmerkrankungen auf, wenn zunächst die Allergie therapiert wird. Häufig kann sogar auf die Verabreichung von Cortison-Präparaten dauerhaft verzichtet werden (s. auch **Kap. 2.4.**).

Praxisfrage

Kann eine Nahrungsmittelallergie durch eine Stuhluntersuchung diagnostiziert werden?

KLINIK

So gerne wir auch die Matrix Stuhl für die Diagnostik nutzen, eine Nahrungsmittelallergie oder eine Pseudoallergie ist derzeit aus dem Stuhl nicht zu diagnostizieren.

Allergiediagnostik aus dem Stuhl ist nicht möglich!

Selbstverständlich sind auch beim Allergiegeschehen im Darm IgE und Histamin mitbeteiligt (s.o.), aber sie treffen – soweit sie in den Darm gelangen – auf kein steriles Körperkompartiment sondern auf eine überaus stoffwechselaktive Mikroflora. Ein rascher mikrobieller Abbau sowohl des IgE, das im Gegensatz zum sIgA keinen Fraßschutz gegen proteolytische Enzyme besitzt, als auch des Histamins resultiert. Histamin wird außerdem nicht nur von Mastzellen oder basophilen Granulozyten im Rahmen eines Allergiegeschehens oder bei einer Pseudoallergie freigesetzt, sondern fast alle Vertreter der Darmflora können Histamin produzieren. *E. coli*, *Clostridium spp.* und einige weitere Vertreter der Dickdarmflora sind zudem in der Lage, Histamin auch abzubauen (BEUTLING 1996) (**Tab. 32**). Der Ursprung eines Histamingehaltes im Stuhl ist daher nicht eindeutig zu ermitteln. Zudem ist Histamin eine ausgesprochen labile Substanz. In mit Histamin beschickten Urinproben konnte schon nach deren Lagerung für 24 Stunden bei 25 °C eine deutliche Reduktion der Histamingehalte gezeigt werden (MYERS et al. 1981). Entsprechende Studien für Stuhl existieren nicht. Hier steht aber eine noch wesentlich geringere Stabilität zu erwarten. Die Untersuchung von per Post versandtem Stuhl auf Histamin ist daher wenig aussichtsreich.

Auch die diagnostische Wertigkeit einer Bestimmung des IgE im Stuhls erscheint derzeit eher zweifelhaft. BELUT et al. (1980) zeigten, daß ca. 95 % des IgE im Dünndarminhalt zerstört werden. Zwar existieren einige wissenschaftliche Studien zum Nachweis eines IgE-Fragmentes im Stuhl, die dort verwendeten Testsysteme sind jedoch zum einen nicht für die Routinediagnostik verfügbar, zum anderen existieren bislang keine Validierungen (d.h. Prüfung auf Eignung und Freigabe) für eine Anwendung in der klinischen Diagnostik.

Tabelle 32

Darmbakterien, die Histamin bilden bzw. abbauen

Gattung/Art	Histamin-bildung	Histamin-abbau
Bacteroides spp.	●	?
Candida spp.	?	●
Citrobacter spp.	●	?
Clostridium spp.	●	●
Enterobacter spp.	●	?
Enterococcus spp.	●	?
E. coli	●	●
Klebsiella spp.	●	●
Lactobacillus spp.	●	?
Proteus spp.	●	●
Pseudomonas spp.	●	●

© Labor L+S AG

Erläuterungen:

● = Histaminbildung bzw. -abbau in der Literatur beschrieben

 = Keine Angaben in der Literatur

KLINIK

Die Stuhlgehalte an IgE und Histamin lassen aus o.g. Gründen starke Schwankungen insbesondere in Abhängigkeit von der Stoffwechselaktivität der Darmflora erwarten und und können nach aktuellem Wissensstand nicht als geeignete Parameter zur Feststellung einer Nahrungsmittelallergie oder einer Histaminose gelten. Derzeit erhältliche Testsysteme zum Nachweis von Histamin und IgE sind dementsprechend von den Herstellern nicht für die Bestimmung im Stuhl, sondern auch auf Nachfrage hin ausdrücklich für die Bestimmung im Lebensmittel (Histamin), Urin (Histamin) oder Blut (Histamin und IgE) konzipiert und validiert. Da bei Allergikern aber eine gestörte Darmbarriere und damit eine vermehrte Belastung des Körpers mit Allergenen zu erwarten steht (BJARNASON et al. 1995), ist die mikrobiologische Stuhluntersuchung einschließlich der Erfassung des lokalen Immunstatus (sIgA) sinnvoll und therapeutisch nutzbar.

Eine detaillierte Übersicht zu dem Thema „Allergiediagnostik aus dem Stuhl – ist das möglich?" geben RÜFFER et al. (1998).

Literaturhinweise

AULEPP H; VIETHS S (1992): Probleme der Nahrungsmittelallergie. Dtsch. Lebensmittel-Rundsch. 88, 171–179 ● BELUT D; MONERET-VAUTRIN DA; NICOLAS JP; GRILLIAT J (1980): IgE levels in intestinal juice. Dig. Dis. Sci. 25, 323–332 ● BEUTLING DM (1996): Biogene Amine und Mikroben In: BEUTLING DM (Hrsg.): Biogene Amine in der Ernährung. S. 59–103, Springer, Berlin, Heidelberg, New York ● BJARNASON I; MACPHERSON A; HOLLANDER D (1995): Intestinal permeability: an overview. Gastroenterol. 108, 1566–1581 ● BROWN WR; BORTHISTLE BK; CHEN ST (1975): Immunoglobuline E (IgE) and IgE-containing cells in human gastrointestinal fluids and tissues. Clin. exp. Immunol. 20, 227–237 ● BUSCHMANN L (1996): Nahrungsmittelallergien und Pseudoallergien. Akt. Ernähr.-Med. 21, 161–164 ● JANY KD (1997): Gentechnik bei Lebensmitteln. Eine Chance oder Bedrohung? Akt. Ernähr.-Med. 22, 357–365 ● KATZEK J (1997): Ökologische und gesundheitliche Bedenken zum Einsatz der Gentechnik im Agrar- und Lebensmittelsektor. Akt. Ernähr.-Med. 22, 366–369 ● MYERS G; DONION M; KALINER M (1981): Measurement of urinary histamine: Development of methodology and normal values. J. Allergy Clin. Immunol. 67, 305–311 ● OBERRITTER H (1991): Lebensmittelallergien. Zbl. Hyg. 191, 316–326 ● REIMANN HJ; RING J; LEWIN J (1987): Mechanismen der Nahrungsmittelunverträglichkeit. Münch. med. Wschr. 129, 547–550 ● ROITT IM (1988): Leitfaden der Immunologie Steinkopff, Darmstadt ● RÜFFER A; BECKMANN G; BALLES J; SONNENSCHEIN B (1998): Allergiediagnostik aus dem Stuhl – Ist das möglich? – Einige kritische Anmerkungen. Naturheilpraxis 51, 1240-1246 ● TSCHAIKOWSKI KL; JORDE W (1989): Allergische Krankheiten des Magen-Darm-Traktes. Springer, Berlin, Heidelberg, New York ● WEIZEL A (1995): Welche Rolle spielt die Nahrungsmittelallergie wirklich? 5. Fortbildungskolloquium Luitpold Kliniken, Bad Kissingen, 04.02.95

KLINIK

2.10. Intestinale Manifestationen extraintestinaler Infektionen

Beim Auftreten von Durchfällen und sonstigen gastrointestinalen Symptomen sind stets auch außerhalb des Darmtraktes liegende infektiöse Ursachen zu berücksichtigen. Diese können parasitärer, viraler oder bakterieller Genese sein (**Tab. 33**). Die Mechanismen, welche in diesem Zusammenhang zum klinischen Bild „Diarrhoe" führen, sind noch nicht vollständig geklärt. Häufig treten intestinale Erscheinungen bei viralen Infekten im Prodromalstadium auf und geben dabei zu diagnostischen Verwirrungen Anlaß.

Die Pathomechanismen beruhen einerseits auf der hämatogenen Erregerstreuung mit intestinalem Tropismus (z.B. Lymphotropismus des Zytomegalievirus), andererseits auf Kapillarschädigungen (z.B. bei der Schistosomiasis) oder lytisch-destruktiver Kompetenz wie bei Infektionen mit *Salmonella Typhi* und *Paratyphi* (dem Typhus geht nach heutiger Auffassung stets eine hämatogene Streuung voraus!). Eine Sonderform der Vorschädigung der Barrierefunktion des Darmes stellt die HIV-Infektion dar. Hier kommt es zu charakteristischen opportunistischen Infektionen, die bevorzugt den Orogastrointestinaltrakt betreffen.

Literaturhinweise

POHLE HD (1993): Intestinale Manifestationen bei extraintestinalen Infektionen. IN: ZEITZ M; CASPARY WF; BOCKEMÜHL J; LUX G (Hrsg.): Ökosystem Darm V. S. 41–46, Springer, Berlin, Heidelberg, New York

Tabelle 33

Intestinale Manifestationen extraintestinaler Infektionen

Virale Infekte
- Masern
- Mumps
- Influenza
- Hepatitis infectiosa
- Infektiöse Mononukleose
- Zytomegalie

Bakterielle Infekte
- Leptospirose
- Brucellose
- Infektionen mit Salmonella Typhi/Paratyphi
- Toxische Diphtherie
- Scharlach
- Legionärskrankheit

Parasitäre Infekte
- Verschiedene Malaria-Formen, insbesondere Malaria tropica
- Chagas-Neuropathie (Megacolon durch Trypanosoma cruzi)
- Schistosoma mansoni/japonicum nach transcutaner Infektion

Sekundärinfekte bei AIDS
- Cryptosporidium spp.
- Mikrosporidium spp. (Enterocytozoon bieneusi)
- Intestinale Spirochätose (Serpulina spp., Brachyspira aalborgii)
- Mycobacterium avium/intracellulare-Komplex
- Mycobacterium tuberculosis
- Weitere atypische Mykobakterien
- Orogastrointestinale Candidiasis

© Labor L+S AG

LABORDIAGNOSTIK

3. Labordiagnostik

3.1. Indikationen für Stuhluntersuchungen

Die labordiagnostische Untersuchung von Stuhlproben auf enteropathogene Mikroorganismen (Salmonellen, Shigellen, Parasiten, Viren) im Zusammenhang mit Durchfallsymptomatiken und/oder die Bestimmung von Verdauungsenzymen aus dem Stuhl bei dyspeptischen Beschwerden gehören zu den gastroenterologischen Standardmethoden (s. auch **Kap. 3.3.2.** und **3.4.2.**). Damit erschöpfen sich aber auch schon die in der Schulmedizin üblichen Indikationen für die Stuhldiagnostik.

Stuhl als leicht und nicht-invasiv zugängliche Matrix bietet sich jedoch für wesentlich mehr an:

Die quantitative Erfassung relevanter aerober, mikroaerophiler und anaerober Bakteriengattungen bzw. -arten der physiologischen Darmflora sowie der Pilze, aber auch die Bestimmung von Entzündungsmarkern und Immunparametern im Stuhl erweitern die Indikation für Stuhluntersuchungen ganz erheblich. Nicht nur ganz offensichtlich im Darm begründete Erkrankungen/Befindlichkeitsstörungen wie der Symptomen-Komplex „Diarrhoe-Obstipation-Meteorismus" sind Indikationen für eine Stuhluntersuchung (s. auch **Kap. 2.1.**). Auch bei zahlreichen Erkrankungen, die nicht primär mit dem Darm in Verbindung gebracht werden, lassen sich enge Korrelationen zwischen Krankheitsbild und Veränderungen der Stuhlflora-Zusammensetzung aufzeigen. Gerade bei Allergien und immunsuppressiven Zuständen ist

Tabelle 34

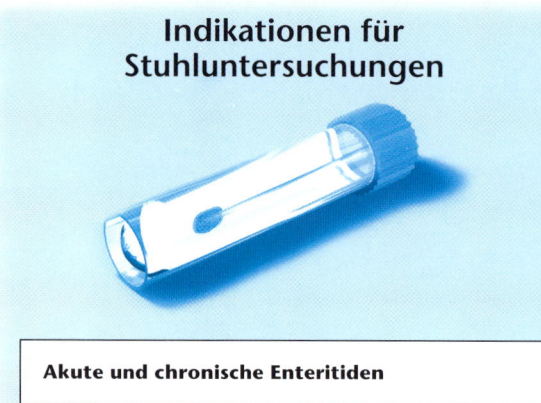

Indikationen für Stuhluntersuchungen

Akute und chronische Enteritiden

Symptomen-Komplex „Diarrhoe-Obstipation-Meteorismus"

Maldigestion/Malabsorption
- Exokrine Pankreasinsuffizienz
- Disaccharidasen-Mangel, insbesondere Lactasemangel
- Ilealer Morbus Crohn
  etc.

Erkrankungen des allergischen Formenkreises
- Atopische Rhinitis/Asthma bronchiale
- Neurodermitis
- Lebensmittelallergien, sonstige Allergien

Erkrankungen mit Beteiligung des Immunsystems
- Infektanfälligkeit
- Zustand nach Chemotherapie/Bestrahlung
- Vegetative Dystonien
- Chronisches Müdigkeitssyndrom
- Verdacht auf Mykosen
- Diverse Hauterkrankungen (Akne, Psoriasis etc.)

© Labor L+S AG

LABORDIAGNOSTIK

aufgrund der großen immunologischen Präsenz im Gastrointestinaltrakt die diagnostische und therapeutische Berücksichtigung der intestinalen Mikroökologie notwendig. Hier zeigen sich häufig deutliche Defizite in der Barrierefunktion des Darmes.

Die wichtigsten der sich aus der „erweiterten" Diagnostik ergebenden Indikationen für Stuhluntersuchungen sind in **Tab. 34** aufgelistet.

Literaturhinweise
HAENEL H; BENDIG J (1980): Gastrointestinal flora in health and disease. Mikroökol. Ther. 10, 41–86 ●
KNOKE M; BERNHARDT H (1986): Mikroökologie des Menschen. Mikroflora bei Gesunden und Kranken. VCH Verlagsgesellschaft, Weinheim

3.2. Probennahme und Probenversand

Die Aussagekraft von Stuhlbefunden wird nicht nur durch die Qualität des Untersuchers, sondern in ganz erheblichem Maße auch von der Probennahme beeinflußt. Eine exakte Laboruntersuchung beginnt daher nicht erst mit dem Eintreffen der Probe im medizinischen Untersuchungslaboratorium, sondern schon mit der sachgerechten Entnahme und dem Versand der Stuhlprobe. Zu diesem Zeitpunkt gemachte Fehler können auch durch noch so akribisch durchgeführte, nachfolgende Untersuchungen nicht mehr korrigiert werden und erschweren bzw. verhindern eine aussagefähige Befundung.

Daher ist folgendes zu beachten.

1. Um die Repräsentativität der Untersuchungsergebnisse sicherzustellen, sollte die gewohnte Ernährungsweise beibehalten werden.
2. Arzneimittel (z.B. Pankreasenzyme) oder Zubereitungen, die lebende Mikroorganismen, insbesondere Hefen (z.B. Santax®) enthalten, sollten, wenn therapeutisch vertretbar, 3 Tage vor der Untersuchung abgesetzt werden.
3. Der Stuhlabsatz erfolgt am besten zunächst auf einen Pappteller oder mehrere Lagen Toilettenpapier, die in das Toilettenbecken gelegt werden. Bei Tiefspülern am besten mit dem Gesicht zum Spülkasten auf der Toilette Platz nehmen, um den Stuhl im weniger steilen, vorderen Bereich der Toilettenschüssel auffangen zu können.
Stuhl: wie gewinnen?
Wichtig: Der Stuhl darf nicht in Kontakt mit Spülwasser oder Urin kommen. Toilettensteine oder ähnliche Deodorantien/Desinfektionsmittel vor dem Stuhlabsatz unbedingt aus der Toilette entfernen und mehrfach nachspülen.
4. Mittels des am Deckel des Probenröhrchens befestigten Löffels wird möglichst eine zusammenhängende Menge Stuhl in das Probengefäß verbracht. Die immer wieder propagierte Technik, im Stuhl herumzustochern und Proben von verschiedenen Stellen des abgesetzten Stuhles zu entnehmen, um die Nachweisrate von möglicherweise vorhandenen Hefezellen zu erhöhen, ist bisher in ihrer Effektivität nicht belegt worden.
Entnahme einer kompakten Stuhlmenge

LABORDIAGNOSTIK

Vielmehr wird auf diese Weise Sauerstoff in das Innere der Probe verbracht und damit das Überleben und der Nachweis von strikt anaerob wachsenden Bakterien erheblich erschwert. Nachweislich ist die Verteilung der Mikroflora innerhalb des abgesetzten Stuhles durch den Mischeffekt der Darmperistaltik relativ homogen (HARALAMBIE 1992).

5. Drei Viertel des Probenröhrchens müssen befüllt sein, um sicherzustellen, daß im Inneren ein stabiles, der Ausgangslage entsprechendes Milieu erhalten bleibt. Immer wieder taucht die Frage auf, inwieweit überhaupt nach dem Versand einer Stuhlprobe noch aussagekräftige Befunde zu erwarten sind und wie es mit dem Nachweis von obligaten Anaerobiern steht?

Transportzeit ≤ 3 Tage

Dazu ist folgendes zu sagen: Stuhl ist an sich ein sehr gutes Transportmedium. Ein niedriges Redoxpotential (-200 bis -300 mV), die relative Nährstoffarmut und der ausreichend hohe Wassergehalt lassen auch die meisten Anaerobier einen Postversand ohne weiteres überstehen und sorgen dafür, daß auch nach 2 (-3) Tagen noch die ursprünglichen Zahlen der in der Routinediagnostik erfaßbaren Keime vorhanden sind (CROWTHER 1971, HARALAMBIE 1992) (s. auch **Kap. 3.3.1.**). Wie in eigenen Untersuchungen bestätigt werden konnte, bleibt auch der pH-Wert der Stuhlprobe über 2 (-3) Tage konstant.

6. Nachdem der Name des Patienten auf dem Probenröhrchen vermerkt ist, wird dieses in das etwas größere Transportröhrchen verbracht. Diese Maßnahme soll ein Auslaufen der Probe während des Versandes verhindern und genügt im übrigen rechtlichen Vorgaben.

Vollständige Angaben

7. Auch ein vollständig ausgefüllter Probenbegleitschein gehört zu einer sachgerechten Probennahme. Neben der Angabe der Untersuchungswünsche dürfen auch die Anschrift des Patienten sowie die Befundanschrift in den dazugehörigen Feldern nicht fehlen.

8. Der Versand an das Untersuchungslabor sollte in speziellen, beim Labor anzufordernden Versandbeuteln erfolgen, die mit dem Hinweis "Medizinisches Untersuchungsmaterial" gekennzeichnet sind.

Wichtig:

Der Probenversand über das Wochenende oder über Feiertage sollte vermieden werden. Gerade bei hochsommerlichen Temperaturen läßt ein Transport über mehrere Tage kaum aussagekräftige Befunde erwarten.

Bei Beachtung der genannten Maßnahmen steht mit der Stuhluntersuchung ein günstiges und nicht-invasives diagnostisches Werkzeug zur Verfügung, das reproduzierbare und therapeutisch verwertbare Aussagen über den Zustand der Darmbarriere gestattet.

Literaturhinweise

ANONYM (1989): Verfügungen für den Versand von Untersuchungsproben 630/1989 und 631/1989 sowie DIN-Norm 15515 Teil 1 Amtsblatt des Bundesministers für das Post- und Fernmeldewesen Nr. 68, 1227–1237 ● CROWTHER JS (1971): Transport and storage of faeces for bacteriological examination. J. Appl. Bacteriol. 34, 477–483 ● HARALAMBIE E (1992): Gnotobiotik – Mikroökologische Techniken in der Humanmedizin. Perimed, Erlangen

LABORDIAGNOSTIK

3.3. Mikrobiologische Stuhluntersuchungen

3.3.1. Stuhlflora-Untersuchung

Die Untersuchung der Stuhlflora stellt eine vergleichsweise günstige Methode für einen nicht-invasiven Blick in den Darm dar. Im Zentrum des Interesses steht dabei die obligate bakterielle Flora sowie das Vorkommen von passageren Keimen.

Durchführung / Technik

Die in der klassischen mikrobiologischen Diagnostik üblichen qualitativen oder allenfalls semiquantitativen Verfahren zum Nachweis von Enteropathogenen sind für die Erfassung der Stuhl- resp. Darmflora nicht ausreichend. Sie lassen allenfalls grobe Schätzungen der ursprünglichen Keimzahlen zu. Um Stuhlflora-Befunde aber diagnostisch und therapeutisch verwerten zu können, ist eine Quantifizierung der verschiedenen Keimgattungen bzw. -arten notwendig. Nur so können zahlenmäßige Verschiebungen in der Florazusammensetzung erkannt werden.

Methodisch wird die Quantifizierung der Darmkeime durch die fortlaufende Verdünnung des zu untersuchenden Stuhles bewerkstelligt. Das Verbringen der einzelnen Verdünnungen auf verschiedene Nährböden ermöglicht die Anzüchtung und Zählung der Keime sowie deren Differenzierung bis zur Gattungsebene (**Abb. 65**). Der Mikrobiologe bedient sich dabei neben Vollnährmedien, die möglichst vielen Keimen ein Wachstum ermöglichen, einer Auswahl an Selektivmedien, die aufgrund von Hemmstoffzusätzen nur bestimmten Keimen Vermehrungsbedingungen liefern. Daneben werden sog. Elektivmedien eingesetzt, mit denen neben der Anzüchtung über spezielle Substrat- und Indikatorbeigaben Stoffwechseleigenschaften abgefragt und für die Differenzierung der Keime genutzt werden können. Die Auswahl der Nährmedien orientiert sich an den Wachstumsansprüchen der zu erwartenden Keime.

Ermöglichen Quantifizierung

Um den Darmkeimen möglichst günstige Vermehrungsbedingungen zu bieten, werden die beimpften Nährböden bei ca. 37 °C, also entsprechend der Körpertemperatur bebrütet. Nährmedien zur Anzucht von Pilzen werden zusätzlich noch bei 30 °C inkubiert, da Hefen und Schimmelpilze bei dieser Temperatur besser wachsen.

E. coli, andere *Enterobacteriaceae*, Enterokokken und einige weitere Keimgattungen wachsen unter normalen, atmosphärischen Bedingungen. Den überwiegenden Anteil der menschlichen Darmflora repräsentieren allerdings anaerob und mikroaerob wachsende Keimgattungen, deren Erfassung ein Muß für eine aussagekräftige Stuhlflora-Analyse darstellt. Diese erfordern spezielle Anzuchtverfahren unter Sauerstoffausschluß bzw. verminderter Sauerstoffspannung, ermöglicht durch geschlossene und definiert zu begasende Systeme, in die die beimpften Nährböden verbracht werden. Bei Beachtung einer adäquaten Entnahme- und Versandtechnik

LABORDIAGNOSTIK

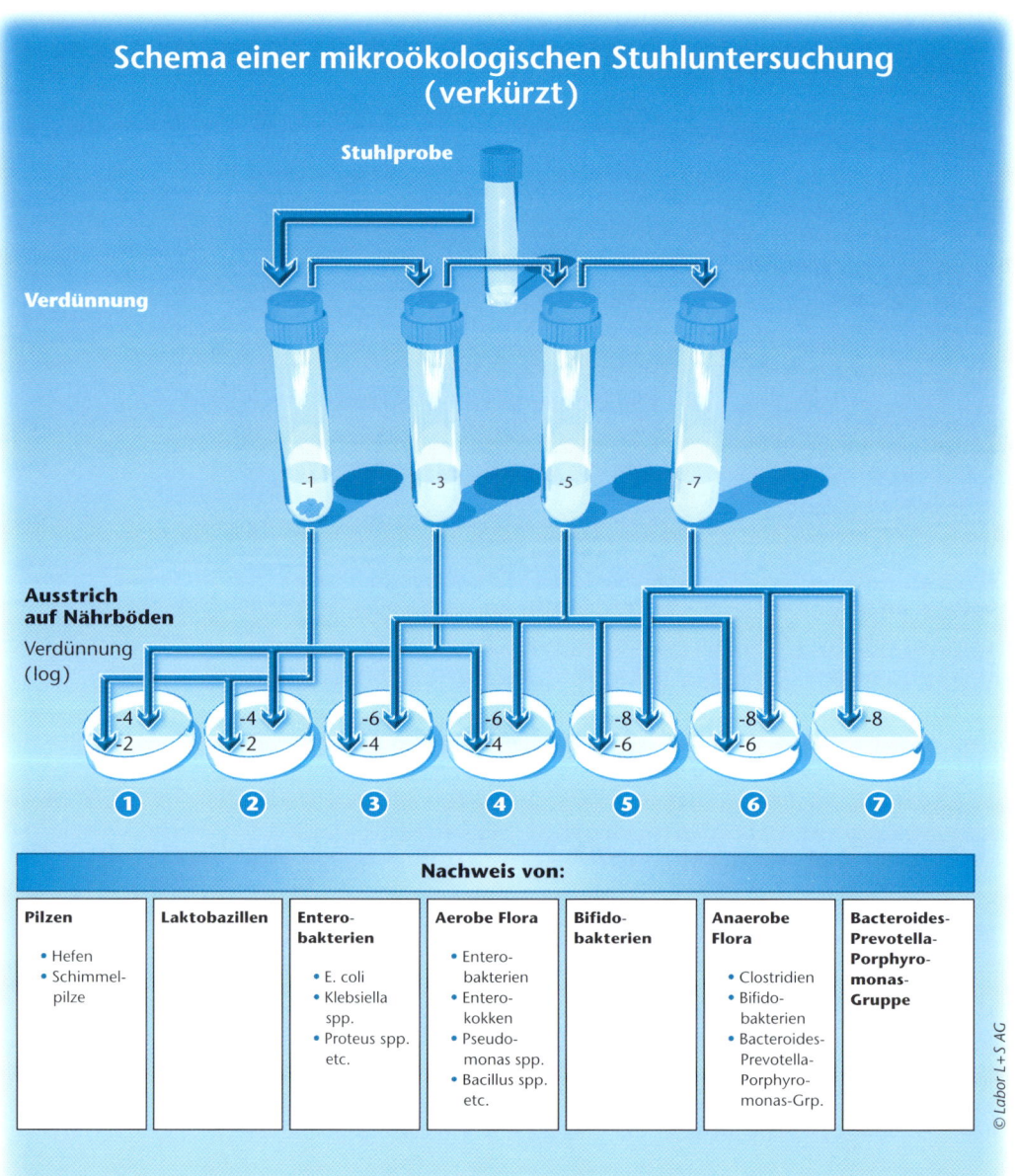

Abbildung 65

Hohe Kunst der Mikrobiologie: Anaerobiertechniken

(s. **Kap. 3.2.**) können auf diese Weise bestimmte anaerob wachsende Keime im Rahmen von routinemäßigen Stuhlflora-Untersuchungen sicher erfaßt werden. Dazu zählen Vertreter der Gattungen *Bifidobacterium*, *Bacteroides-Prevotella-Porphyromonas*-Gruppe und *Clostridium*. Alle anderen Anaerobier sind z.T. weitaus empfindlicher, überstehen also häufig auch keine längeren Transporte und erfordern komplexere Anzuchtverfahren, die hinsichtlich Kosten und Aufwand die routinediagnostischen Mög-

LABORDIAGNOSTIK

lichkeiten übersteigen. Die Erfassung dieser Keime bleibt daher wissenschaftlichen Fragestellungen vorbehalten (s. auch **Kap. 1.2.5.3.4.**). Aerob wachsenden Keimen reicht aufgrund der kurzen Generationszeit (Zeit, in der eine Verdoppelung der Mikroorganismen durch Zweiteilung erfolgt) von 20–30 Minuten unter günstigen Bedingungen i.d.R. eine Über-Nacht-Bebrütung, um auf den Nährböden ein makroskopisch sichtbares Koloniewachstum zu entwickeln. Anaerobe Bakterien und Pilze wachsen dagegen wesentlich langsamer. Eine Auswertung der entsprechenden Nährböden ist daher erst nach 3-tägiger Bebrütung möglich. Bei ausreichender Verdünnung gehen die mit unbewaffnetem Auge auf den beimpften Nährböden erkennbaren Bakterienkolonien jeweils auf die exorbitante Vermehrung einer einzigen Bakterienzelle zurück. Unter Berücksichtigung des Verdünnungsfaktors läßt sich somit die Anzahl an vermehrungsfähigen Keimen in der Stuhlprobe berechnen, die im Befund mit „Kolonie-bildenden Einheiten" oder abgekürzt „KBE" bezogen auf 1 g Stuhl angegeben wird. Anhand der Koloniemorphologie und des Wachstumsverhaltens kann zudem der erfahrene Untersucher eine Identifizierung der Keime zumindest bis zur Gattungsbezeichnung vornehmen.

Explosionsartiges Wachstum von Mikroorganismen

Pilzdifferenzierung bis zur Speziesebene

Wird, beispielsweise bei Pilzisolaten, eine genauere Differenzierung bis zur Spezies gewünscht, müssen neben der Beurteilung des Koloniewachstums weiterführende Untersuchungen herangezogen werden. Ausgehend von der mikroskopischen Untersuchung der fraglichen Isolate ist dabei v.a. das biochemische Reaktionsspektrum von Bedeutung. In sogenannten „bunten Reihen" wird die Verwertung unterschiedlichster Substrate durch die Keime überprüft. Positive Reaktionen machen sich dabei als Farbumschläge der zugesetzten Indikatoren bemerkbar. Aus dem sich schließlich ergebenden „bunten" Reaktionsmuster kann unter Berücksichtigung der Mikro- und Makromorphologie auf die Keimspezies geschlossen werden. Dabei werden in modernen mikrobiologischen Laboratorien computergestützte Systeme eingesetzt, die auf umfangreiche Datenbanken zurückgreifen.

„Bunte Reihe"

Resistenzprüfung von Pilzisolaten

Um die Wirksamkeit verschiedener Antimykotika auf angezüchtete Pilze zu prüfen, bedient man sich spezieller Resistenzprüfungsverfahren. In der routinemäßigen Prüfung kommt meist der sog. Agardiffusionstest zum Einsatz. Nach der flächigen Beimpfung eines speziellen Nährbodens mit dem Testkeim werden Fließpapierblättchen, die mit den zu testenden Antimykotika beschickt wurden, aufgelegt und 18 Stunden bei 30 °C bebrütet. Die Antimykotika diffundieren in den Nährboden, wobei die Wirkstoffkonzentration mit zunehmendem Abstand zum Plättchen abnimmt. Die Testkeime vermögen nur so nah an die Wirkstoffträger heranzuwachsen, wie es ihre individuelle Empfindlichkeit zuläßt. Daraus resultieren auf dem sonst rasenartig bewachsenen Nährboden kreisrunde wachstumsfreie

LABORDIAGNOSTIK

Bewertung des Antimykogrammes

Hemmhöfe um die Testplättchen herum. Der Durchmesser dieser Hemmhöfe kann unter Berücksichtigung des pharmakokinetischen und -dynamischen Verhaltens des jeweiligen Wirkstoffes im menschlichen Körper zur Beurteilung dienen, ob ein Keim als sensibel, intermediär oder resistent gegen das entsprechende Antimykotikum eingestuft wird:

- **Sensibel** lautet die Bewertung, wenn mit der üblichen Dosierung des Wirkstoffes eine für diesen Keim ausreichend hohe Hemmkonzentration im Menschen zu erwarten ist.
- **Intermediär** besagt, daß nur bei maximal zulässiger Dosierung des Therapeutikums ein antimykotischer Effekt gegen den getesteten Keim in vivo zu erwarten steht.
- **Resistent** sind solche Keime, bei denen auch mit maximal zulässiger Dosierung in vivo kein ausreichend hoher antimykotischer Wirkstoffspiegel zu erreichen ist.

Basis für die aussagekräftige Beurteilung von Resistenzprüfungen ist die genaue Kenntnis des Wirkstoffverhaltens im menschlichen Körper. Die Einstufung von Erregern in die o.g. Kategorien setzt daher für den Standort Darm beispielsweise das Wissen voraus, was mit dem Therapeutikum im Darm passiert, welche Wirkstoffspiegel mit welcher Dosierung erreicht werden und wie es ausgeschieden wird. Korrelationen mit den Hemmhöfen sind in nationalen Normen, in Deutschland den DIN-Normen, in den USA den NCCLS-Normen, niedergelegt. Hier ist vermerkt, bei welchem antimikrobiellen Wirkstoff welcher Hemmhofdurchmesser zur Einstufung sensibel, intermediär bzw. resistent bei einzelnen Keimen führt.

Literaturhinweise

BORRIELLO P; HUDSON M; HILL M (1978): Investigation of the gastrointestinal bacterial flora. Clinics in Gastroenterol. 7, 329–349 ● BRAUN OH; DEHNERT J; GEDEK B; HAENEL H; HOFFMANN K; KIENITZ M; KNOTHE H; MAYER JB; MOSSEL DAA; REPLOH H; REUTER G; SEELIGER HPR; WERNER H (1967): Methoden und Ergebnisse der bakteriologischen Stuhluntersuchungen. Zbl. Bakt. I. Abt. Orig. A 203, 518–546 ● BURKHARDT F (Hrsg.; 1992): Mikrobiologische Diagnostik. Thieme, Stuttgart, New York ● MURRAY PR; BARON EJ; PFALLER MA; TENOVER FC; YOLKEN RH (Hrsg., 1995): Manual of Clinical Microbiology. ASM Press, Washington D.C. ● SONNENSCHEIN B; LEIMBECK R; ROSLER P (1991): Wie sinnvoll sind mikrobiologische und chemische Stuhluntersuchungen? Naturheilpraxis 44, 250–259 ● STEGEMANN M; BECKMANN G (1997): Antibiogramme in der tierärztlichen Praxis. Indikationen – Technik – Interpretation. Vet special. 2. Aufl. Enke, Stuttgart

3.3.2. Untersuchung auf enteropathogene Erreger (Bakterien, Viren, Parasiten)

Insbesondere bei akuten Durchfallgeschehen sowie bei chronischen Verläufen mit einem Wechsel zwischen Diarrhoe und Obstipation müssen auch obligat enteropathogene Mikroorganismen diagnostisch berücksichtigt werden. Genauere Informationen zu Darminfektionserregern sind dem **Kap. 2.8.** zu entnehmen. Nachfolgend wird kurz der technische Ablauf der labordiagnostischen Stuhluntersuchung auf Bakterien, Viren und Parasiten mit pathogener Bedeutung im Gastrointestinaltrakt erläutert.

LABORDIAGNOSTIK

Bakterien

Der Nachweis obligat enteropathogener Bakterien wird über die kulturelle Anzüchtung in bzw. auf speziellen Anreicherungs- und Selektivnährmedien geführt. Dabei reichen qualitative Nachweisverfahren aus, d.h. es interessieren nicht die genauen Keimzahlen, sondern nur die An- bzw. Abwesenheit dieser Keime.

1. Salmonellen

Zum Nachweis von Salmonellen wird eine gewisse Menge Stuhl zunächst in eine spezielle Nährbouillon gegeben und über Nacht bei 37 °C bebrütet. Man spricht hier von einer „Anreicherung", d.h. man bietet den evt. vorhandenen Salmonellen möglichst günstige Vermehrungsbedingungen und versucht gleichzeitig über Hemmstoffzusätze die Begleitflora weitestgehend zu unterdrücken. So lassen sich auch geringe Keimzahlen oder vorgeschädigte Keime noch „aufpäppeln" und kulturell nachweisen. Um die Salmonellen sichtbar zu machen, wird die Bouillon nach der Bebrütung auf speziellen festen Nährböden ausgestrichen, auf denen Salmonellen im Anschluß an eine Über-Nacht-Bebrütung eine mehr oder weniger typische Koloniemorphologie entwickeln. Das reicht allerdings zur Diagnose „Salmonellen" noch nicht aus, da auch andere Keime ähnlich wachsen können. Verdächtige Kolonien werden daher mit serologischen Verfahren zunächst auf typische Salmonellen-Oberflächen-Antigene überprüft. Fällt das Ergebnis positiv aus, muß die Verdachtsdiagnose zudem noch anhand des biochemischen Reaktionsverhaltens bestätigt werden. Erst dann ist die Diagnose „Salmonellen" gerechtfertigt.

Salmonellennachweis: Kombination von Kultur, Serologie und Biochemie

Im negativen Fall ist also ein Ergebnis schon 2–3 Tage nach Eintreffen der Stuhlprobe im Labor zu erwarten. Werden Salmonellen nachgewiesen, vergehen bis zum vorläufigen Befund „Salmonellen wurden nachgewiesen" aufgrund der zusätzlichen Differenzierung 3–4 Tage. Da die Diagnose „Salmonellen" gerade in Hinsicht auf epidemiologische Fragestellungen jedoch nicht ausreicht, sind weitergehende serologische Untersuchungen zur Bestimmung des sog. Serovars notwendig (s. auch **Kap. 2.8.1.1.**). Dies kann wegen der enormen Vielfalt von Salmonellen-Serovaren (ca. 2700 (!)) von vielen routinediagnostischen Laboratorien nicht geleistet werden. Auch aus Gründen der Qualitätssicherung erfolgen hier Einsendungen an Nationale Referenzlabors in Wernigerode und Hamburg, die eine Feintypisierung vornehmen. Sobald das Ergebnis von dieser Stelle im Routinelabor eingetroffen ist, erhält der Einsender den Endbefund mit der genauen Differenzierung.

2. Shigellen

Die Untersuchung von Stuhlproben auf Shigellen verläuft analog dem unter dem Punkt Salmonellen beschriebenen Grundprinzip. Auch hier ist nach der im Routinelabor erhobenen Gattungsdiagnose eine genauere Differenzierung in einem Referenzlabor notwendig (s. auch **Kap. 2.8.1.2.**).

LABORDIAGNOSTIK

3. Yersinia spp.

Zum Nachweis von Yersinien wird Stuhl zunächst direkt auf einem speziellen Yersinien-Nährboden ausgestrichen und dieser 2 Tage bei 30 °C bebrütet. Verdächtige Kolonien können dann auch im Routinelabor biochemisch bis zur Spezies differenziert werden. Negative Ergebnisse sind dementsprechend schon 2 Tage nach Eintreffen der Stuhlprobe vorhanden, im positiven Fall ist ein weiterer Tag zur Keimdifferenzierung notwendig. Um auch geringe Keimzahlen zu erfassen, die im Direktausstrich u.U. durch die Begleitflora überwuchert werden, bedient man sich der Kälteanreicherung. Im Gegensatz zu anderen Darmkeimen sind *Yersinia spp.* ausgesprochen kältetolerant und vermehren sich noch bei Temperaturen zwischen 2 und 6 °C. Etwas Stuhl wird daher in eine Kochsalzlösung gegeben und dann 3 Wochen in den Kühlschrank gestellt. Danach erfolgt der Ausstrich auf einem festen Yersinien-Nährboden, der dann 2 Tage bei 30 °C bebrütet wird. Werden Yersinien auf diese Weise nachgewiesen, erhält der Einsender eine Nachmeldung (s. auch **Kap. 2.8.1.4.**).

Kälteanreicherung

4. Campylobacter spp.

Der Nachweis von *Campylobacter spp.* erfolgt ebenfalls durch die kulturelle Anzüchtung. Allerdings ist der Aufwand etwas größer, da *Campylobacter spp.* eine mikroaerobe, also Sauerstoff-reduzierte Atmosphäre zum Wachstum bevorzugen. Eine Stuhlsuspension wird zunächst auf speziellen Nährmedien ausgestrichen. Um die Begleitflora weitgehend auszuschließen, kann man neben dem Zusatz von Hemmstoffen in den Nährmedien die Beweglichkeit der *Campylobacter spp.* ausnutzen. Auf einen auf dem Nährboden plazierten Filter mit 0,45 µm Porenweite wird eine gewisse Menge der Stuhlsuspension gegeben und ca. 30 Minuten stehen gelassen. Die in dem Stuhl evt. vorhandenen *Campylobacter spp.* können sich nun im Gegensatz zu den meisten anderen Stuhlkeimen durch die Poren „zwängen" und erreichen den darunter befindlichen Nährboden. Der Filter mit dem Überstand wird entfernt und die Platten dann über 3 Tage bei 37 °C unter mikroaeroben Bedingungen bebrütet. Verdächtige Kolonien lassen sich mikroskopisch und mittels zusätzlicher biochemischer Tests bis zur Spezies identifizieren (s. auch **Kap. 2.8.1.3.**).

Campylobacter: Nachweis über Filtertechnik

5. Clostridium difficile

Auch der Nachweis von *Cl. difficile* erfolgt auf kulturellem Wege. Da Clostridien zu den Anaerobiern zählen, ist eine Bebrütung der mit Stuhl beimpften, speziellen Selektivmedien unter Sauerstoffausschluß notwendig. Nach 2–3 tägiger Inkubation bei 37 °C erfolgt die Ablesung der Platten mit ggf. sich anschließender biochemischer Identifizierung. Dabei machen sich *Cl. difficile*-Kolonien auch mit ihrem typischen, an Pferde erinnernden Geruch bemerkbar. Der Nachweis von *Cl. difficile*-Toxinen aus dem Stuhl erfolgt mittels spezifischer Antikörper (s. auch **Kap. 2.8.1.6.**).

LABORDIAGNOSTIK

Resistenzprüfung von Bakterienisolaten

Lebensbedrohliche bakterielle Darminfektionen, z.B. bei älteren Patienten, machen u.U. eine antibiotische Intervention notwendig (s. auch **Kap. 5.2.5.**). Die Auswahl des geeigneten Therapeutikums muß sich dabei an der individuellen Empfindlichkeit des jeweiligen Erregers orientieren. Um diese zu ermitteln, werden spezielle Resistenzprüfungsverfahren herangezogen. Zum einen findet dazu der Agardiffusionstest mit verschiedenen Antibiotika Anwendung (Testprinzip s. **Kap. 3.3.1.**). Ein deutlich genaueres Verfahren stellt jedoch die Bouillon-Dilution dar. Hier werden Verdünnungsreihen verschiedener Antibiotika mit dem Testkeim beimpft, bebrütet und anhand der ausbleibenden Trübung die geringste Wirkstoffkonzentration ermittelt, die das mikrobielle Wachstum (= Trübung) zu hemmen vermag. Auf der Basis der pharmakokinetischen Kenntnisse zu den einzelnen Antibiotika kann dann auf die klinische Wirksamkeit rückgeschlossen werden. Dementsprechend erfolgt die Einstufung „sensibel", „intermediär" oder „resistent" (s. auch **Kap. 3.3.1.**).

Ein Muß vor der antibiotischen Behandlung

Viren

Enteropathogene Viren (v.a. Rota-Viren) werden ebenfalls mithilfe spezifischer Antikörper im Stuhl nachgewiesen. Einige – allerdings weniger bedeutsame – Virus-Spezies sind bislang nur über eine elektronenmikroskopische Untersuchung zu diagnostizieren (s. auch **Kap. 2.8.2.**).

Parasiten

Damparasiten werden in der Regel durch die mikroskopische Untersuchung einer Stuhlprobe nachgewiesen. Um die Nachweisrate zu erhöhen, kommen spezielle Anreicherungsverfahren zum Einsatz. So werden grob gefilterte Stuhlsuspensionen beispielsweise zentrifugiert und das Sediment dann auf einem Objektträger ausgestrichen. Da einige Parasiten oder ihre Eier sehr unauffällig sind, erfordert die mikroskopische Durchmusterung eines solchen Präparates große Erfahrung und viel Geduld. Spezielle Färbungen können hier teilweise das Auffinden parasitärer Gebilde erleichtern. Auch die Identifizierung der Parasiten erfolgt auf mikroskopischem Weg anhand typischer Merkmale wie Form, Größe, Innenstruktur, Vermehrungsstadien etc. Einige Wurmarten lassen sich aber auch schon mit bloßem Auge erkennen (Madenwürmer, Spulwürmer und Proglottiden von Bandwürmern).

Spezielle Anreicherungsverfahren

Erfahrung & Geduld bei der parasitologischen Mikroskopie unabdingbar

Die Diagnostik von Darmparasiten ist auch nach dem Postversand einer Stuhlprobe noch möglich. Allerdings können beispielsweise bei Amöben und Flagellaten nur die Dauerformen nachgewiesen werden. Einzig *D. fragilis* läßt sich nur in frischem oder fixiertem Stuhl detektieren, da sie keine Dauerformen ausbildet.

Eier des Madenwurmes *Enterobius vermicularis* werden bei einer Stuhluntersuchung meist nicht nachgewiesen. Hier ist die mikroskopische Untersuchung eines Analabklatsches diagnostisches Mittel der Wahl (s. Kap. **2.8.3.2.1.**).

LABORDIAGNOSTIK

Wichtig:

Da die Ausscheidung von enteropathogenen Bakterien, Viren und Parasiten häufig diskontinuierlich erfolgt, schließt eine negativ verlaufene Stuhluntersuchung eine möglich Infektion nicht sicher aus. Mindestens 2 Wiederholungsuntersuchungen sind daher bei entsprechendem Verdacht angezeigt.

Literaturhinweise

ANONYM (1988): Verfahrensrichtlinien für die Laboratoriumsdiagnostik von parasitären Infektionen beim Menschen. Bundesgesundhbl. 31, 408–410 ● BURKHARDT F (Hrsg.; 1991): Verfahrensrichtlinien für die Mikrobiologische Diagnostik. Gustav Fischer, Stuttgart, New York ● BURKHARDT F (Hrsg.; 1992): Mikrobiologische Diagnostik. Thieme, Stuttgart, New York ● LÖSCHER T; KUMLIEN S (1993): Labordiagnostik der parasitenbedingten Enteritis. Chemother. J. 2, 108–113 ● MEHLHORN H; EICHENLAUB D; LÖSCHER T; PETERS W (1995): Diagnostik und Therapie der Parasitosen des Menschen. Gustav Fischer, Jena, Stuttgart ● MURRAY PR; BARON EJ; PFALLER MA; TENOVER FC; YOLKEN RH (Hrsg., 1995): Manual of Clinical Microbiology. ASM Press, Washington D.C. ● PRICE DL (1994): Procedure manual for the diagnosis of intestinal parasites. CRC Press, Boca Raton, Ann Arbor, London ● STEGEMANN M; BECKMANN G (1997): Antibiogramme in der tierärztlichen Praxis. Indikationen – Technik – Interpretation. Vet special. 2. Aufl. Enke, Stuttgart

3.4. Ergänzende labordiagnostische Stuhluntersuchungen

Zahlreiche intestinale Standortfaktoren beeinflussen in erheblichem Maß die Zusammensetzung der Darmflora (s. **Kap. 1.2.2.2.**). Eine isolierte mikrobiologische Diagnostik bildet daher häufig nur Folgeerscheinungen von nicht-mikrobiell bedingten Grundstörungen ab. Dies macht zwingend notwendig, mit ergänzenden Stuhluntersuchungen auch die intestinale Umgebung der Darmkeime zu erfassen (s. auch **Kap. 4.2.**).

3.4.1. pH-Wert

Stuhl-pH: Resultante mikrobieller Aktivität

Der Stuhl-pH ist ein einfacher, aber zentraler Parameter zur Beurteilung des Zustandes der intestinalen Mikroökologie. Er ist mit dem pH-Wert des Enddarminhaltes gleichzusetzen und wird maßgeblich durch die Stoffwechseltätigkeit der dort ansässigen Mikroflora beeinflußt, stellt also gewissermaßen das Resultat aller im Dickdarm ablaufenden mikrobiellen Stoffwechselaktivitäten dar.

Der Stuhl-pH gestattet jedoch keine direkten Aussagen über die Verhältnisse im Dünndarm und auch nicht über den Gewebe-pH-Wert.

Der Stuhl-pH-Wert wird über die Zusammensetzung der Darmflora v.a. von dem jeweiligen Ernährungsverhalten beeinflußt, d.h. den Substraten, die den Mikroorganismen im Dickdarm zur Verfügung stehen. Den Dickdarm erreichende Kohlenhydratverbindungen, beispielsweise Ballaststoffe, kann die saccharolytische Bakterienflora zu Fettsäuren umsetzen und damit eine Ansäuerung des Darmmilieus bewirken. Ein Anfluten von Eiweißen stimuliert dagegen die proteolytisch aktiven Darmkeime, die mit der Bildung von Ammoniak und anderen Stoffwechselprodukten einen alkalisierenden Effekt entfalten (**Abb. 66**; s. auch **Tab. 6** sowie **Kap. 1.2.3.**).

LABORDIAGNOSTIK

Aus der Summe dieser Vorgänge resultieren bei darmgesunden erwachsenen, mitteleuropäischen Mischköstlern pH-Werte zwischen 6,0 und 7,0. Dabei ist zu bedenken, daß – eine ausgewogene Ernährung vorausgesetzt – im Dickdarm von der aufgenommenen Nahrung fast nur die für den Körper unverdaulichen Bestandteile ankommen, also v.a. Ballaststoffe, d.h. komplizierte Kohlenhydratverbindungen. Außerdem stehen noch endogene Nahrungsquellen wie der Darmschleim und abgeschilferte Darmepithelien zur Verfügung. Die Zusammensetzung der Nahrung für die Mikroorganismen ist also relativ konstant, der pH-Wert schwankt dementsprechend auch nur in relativ engen Grenzen. Einseitige Ernährungsweisen oder Verdauungsinsuffizienzen führen dagegen zu einer vermehr-

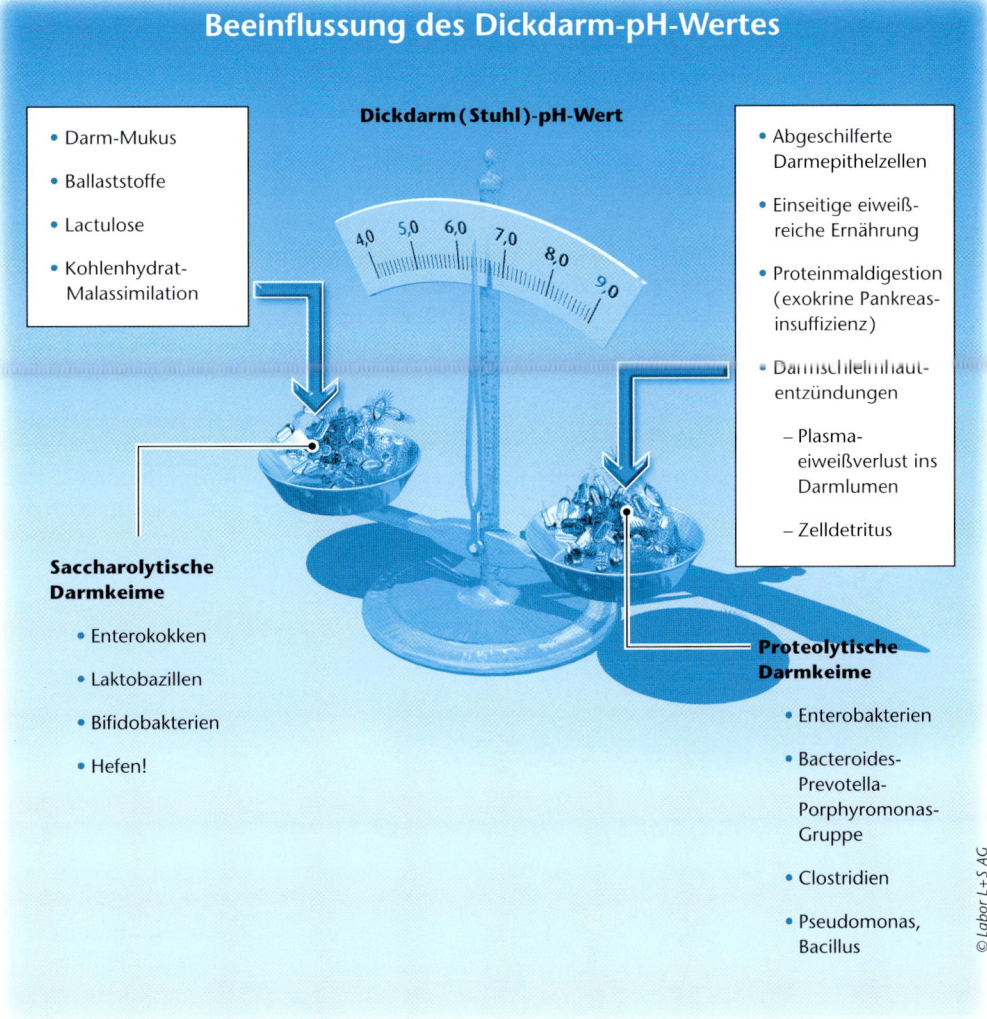

Abbildung 66

LABORDIAGNOSTIK

ten Zufuhr bestimmter Nahrungsbestandteile und damit über die Förderung entsprechender mikrobieller Stoffwechselwege auch zu einer Verschiebung des pH-Wertes. Aus dem übermäßigen, über die normale Verdauungsleistung hinausgehenden Verzehr von Eiweißen oder Fetten bzw. bei Störungen der Protein- und/oder Fettverdauung (Exokrine Pankreasinsuffizienz, Gallensäuresekretionsstörung etc.) aber auch bei Entzündungen der Darmschleimhaut mit Verlust von Plasmaeiweißen resultiert ein vermehrter Übertritt dieser Substanzen in den Dickdarm und damit letztendlich eine Alkalisierung des Dickdarmmilieus. Eine überwiegend saccharolytisch aktive Dickdarmflora bei ballaststoffreicher Kost, aber auch bei Kohlenhydratintoleranzen macht sich dagegen mit einer Ansäuerung des Stuhles bemerkbar.

Säuglingsstuhl ist sauer

Bei Säuglingen besteht die Dickdarmflora fast ausschließlich aus Bifidobakterien und Laktobazillen, also säuernden Bakterien, was sich im typisch säuerlich riechenden Säuglingsstuhl mit einem pH-Wert von 5,0–5,5 niederschlägt (s. auch **Kap. 1.2.1.**).

Da im alkalischen pH-Bereich viele bakteriellen Enzymsysteme mit schädlicher Wirkung ihr Optimum besitzen, ist ein eher saurer Stuhl-pH zwischen 5,5 und 6,5 anzustreben, wie er bei einer ballaststoffreichen Kost zu erwarten ist. Ansonsten können verschiedenste für den Wirtsorganismus nachteilige, mikrobielle Stoffwechselprodukte wie biogene Amine oder Präkanzerogene produziert werden. Zudem vermögen sich zahlreiche Fremdkeime, auch Enteropathogene, im alkalischen Milieu besser anzusiedeln und zu vermehren. Ein pH-Wert von 7,0 stellt die physiologische Obergrenze dar. PH-Werte, die darüber liegen, sind aus den genannten Gründen nicht tolerabel. Hier sollten eine genaue Ernährungs-Anamnese und evt. weiterführende Untersuchungen (Verdauungsparameter, Entzündungsmarker) durchgeführt und dementsprechend therapeutisch angesetzt werden (s. **Kap. 3.4.2.** ff. und **5.2.1.**).

Literaturhinweise

HARALAMBIE E. (1992): Gnotobiotik. Mikroökologische Techniken in der Humanmedizin. Perimed, Erlangen ● PONGPECH P; HENTGES DJ (1989): Inhibitory effects of volatile fatty acids and low pH on the multiplication of enteric pathogens in vitro in caecal contents of mice. Microb. Ecol. Health Dis. $\underline{2}$, 247–253 ● SCHULER R; SCHULER A (1987): Physiologie und Pathologie der Intestinalflora. Mayr, Miesbach

3.4.2. Verdauungsparameter

Blähungen, unklare Oberbauchbeschwerden, Durchfälle, obstipatöse Zustände und andere Magen-Darm-Störungen, meist einhergehend mit mehr oder weniger deutlichen Verschiebungen der Darmflora, resultieren häufig aus einer insuffizienten Digestion und/oder Resorption von Nahrungsbestandteilen. Zur Evaluierung der Verdauungsleistung stehen einige Laborparameter im Stuhl zur Verfügung (**Tab. 35**), die nachfolgend näher erläutert werden.

LABORDIAGNOSTIK

3.4.2.1. Verdauungsrückstände

Mit Hilfe einer Spezialfärbung ist es möglich, Verdauungsrückstände (Muskelfasern, Stärke, Neutralfette, Fettsäuren) im Stuhl mikroskopisch nachzuweisen. Dieses einfache, schnelle und preisgünstige Verfahren gibt einen ersten Hinweis auf Störungen im Sinne einer Maldigestion/Malabsorption (s. auch **Kap. 2.1.4.**) und muß unbedingt durch weiterführende Untersuchungen bestätigt werden.

Indikationen

Als preisgünstiges Screeningverfahren bietet sich die Untersuchung auf Verdauungsrückstände bei allen gastrointestinalen Beschwerdebildern mit unklarer Genese an.

Präanalytik

Hier sei auf die Ausführungen zu Probennahme und -versand in **Kap. 3.2.** verwiesen.

Beurteilung

Bei intakter Verdauungstätigkeit sind keine oder nur geringe Nachweise von Muskelfasern, Stärke, Neutralfetten und Fettsäuren im Stuhl zu erwarten. Vermehrte Nachweise unverdauter Nahrungsbestandteile können erste Hinweise auf Verdauungsstörungen geben (**Tab. 36**):

Tabelle 35

Ergänzende labordiagnostische Stuhluntersuchungen

Verdauungsparameter
- Verdauungsrückstände (mikroskopisch)
- Chymotrypsin
- Pankreatische Elastase 1
- Fett
- Gesamtgallensäuren
- Stickstoff
- Milchsäure D- und L-Form

© Labor L+S AG

Muskelfasern

Vermehrte Nachweise von Muskelfasern im Stuhl (mittelgradiger (++) bis hochgradiger (+++) Gehalt) können auf eine mangelhafte Proteinverdauung zurückgehen. Meist ist dies als Hinweis auf eine exkretorische Pankreasinsuffizienz mit einer verminderten Sekretion proteolytischer Enzyme zu werten. Eine solche Verdachtsdiagnose muß verifiziert werden, z.B. durch eine Bestimmung der Pankreas-Elastase 1 oder des Chymotrypsins im Stuhl (s. **Kap. 3.4.2.2.** und **3.4.2.3.**). Eine gestörte Proteinvorverdauung im Magen (Pepsin) kann ebenfalls zu einem vermehrten Auftreten von Muskelfasern im Stuhl führen.

Nachweis von Muskelfasern: Störung der Proteinverdauung

Stärke

Ein vermehrter Nachweis von Stärke im Stuhl (++ bis +++) ist meist durch eine mangelhafte Kohlenhydratverdauung bedingt. Dahinter verbirgt sich neben Kohlenhydratintoleranzen meist eine exkretorische Pankreasinsuffizienz mit der verminderten Sekretion Kohlenhydrat-spaltender Enzyme. Letztere kann durch die Bestimmung der Pankreas-Elastase 1 oder des Chymotrypsins (s. **Kap. 3.4.2.2.** und **3.4.2.3.**) im Stuhl verifiziert werden.

Neutralfette

Der vermehrte mikroskopische Nachweis von Neutralfetten im Stuhl (++ bis +++) kann auf einem unzureichenden Aufschluß der Nahrungsfette beruhen. Mögliche Ursachen sind einerseits eine mangelhafte Emulgierung der Fette aufgrund einer Gallesekretionsstörung, andererseits eine mangelhafte Sekretion von fettspaltenden Enzymen durch das Pankreas. Zur Verifizierung der mikroskopisch nachgewiesenen, vermehrten Fettaus-

Tabelle 36

Ergänzende labordiagnostische Stuhluntersuchungen

Verdauungsrückstände (Mikroskopischer Nachweis)

Muskel-fasern	Stärke	Neutral-fette	Fett-säuren	Hinweis auf	Weiterführende Untersuchungen
++/+++				Pankreas	Pankreas-Elastase 1
	++/+++			Pankreas	Pankreas-Elastase 1
		++/+++	Ø/+	Pankreas Leber	Stuhlfett Pankreas-Elastase 1 Blut-Untersuchungen (Leberstatus)
		Ø/+	++/+++	Dünndarm	Stuhlfett PMN-Elastase
		++/+++	++/+++	Dünndarm Leber	Stuhlfett PMN-Elastase Blut-Untersuchungen (Leberstatus)

Erläuterung:
- Ø = mikroskopisch nicht nachweisbar
- + = mikroskopisch geringgradig nachweisbar
- ++ = mikroskopisch mittelgradig nachweisbar
- +++ = mikroskopisch hochgradig nachweisbar

© Labor L+S AG

LABORDIAGNOSTIK

scheidung ist die Bestimmung des Stuhl-Fettgehaltes notwendig (s. **Kap. 3.4.2.4.**). Die Funktionsfähigkeit des exokrinen Pankreas kann über die Bestimmung der Pankreas-Elastase 1 oder des Chymotrypsins (s. **Kap. 3.4.2.2.** und **3.4.2.3.**) im Stuhl ermittelt werden.

Wurde bei bestehender Steatorrhoe eine Pankreasstörung ausgeschlossen, muß auch eine Beteiligung der Leber in Betracht gezogen werden. Die Bestimmung des Gallensäurengehaltes im Stuhl läßt dabei keine Aussagen über die Sekretionsleistung der Leber zu (s. **Kap. 3.4.2.5.**). Neben der Bestimmung der Blut-Leberwerte kann nur über eine Ausschlußdiagnostik oder eine „diagnostische Therapie" mit Cholagoga (s. **Kap. 5.2.7.2.**) eine hepatische Ursache eingegrenzt werden.

Gallensäuren im Stuhl: kein Hinweis auf Leberleistung!

Fettsäuren

Der vermehrte mikroskopischen Nachweis von Fettsäuren im Stuhl (++ bis +++) weist auf eine Resorptionsstörung im Dünndarm hin. Mögliche Ursachen sind insbesondere entzündliche Schädigungen der Darmschleimhaut. Zur Verifizierung der mikroskopisch nachgewiesenen, vermehrten Fettausscheidung ist die Bestimmung des Stuhl-Fettgehaltes notwendig (s. **Kap. 3.4.2.4.**). Entzündungen der Darmschleimhaut als Ursache für die verminderte Resorptionsleistung lassen sich mit der Bestimmung von Entzündungsmarkern, z.B. der PMN-Elastase, erkennen (s. **Kap. 3.4.3.**).

Neutralfette und Fettsäuren

Der vermehrte mikroskopische Nachweis von Neutralfetten und Fettsäuren im Stuhl (++ bis +++) sollte als relativ seltener Befund durch eine Wiederholungsuntersuchung abgesichert werden. Meist liegt die Ursache in einem Gallensäuremangel, bedingt durch eine gestörte Gallensäurerückresorption, z.B. aufgrund großflächiger Entzündungen im Dünndarm oder durch eine Gallesekretionsstörung. Neben der Bestimmung des Stuhl-Fettgehaltes (s. **Kap. 3.4.2.4.**) zur Verifizierung des mikroskopischen Untersuchungsergebnisses kann die Bestimmung eines Entzündungsmarkers, z.B. der PMN-Elastase, Hinweise auf solche entzündlichen Prozesse im Darm geben (s. **Kap. 3.4.3.**). Die Vorgehensweise zum Ausschluß einer Leberfunktionsstörung ist unter dem Punkt „Neutralfette"(s.o.) näher beschrieben.

Befunde absichern!

Bei gleichzeitigem Auftreten verschiedener Verdauungsrückstände müssen großflächige Schädigungen der Darmschleimhaut in Betracht gezogen werden (z.B. während eines akuten Schubes einer chronisch-entzündlichen Darmerkrankung). Dies trifft ebenfalls für Erkrankungen zu, die mit heftigen Durchfällen einhergehen (z.B. virale Enteritiden).

Hinweise zur Aussagekraft

- Die mikroskopische Untersuchung des Stuhles auf Verdauungsrückstände stellt ein Screeningverfahren dar. Auffällige Befunde bedürfen daher immer der Abklärung mittels weiterführender chemischer Untersuchungen (s.o.).

Mikroskopie durch weiterführende Untersuchungen verifizieren

249

- Bei Personen, die sich fleischlos ernähren, kann die Eiweißverdauung auf mikroskopischem Weg selbstverständlich nicht bewertet werden!
- Auch eine krasse Fehlernährung kann zu einer Erschöpfung der Verdauungskapazität und damit zu einem Auftreten von unverdauten Nahrungsbestandteilen im Stuhl führen.
- Vermehrte mikroskopische Nachweise von Verdauungsrückständen können bei intakter Verdauung und ausgewogener Ernährung in Einzelfällen auch bei einer ungleichmäßigen Verteilung der Nahrungsbestandteile im Stuhl auftreten.

Literaturhinweise

DRUMMEY GD; BENSON JA; JONES CM (1961): Mikroscopical examination of the stool for steatorrhea. N. Engl. J. Med. 264, 85–87 ● ENGELHARDT A; LOMMEL H (Hrsg., 1974): Maladsorption, Maldigestion. Laboratoriumsdiagnostik von Magen-, Darm- und Pankreaserkrankungen. VCH Verlagsgesellschaft, Weinheim

3.4.2.2. Chymotrypsin

Chymotrypsin ist ein Pankreas-spezifisches Enzym, das der intestinalen Proteinverdauung dient (Protease). Die im Stuhl nachweisbare Chymotrypsinaktivität macht etwa 0,5 % der ursprünglich vom Pankreas sezernierten Menge aus, erlaubt jedoch aussagekräftige Rückschlüsse auf den Funktionszustand der Bauchspeicheldrüse. Diese Restaktivität ist so stabil, daß auch ein Postversand der Proben möglich ist.

Der Nachweis des Chymotrypsins im Stuhl hat den Vorteil, einfach, standardisiert, risikolos und nebenwirkungsfrei, nicht-invasiv und preisgünstig zu sein. Direkte Funktionstests des Pankreas (Sekretin-Pankreozymin-Test, Sekretolin-Caerulein-Test, Lundh-Test) sowie die Atemtests mit markiertem Kohlenstoff (Reis-H_2-Atemtest, ^{13}C-Stärke, ^{14}C-Triolein, ^{13}C-Hiolein u.a.) bleiben Spezialeinrichtungen vorbehalten.

Indikationen

Gerade bei rezidivierenden Oberbauchbeschwerden, Aufstoßen, Völlegefühl, Meteorismus, Steatorrhoe etc. sollte immer an eine mögliche Pankreasbeteiligung gedacht werden. Die exokrine Pankreasinsuffizienz ist weiter verbreitet als gemeinhin angenommen und wird trotz vergleichsweise einfacher Diagnostik häufig erst nach einer langen Beschwerdeperiode diagnostiziert. So betrug nach einer Studie von LANKISCH und Mitarbeitern (1993) das Zeitintervall zwischen Erstsymptomatik und Diagnosestellung 62 ± 4 Monate!

Der vermehrte mikroskopische Nachweis von Muskelfasern, Stärke und/oder Neutralfetten im Stuhl sowie ein Anstieg von Keimen mit ausgewiesen proteolytischer Potenz, wie z.B. *Clostridium spp.*, aber auch verschiedene Arten der Familie *Enterobacteriaceae* (besonders *Proteus spp.*, *Klebsiella spp.*, *E. coli*-Varianten), können ebenfalls einen Hinweis auf eine exokrine Pankreasinsuffizienz geben.

LABORDIAGNOSTIK

Präanalytik

Wichtig ist, eventuell verabreichte Substitutionspräparate mindestens drei Tage vor der Probennahme abzusetzen, um das Ergebnis nicht zu verfälschen. Im übrigen s. **Kap. 3.2.**

Beurteilung s. Tabelle 37

Hinweise zur Aussagekraft

- Hinsichtlich der Interpretation ist zu beachten, daß die Sensitivität des Testes mit zunehmendem Schweregrad der exokrinen Pankreasinsuffizienz steigt.

  So ergab ein Vergleich verschiedener Pankreasfunktionstests, daß gegenüber dem sehr sensitiven, aber aufwendigen Sekretin-Pankreozymin-Test (hier erfolgt eine Messung nach Stimulation der Bauchspeicheldrüse) der Anteil pathologischer Chymotrypsinwerte im Stuhl bei leichten Formen der Insuffizienz bei nur 25 %, bei mäßig schwerer Ausprägung bei immerhin 60 % und bei schweren Formen bei erfreulichen 92 % lag (LANKISCH et al. 1983). Neuere Untersuchungen zeigen, daß der Nachweis der Pankreas-Elastase 1 eine höhere Reproduzierbarkeit besitzt (s. **Kap. 3.4.2.3.**).

- Bei nichtpankreatischen Durchfällen können trotz normaler Pankreasfunktion aufgrund des eintretenden Verdünnungseffektes niedrigere Chymotrypsin-Werte im Stuhl gemessen werden und somit eine exokrine Pankreasinsuffizienz vortäuschen.

- Eine 1-2 malige Wiederholung der Untersuchung ist empfehlenswert.

Tabelle 37

Ergänzende labordiagnostische Stuhluntersuchungen

Chymotrypsin

Normbereich: > 6 U/g Stuhl

3 – 6 U/g → verdächtiger Bereich
< 3 U/g → Hinweis auf exokrine Pankreasinsuffizienz

- Substitutionspräparate mindestens drei Tage vor Probenentnahme absetzen!
- Bestimmung ein- bis zweimal wiederholen!
- Sensitivität steigt mit zunehmendem Schweregrad der Pankreasinsuffizienz
- Durchfall kann zu niedrigen Chymotrypsin-Werten im Stuhl führen!

Literaturhinweise

BODE JC; DÜRR HK (1977): Bestimmung von Chymotrypsin im Stuhl als Suchtest für eine exokrine Pankreasinsuffizienz. Dtsch. med. Wschr. 102, 165–166 ● DOCKTER G; HOPPE-SEYLER F; APPEL W; SITZMANN FC (1986): Determination of Chymotrypsin in stool by a new photometric method. Clin. Biochem. 19, 329–332 ● LEMCKE B (1993): Pankreasfunktionstest: Standards der Diagnostik - Standarddiagnostik. IN: ZEITZ M; CASPARY WF; BOCKEMÜHL J; LUX G Hrsg.): Ökosystem Darm V. Springer, Berlin, Heidelberg, New York ● LANKISCH PG; PEIPER M ; LÖHR-HAPPE A; OTTO J; SEIDENSTICKER F; STÖCKMANN F (1993): Delay in diagnosing chronic pancreatitis. Eur. J. Gastroenterol. Hepatol. 5, 713–714 ● LANKISCH PG; SCHREIBER A; OTTO J (1983): Pancreolauryl test. Evaluation of a tubeless pancreatic function test in comparison with other indirect and direct tests for exocrine pancreatic function. Dig. Dis. Sci. 28, 490–493 ● RIEDEL L; WALKER ARP; SEGAL I; MOHAMED AE; SMYTH AE; DAYA B; NAIK I (1991): Limitations of faecal chymotrypsin as a screening test for chronic pancreatitis. Gut 32, 321–324 ● SCHNEIDER R; DÜRR HK; BODE JC (1974): Diagnostische Wertigkeit der Bestimmung von Chymotrypsin im Stuhl für die Erfassung einer exokrinen Pankreasinsuffizienz. Dtsch. med. Wschr. 99, 1449–1454 ● STOCKBRÜGGER RW; ARMBRECHT U; MÜLLER E; HEUSINGER A (1991): Determination of faecal chymotrypsin concentration and 72-hour faecal chymotrypsin output in the detection of pancreatic steatorrhoea. Scand. J. Gastroenterol. 26 (Suppl. 188), 13–19

LABORDIAGNOSTIK

3.4.2.3. Pankreas-Elastase 1

Pankreas-Elastase 1: hochsensitiv

Die Pankreas-Elastase 1 ist – wie das Chymotrypsin (s. **Kap. 3.4.2.2.**) – eine Pankreas-spezifische Protease, deren Bestimmung im Stuhl jedoch eine wesentlich höhere Sensitivität bei der Beurteilung der exokrinen Pankreasfunktion besitzt. Diese Methode stellt daher derzeit das Mittel der Wahl zur routinediagnostischen Untersuchung auf eine exokrine Pankreasinsuffizienz dar.

Indikationen

Die Indikationen für eine Bestimmung der Pankreas-Elastase 1 im Stuhl entsprechen denen für die Chymotrypsin-Bestimmung (s. **Kap. 3.4.2.2.**). Daneben wird die Pankreas-Elastase 1 auch als Markerenzym zur Früherkennung der Mukoviszidose eingesetzt. Bei gesunden Kindern erreichen die Stuhlgehalte an Pankreas-Elastase 1 schon im ersten Lebensmonat Werte über 200 µg/g Stuhl. Kinder mit Mukoviszidose zeigen dagegen meist deutlich erniedrigte Werte (TERBRACK et al. 1996).

Präanalytik

Im Gegensatz zur Bestimmung des Chymotrypsins wird die Untersuchung nicht durch eine Substitutionstherapie beeinflußt. Die Pankreas-Elastase 1-Bestimmung kann daher auch unter der Therapie für Verlaufskontrollen herangezogen werden. Im übrigen s. **Kap. 3.2.**

Tabelle 38

Ergänzende labordiagnostische Stuhluntersuchungen

Pankreas-Elastase 1

Normbereich: > 200 µg/g Stuhl

100 – 200 µg/g → Hinweis auf leichte bis mäßige exokrine Pankreasinsuffizienz

< 100 µg/g → Hinweis auf schwere exokrine Pankreasinsuffizienz

- Höhere Sensitivität als Chymotrypsin-Bestimmung
- Keine Beeinflussung durch Einnahme von Enzympräparaten
- Durchfall kann zu niedrigen Elastase-Werten im Stuhl führen!

© Labor L+S AG

Beurteilung s. **Tabelle 38**

Hinweise zur Aussagekraft:

- Die Sensitivität der Bestimmung der Pankreas-Elastase 1 im Stuhl liegt wesentlich höher als die des Chymotrypsin-Testes. Erniedrigte Elastase-Werte im Stuhl wurden bei 63 % der leichten und 100 % der mittleren und schweren Pankreasinsuffizienzen nachgewiesen (LÖSER et al. 1996).
- Die Sensitivität zur Früherkennung einer Mukoviszidose liegt bei über 90 %.
- Bei nichtpankreatischen Durchfällen können aufgrund des eintretenden Verdünnungseffektes trotz normaler Pankreasfunktion verminderte Elastase-Werte im Stuhl auftreten und eine exokrine Pankreasinsuffizienz vortäuschen.

LABORDIAGNOSTIK

Literaturhinweise
DOMINGUEZ-MUNOZ JE; HIERONYMUS C; SAUERBRUCH T; MALFERTHEIMER P (1995): Fecal elastase test: evaluation of a new noninvasive pancreatic function test. Am. J. Gastroenterol. 90, 1834–1837 ● DOPPL WE; SCHNELL-KRETSCHMER H; SZIEGOLEIT A; KLÖR HU (1994): Pankreaselastase 1 im Stuhl – ein neuer Parameter zur Funktionsdiagnostik des exokrinen Pankreas. medwelt 45, 97–99 ● LÖSER C; MÖLLGAARD A; FÖLSCH UR (1996): Faecal elastase 1: a novel, highly sensitive and specific tubeless pancreatic function test. Gut 39, 580–586 ● SOLDAN W; HENKER J; SPRÖSSIG C (1997): Sensitivity and specificity of quantitative determination of pancreatic elastase 1 in feces of children. J. Ped. Gastroent. Nutr. 24, 53–55 ● STEIN J; JUNG M; SZIEGOLEIT A; ZEUZEM S; CASPARY WF; LEMBCKE B (1996): Immunoreactive elastase 1: clinical evaluation of a new noninvasive test of pancreatic function. Clin. Chem. 42, 222–226 ● SZIEGOLEIT A; LINDER D (1991): Die menschliche Pankreaselastase 1. Biochemische und klinische Aspekte. medwelt 42, 682–684 ● TERBRACK HG; GÜRTLER KH; HÜLS G; BITTNER-DERSCH P; KLÖR HU; LINDEMANN H (1996): Humanspezifische fäkale Pankreaselastase bei Kindern. Monatsschr. Kinderheilkd. 144, 901–905

3.4.2.4. Fett

Nahrungsfette werden normalerweise zu einem großen Teil nach der Emulgierung durch Gallensäuren von der Pankreas-Lipase gespalten. Die Spaltprodukte (Glycerin, Fettsäuren, Diglyceride, Monoglyceride) und ein Teil der Triglyceride können dann mit Hilfe der Gallensäuren über die Bildung von sogenannten gemischten Mizellen resorbiert werden (s. auch **Abb. 34**). Im Stuhl erscheinen daher normalerweise nur noch geringe Restmengen an Fett. Malassimilationen können zu einer vermehrten Fettausscheidung mit dem Stuhl führen (Steatorrhoe).

Indikationen

Die Bestimmung des Fettgehaltes im Stuhl dient der Absicherung des klinischen Verdachts einer Fett-Malassimilation (s. auch **Kap. 2.1.4.**), z.B. aufgrund eines vermehrten mikroskopischen Nachweises von Neutralfetten und/oder Fettsäuren im Stuhl (s. **Kap. 3.4.2.1.**).

Verifizierung einer Steatorrhoe

Präanalytik s. **Kap. 3.2.** (Probennahme und -versand).

Beurteilung s. **Tabelle 39**

Eine vermehrte Fettausscheidung im Stuhl kann aus verschiedenen Störungen resultieren. Zur ätiologischen Abklärung sind daher weiterführende Untersuchungen notwendig. Folgende Faktoren bedingen eine Steatorrhoe:

- Störungen der Fettverdauung (Lipolyse) durch Mangel an lipolytischen Verdauungsenzymen aufgrund einer exokrinen Pankreasinsuffizienz.
- Störungen der Emulgierung der Nahrungsfette sowie der Mizellenbildung durch einen Mangel an Gallensäuren.
- Störungen der Fettresorption durch Alterationen der Dünndarmschleimhaut (z.B. Entzündungen).

➔ Weiterführende Laboruntersuchungen zur Absicherung der Ätiologie:

- Bestimmung der Pankreas-Elastase 1 im Stuhl (s. **Kap. 3.4.2.3.**).
- Bestimmung des Gallensäurengehaltes im Stuhl (Gallensäureverlustsyndrom; s. **Kap. 3.4.2.5.**).

LABORDIAGNOSTIK

- Untersuchung auf Entzündungsmarker im Stuhl (z.B. PMN-Elastase, Lysozym; s. **Kap. 3.4.3.**).
- Bestimmung der Blutleberwerte, evt. diagnostische Therapie mit Cholagoga (s. **Kap. 5.2.7.2.**).

Hinweise zur Aussagekraft

- Bei Durchfall können trotz gestörter Fettverdauung aufgrund des eintretenden Verdünnungseffektes Normalwerte im Stuhl gemessen werden.
- Ein vermehrter Stuhlfettgehalt kann auch auf eine krasse, fettreiche Fehlernährung mit einer Erschöpfung der normalen Verdauungskapazität zurückgehen.

Tabelle 39

Ergänzende labordiagnostische Stuhluntersuchungen

Fett

Normbereich: < 4,5 g/100 g Stuhl
≥ 4,5 g/100 g → Hinweis auf Steatorrhoe

Vermehrter Nachweis bei:

- Störungen der **Lipolyse** (Pankreatische Phase)
- Störungen der **Mizellenbildung** (Hepatobiliäre Phase)
- Störungen der **Resorption** (Intestinale Phase)

© Labor L+S AG

Literaturhinweise

ERB W (1974): Quantitative Stuhlfettuntersuchungen. In: ENGLHARDT A; LOMMEL H (Hrsg.): Malabsorption, Maldigestion. Laboratoriumsdiagnostik von Magen-, Darm- und Pankreaserkrankungen. S. 165 ff., VCH Verlagsgesellschaft, Weinheim ● GOEBELL H (1974): Die Diagnose latenter Pankreaserkrankungen. In: ENGLHARDT A; LOMMEL H (Hrsg.): Malabsorption, Maldigestion. Laboratoriumsdiagnostik von Magen-, Darm- und Pankreaserkrankungen. S. 53 ff., VCH Verlagsgesellschaft, Weinheim ● MÜLLER G (1993): Klinisch-chemische Diagnostik. Gustav Fischer, Jena, Stuttgart ● SCHÖLMERICH J; ANDUS T; GROSS V; HOLSTEGE A (1993): Diarrhöe – Leitsymptome und diagnostisches Vorgehen. In: CLASSEN M; SIEWERT JR (Hrsg.): Gastroenterologische Diagnostik. Leitsymptome, Entscheidungsprozesse, Differentialdiagnostik. S. 599 ff., Schattauer, Stuttgart, New York ● STOCKBRÜGGER RW; ARMBRECHT U; MÜLLER E; HEUSINGER A (1991): Determination of faecal chymotrypsin concentration and 72-hour faecal chymotrypsin output in the detection of pancreatic steatorrhoea. Scand. J. Gastroenterol. 26 (Suppl. 188), 13–19

3.4.2.5. Gallensäuren

Die in das Dünndarmlumen abgegebene Galle enthält neben Wasser Gallensäuren, Lecithin, Farbstoffe (Bilirubin), Elektrolyte und Muzine.

Gallensäuren emulgieren die Nahrungsfette in der ansonsten wässrigen Phase des Darminhaltes als Voraussetzung für die Fettspaltung durch die Pankreaslipase. Außerdem verschieben sie den Dünndarm-pH in einen schwach sauren Bereich und optimieren somit die Wirksamkeit der Pankreaslipase. Die Resorption der Spaltprodukte erfolgt mittels sog. gemischter Mizellen, für deren Bildung ebenfalls die Gallensäuren essentiell sind (s. auch **Abb. 34**). Darüber hinaus besitzen Gallensäuren choleretische

LABORDIAGNOSTIK

(galletreibende) Wirkung, fördern die Darmperistaltik und stimulieren die Enzymsekretion der Bauchspeicheldrüse. Ein Großteil der ins Darmlumen sezernierten Gallensäuren wird im Ileum resorbiert und steht, nach der Rückführung an die Leber über den entero-hepatischen Kreislauf, dem Körper erneut zur Verfügung. Nur ca. 10 % der Gallensäuren gelangen in den Dickdarm und werden mit den Fäzes ausgeschieden.

Entero-hepatischer Kreislauf

Wichtig:

> Der Gallensäurengehalt im Stuhl wird durch die Resorptionsrate im Ileum beeinflußt und läßt keine Rückschlüsse auf die Sekretionsleistung der Leber zu.

Indikationen

Die Bestimmung des Gesamtgallensäurengehaltes im Stuhl ist zur differentialdiagnostischen Abklärung von Diarrhoen bedeutsam.

Präanalytik s. **Kap. 3.2.** (Probennahme und -versand).

Beurteilung s. **Tabelle 40**

Konjugierte Gallensäuren sind als Emulgatoren für die Fettverdauung unerläßlich (s.o.). Die nicht im Ileum resorbierten Gallensäuren werden im Dickdarm durch die Standortflora dekonjugiert. Unphysiologische Mengen dieser dekonjugierten Gallensäuren führen zu den Erscheinungen der sogenannten chologenen Diarrhoe. Kann die Leber den Gallensäuren-Verlust nicht mehr in ausreichendem Maß ausgleichen, kommt es zudem zu Fettverdauungsstörungen mit einer Steatorrhoe. Ursachen für dieses Gallensäure-Verlustsyndrom sind:

Tabelle 40

- Störungen der Gallensäuren-Rückresorption aufgrund einer Ileumresektion oder durch Entzündungen im Ileumbereich (z.B. im Rahmen eines Morbus Crohn)
  → Weiterführende Laboruntersuchungen zur Absicherung: Bestimmung von Entzündungsmarkern im Stuhl
  (z.B. PMN-Elastase, Lysozym; s. **Kap. 3.4.3.**).
- Vorzeitige mikrobielle Dekonjugation der Gallensäuren im Dünndarm im Rahmen einer bakteriellen Dünndarmüberwucherung (SBOG; s. **Abb. 67** und **Kap. 2.6.**)

Ergänzende labordiagnostische Stuhluntersuchungen

Gallensäuren

Normbereich: <1,7 µmol/g Stuhl

1,7 – 2,5 µmol/g → verdächtiger Bereich
>2,5 µmol/g → Hinweis auf Gallensäure-Verlustsyndrom

Gallensäure-Verlustsyndrom/chologene Diarrhoe bei:
- Störungen der Gallensäuren-Rückresorption (z.B. durch Entzündungen im Ileum [Morbus Crohn], Ileumresektion)
- Bakterielle Dünndarmüberwucherung (SBOG)

Risikofaktor für Entwicklung von Colon-Karzinomen

© Labor L+S AG

→ Weiterführende Laboruntersuchungen zur Absicherung: Bestimmung des Milchsäuregehaltes im Stuhl (s. **Kap. 3.4.2.7.**) sowie Atemgastest (s. **Kap. 3.5.**).

Metaboliten der Gallensäuren: bedeutsam bei der Entstehung von Darmkrebs

Ein erhöhter Gehalt an Gesamtgallensäuren im Stuhl ist aber noch aus einem anderen Blickwinkel diagnostisch und therapeutisch bedeutsam, weil davon auszugehen ist, daß die vermehrt in den Dickdarm übertretenden Gallensäuren durch bakterielle Umsetzung derivatisiert werden (z.B. Dehydroxylierung durch NDH-Clostridien; s. **Kap. 1.2.5.3.3.** und **Kap. 2.7.**). Einige dieser Metoboliten (z.B. die Desoxycholsäure) gelten als Karzinogene oder Ko-Karzinogene, weil sie die Proliferationsrate der Dickdarmepithelzellen stark erhöhen. Ein vermehrter Übertritt von Gallensäuren in den Dickdarm kann daher als Risikofaktor für das Entstehen von Colon-Karzinomen gewertet werden.

Hinweise zur Aussagekraft

- Die fäkale Ausscheidungsrate von Gallensäuren läßt keine Rückschlüsse auf die Gallensäure-Sekretionsleistung der Leber zu (s.o.).
- Es muß generell beachtet werden, daß der Gesamtgallensäurengehalt im Stuhl starken intra-individuellen Schwankungen unterliegt; daher empfiehlt sich stets eine Mehrfachbestimmung.

Literaturhinweise

MÜLLER G (1993): Klinisch-chemische Diagnostik. Gustav Fischer, Jena, Stuttgart ● PICHERT A; ASSMANN S; WOLGAST E; MÜLLER M (1992): Schnelle automatisierte enzymatische Bestimmung der primären und gesamten Gallensäuren in Serum und Stuhl. Lab. med. 16, 137–144 ● STAHLHEBER H; LEHNERT P (1971): Verdauungsenzyme. Kali-Chemie AG, Hannover

3.4.2.6. Stickstoff

Nach der Vorverdauung von Nahrungsproteinen im Magen durch Pepsin findet die weitere Aufspaltung in resorbierbare Dipeptide und Aminosäuren im Dünndarm mit Hilfe verschiedener Pankreasenzyme (Trypsin, Chymotrypsin, Carboxypeptidasen) sowie bürstensaumständiger Peptidasen statt (s. auch **Abb. 32**). Bei Störungen der Proteinverdauung oder -resorption resultiert eine vermehrte Stickstoffausscheidung im Stuhl.

Indikationen

Diagnostik der Malassimilation

Die Stickstoffbestimmung im Stuhl bietet sich bei dem Verdacht von malassimilatorischen Erkrankungen an (s. **Kap. 2.1.4.**).

Präanalytik s. **Kap. 3.2.** (Probennahme und -versand).

Beurteilung s. **Tabelle 41**

Zahlreiche Erkrankungen aus dem Formenkreis der Malassimilation können eine vermehrte Stickstoffausscheidung im Stuhl hervorrufen, z.B.

LABORDIAGNOSTIK

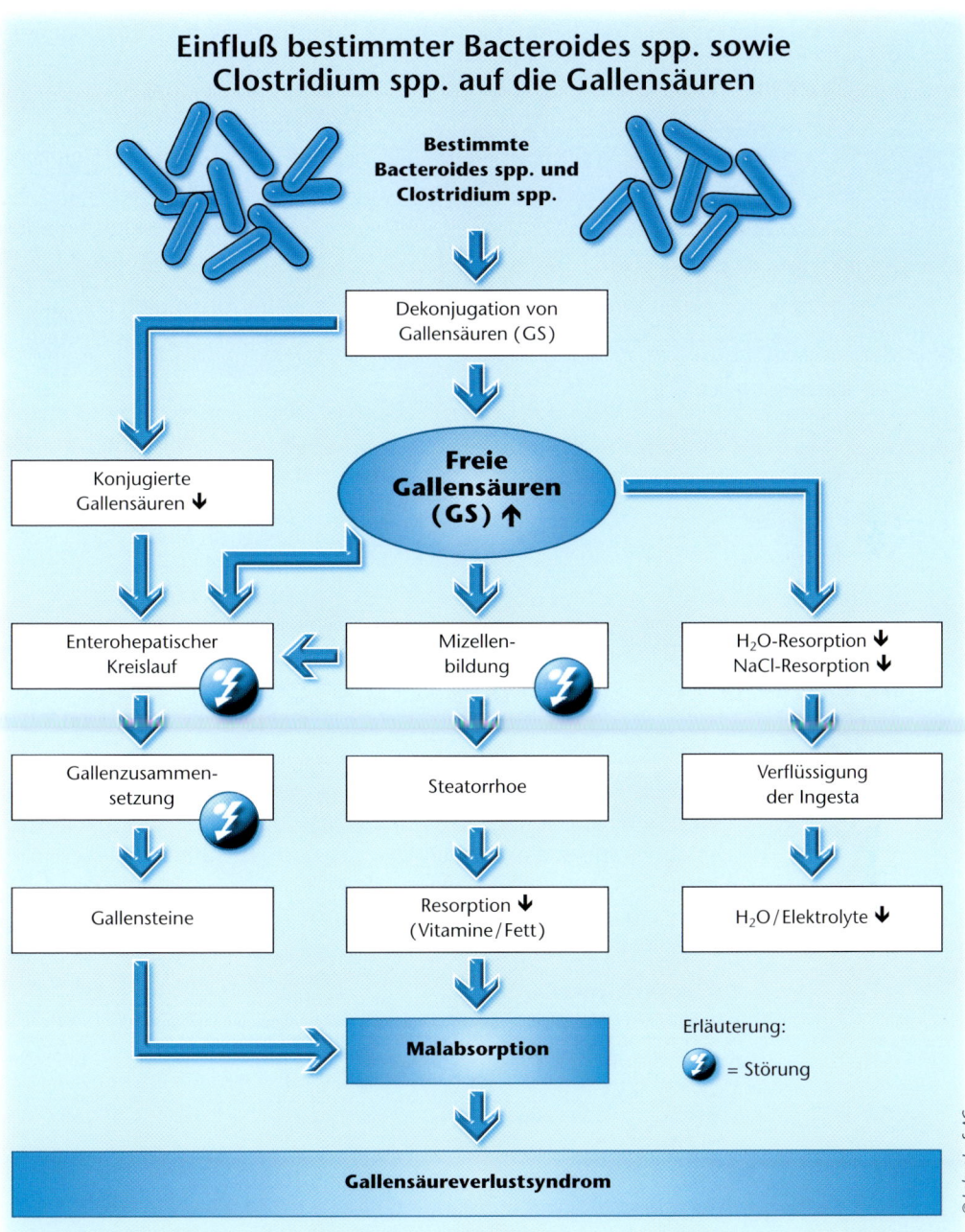

Mod. nach KNOKE und BERNHARDT (1981)

Abbildung 67

LABORDIAGNOSTIK

Tabelle 41

Ergänzende labordiagnostische Stuhluntersuchungen

Stickstoff

Normbereich: < 1 g/100 g Stuhl

≥ 1 g/100 g → Hinweis auf Kreatorrhoe

Vermehrter Nachweis bei:
- Exokriner Pankreasinsuffizienz
- Einheimischer Sprue (Zöliakie)
- Tropischer Sprue
- Morbus Whipple
- Amyloidose
- weiteren (chronisch-) entzündlichen Darmerkrankungen

© Labor L+S AG

- Exokrine Pankreasinsuffizienz
- Einheimische Sprue (Zöliakie)
- Tropische Sprue
- Morbus Whipple
- Amyloidose
- Weitere (chronisch-) entzündliche Darmerkrankungen

(Näheres zum Malassimilations-Syndrom in **Kap. 2.1.4.**)

→ Weiterführende Laboruntersuchungen zur Absicherung der Ätiologie:

- Bestimmung der Pankreas-Elastase 1 im Stuhl (s. **Kap. 3.4.2.3.**).
- Untersuchung auf Entzündungsmarker im Stuhl (z.B. PMN-Elastase, Lysozym; s. **Kap. 3.4.3.**).
- Serologische Untersuchung (Zöliakie).
- Histologische Untersuchung eines Dünndarmbioptates.

Hinweise zur Aussagekraft
- Bei Durchfall können aufgrund des Verdünnungseffektes – trotz vermehrter Stickstoffausscheidung – Normalwerte im Stuhl gemessen werden.
- Eine Proteinmaldigestion kann durch die Aktivität proteolytischer Darmbakterien kaschiert werden.

Literaturhinweise

CASPARY WF (1994): Primäre und sekundäre Malassimilationssyndrome. In: CLASSEN M; DIEHL V; KOCHSIEK K (Hrsg.): Innere Medizin. S. 577 ff., Urban & Schwarzenberg, München, Wien, Baltimore ● CLASSEN M; SIEWERT JR (Hrsg.; 1993): Gastroenterologische Diagnostik. Leitsymptome, Entscheidungsprozesse, Differentialdiagnostik. Schattauer, Stuttgart, New York ● LUX G; MATEK W; RIEMANN JF; RÖSCH W (1994): Checkliste Gastroenterologie. Thieme, Stuttgart, New York ● MÜLLER G (1993): Klinisch-chemische Diagnostik. Gustav Fischer, Jena, Stuttgart

3.4.2.7. Milchsäure

Milchsäure wird aus Kohlenhydraten gebildet

Milchsäure, sowohl in L- als auch in D-Form, entsteht u.a. aus bakteriellen Stoffwechselprozessen. Ausgangssubstrate hierzu sind leicht- wie auch schwer verdauliche und komplexe Kohlenhydrate (Einfachzucker wie Glucose, Fructose, Disaccharide wie Lactose, komplexe Kohlenhydrate wie

LABORDIAGNOSTIK

Stärke, Hemizellulosen, Zellulose). Selbst die sauren Mukopolysaccharide des Darmschleimes fallen in gewissem Maße der bakteriellen Degradation anheim. Zur Kohlenhydratspaltung sind in besonderem Maße befähigt: Bifidobakterien, Laktobazillen, Enterokokken sowie Vertreter der Familie *Enterobacteriaceae* (s. auch **Kap. 1.2.5.**).

Indikationen

Insbesondere bei dem klinischen Verdacht auf ein Dünndarmüberwucherungssyndrom (SBOG; s. **Kap. 2.6.**) oder auf Kohlenhydratintoleranzen (s. auch **Kap. 2.1.4.**) gibt die Milchsäurebestimmung aus dem Stuhl auf einfachem und schnellem Weg erste Hinweise.

Hinweis auf SBOG und Kohlenhydratintoleranzen

Präanalytik s. **Kap. 3.2.** (Probennahme und -versand).

Beurteilung s. Tabelle 42

Tabelle 42

Milchsäure ist normalerweise nicht oder nur in geringen Mengen im Stuhl nachweisbar. Ein erhöhter Milchsäure-Gehalt im Stuhl resultiert aus dem vermehrten bakteriellen Abbau von Kohlenhydraten, überwiegend im Colon, verursacht durch:

- Bakterielle Dünndarmüberwucherung (SBOG)
- Erworbene oder angeborene Kohlenhydratintoleranzen (Lactose-, Glucose-Galactose-, Saccharose-Intoleranzen)
- → Weiterführende Laboruntersuchungen zur ätiologischen Abklärung:
- Kohlenhydratbelastungstests
- Wasserstoff-Atemtest (s. **Kap. 3.5.**)

Ergänzende labordiagnostische Stuhluntersuchungen

Milchsäure D- und L-Form

Normbereich: ≤ 10 mg/g Stuhl

≥ 10 mg/g → Hinweis auf vermehrte intestinale Gärungsvorgänge

Produkt aus bakteriellem Kohlenhydrat-Stoffwechsel

Vermehrter Nachweis bei:
- Bakterieller Dünndarmüberwucherung (SBOG)
- Erworbenen oder angeborenen Kohlenhydratintoleranzen

© Labor L+S AG

Hinweise zur Aussagekraft

- Trotz vermehrter intestinaler Gärungsvorgänge können bei Durchfall aufgrund des eintretenden Verdünnungseffektes Normalwerte gemessen werden.

Literaturhinweise

GIESECKE D; STANGASSINGER M; HENLE K (1985): D(-)Milchsäure – ein Stoffwechselproblem. Z. Ernährungswiss. <u>24</u>, 172–186 ● GMELIN K; THEILMANN L (1986): Laktoseintoleranz. In: WEIZEL A (Hrsg.): Durchfallerkrankungen. Klinik, Diagnostik, Therapie. S. 28 ff., Perimed, Erlangen ● ITO M; KIMURA M (1993): Influence of lactose on faecal microflora in lactose maldigestors. Microb. Ecol. Health Dis. <u>6</u>, 73–76

LABORDIAGNOSTIK

3.4.3. Entzündungsmarker

Verschiedene Parameter stehen derzeit zur Abklärung intestinaler Entzündungsprozesse zur Verfügung. Nachweise von Enzymen im Stuhl, die bei einem Entzündungsgeschehen im Darm vermehrt aus Entzündungszellen freigesetzt werden (PMN-Elastase, Lysozym) finden hier ebenso ihren Einsatz wie die Bestimmung von Stuhlgehalten an Plasmaeiweißen (Alpha 1-Antitrypsin, Serum-Albumin), die einen Hinweis auf entzündlich bedingte Darmschleimhautschädigungen mit einer erhöhten Durchlässigkeit geben. Häufig sind bei Entzündungen der Darmschleimhaut nicht alle genannten Entzündungsprodukte vermehrt im Stuhl nachweisbar. Die Kombination der verschiedenen Parameter erhöht daher die diagnostische Sensitivität.

Kombination verschiedener Parameter sinnvoll

3.4.3.1. PMN-Elastase

Die aus den azurophilen Granula segmentkerniger Leukozyten sezernierte PMN-Elastase („Polymorphonuklear-Elastase") stellt ein Enzym dar, das im Zuge granulozytärer Entzündungsreaktionen im Darmtrakt freigesetzt wird und damit in den Fäzes nachweisbar ist. Physiologischerweise beteiligt sich dieses Enzym am intrazellulären Abbau phagozytierten Materials. Kommt es im Rahmen einer entzündlichen Reaktion zu einer Degranulation von Leukozyten, wird u.a. auch PMN-Elastase freigesetzt. Wegen der wenig ausgeprägten Spezifität dieses Enzyms werden dabei nicht nur Erreger, sondern auch körpereigene Zellen geschädigt. Aus diesem Grund hält der Körper einen natürlichen Gegenspieler der PMN-Elastase, den sogenannten α_1-Proteinase-Inhibitor, bereit. In Fällen massiver (überschießender) Enzymausschüttung kann die lokale Konzentration dieses Antagonisten zu niedrig sein, um zellulären Schaden abzuwenden. Im Stuhl werden sowohl „freie" PMN-Elastase, als auch PMN-Elastase-α_1-Proteinase-Inhibitor-Komplexe erfaßt.

PMN-Elastase stammt aus Granulozyten

Indikationen

Bei Malassimilationssyndromen, Diarrhoen und anderen Erkrankungen mit einer entzündlichen Alteration der Darmschleimhaut (s. auch **Kap. 2.1.**) erlaubt die Bestimmung der PMN-Elastase eine Aussage über die Entzündungsaktivität. Damit lassen sich auf einfache und nichtinvasive Weise insbesondere Patienten mit Colitis ulcerosa und Morbus Crohn routinemäßig überwachen (s. auch **Kap. 2.4.**).

Präanalytik s. **Kap. 3.2.** (Probennahme und -versand).

Beurteilung s. **Tabelle 43**

Normalerweise wird die PMN-Elastase nicht oder nur in geringen Mengen im Stuhl nachgewiesen. Erhöhte Werte im Stuhl weisen auf mehr oder minder großflächige entzündliche Prozesse im Darm hin, z.B.:

- Enterocolitiden unterschiedlicher Genese
- Morbus Crohn/Colitis ulcerosa
- Intestinale Karzinome

LABORDIAGNOSTIK

Hinweise zur Aussagekraft

- Bei Durchfall können aufgrund des Verdünnungseffektes trotz vorhandener entzündlicher Prozesse im Darm Normalwerte im Stuhl gemessen werden.
- Die Höhe der PMN-Elastase-Konzentration im Stuhl läßt nicht unmittelbar auf das Entzündungsausmaß und die Lokalisation im Darm schließen.
  Entzündliche Alterationen im Dünndarm können aufgrund der längeren Darmpassage und des damit verbundenen vermehrten bakteriellen Abbaues der PMN-Elastase niedrigere Werte im Stuhl erzeugen als Veränderungen im Dickdarmbereich.
- Bei Enteritiden viraler Genese gelingt der Nachweis der PMN-Elastase häufig nicht.

Tabelle 43

Ergänzende labordiagnostische Stuhluntersuchungen

PMN-Elastase

Normbereich: < 0,06 µg/g Stuhl

≥ 0,06 µg/g → Hinweis auf Entzündungsprozesse im Darm mit granulozytärer Beteiligung

Enzym aus segmentkernigen Leukozyten („**P**oly**M**orpho**N**uklear-**Elastase**")

Vermehrter Nachweis bei:

- Morbus Crohn/Colitis ulcerosa
- Enterocolitiden
- Intestinalen Karzinomen
- (Enteralen Virusinfekten)

© Labor L+S AG 1996

Literaturhinweise

BOHE M (1987): Pancreatic and granulocytic endoproteases in faecal extracts from patients with active ulcerative colitis. Scand. J. Gastroenterol. 22, 59–64 ● FLASSHOFF HJ; NOACK M (1987): Bestimmung von Lysozym und PMN-Elastase in den Fäzes als Screening in der Diagnostik entzündlicher Dickdarm-Erkrankungen. Schwerpunktmed. 10, 26–29 ● HEINICHEN C; BUESSECKER F; ARNDT B; SCHMIDT-GAYK H; KRAMER MD (1995): PMN-Elastase in Faezes: Etablierung eines Lumineszenz-Immunoassays und Prüfung der diagnostischen Relevanz bei Morbus Crohn. Clin. Lab. 41, 539–545 ● OREMEK GM; SCHNEIDER D (1995): PMN-Elastase. Ein Entzündungsparameter in der Labordiagnostik. mta 10, 273–278

3.4.3.2. Lysozym

Lysozym wird von segmentkernigen neutrophilen Granulozyten und Monozyten gebildet und ist funktionell als Bestandteil der unspezifischen Abwehrmechanismen des Körpers v.a. gegen die Zellwand grampositiver Bakterien gerichtet. Kommt es im Zuge akut- wie auch chronisch-entzündlicher Erkrankungen des Darmtraktes zu verstärkten neutrophil-granulozytären/monozytären Reaktionen, erfolgt ein vermehrter Übertritt dieses Enzyms in die Ingesta.

Lysozym aus neutrophilen Granulozyten und Monozyten

Indikationen

Die Indikationen für eine Bestimmung des Lysozyms im Stuhl entsprechen denen für die PMN-Elastase (s. **Kap. 3.4.3.1.**).

Präanalytik s. **Kap. 3.2.** (Probennahme und -versand).

LABORDIAGNOSTIK

Beurteilung s. **Tabelle 44**

Normalerweise lassen sich keine oder nur geringe Mengen dieses Enzyms in den Fäzes nachweisen. Eine vermehrte Freisetzung von Lysozym in die Ingesta ist – wie bei der PMN-Elastase – bei mehr oder minder großflächigen Entzündungsprozessen im Darm zu erwarten, z.B.:

- Enterocolitiden unterschiedlicher Genese
- Morbus Crohn/Colitis ulcerosa
- Enterale Virus-Infekte
- Intestinale Karzinome

Hinweise zur Aussagekraft

- Bei Durchfall können aufgrund des Verdünnungseffektes trotz vorhandener entzündlicher Prozesse im Darm Normalwerte im Stuhl gemessen werden.
- Die Höhe der Lysozym-Konzentration im Stuhl läßt nicht unmittelbar auf das Entzündungsausmaß und die Lokalisation im Darm schließen. Entzündliche Alterationen im Dünndarm erzeugen aufgrund der längeren Darmpassage und des damit verbundenen vermehrten bakteriellen Abbaues des Lysozyms niedrigere Werte im Stuhl als Veränderungen im Dickdarmbereich.

Tabelle 44

Ergänzende labordiagnostische Stuhluntersuchungen

Lysozym

Normbereich: <0,6 µg/g Stuhl
≥ 0,6 µg/g → Hinweis auf Entzündungsprozesse im Darm mit granulozytärer und monozytärer Beteiligung

Enzym aus segmentkernigen neutrophilen Granulozyten und Monozyten

Vermehrter Nachweis bei:

- Morbus Crohn/Colitis ulcerosa
- Enterocolitiden
- Intestinalen Karzinomen
- Enteralen Virusinfekten

© Labor L+S AG

Literaturhinweise

ARNDT B; SCHMIDT-GAYK H; SCHÜRMANN G; BETZLER M; HERFARTH C (1993): Fäkale Parameter zur Beurteilung der Krankheitsaktivität bei Morbus Crohn. Klin. Lab. 39, 867–876 ● COSTONGS GMPJ; HEMRIKA MH; ENGELS LGJB; BOS LP; BAS BM; FLENDRIG JA; JANSON PCW (1987): Faecal lysozyme: determination, reference intervals and some data in gastro-intestinal disease. Clinica Chimica Acta 125, 125–134 ● FLASSHOFF HJ; NOACK M (1987): Bestimmung von Lysozym und PMN-Elastase in den Fäzes als Screening in der Diagnostik entzündlicher Dickdarm-Erkrankungen. Schwerpunktmed. 10/2, 26–29 ● WARLIES; K (1988): Die Bestimmung von Lysozym und Plasmaproteinen im Stuhl gesunder und kranker Hunde. Hannover, Tierärztl. Hochschule, Diss.

3.4.3.3. Alpha 1-Antitrypsin

Alpha 1-Antitrypsin wird v.a. in der Leber synthetisiert, in geringerem Umfang auch in mononukleären Leukozyten. Es handelt sich dabei um einen unspezifischen Proteaseinhibitor im Serum, der nicht nur Trypsin sondern auch Elastase, Urokinase, Plasmin u.a. bei Entzündungen aus Leukozyten und Makrophagen freigesetzte Enzyme hemmt und so die Entzündungsreaktion reguliert.

LABORDIAGNOSTIK

Exakterweise müßte die Bezeichnung daher Alpha 1-Proteaseinhibitor lauten. Der Name Alpha 1-Antitrypsin hat sich im klinischen Bereich jedoch fest eingebürgert.

Da Alpha 1-Antitrypsin im Darm nicht nennenswert gespalten oder resorbiert wird, läßt es sich bei Entzündungen mit einer erhöhten Durchlässigkeit der Darmschleimhaut (Leaky-Gut-Syndrom) vermehrt im Stuhl nachweisen.

Hinweis auf Leaky-Gut-Syndrom

Indikationen

Der Verdacht auf entzündliche Veränderungen der Darmschleimhaut mit erhöhter Schleimhautpermeabilität, z.B. bei allergischen Erkrankungen, kann mittels der Bestimmung des Alpha 1-Antitrypsins im Stuhl auf nichtinvasivem Wege bestätigt oder ausgeschlossen werden. Zudem gibt die Höhe der Ausscheidung Hinweise auf das Ausmaß der intestinalen Entzündungsaktivität, beispielsweise zur Therapiekontrolle chronisch-entzündlicher Darmerkrankungen.

Präanalytik s. **Kap. 3.2.** (Probennahme und -versand).

Beurteilung s. **Tabelle 45**

Der vermehrte Nachweis von Alpha 1-Antitrypsin im Stuhl tritt z.B. bei folgenden Erkrankungen auf:

Tabelle 45

- Enterales Eiweißverlustsyndrom
- Erhöhte Durchlässigkeit der Darmschleimhaut (Leaky-Gut-Syndrom)
- Enterocolitiden unterschiedlicher Genese
- Morbus Crohn/Colitis ulcerosa

Hinweise zur Aussagekraft

- Bei Durchfall können aufgrund des Verdünnungseffektes trotz vorhandener entzündlicher Prozesse im Darm Normalwerte im Stuhl gemessen werden.
- Aufgrund der hohen Stabilität des Alpha 1-Antitrypsins korreliert die Höhe der Ausscheidung im Stuhl mit der Entzündungsaktivität im Darm. Allerdings sind keine Aussagen über die Entzündungslokalisation möglich.

Ergänzende labordiagnostische Stuhluntersuchungen

Alpha 1-Antitrypsin

Normbereich: < 0,27 mg/g Stuhl

≥ 0,27 mg/g → Hinweis auf entzündliche Prozesse im Darm mit erhöhter Schleimhautpermeabilität

Vermehrter Nachweis bei:

- Morbus Crohn/Colitis ulcerosa
- Enterocolitiden
- Erhöhter Darmschleimhautpermeabilität (Leaky-Gut-Syndrom)

© Labor L+S AG

Literaturhinweise

ARNDT B; SCHMIDT-GAYK H; SCHÜRMANN G; BETZLER M; HERFARTH C (1993): Fäkale Parameter zur Beurteilung der Krankheitsaktivität bei Morbus Crohn. Klin. Lab. 39, 867–876 ● BOEGE F; DEUBEL M; SCHWARTE B; FISCHBACH W (1989): Eine schnelle und einfache Methode zur nephelometrischen Bestimmung des fäkalen Alpha 1-Antitrypsins. Lab. med. 13, 254–258 ● LÓPEZ A; HINOJOSA J; MIRALLES A; PRIMO J; BERMÚDEZ JD (1994): Fecal excretion of Alpha 1-Antitrypsin in patients with Crohn's disease. Dig. Dis. Sci. 39, 507–512 ● MORAN A; LAWSON N; MORROW R; JONES A; ASQUITH P (1993): Value of faecal alpha-1-antitrypsin, haemoglobin and a chemical occult blood test in detection of gastrointestinal disease. Clinica Chimica Acta 217, 153–161 ● MÜLLER G (1993): Klinisch-chemische Diagnostik. S. 184, Gustav Fischer, Jena, Stuttgart ● SCHMIDT PN; BLIRUP-JENSEN S; SVENDSEN J; WANDALL JH (1995): Characterization and quantification of plasma proteins excreted in faeces from healthy humans. Scand. J. Clin. Lab. Invest. 55, 35–45

3.4.3.4. Humanes Serum-Albumin

Albumin stellt die Hauptproteinfraktion im Blutplasma dar. Der Nachweis im Stuhl gibt also Hinweise auf Plasmaverluste in das Darmlumen. Dies tritt beispielsweise bei exsudativen Entzündungen der Darmschleimhaut auf. Außerdem dient die Untersuchung der Früherkennung kolorektaler Neoplasien. Der Serum-Albumin-Nachweis im Stuhl weist dabei eine ähnlich hohe Sensitivität wie die Bestimmung von Hämoglobin-Haptoglobin-Komplexen im Stuhl auf (s. **Kap. 3.4.5.**).

Screening für Dickdarmkrebs

Etwa 15 % der tumorbedingten Todesfälle (ca. 23.000/Jahr) gehen in Deutschland auf kolorektale Karzinome zurück. Meist werden bereits fortgeschrittene Tumorstadien erkannt, da zunächst kaum Beschwerden auftreten. Eine frühzeitige Diagnostik erhöht die Heilungschancen, die im Frühstadium bei 90 % liegen. Hier kann die Untersuchung auf Albumin im Stuhl als nicht-invasive, einfache und schnelle Screening-Methode wichtige Hinweise geben. Die Blutungsneigung vieler Neoplasien und die daraus resultierende Ausscheidung von Blut im Stuhl ermöglicht eine frühzeitige Verdachtsdiagnose, die allerdings mittels endoskopischer Untersuchungen verifiziert werden muß.

Indikationen

Neben der Früherkennung kolorektaler Neoplasien im Rahmen der Krebsvorsorge-Untersuchung gibt die Bestimmung des humanen Serum-Albumins Hinweise auf das Ausmaß exsudativer Entzündungen, z.B. bei Morbus Crohn oder Colitis ulcerosa, und gestattet Aussagen über die Durchlässigkeit der Darmschleimhaut.

Präanalytik

Zur Vermeidung falsch-positiver Ergebnisse sollte eine Testung bei Menstruation oder blutenden Hämorrhoiden möglichst unterbleiben. Besondere Ernährungsmaßregeln wie bei der Untersuchung auf okkultes Blut mit der Guajak-Methode (s. **Kap. 3.4.5.**) sind vor der Testdurchführung nicht zu beachten. Im übrigen s. **Kap. 3.2.** (Probennahme und -versand).

LABORDIAGNOSTIK

Beurteilung s. **Tabelle 46**

der vermehrte Nachweis von Albumin im Stuhl resultiert aus Blutungen im Darm, z.B. bei:

- Kolorektalen Karzinomen
- Morbus Crohn/Colitis ulcerosa
- Erhöhter Durchlässigkeit der Darmschleimhaut (Leaky-Gut-Syndrom)
- Enteralem Eiweißverlustsyndrom

Hinweise zur Aussagekraft

- Bei der Untersuchung auf humanes Serum-Albumin im Stuhl handelt es sich um einen Screening-Test. Erhöhte Werte können auf kolorektale Neoplasien zurückgehen. Zur Absicherung sind daher weiterführende Untersuchungen erforderlich (s.o.).
- Eine einzelne Untersuchung schließt kolorektale Neoplasien nicht sicher aus (s.u.), mehrfache Testungen sind daher empfehlenswert.
- Da der Test nur menschliches Albumin erfaßt, sind vor der Untersuchung keine Ernährungseinschränkungen notwendig. Neben dem Nachweis von Hämoglobin-Haptoglobin-Komplexen im Stuhl (s. **Kap. 3.4.5.**) ist die Albumin-Bestimmung im Stuhl Mittel der Wahl bei der Früherkennung kolorektaler Neoplasien. Zudem erlaubt sie eine Aussage über den Zustand der Darmschleimhautbarriere.
- Bei Durchfall können trotz vorhandener Blutungen in den Darm aufgrund des Verdünnungseffektes Normalwerte gemessen werden.
- Blutungsquellen im Dünndarmbereich können durch den mikrobiellen Albumin-Abbau im Dickdarm kaschiert werden (falsch-negative Resultate).
- Nichtblutende Tumoren werden über die Untersuchung von humanem Serum-Albumin im Stuhl nicht erfaßt.
- Falsch-positive Resultate können durch Menstruationsblut, durch Hämorrhoidalblut oder blutende Polypen verursacht werden.

Vor Testdurchführung keine Ernährungseinschränkungen notwendig

Tabelle 46

Ergänzende labordiagnostische Stuhluntersuchungen

Humanes Serum-Albumin

Normbereich: < 9,0 µg/g

≥ 9,0 µg/g → Hinweis auf Blutungen in das Darmlumen

Vermehrter Nachweis bei:

- Kolorektalen Neoplasien
- Chronisch-entzündlichen Darmerkrankungen (z. B. Morbus Crohn, Colitis ulcerosa)
- Erhöhter Durchlässigkeit der Darmschleimhaut (Leaky-Gut-Syndrom)

© Labor L+S AG

Literaturhinweise

ARNDT B; SCHMIDT-GAYK H; SCHÜRMANN G; BETZLER M; HERFARTH C (1993): Fäkale Parameter zur Beurteilung der Krankheitsaktivität bei Morbus Crohn. Klin. Lab. 39, 867–876 ● JOHN M; SCHMIDT-GAYK H; ARNDT B; THEUER D (1994): Nachweis von Albumin im Stuhl zur Erkennung okkulter Blutungen: Vergleich zweier immunologischer Tests. Radiale Immundiffusion vs. BM-Test Colon Albumin. Klin. Lab. 40, 77–81 ● SCHMIDT PN; BLIRUP-JENSEN S; SVENDSEN PJ; WANDALL JH (1995): Characterization and quantification of plasma proteins excreted in faeces from healthy humans. Scand. J. Clin. Lab. Invest. 55, 35–45

LABORDIAGNOSTIK

3.4.4. Immunparameter

Der Zustand des darmassoziierten Immunsystems (GALT) ist bei vielen Erkrankungen von besonderem Interesse. Hier kann über die Bestimmung des sekretorischen IgA (kurz: sIgA) im Stuhl, als Produkt des GALT, auf einfachem und schnellem Weg eine Aussage getroffen werden.

3.4.4.1. Sekretorisches Immunglobulin A (sIgA)

Die überragende Bedeutung des lokalen Immunstatus, insbesondere des darmassoziierten Immunsystems (GALT), wurde bereits ausführlich diskutiert (s. **Kap. 1.3.1.**). Um einen ersten Überblick über den aktuellen Funktionszustand dieses Systems zu erhalten, bedient man sich der Bestimmung des sIgA, das die Sekretionsleistung und den Stimulationsgrad der in der Submukosa des Intestinums gelegenen Plasmazellen widerspiegelt.

Fäkales sIgA: Maßstab für die Aktivität des GALT

sIgA besteht aus zwei monomeren IgA-Molekülen, die durch zwei Polypeptidketten miteinander verbunden sind (**Abb. 68**). Dabei handelt es sich zum einen um die sogenannte J-Kette („joining chain"), und zum anderen um die sekretorische Komponente (SC-Stück; „secretory chain"), welche von Epithelzellen der Schleimhäute synthetisiert wird und einen Fraßschutz gegen proteolytische Enzyme darstellt. Plasmazellen im subepithelialen Bereich der Schleimhäute von Gastrointestinal-, Respirations- und Urogenitaltrakt sowie in den Speichel-, Tränen- und Brustdrüsen sezernieren die sIgA-Dimere, bestehend aus zwei Monomeren und der J-Kette. Diese „suchen" sich ihren spezifischen Rezeptor, der in Gestalt des SC-Stückes auf Basalmembranen von Epithelzellen sitzt. Nach Bindung von J-Kette und SC-Stück erfolgt ein Transport des sIgA-Dimers durch die Epithelzelle hindurch bis hin zur Schleimhautoberfläche, wo auf dem Weg einer Exozytose eine Ausschleusung erfolgt.

sIgA: Antikörper mit Fraßschutz

Indikationen

Bei allergischen Erkrankungen, erhöhter Infektanfälligkeit, immunsuppressiven Zuständen und allen weiteren Erkrankungen, die eine Beteiligung des Immunsystems vermuten lassen, ist der Zustand des darmassoziierten Immunsystems von diagnostischem und therapeutischem Interesse. Die Bestimmung des sIgA im Stuhl gibt in diesen Fällen wichtige Hinweise.

Präanalytik s. **Kap. 3.2.** (Probennahme und -versand).

Beurteilung s. **Tabelle 47**

Verminderte sIgA-Werte im Stuhl sind v.a. bei folgenden Erkrankungen zu beobachten:

- Erkrankungen des allergischen Formenkreises (z.B. atopische Rhinitis, Asthma bronchiale, Neurodermitis, Lebensmittelallergien)
- Erhöhte Infektanfälligkeit (z.B. rezidivierende Infekte im HNO-Bereich)
- Immunsuppressive Zustände (z.B. durch Chemotherapie, Bestrahlung)
- Darmmykosen, sonstige Mykosen

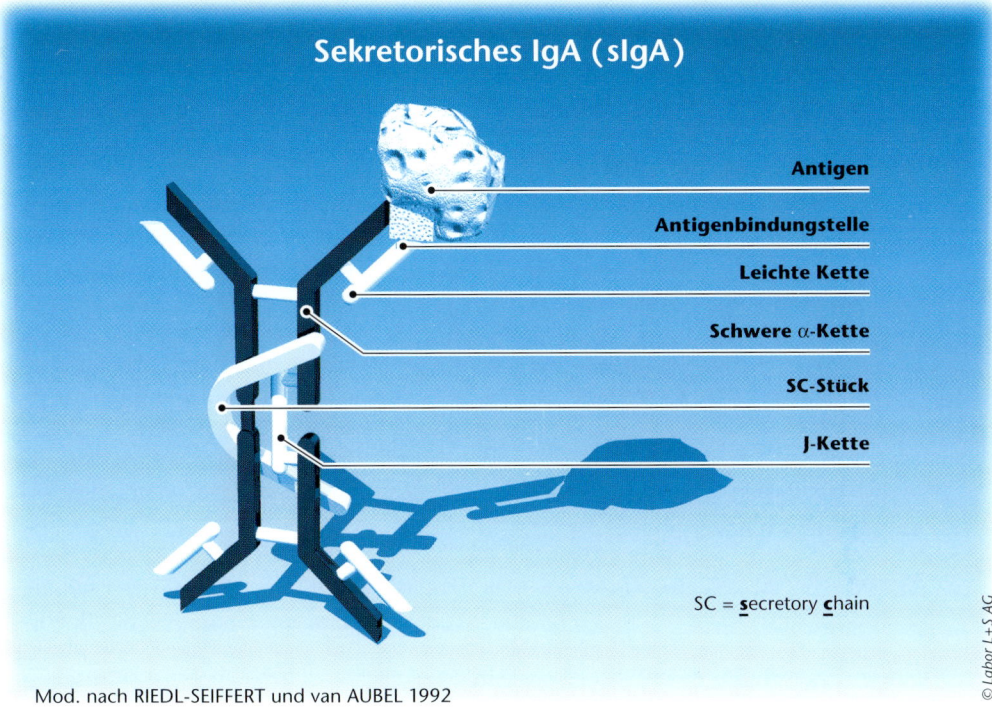

Mod. nach RIEDL-SEIFFERT und van AUBEL 1992

Abbildung 68

Außerdem erlaubt die Bestimmung des fäkalen sIgA unter anderem Rückschlüsse auf den Erfolg immunmodulativer Maßnahmen, z.B. im Rahmen einer mikrobiologischen Therapie (s. **Kap. 5.2.2.**).

Hinweise zur Aussagekraft

- Der insgesamt komplexe Vorgang der Synthese und Sekretion von sekretorischem Immunglobulin A kann verständlicherweise an unterschiedlichen Stellen Störungen erfahren. Aus diesem Grunde muß der sIgA-Spiegel im Stuhl mit der gebotenen Vorsicht interpretiert werden.
- Unbedingt beachtet werden sollte, daß im Falle starker Durchfälle zwangsläufig eine „Verdünnung" des fäkalen sIgA eintritt. Daher können bei Durchfall trotz intaktem Zustand des darmassoziierten Immunsystems verminderte Werte gemessen werden.

Literaturhinweise

GROH S; MANZKE H; RAUTENBERG P (1991): Quantitative Bestimmung von sekretorischem IgA im Speichel. Methodik und klinische Untersuchungsergebnisse bei Kindern. GIT Lab.-Med. 10/91, 404–412 ● HANSON LA; ANDERSSON B; CARLSSON B; DAHLGREN U; MELLANDER L; PORRAS O; SVANBORG EDEN C; SÖDERSTRÖM T (1985): The secretory IgA system. Klin. Pädiat. 197, 330–333 ● HEIN H (1975): Sekretorisches Immunglobulin A: Aufbau und Bedeutung. Fortschr. Med. 93, 866–875 ● JONES EA (1972): Immunoglobulins and the gut. Gut 13, 825–835 ● NAGAO AT; MAI FH; PEREIRA AB; CARNEIRO-SAMPAIO MMS (1994): Measurement of salivary, urinary and fecal secretory IgA levels in children with partial or total IgA deficiency. J. Invest. Allergol. Clin. Immunol. 4, 234–237 ● SHEARMAN DJC; PARKIN DM; McCLELLAND DBL (1972): The demonstration and function of antibodies in the gastrointestinal tract. Gut 13, 483–499 ● SOHL AKERLUND A; HANSON LA; AHLSTEDT S; CARLSSON B (1977): A sensitive method for specific quantitation of secretory IgA. Scand. J. Immunol. 6, 1275–1282 ● WOOD GM; TREJDOSIEWICZ LK; LOSOWSKY MS (1987): ELISA for measurement of secretory IgA distinct from monomeric IgA. J. Immunol. Meth. 97, 269–274

LABORDIAGNOSTIK

Tabelle 47

Ergänzende labordiagnostische Stuhluntersuchungen

Fäkales sekretorisches Immunglobulin A (sIgA)

Normbereich: > 0,7 mg/g Stuhl

≤ 0,7 mg/g Stuhl → Hinweis auf Beeinträchtigung des darmassoziierten Immunsystems

Verminderter Nachweis unter anderem bei:

- Erkrankungen des allergischen Formenkreises
- Neurodermitis/Psoriasis
- Rezidivierenden Infekten
- Darmmykosen, sonstigen Mykosen
- Bei Durchfall unter Umständen erniedrigte Werte (Verdünnung)
- Immunsuppression

© Labor L+S AG

3.4.5. Hämoglobin-Haptoglobin-Komplexe (Okkultes Blut)

Die Untersuchung auf Hämoglobin im Stuhl dient der Früherkennung kolorektaler Neoplasien und ist mittlerweile fest in der Krebsvorsorge etabliert. Als preisgünstiges Screening-Verfahren wird meist die Guajak-Methode mit Testbriefchen (chemischer Nachweis von Hämoglobin) durchgeführt. Sensitiver und zudem humanspezifisch ist jedoch die immunologische Bestimmung von humanen Hämoglobin-Haptoglobin-Komplexen im Stuhl.

Indikationen

Ab dem 45. Lebensjahr sollte die Untersuchung von Stuhl auf okkultes Blut zur regelmäßigen Krebsvorsorge-Untersuchung gehören. Ebenso kann bei dem vom Patienten geäußerten Verdacht einer neoplastischen Darmerkrankung auf schonendem Wege eine erste Abklärung erfolgen.

Präanalytik

Hinweise beachten; sonst Gefahr falscher Ergebnisse!

Um Verfälschungen der Testergebnisse zu vermeiden, ist mindestens 3 Tage vor der Probennahme folgendes zu beachten:

- Keine Einnahme von Acetylsalicylsäure-Präparaten
- Bei Menstruation sind besondere Reinigungshinweise zu beachten oder die Untersuchung ist zu verschieben
- Bei Durchfall sollte keine Testung erfolgen

Besondere Ernährungsmaßregeln, wie bei der Untersuchung auf okkultes Blut mit Testbriefchen (Guajak-Methode), sind vor der Testdurchführung nicht zu beachten

Im übrigen s. **Kap. 3.2.** (Probennahme und -versand).

Beurteilung s. **Tab. 48**

Ein vermehrter Nachweis von Hämoglobin-Haptoglobin-Komplexen im Stuhl erfordert eine weiterführende Diagnostik (digitale rektale Untersuchung, Koloskopie).

LABORDIAGNOSTIK

Hinweise zur Aussagekraft

- Die Untersuchung auf Hämoglobin im Stuhl ist ein Screening-Test. Ein positives Ergebnis ist ein Verdachtsmoment für einen Darmtumor und erfordert weiterführende Untersuchungen (s.o.).
- Negative Resultate schließen kolorektale Neoplasien nicht sicher aus (s.u.); eine 2–3 malige Wiederholung der Untersuchung ist daher empfehlenswert.
- Falsch-positive Resultate können durch Menstruationsblut oder durch blutende Polypen verursacht werden. Hämorrhoidalblut führt meist nur zu einem positiven Ergebnis, wenn der Stuhl in der Toilette mit Wasser in Berührung kommt und dadurch Hämoglobin aus den Erythrozyten freigesetzt wird. Bei Personen, die sehr wenig Stuhl absetzen, können auch geringe physiologische Blutverluste zu einem positiven Testausfall führen. Auch die längere Einnahme von Acetylsalicylsäure-haltigen Präparaten, Glukokortikoiden, nicht-steroidalen Antiphlogistika und Cumarin-Derivaten kann Blutungen im Gastrointestinaltrakt und damit positive Resultate hervorrufen.
- Falsch-negative Ergebnisse sind möglich bei nichtblutenden Tumoren, bei inhomogener Verteilung des Blutes in der Stuhlprobe sowie bei zu hoch (aus den Erythrozyten freigesetztes Hämoglobin wurde bis zum Enddarm vollständig abgebaut) oder am Darmende sitzenden Tumoren (Hämoglobin wurde noch nicht aus Erythrozyten freigesetzt).
- Da spezifisch humanes Hämoglobin erfaßt wird, beeinflußt der Verzehr von (halb-)rohen Fleisch- und Wurstwaren das Ergebnis nicht.
- Plasmaverluste in das Intestinum lassen sich über die Bestimmung des humanen Albumins im Stuhl diagnostizieren (s. **Kap. 3.4.3.4.**).

Tabelle 48

Ergänzende labordiagnostische Stuhluntersuchungen

Hämoglobin-Haptoglobin-Komplexe

Normbereich: < 2,5 U/g Stuhl

≥ 2,5 U/g Stuhl → Hinweis auf Blutungen in das Darmlumen

Vermehrter Nachweis bei:

- Kolorektalen Neoplasien
- chronisch-entzündlichen Darmerkrankungen (z.B. Morbus Crohn, Colitis ulcerosa)

Weiterführende Untersuchungen:

- Koloskopie!
- (Rektoskopie)
- (Röntgenuntersuchung)

© Labor L+S AG

Literaturhinweise

GELLER AJ; KOLTS BE; ACHEM SR; WEARS R (1993): The high frequency of upper gastrointestinal pathology in patients with fecal occult blood and colon polyps. Am. J. Gastroenterol. 88, 1184–1187 ● GNAUCK R (1991): Früherkennung von Darmkrebs. Dtsch. Ärztebl. 88, 1882–1884 ● LÜTHGENS K; MAIER A; KAMPERT

LABORDIAGNOSTIK

I; SIEG A; SCHMIDT-GAYK H (1998): Hemoglobin-haptoglobin-complex: a highly sensitive assay for the detection of fecal occult blood. Clin. Lab. 44, 543-551 ● PORSCHEN R; KRUIS W; STROHMEYER G (1992): Thema: Dickdarmkarzinom-Screening. Untersuchungen zur Effektivitätssteigerung des Suchtestes auf okkultes Blut im Stuhl. Der Kassenarzt 24, 37–40

3.5. Atemgastest

Einige gasförmige Metabolite der Intestinalflora können in der Atemluft nachgewiesen werden und ermöglichen damit gewisse Aussagen über die mikrobielle Stoffwechselaktivität. Neben Methan ist hierbei auch Wasserstoff interessant. Für den Therapeuten eröffnet sich eine patientenschonende, elegante und nichtinvasive Methode, um Lactose-Intoleranzen und das SBOG-Syndrom zu diagnostizieren.

Atemgastest: nichtinvasiv, elegant

Indikationen

Bei rezidivierenden Durchfällen, Blähungen und anderen unspezifischen Darmbeschwerden müssen auch Kohlenhydrat-Intoleranzen, insbesondere die Lactose-Intoleranz, sowie ein SBOG in Betracht gezogen werden (s. auch **Kap. 2.1.4.** und **Kap. 2.6.**). Hier stellt der Atemgastest das diagnostische Mittel der Wahl für die Routinediagnostik dar.

Präanalytik

Um das Testergebnis nicht zu verfälschen, muß der Patient folgendes beachten:

- Am Testvortag sollten keine langsam-verdaulichen Nahrungsmittel gegessen werden (z.B. Bohnen, Kleie o.a. sehr ballaststoffreiche Lebensmittel).
- Vor dem Test darf 12 Stunden keine Nahrung aufgenommen und nur Wasser getrunken werden.
- Mindestens eine halbe Stunde vor sowie während des Tests darf der Patient nicht rauchen, schlafen oder stärkerer körperlicher Arbeit nachgehen.

Testprinzip

- **Nachweis einer Lactose-Intoleranz**

  Diese häufig übersehene Malassimilation, von der nach Schätzungen 15–20% der deutschen Bevölkerung betroffen sind, geht mit einem Mangel oder Fehlen der bürstensaumständigen Lactase im Dünndarm einher (s. auch **Kap. 2.1.4.**). Wird nun mit einer Testmahlzeit Milchzucker aufgenommen, kann bei entsprechend erkrankten Patienten eine jejunale Verstoffwechselung nicht erfolgen. Der Zucker gelangt praktisch vollständig unverdaut in den Dickdarm und stellt dort für die saccharolytische Flora ein willkommenes Substrat dar. Dabei entstehen, ähnlich der Metabolisierung von Lactulose (s. **Kap. 5.2.1.3.**), neben

LABORDIAGNOSTIK

kurzkettigen Fettsäuren insbesondere Kohlendioxid und Wasserstoff, die – nach transmukosaler Diffusion in das intestinale Gefäßsystem – schließlich über die Lunge abgeatmet werden (**Abb. 69**). Die Diagnose wird aus einer entsprechenden Erhöhung der Wasserstoffkonzentration im Exspirat der Probanden im Vergleich zum Nullwert (Wasserstoffkonzentration vor Aufnahme der Testmahlzeit) gestellt. Die Atemluft kann in dafür eingerichteten medizinischen Laboratorien gaschromatographisch untersucht werden. Für die Testdurchführung sind spezielle Testsets (Gassammelbeutel, Mundstücke, Testmahlzeiten etc.) anzufordern. Bei entsprechender Compliance sind die Patienten durchaus in der Lage, die Testdurchführung nach Anleitung des Therapeuten zu Hause durchzuführen. Dennoch sollte man den „Marketing-Effekt" nicht unterschätzen, der von einer Testung in der eigenen Praxis ausgeht.

Spezielle Testsets notwendig

- **Nachweis eines SBOG-Syndroms**
Das Verfahren gleicht dem für den nichtinvasiven Nachweis einer Lactoseintoleranz. Anstelle des Milchzuckers als Prüfsubstanz hat sich hierbei der Einsatz von Lactulose bewährt. Dieses synthetische Disaccharid kann unter physiologischen Bedingungen im Dünndarm nicht verstoffwechselt werden, sondern wird erst durch die bakterielle

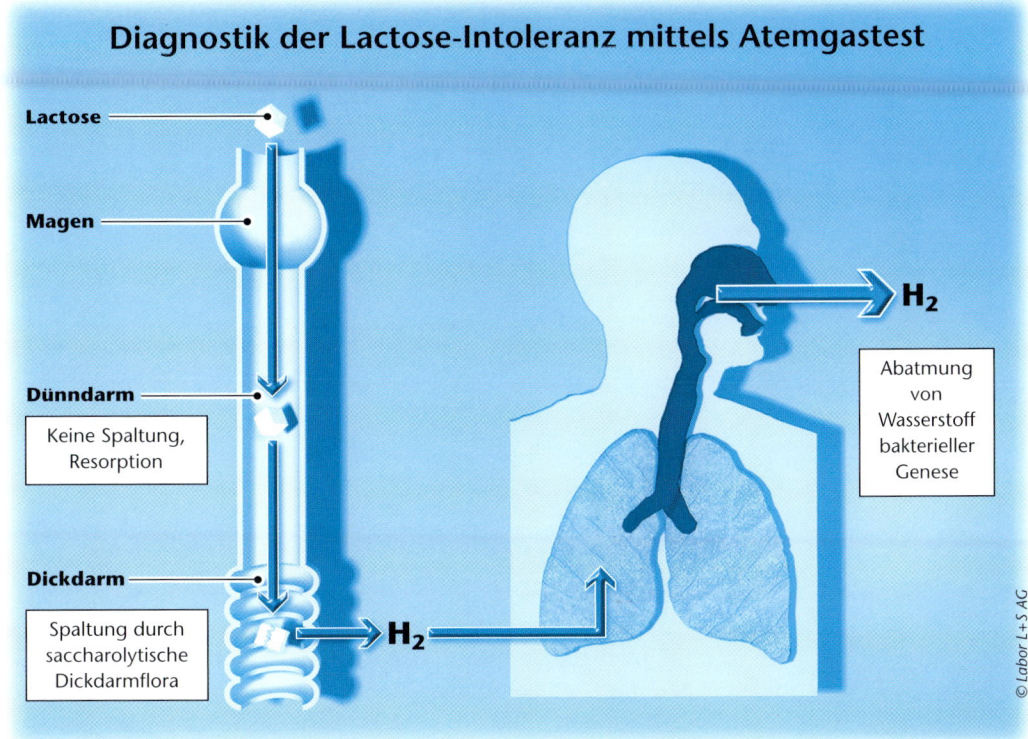

Abbildung 69

LABORDIAGNOSTIK

Dickdarmflora umgesetzt (s. **Kap. 5.2.1.3.**). Bei Vorliegen eines Dünndarm-Überwucherungs-Syndromes erfolgt die Metabolisierung unter Gasproduktion bereits in den vorderen Darmabschnitten. Eine Erhöhung der bakteriell induzierten Wasserstoffkonzentration im Exspirat ist zeitlich signifikant früher nachweisbar.

Beurteilung

Ein signifikanter Anstieg der Wasserstoffkonzentration in der Atemluft nach oraler Lactose-Gabe deutet auf einen Lactase-Mangel hin. Bei einem SBOG ist nach dem Verzehr von Lactulose ein verfrühter Anstieg der Wasserstoffkonzentration zu erwarten.

Hinweise zur Aussagekraft

Der Atemgastest stellt derzeit das Mittel der Wahl zur routinemäßigen Abklärung einer Lactose-Intoleranz dar. Dabei ist jedoch folgendes zu beachten:

- Eine durch den Atemgastest diagnostizierte Lactose-Malassimilation ist nicht zwangsläufig durch einen Lactase-Mangel bedingt. Auch erhöhte Darmmotilität, Einschränkungen der resorptiven Oberfläche oder ein SBOG können dies bedingen.
- Vor dem Hintergrund der hohen Prävalenz des Lactase-Mangels muß relativierend geklärt werden, ob die zur Untersuchung führende klinische Symptomatik auch tatsächlich auf eine Lactose-Malassimilation zurückgeht.
- Bei etwa 10 % der Bevölkerung ist die Colon-Flora nicht in der Lage, aus Lactose Wasserstoff zu produzieren.

Literaturhinweise

ARMBRECHT U; STOCKBRÜGGER RW (1989): Anwendungsmöglichkeiten und Grenzen des H_2-Atemtestes in der gastroenterologischen Diagnostik. Z. Gastroenterol. 27, 391–395 ● LEMBCKE B (1993): Resorptionstests. In: CLASSEN M; SIEWERT JR (Hrsg.): Gastroenterologische Diagnostik. S. 323 ff., Schattauer, Stuttgart, New York ● REGLIN F (1998): Dünndarmfunktionstests. In: MARTIN M (Hrsg.): Labordiagnostik für die Naturheilpraxis. S. 444 ff., Aescura, München, Wien ● RUNOW KD (1996): Der Atemgas-Test. In: MARTIN M (Hrsg.): Leitfaden der Mikrobiologischen Therapie. S. 63–71, Reglin, Köln ● RUMESSEN JJ; HAMBERG O; GUDMAND-HOYER E (1990): Interval sampling of end-expiratory hydrogen (H_2) concentrations to quantify carbohydrate malabsorption by means of lactulose standards. Gut 31, 37–42

3.6. Qualitätsmerkmale medizinischer Laboratorien

Die sich verschlechternde Lage im Gesundheitssystem (Stichwort: Kostenbremse), die Überfüllung des ärztlichen und verwandter naturwissenschaftlicher Berufsstände, das Wegbrechen traditioneller Einkommensquellen (Stichwort: ärztliche Laborgemeinschaften) hat auch zu einem verschärften Wettbewerb unter den Laboratorien, die medizinische, insbesondere mikroökologische Dienstleistungen anbieten, geführt. Dabei ist für den Einsender/die Einsenderin häufig nicht erkennbar, mit welcher Quali-

LABORDIAGNOSTIK

tät Untersuchungen durchgeführt werden. Zwar ist die Labormedizin immer mit gewissen Imponderabilien (z.B. methodisch bedingte Meßfehler) behaftet, auch werden ihr häufig fälschlicherweise Fehler angelastet, die entweder mit der Qualität des Untersuchungsmaterials oder aber mit der biologisch bedingten Streubreite (z.B. enzymatischer Bestimmungen) zu erklären sind. Dennoch gibt es auch für den Kunden Hinweise auf die im Labor erarbeitete Qualität.

Hierzu zählen externe Qualifizierungen, wie die Akkreditierung des Laboratoriums nach der zur DIN EN ISO 9000er-Reihe korrespondierenden Norm DIN EN 45001. Diese fordert neben der regelmäßigen Teilnahme an Ringversuchen die Etablierung und lückenlose Überprüfung eines Qualitätssicherungssystems. Kernstück stellt das Qualitätssicherungs-Handbuch dar, in dem z.B. Verantwortlichkeiten, notwendige Informationsflüsse, Unparteilichkeit, Unabhängigkeit und das Reklamationsmanagement schriftlich und verbindlich niedergelegt sind. Die qualitätssichernden Aktivitäten werden von einer weisungsunabhängigen, direkt der Geschäftsleitung berichtenden Qualitätssicherungs-Einheit koordiniert und ständig kontrolliert. Für derartige Aktivitäten werden in medizinischen Laboratorien mindestens 7–10 % an materiellem und personellem Mehraufwand veranschlagt.

Überprüfen Sie die Qualifizierung von Laboratorien

Nach einschlägigen Studien (z.B. bei mikroskopischen Untersuchungen) sind Fehlerquoten bis zu 40 % keine Seltenheit. Aus diesem Grund fordert die Richtlinie der Bundesärztekammer (BÄK-Richtlinie) in medizinischen Laboratorien qualitätssichernde Maßnahmen, allerdings ohne bindende Verpflichtung. Darüber hinaus existiert eine Vielzahl an DIN-Normen, die in übersichtlicher Weise in einem Taschenbuch niedergelegt sind.

Was zählt zu relevanten qualitätssichernden Maßnahmen im mikrobiologischen Labor?

1. Nur auf Sterilität und Fertilität, d.h. auf wachstumsfördernde Eigenschaften geprüfte Medien können valide Ergebnisse erbringen.
2. Die Qualität von Identifizierungen muß anhand einer entsprechend gepflegten und geprüften Stammsammlung (Referenzorganismen) regelmäßig überprüft werden.
3. Erfolgreiche Teilnahme an nationalen und internationalen Ringversuchen. Mittlerweile werden von verschiedenen nationalen und supranationalen Einrichtungen Ringversuche unterschiedlichen Schwierigkeitsgrades angeboten, z.B. vom deutschen INSTAND e.V. (Institut für medizinische Standardisierung, Essen) oder dem britischen NEQUAS (National Quality Assurance, London). Diese werden unabhängig bewertet und münden bei erfolgreicher Teilnahme in Zertifikate ein, die eingesehen werden können.
4. Dokumentierte interne und externe Mitarbeiterschulung.
5. Sorgfältige Personalauswahl.
6. Wissenschaftlich fundierte Publikationen.

Erfolgreiche Teilnahme an Ringversuchen

LABORDIAGNOSTIK

Literaturhinweise

Bundesärztekammer (Köln): BÄK-Richtlinien zur Qualitätssicherung im medizinischen Labor ● DIN – Deutsches Institut für Normung (Berlin): DIN-Taschenbuch 202: Medizinische Mikrobiologie. Beuth, Berlin, Köln ● BECKMANN G (1997): Nährmedienherstellung und Aufbau einer Stammsammlung. Proc. Concept-Seminar „Qualitätssicherung im mikrobiologischen Labor" am 15./16.10.97, Bad Kissingen ● BOROVICZENY KG; MERTEN R.; MERTEN UP (Hrsg.; 1987): Qualitätssicherung im Medizinischen Laboratorium. Springer, Berlin, Heidelberg, New York ● BURKHARDT F (1991): Qualitätssicherung in der Mikrobiologie. In: BURKHARDT (Hrsg): Mikrobiologische Diagnostik. S. 612 ff., Georg Thieme Verlag, Stuttgart, New York ● KROMIDAS S (Hrsg.; 1995): Qualität im analytischen Labor. VCH Verlagsgesellschaft, Weinheim ● FRIES R (1995): Qualitätssicherung im mikrobiologischen Labor. Copythek Enke, Stuttgart ● SONNENSCHEIN B (1997): Vergleich GMP/GLP/DIN EN ISO 45001. Proc. Concept-Seminar „Qualitätssicherung im mikrobiologischen Labor" am 15./16.10.97, Bad Kissingen

INTERPRETATION

4. Interpretation von Untersuchungsbefunden

4.1. Der Untersuchungsbefund

Nach Einsendung einer Stuhlprobe zur mikrobiologischen und evtl. auch weiterführenden Untersuchung erhält der Einsender je nach Umfang der angeforderten Diagnostik ca. 3–6 Tage später vom Untersuchungslabor einen Stuhlbefund. Um die Interpretation eines solchen Befundes zu erleichtern, werden nachfolgend der Aufbau sowie einige bei der Befundung verwendete Begriffe am Beispiel von Untersuchungsbefunden aus der Abt. Intestinale Mikroökologie (ENTEROSAN®-Labor) der Labor L+S AG, Bad Bocklet, näher erläutert (**Abb. 70**).

Auf dem **Stuhlflora-Befund** sind in tabellarischer Form die einzelnen im Darm relevanten und zudem in der Routinediagnostik nachweisbaren Keimgruppen, -gattungen oder -arten, eingeteilt in aerobe Bakterien, anaerobe Bakterien und Pilze angegeben. Laktobazillen, die ja exakterweise als mikroaerophil bezeichnet werden müssen, sind der Übersichtlichkeit halber unter der Rubrik „anaerob" aufgeführt. Keime der *Bacteroides-Prevotella-Porphyromonas*-Gruppe werden der Übersichtlichkeit halber unter der Bezeichnung *Bacteroides sp.* zusammengefaßt.

Neben den **Keimnamen** ist die im Stuhl des Patienten gefundene **Keimzahl** vermerkt. Die Keimzahlen ergeben sich aus der Zählung der Bakterien- bzw. Pilzkolonien, die nach dem Aufbringen von Stuhlverdünnungen auf feste Nährböden und einer 1–3tägigen Bebrütung bei 37 bzw. 30 °C sichtbar werden (s. auch **Kap. 3.3.1.**). Bei ausreichender Verdünnung gehen diese Kolonien jeweils auf die exorbitante Vermehrung einer Bakterienzelle zurück. Die Keimzahlen werden daher im Befund in „**Kolonie-bildenden Einheiten**" oder abgekürzt „**KBE**" angegeben und entsprechen der Zahl der lebensfähigen Keime im Stuhl, bezogen auf 1 Gramm.

Wichtig: Keimart & Keimzahl

Um die teilweise sehr hohen Keimzahlen in übersichtlicher Form darstellen zu können, bedient sich der Mikrobiologe der **Mengenangabe in Zehnerpotenzen**. Die Hochzahl gibt dabei die Anzahl der Nullen an, die die vollständig ausgeschriebene Zahl besitzt. 10^2 (= 10×10) bedeutet also ausgeschrieben 100, 10^3 (= $10 \times 10 \times 10$) entsprechend 1000, 10^4 (= $10 \times 10 \times 10 \times 10$) ist gleich 10.000 usw. Um die Abstufung noch zu verfeinern, wird den Potenzen ein Multiplikator vorangestellt. 3×10^2 entspricht beispielsweise der Zahl 3×100, also 300. Diese zunächst vielleicht etwas verwirrende Art der Mengenangabe erleichtert mit etwas Übung die Interpretation von Befunden enorm. Statt beispielsweise 400.000.000.000 ist die gleiche Zahl mit der Schreibweise 4×10^{11} wesentlich besser lesbar.

Der Mikroökologe denkt und wertet in Zehnerpotenzen

Hinter den ermittelten Keimzahlen ist in Klammern der sog. **Normbereich** der entsprechenden Keimgruppe, -gattung oder -art angegeben. Das ist der

INTERPRETATION

Der Stuhlbefund: Muster

Patient: Erwin Mustermann * 01.01.01
Floraweg 32
97708 Bad Bocklet

Station: Xy

Labor L + S

Mangelsfeld 4
D 97708 Bad Bocklet

Labor L+S AG
Gesellschaft für Mikrobiologie und biologische Qualitätsprüfung
Mangelsfeld 4 · 97708 Bad Bocklet-Großenbrach
Telefon 0 97 08 / 91 00-0 (Zentrale)
0 97 08 / 91 00-30 (Labor, Befunderstellung)
0 97 08 / 91 00-25/-26 (Rechnungsstelle)
Telefonische Beratung für Therapeuten:
0 97 08 / 91 00-39 (Dr. Rüffer)
0 97 08 / 91 00-47 (Dr. Balles)
0 97 08 / 91 00-14 (Dr. Beckmann)
Telefax 0 97 08 / 68 85

L + S - Nr. : 10000 / 99
Eingangsdatum 09.06.99
Ausgangsdatum 13.06.99
Untersuchungsmaterial: Stuhl
Seite: 1 von 1

Untersuchungsbefund

	KbE/g	Normbereich	Hinweis
STUHLFLORA			
aerob: E. coli			
E. coli-Varianten	$2 \cdot 10^7$	($10^6 - 10^7$)	Normbereich
Enterobacteriaceae	$< 10^4$	(max. 10^5)	Toleranzbereich
Enterococcus sp.	$< 10^4$	(max. 10^5)	Toleranzbereich
Andere Aerobe	$1 \cdot 10^7$	($10^6 - 10^7$)	Normbereich
	$< 10^4$	(max. 10^4)	Toleranzbereich
anaerob: Bacteroides sp.			
Clostridium sp.	$1 \cdot 10^{10}$	($10^8 - 10^{10}$)	Normbereich
Bifidobacterium sp.	$< 10^5$	(max. 10^5)	Toleranzbereich
Lactobacillus sp.	$1 \cdot 10^9$	($10^8 - 10^{10}$)	Normbereich
Andere Anaerobe	$1 \cdot 10^6$	($10^5 - 10^7$)	Normbereich
	$< 10^6$	($10^6 - 10^8$)	Normbereich
Pilze: Candida sp.			
Geotrichum sp.	$1 \cdot 10^5$	(max. 10^2)	**stark vermehrt**
Andere Pilze	$< 10^2$	(max. 10^3)	Toleranzbereich
	$< 10^2$	(max. 10^2)	Toleranzbereich
pH-Wert: 6,0		(6 - 7)	Normbereich

(Dr. G. Beckmann)

Aufsichtsrat: Dipl.-Kaufmann Werner Wohnhas (Vorsitzender)
Vorstand: Dr. Rüdiger Leimbeck, Prof. Dr. Bernd Sonnenschein, Dr. Gero Beckmann
Bayer. Vereinsbank, Kto.-Nr. 2 011 000 (BLZ 793 200 75)
Deutsche Bank Bad Kissingen, Kto.-Nr. 8 601 650 (BLZ 790 700 16)
Handelsregister HRB 2728 (Amtsgericht Schweinfurt)

Abbildung 70

INTERPRETATION

Bereich, in dem sich bei darmgesunden Personen mit den in Mitteleuropa überwiegenden Ernährungsgewohnheiten die jeweiligen Keime mengenmäßig im Stuhl bewegen. Dabei handelt es sich um Durchschnittswerte, die in Studien ermittelt wurden. Geringe individuelle Abweichungen sind bei einzelnen Keimen durchaus möglich.

Die Relativität des Normbereiches

Um die Interpretation der Befunde zu erleichtern, wird in einem kurzen **Hinweistext** angegeben, wie sich die gemessene Keimzahl in Relation zum Normbereich verhält. Bei Abweichungen vom Normbereich (gering, mäßig oder stark vermindert bzw. vermehrt) werden die jeweilige Keimgruppe/-gattung/-art, die Keimzahl sowie der Hinweistext fett gesetzt. Dabei tauchen noch zwei weitere Begriffe auf, nämlich „Toleranzbereich" und „Grenzbereich".

Der **Toleranzbereich** berücksichtigt bei passageren Keimen, daß Umweltkeime zwangsläufig mit der Nahrung in gewissen Mengen in den Darm gelangen und nach der Darmpassage auch im Stuhl von gesunden Personen erscheinen können. Der Wert beschreibt also, was bei Darmgesunden „toleriert" werden kann. Werden diese Keimzahlen allerdings überschritten, kann das Hinweise auf eine mögliche Ansiedlung und Vermehrung im Darm und damit auf eine Störung der Kolonisationsresistenz geben.

Wichtig:

Bei Patienten, die stark immunsupprimiert sind, können auch Werte, die sich im Toleranzbereich bewegen, Anlaß zu therapeutischen Maßnahmen geben. Auch Pilznachweise im Toleranzbereich dürfen nicht grundsätzlich als irrelevant beurteilt werden. Hier muß die klinische Symptomatik ebenso wie der Zustand der Darmbarriere (bakterielle Flora, weiterführende Stuhluntersuchungen) Berücksichtigung finden (s. auch **Kap. 1.2.5.4.**).

Wichtig: der Zustand des Patienten

Der **Grenzbereich** ist eine Pufferzone mit einer halben Zehnerpotenz über und unter dem Norm- bzw. Toleranzbereich. Mikrobiologische Zählverfahren besitzen auch bei noch so akribischer Durchführung einen Meßfehler, dem mit der Einrichtung der Grenzbereiche Rechnung getragen wurde. Bei grenzwertigen Ergebnissen muß also der Therapeut letztendlich entscheiden, ob er in Abhängigkeit von den Ergebnissen der sonstigen Diagnostik die Werte als relevant wertet.

Unter dem mikrobiologischen Stuhlbefund ist außerdem noch der **Stuhl-pH-Wert** angegeben, ebenfalls mit dem Normbereich in Klammern und einem kurzen Hinweistext. Auch der pH-Normbereich stellt einen Bereich dar, der bei der durchschnittlichen mitteleuropäischen, erwachsenen Bevölkerung zu finden ist. Hier sind ebenfalls gewisse individuelle, ernährungsbedingte Abweichungen möglich. Außerdem muß beachtet werden, daß Säuglinge andere Normbereiche aufweisen (s. auch **Kap. 3.4.1.**).

Wird eine genauere **Differenzierung von Pilzisolaten** gewünscht, sind die Identifizierungsergebnisse unter dem Befund angegeben. Die dazuge-

INTERPRETATION

hörigen Keimzahlen finden sich hinter der jeweiligen Gattungsbezeichnung in der tabellarischen Auflistung der Stuhlkeime. Ein evtl. noch zusätzlich angefordertes Antimykogramm wird separat angegeben (s. auch **Kap. 3.3.1**).

Auch bei der Angabe der Ergebnisse **weiterführender Untersuchungen** wie Verdauungsparameter, Entzündungsmarker und fäkales sIgA sind hinter dem Meßwert der Normbereich sowie ein kurzer Hinweistext ausgedruckt.

Alle im Untersuchungslabor eintreffenden Proben werden fortlaufend nummeriert. Die jeweilige Untersuchungsnummer wird auch auf dem Befund angegeben und erleichtert bei Rückfragen das schnelle Auffinden.

4.2. Grundsätze der Befundinterpretation

Detaillierte Interpretation von Stuhlbefunden notwendig!

Der Therapeut, der eine Stuhluntersuchung veranlaßt hat, erwartet vom Befund Rückschlüsse auf die Richtigkeit seiner (Verdachts-)Diagnose sowie Hilfe bei der Wahl seiner therapeutischen Bemühungen. Die bisherigen Ausführungen haben deutlich gemacht, daß die Mikroökologie des Darmes einerseits diagnostisch zugängig ist, andererseits wegen der Fülle der Einflußfaktoren einer detaillierten Interpretation bedarf, die sich weitgehend von monokausalen Erklärungsversuchen zu lösen hat. Um Stuhluntersuchungen sinnvoll einsetzen zu können, sind daher einige Grundsätze bei der Befundinterpretation zu beachten.

Methodische Einschränkungen

Zunächst muß sich der Therapeut vergegenwärtigen, welchen methodischen Restriktionen mikrobiologische und sonstige labordiagnostische Untersuchungen unterliegen:

1. Keimzählungen, die über das Anlegen von Verdünnungsreihen und anschließendes Ausplattieren auf festen polytrophen und selektiven Nährmedien erfolgen, unterliegen einem Meßfehler, der bis zu einer halben Zehnerpotenz betragen kann (s. auch **Kap. 4.1.**).
2. Fehler bei Probennahme und -versand (s. **Kap. 3.2.**) müssen durch genaue Instruktion der Patienten und Befragung ex post ausgeschlossen werden. Jeder labordiagnostische Befund muß einer Plausibilitätskontrolle durch den Therapeuten unterzogen werden.
3. Die Zählung der wichtigsten Darmbakterien sowie von Hefen und Schimmelpilzen erlaubt kaum Aussagen zur Stoffwechselleistung der Mikroorganismen im Darm. Als Orientierung kann jedoch der Stuhl-pH-Wert herangezogen werden, der die Summe aller Stoffwechselaktivitäten im Dickdarm widerspiegelt (s. **Kap. 3.4.1.**).

Kaum Aussagen zur Stoffwechselleistung der Mikroorganismen

4. Mikrobiologische Stuhlanalysen, die nur die aerobe Flora berücksichtigen, lassen keine hinreichenden Aussagen zum Zustand der Kolonisationsresistenz zu. Die Erfassung der anaeroben und mikroaerophilen

INTERPRETATION

Keimgattungen, die den überwiegenden Teil der menschlichen Darmflora repräsentieren, ist ein Muß für eine diagnostisch und therapeutisch verwertbare Stuhlflora-Untersuchung (s. **Kap. 1.2.1.**).

Folgende Grundsätze der Interpretation müssen demnach berücksichtigt werden:

1. Mikrobiologische Untersuchungen beschreiben eine Momentaufnahme. Der interpretierende Therapeut hat sich die Grundfrage zu stellen: welche Umstände am „Bioreaktor" Darm haben im aktuellen Fall dazu geführt, daß die vorgefundenen Veränderungen in Menge und Zusammensetzung der Flora auftreten? Sinnfällige Verschiebungen innerhalb der Darmflora können die unterschiedlichsten Ursachen haben. Auf der anderen Seite kann sich ein Krankheitszustand in unterschiedlichen Veränderungen der Darmflora niederschlagen.

    Momentaufnahme

2. Der Einzelbefund (z.B. eine Veränderung der Keimzahl einer Bakterienart oder -gruppe) darf nicht überbewertet werden. Im Vordergrund steht der „Gesamteindruck".

    Im Vordergrund steht der „Gesamteindruck"

3. Geringe Keimzahlabweichungen von der „Norm" müssen vorsichtig interpretiert werden. Da es sich bei den Normwerten um Durchschnittswerte handelt, sind individuelle Differenzen durchaus möglich. Zudem ist der oben schon erwähnte Verdünnungsfehler zu berücksichtigen, dem mit der Einrichtung von Grenzbereichen Rechnung getragen wurde (s. **Kap. 4.1.**). In der Regel sind erst Keimzahlverschiebungen von mindestens 1 Zehnerpotenz als relevant zu beurteilen.

    Veränderungen/ Abweichungen der Keimzahl <1 Zehnerpotenz sind nicht relevant

4. Bei der Interpretation von Stuhlflorabefunden muß die altersabhängige Variabilität der Flora-Zusammensetzung berücksichtigt werden (s. **Kap. 1.2.1.**). Die auf den Befunden angegebenen Normbereiche beziehen sich auf erwachsene Personen mit der in Mitteleuropa überwiegenden Ernährungsweise. Personen mit vom mitteleuropäischen Durchschnitt deutlich abweichender Ernährung (z.B. Vegetarier) können daher ebenfalls Normalwerte aufweisen, die nicht mit den angegebenen Normbereichen übereinstimmen.

    Altersabhängige Variabilität

5. Die pathogenetische Bewertung von Hefepilznachweisen im Stuhl darf nicht nur anhand der Keimzahl erfolgen, sondern muß die klinische Symptomatik ebenso wie den Zustand der Darmbarriere (bakterielle Flora, ergänzende Stuhluntersuchungen) berücksichtigen (s. auch **Kap. 1.2.5.4.**). Da Pilzbesiedlungen häufig im Dünndarm vorliegen, also ein gewisser Verdünnungs- und Inaktivierungseffekt bis zum Darmausgang zu erwarten steht, und zudem Pilzzellen häufig nicht permanent von mykotischen Läsionen abgeschilfert werden, repräsentieren die im Stuhl nachgewiesenen Pilzzahlen nicht unbedingt die im betroffenen Darmabschnitt vorliegenden quantitativen Verhältnisse.

    Zustand des Patienten ist wichtig

6. Keine Interpretation ohne Bewertung des Stuhl-pH-Wertes! Dieser reflektiert die Summe aller Stoffwechselaktivitäten im Dickdarm und erlaubt Rückschlüsse auf die Stoffwechselleistung verschiedener Gruppen von Mikroorganismen.

    Stuhl-pH-Wert

INTERPRETATION

Funktion und Stoffwechsel der einzelnen Darmkeime berücksichtigen

7. Eine sachgerechte Befundinterpretation setzt Kenntnisse über die Rolle, Funktionen und (Stoffwechsel-)Fähigkeiten der befundeten Mikroorganismen im intestinalen Biotop voraus (s. **Kap. 1.2.5.**). Dabei muß berücksichtigt werden, daß Bakterien, Hefen und Schimmelpilze eine enorme (metabolische) Adaptationsfähigkeit besitzen.

Stuhldiagnostik: eine Facette im Gesamtkontext

8. Stuhlflora-Befunde dürfen nicht isoliert betrachtet, sondern müssen eingebettet in eine genaue Anamnese, insbesondere der Ernährung, sowie unter Berücksichtigung der klinischen Symptomatik und weiterführender Untersuchungen individuell interpretiert werden. Schematisierte und automatisch generierte Diagnosen oder gar komplexe Therapieempfehlungen werden der intestinalen Realität in den meisten Fällen nicht gerecht, sind medizinisch unseriös und frustrieren letztendlich Therapeuten und Patienten. Die möglichen Einflußfaktoren auf das intestinale Ökosystem sind zu komplex, als daß sie sich in allgemeingültigen Empfehlungen nur auf Basis einer Stuhluntersuchung konzentrieren lassen. Nur der Therapeut kann letztendlich Klinik, Anamnese und Laborbefunde zu einem individuellen Gesamtbild zusammenführen. Der medizinische Mikrobiologe kann unterstützend tätig werden.

Notwendige Einschränkungen

9. Stuhluntersuchungen geben Hinweise auf den Zustand des Mukosablockes (die Barrierefunktion des Darmes). Sie erlauben, da sie die Flora von Colon und Rektum abbilden, keine direkten Rückschlüsse auf die Zusammensetzung der Darmflora in höheren Darmabschnitten. Rückschlüsse auf das Ausmaß krankhaft veränderter Anteile des Intestinums (Quantifizierung) sind in der Regel nicht möglich. Zusätzliche Untersuchungen wie die Bestimmung von Entzündungsmarkern im Stuhl (PMN-Elastase, Lysozym, Alpha 1-Antitrypsin, Serum-Albumin; s. **Kap. 3.4.3.**) ermöglichen Aussagen über das Ausmaß, nicht aber die Lokalisation und die Ursache entzündlicher Veränderungen der Darmschleimhaut.

Pathognomonische Flora-Befunde sind selten!

10. Der Stuhlbefund stellt einen Baustein der Diagnostik dar und ergänzt die sachgerecht durchgeführte klinische Untersuchung inkl. intensiver Anamnese. Dabei muß beachtet werden, daß Veränderungen in der Zusammensetzung der Stuhlflora eine Reaktion auf eine wie auch immer geartete Grundstörung darstellen. Häufig in diesem Zusammenhang verwendete Bezeichnungen wie „Dysbakterie" oder „Dysbiose" erwecken fälschlicherweise den Eindruck, es handele sich dabei um eigenständige Entitäten – sie sollten daher besser vermieden werden. Daraus resultiert zwangsläufig, daß die reine mikrobiologische Diagnostik häufig über Verdachtsdiagnosen nicht hinaus kommt. Zahlreiche Faktoren können im Standort Darm zu unterschiedlichsten Veränderungen der Stuhlflora-Zusammensetzung führen. Einige dieser Faktoren lassen sich durch ergänzende biochemische, immunologische (s. **Kap. 3.4.**) und spezielle mikrobiologische Untersuchungen (s. **Kap. 2.8.** und **3.3.2.**) erkennen.

INTERPRETATION

Um die komplexen Zusammenhänge in der intestinalen Mikroökologie und die sich daraus ergebenden diagnostischen und therapeutischen Konsequenzen zu veranschaulichen, sei ein **Beispiel aus der täglichen Routine** gewählt:

Bei der Stuhlflora-Untersuchung eines Patienten wurden *Clostridium spp.* mit 8×10^7 KbE/g nachgewiesen; auf dem Befundausdruck erscheint der Hinweis des Labors: „mäßig vermehrt".

Vermehrt Clostridien im Stuhl

Frage des Therapeuten: „Was soll ich tun?"

Antwort: „Es gibt eine Vielzahl von Möglichkeiten, die zu einer Erhöhung der Clostridienzahl im Darm führen. Bevor ein therapeutischer Hinweis gegeben werden kann, muß zunächst die Ursache dieser Verschiebung ermittelt werden".

Dabei kann der mikroökologisch versierte medizinische Mikrobiologe Hilfestellung leisten. Zunächst muß der Therapeut um die Bedeutung dieser Keimgattung im Biotop Darm und wichtige Stoffwechselmerkmale der Clostridien wissen.

Kurz zur Erinnerung (s. auch **Kap. 1.2.5.3.3.**): Clostridien sind Anaerobier, die bis zu einer gewissen Keimzahl regelmäßig im menschlichen Darm vorkommen, aber mit keinen ausgewiesen nützlichen Wirkungen belegt sind. Es sind fulminante Proteolyten (Eiweißzersetzer) und sie sind zur Lipolyse (Fettspaltung) befähigt. Einige intestinale Vertreter der Gattung *Clostridium* können Gallensauren dehydroxylieren (NDH-Clostridien). Die dabei entstehenden Substanzen sind als Präkanzerogene bei der Entstehung von Dickdarmtumoren bedeutsam (s. auch **Kap. 2.7.**).

Stoffwechseleigenschaften der Clostridien beachten

Unter den Clostridien befinden sich zudem einige bedeutsame Krankheitserreger. Als Darminfektionskeim ist neben *Clostridium perfringens* (unter anderem Verursacher von Lebensmittelvergiftungen) vor allem *Clostridium difficile*, der Erreger der Antibiotika-assoziierten Colitis (AAC) bedeutsam (s. **Kap. 2.8.1.6.**). Deren Erfassung bedarf jedoch spezieller Nachweisverfahren (s. **Kap. 3.3.2.**).

Clostridien als Durchfallerreger

Anwendung dieser Grundinformationen auf den Praxisfall

Da der Intestinaltrakt aus mikrobiologischer Sicht im weitesten Sinne als Bioreaktor mit unterschiedlichsten Stoffzu- und abflüssen angesehen werden kann, liegt es auf der Hand, daß sich der mikroökologisch versierte Therapeut zunächst die Frage stellen muß:

- Welche Bedingungen liegen im Darm vor, damit es zu einer Vermehrung der Clostridien kommen kann?
- Gibt es anamnestische und/oder klinische Hinweise?

Dabei gilt es auch, spezifische, durch Vertreter der Gattung *Clostridium* ausgelöste Erkrankungen im Intestinaltrakt, auszuschließen.

INTERPRETATION

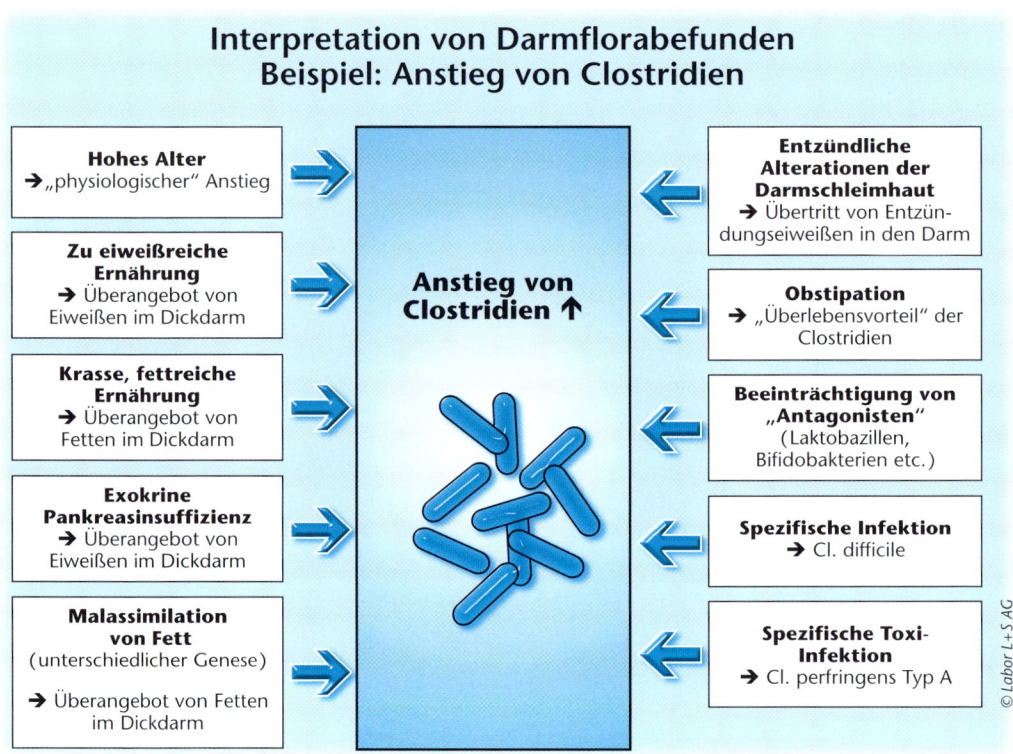

Abbildung 71

Für den vorliegenden Praxisfall ergibt sich eine Fülle von Erklärungsmöglichkeiten (**Abb. 71**), die durch weiterführende Untersuchungen abgesichert werden müssen (**Abb. 72**):

1. Möglichkeit

Clostridienanstieg im Senium

Der Befund ist im weitesten Sinne als „physiologisch" zu interpretieren, wenn es sich um einen betagten Patienten ohne gastrointestinale Symptomatik handelt (älter als 60–65 Jahre). Beim Menschen steigt die Clostridienzahl im Alter an. Über die Gründe kann nur spekuliert werden: möglicherweise läßt sich diese Beobachtung auf im Alter geänderte Ernährungsweisen (Zufuhr ballaststoffarmer und energiereicher Ernährung, insbesondere bei Gebißträgern) und/oder eine verminderte Darmperistaltik (Altersatonie) zurückführen (s. auch **Kap. 1.2.1.**).

2. Möglichkeit

Exokrine Pankreasinsuffizienz

Es liegt eine exokrine Pankreasinsuffizienz vor. Dabei werden neben anderen Enzymen Trypsin und Chymotrypsin in nicht ausreichendem Maße sezerniert und damit eine mangelhafte Eiweißspaltung und Resorption von Aminosäuren im Dünndarm induziert. Die Folge: unverdautes oder mangelhaft aufgeschlossenes Nahrungseiweiß tritt in das Colon über und

INTERPRETATION

stimuliert dort die proteolytische Flora, insbesondere Clostridien, aber auch verschiedene Vertreter der Familie der *Enterobacteriaceae* (*Proteus spp.*, *Klebsiella spp.*). Die bakteriell unterhaltene Eiweißfäulnis zeichnet sich durch das Anfluten biogener Amine (u.a. Tyramin, Phenylethylamin, Spermidin, Putreszin und Histamin) im Dickdarm aus und führt zu einer Alkalisierung des Darminhaltes (pH-Werte 7,0–8,5). Gleichzeitig ist davon auszugehen, daß insbesondere Histamin seine vom Allergiegeschehen bekannten pharmakologischen Wirkungen auch in einem gewissen Umfang an der Darmschleimhaut entfaltet.

Natürlich muß diese zweite diagnostische Möglichkeit abgesichert werden:

➔ **Ergänzende Laboruntersuchungen zur Absicherung:**
Bestimmung der Pankreas-Elastase 1 im Stuhl
(s. **Kap. 3.4.2.3.**).

3. Möglichkeit

Entzündliche Alterationen der Darmschleimhaut, insbesondere im Dickdarmbereich (z.B. bei chronisch-entzündlichen Colitiden (s. **Kap. 2.4.**), pseudomembranöser/Antibiotika-assoziierter Colitis (s. **Kap. 2.8.1.6.**), Colitiden als Folge bakterieller und parasitärer Infektionen (s. **Kap. 2.8.**). oder akuter allergischer Reaktionen an der Darmschleimhaut (s. **Kap. 2.9.**). haben zu einer Läsion der Darmschleimhaut geführt, in deren Folge ein erhöhter Durchtritt von Plasmaeiweißen und Detritus-Materialien in das Darmlumen erfolgt. Diese Eiweiße führen zu einer Stimulation der proteolytischen Flora. Die Folge: Anstieg u.a. der Clostridien.

➔ **Ergänzende Laboruntersuchungen zur Absicherung:**
Bestimmung der PMN-Elastase, des Lysozyms, des Alpha 1-Antitrypsins und des Serum-Albumins im Stuhl (s. **Kap. 3.4.3.**).

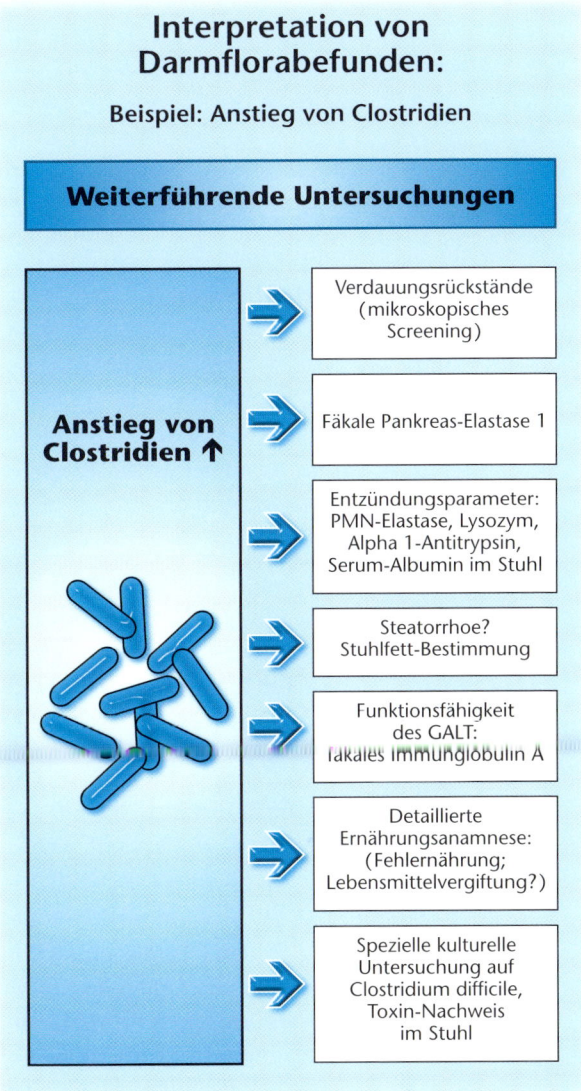

Abbildung 72

Darmschleimhautentzündung

INTERPRETATION

4. Möglichkeit

Einseitige Ernährung

Krasse und einseitige Ernährungsweisen (sehr eiweißreich, sehr fett) können dazu führen, daß die dünndarmständigen Spalt- und Resorptionsmechanismen erschöpft werden und die unverdauten Bestandteile den Mikroorganismen im Colon zur Verfügung stehen und dort zu einer Stimulation der lipolytischen und proteolytischen Flora, insbesondere der Clostridien führen. Eine diagnostische Abklärung sollte daher immer eine detaillierte Ernährungsanamnese beinhalten.

5. Möglichkeit

Fettmalassimilation

Störungen der Fettverdauung unterschiedlicher Genese, die unter dem klinischen Begriff Maldigestion/Malabsorption fallen, können ebenfalls auf dem Wege einer Stimulation der lipolytischen Flora im Colon zu einer Erhöhung der Clostridien führen (s. auch **Kap. 2.1.4.**). In aller Regel sind diese Krankheitsprozesse mit Durchfall in Form einer Steatorrhoe (Fettruhr) verbunden.

➔ **Ergänzende Laboruntersuchungen zur Absicherung:**
Bestimmung des Stuhlfettgehaltes (s. **Kap. 3.4.2.4.**). Überprüfung der exokrinen Pankreasfunktion (s.o.). Untersuchung der Blut-Leberwerte (Gallensäuresekretionsstörung ?). Bei Verdacht auf entzündliche Veränderungen der Darmschleimhaut (Malabsorption): Bestimmung der fäkalen PMN-Elastase, des Lysozyms, des Alpha 1-Antitrypsins und des Serum-Albumins im Stuhl (s. **Kap. 3.4.3.**).

6. Möglichkeit

Obstipation

Bei chronisch obstipierten Patienten kommt es nach Beobachtungen in der diagnostischen Praxis relativ häufig zu einem sinnfälligen Anstieg der Clostridien. Vermutlich läßt sich dieses Phänomen auf einen „Überlebensvorteil" dieser Keime zurückführen. Clostridien besitzen offensichtlich die Fähigkeit, auch mikrobiologisch schwer verdauliche Substanzen für ihren Stoffwechsel zu rekrutieren, während andere Bakterien der autochthonen Flora unter den Bedingungen einer stark verlängerten Darmpassage in ihrer Keimzahl abfallen (z.B. Laktobazillen und Bifidobakterien).

7. Möglichkeit

Fehlen mikrobieller Antagonisten

Ein per Stuhluntersuchung befundeter Anstieg der Clostridien darf niemals isoliert betrachtet werden (s.o.). Häufig stellt ein solcher Teilbefund nur eine Facette einer generell erniedrigten oder gestörten Kolonisationsresistenz dar. Bei Psoriatikern und Neurodermitikern werden z.B. sehr häufig stark erniedrigte Keimzahlen bei Vertretern der saccharolytischen (gerne kohlenhydratspaltenden) Flora, insbesondere Laktobazillen und Bifidobakterien, häufig verkompliziert durch eine offensichtliche Beteiligung von Hefen und anderen Pilzen gefunden. Mit dem Absinken der überwiegend kohlenhydratspaltenden Flora wird von den Clostridien der physiologische, antagonistische

INTERPRETATION

Druck im Rahmen der intestinalen Homöostase genommen. Daran anknüpfend kann ein nahezu ungehindertes Ansteigen der Keimzahlen erfolgen. Derartigen Befunden, häufig mit einem alkalischen Stuhl-pH-Wert verbunden, ist bei Neurodermitikern und Psoriatikern mit gestörter Barrierefunktion des Darmes eine besondere klinische Relevanz beizumessen.

Die Kolonisationsresistenz/Barrierefunktion des Darmes wiederum hängt maßgeblich von der Beschaffenheit des darmassoziierten Immunsystems (GALT) ab.

→ **Ergänzende Laboruntersuchung zur Absicherung:**
Bestimmung des fäkalen sekretorischen Immunglobulins A (sIgA; s. **Kap. 3.4.4.1.**).

8. Möglichkeit

Schlußendlich müßte im vorgestellten Fall auch an spezifische, durch Clostridien verursachte Infektionen bzw. Toxi-Infektionen gedacht werden:

a. Lebensmittelbedingte Toxi-Infektion oder Intoxikation mit enterotoxinbildenden *Clostridium perfringens*-Stämmen bzw. Aufnahme des präformierten Enterotoxins. Hierbei kommt es unter bestimmten Bedingungen, häufig z.B. bei nicht sachgerechtem Vorhalten erwärmter Speisen (in Sonderheit Suppen) zu einem Wechsel zwischen vegetativer und sporulierter Form der Clostridien. Dabei wird ein spezifisches Enterotoxin freigesetzt. In der Regel handelt es sich bei dieser Lebensmittelvergiftung um selbstlimitierende Durchfälle, die 8–20 Stunden nach Aufnahme des kontaminierten Lebensmittels auftreten und ca. 10–24 Stunden anhalten. Eine detaillierte Anamnese sichert in aller Regel die Diagnose.

Lebensmittelvergiftung durch Cl. perfringens

b. Antibiotika-assoziierte oder pseudomembranöse Colitis durch *Clostridium difficile* (s. auch **Kap. 2.8.1.6.**). Grundsätzlich können alle Antibiotika und einige Zytostatika die intestinale Ökologie derart schädigen, daß allfällige *Cl. difficile*-Zellen sich überschießend vermehren und dabei die Enterotoxine A und B bilden können. Bevorzugt tritt dieses Phänomen nach Gabe von Betalaktam-Antibiotika, sehr häufig nach Clindamycin-Applikation, auf (s. auch **Tab. 16**). Erst eine detaillierte Anamnese führt zur richtigen Diagnose.

Antibiotika-assoziierte Colitis durch Cl. difficile

→ **Ergänzende Laboruntersuchung zur Absicherung:**
Kulturelle Untersuchung auf *Clostridium difficile* sowie Toxinnachweis im Patientenstuhl.

Zurück zur Ausgangsfrage des Therapeuten:
„Was soll ich tun?"

Jedem Therapeuten wird aufgrund der vorstehenden Vielzahl an Interpretationsmöglichkeiten des o.a. Stuhlbefundes direkt ersichtlich sein, daß es mit medizinischer Seriosität nicht vereinbar ist, als Labormediziner den oben aufgeführten Befund mit einer Diagnose zu versehen (in der Realität

INTERPRETATION

sind dies bei vielen Laboratorien computergenerierte Standardkommentare). Hier ist ein patientenbezogener Dialog zwischen Therapeut und Labor unabdingbar.

Keine standardisierten Diagnosen und Therapien

Genauso evident ist, daß wegen der Vielzahl an ätiologischen Möglichkeiten, standardisierte und automatisch generierte Therapieempfehlungen obsolet sind. Es ist in diesem Zusammenhang u.E. nicht vertretbar, daß bei einigen Institutionen, die neben Befundung auch noch Diagnosestellung ohne ärztliche Untersuchung sowie Therapieempfehlung als eine besondere „Serviceleistung" anbieten, in der Mehrzahl der Fälle Autovakzinen oder die Einnahme sonstiger mikrobiologischer Präparate anempfohlen werden. Daß dabei in vielen Fällen (s.o.) ein therapeutischer Mißerfolg und ein hohes Maß an Frustration beim Behandler quasi vorprogrammiert sind, ist nicht verwunderlich und wird immer wieder von Therapeuten berichtet.

Literaturhinweise

CLASSEN M; DIEHL V; KOCHSIEK K (Hrsg.; 1994): Innere Medizin. S. 572 ff., Urban & Schwarzenberg, München, Wien, Baltimore ● KASPER H (1991): Ernährungsmedizin und Diätetik. S. 196–202, Urban & Schwarzenberg, München, Wien, Baltimore ● MITSUOKA T (1992): Intestinal flora and aging. Nutrition Rev. 50, 438–446 ● OHLENSCHLÄGER G (1994): Der Darm als Steuerzentrale des Wohlbefindens. Vortrag Med. Woche Baden-Baden am 02.11.1994 ● SONNENSCHEIN B (1984): Zusammensetzung und Bedeutung der Darmflora des Menschen. Erfahrungsheilkunde 33, 313–316 ● SONNENSCHEIN B (1995): Einflüsse und Wirkungen von Schadstoffen auf das Ökosystem des Darmes. Vortrag Med. Woche Baden-Baden am 30.10.1995

4.3. Übersicht der Normalwerte und der möglichen Abweichungen

Zum schnellen Nachschlagen sind in **Tab. 49** und **Tab. 50** die Normwerte und Abweichungen der Stuhlflora sowie der ergänzenden labordiagnostischen Stuhluntersuchungen tabellarisch aufgelistet.

4.4. Fallbeispiele zu Stuhlbefunden

Im Folgenden wird anhand einiger Fallbeispiele die Auswertung von Stuhlbefunden kurz dargestellt. Dabei muß folgendes beachtet werden:

Individuelle Diagnostik!

1. Keine Erkrankung läuft bei allen Personen identisch ab. Auch die Veränderungen innerhalb des Darmes können bei der gleichen Krankheit von Patient zu Patient bzw. bei dem selben Patienten in Abhängigkeit von weiteren Einflußfaktoren (Ernährung, immunologischer Status, Psyche etc.) variieren. So lassen sich i.d.R. allein aus dem Stuhlflora-Befund keine Erkrankungen diagnostizieren. Hierzu sind eine genaue Anamnestik, das klinische Bild und gegebenenfalls weitere Untersuchungen notwendig (s.

INTERPRETATION

Ergänzende Stuhluntersuchungen / Normwerte und Abweichungen *Tabelle 49*

Parameter	Meßwert	Einheit	Interpretation
Chymotrypsin	> 6	U/g	Normbereich
	3-6		verdächtiger Bereich (Kontrolluntersuchung erforderlich)
	< 3		Hinweis auf exokrine Pankreasinsuffizienz
Pankreas-Elastase 1	> 200	µg/g	Normbereich
	100-200		Hinweis auf leichte bis mäßige exokrine Pankreasinsuffizienz
	< 100		Hinweis auf schwere exokrine Pankreasinsuffizienz
Milchsäure (D- u. L-Form)	$\leq$ 10	mg/g	Normbereich
	> 10		Hinweis auf vermehrte intestinale Gärungsvorgänge
Gesamt-Gallensäuren	< 1,7	µmol/g	Normbereich
	1,7-2,5		Verdächtiger Bereich (Kontrolluntersuchung erforderlich)
	> 2,5		Hinweis auf Gallensäure-Verlustsyndrom
Fett	< 4,5	g/100g	Normbereich
	$\geq$ 4,5		Hinweis auf vermehrte Fettausscheidung (Steatorrhoe)
Stickstoff	< 1	g/100g	Normbereich
	$\geq$ 1		Hinweis auf Kreatorrhoe
PMN-Elastase	< 0,06	µg/g	Normbereich
	$\geq$ 0,06		Hinweis auf entzündliche Prozesse im Darm mit granulozytärer Beteiligung
Lysozym	< 0,6	µg/g	Normbereich
	$\geq$ 0,6		Hinweis auf entzündliche Prozesse im Darm mit granulozytärer und monozytärer Beteiligung
Alpha-1-Antitrypsin	< 0,27	mg/g	Normbereich
	$\geq$ 0,27		Hinweis auf entzündliche Prozesse im Darm mit erhöhter Schleimhaut-Permeabilität
Humanes Serum-Albumin	< 9,0	µg/g	Normbereich
	$\geq$ 9,0		Hinweis auf Blutungen in das Darmlumen
Hämoglobin-Haptoglobin	< 2,5	U/g	Normbereich
	$\geq$ 2,5		Hinweis auf Blutungen in das Darmlumen
Fäkales sIgA	> 0,7	mg/g	Normbereich
	$\leq$ 0,7		Hinweis auf Beeinträchtigung des darmassoziierten Immunsystems

INTERPRETATION

Tabelle 50

Stuhlflora: Normwerte und Abweichungen (Teil A)

KbE/g	Aerobe Flora				
	E. coli	E. coli-Varianten	Sonstige Enterobacteriaceae	Enterococcus spp.	Andere Aerobe
< 10^2 (1–9x)					
10^3 (1–5x / 6–9x)	↓↓↓	Toleranzbereich	Toleranzbereich	↓↓↓	Toleranzbereich
10^4 (1–5x / 6–9x)	↓↓			↓↓	
10^5 (1–5x / 6–9x)	↓ / Grenzbereich			↓ / Grenzbereich	Grenzbereich ↑
10^6 (1–5x / 6–9x)	Normbereich	Grenzbereich / ↑	Grenzbereich / ↑	Normbereich	↑↑
10^7 (1–5x / 6–9x)		↑↑	↑↑		
10^8 (1–5x / 6–9x)	Grenzbereich / ↑			Grenzbereich / ↑	↑↑↑
10^9 (1–5x / 6–9x)	↑↑	↑↑↑	↑↑↑	↑↑	
10^{10} (1–5x / 6–9x)	↑↑↑			↑↑↑	

© Labor L+S AG

pH-Wert:

≤ 5,0	5,1 – 5,9	6,0 – 7,0	7,1 – 7,9	≥ 8,0
stark sauer	sauer	Normbereich	alkalisch	stark alkalisch

Erläuterungen: s. Tabelle, Teil B

auch **Kap. 4.2.**). Andererseits sind aber bei vielen Erkrankungen sinnfällige Veränderungen im Stuhlbefund zu erwarten, die erste Hinweise auf die Ätiologie und v.a. Ansatzpunkte für eine Therapie geben können.

2. Ebensowenig wie es ein Standard-Stuhlflora-Bild beispielsweise für Neurodermitiker gibt, existiert auch keine Standardtherapie zur Behandlung von Erkrankungen, bei denen der Zustand des Darmes eine Rolle spielt. Dazu sind die möglichen Einflußfaktoren auf das Ökosystem Darm zu vielfältig. Die Therapie muß sich immer individuell am Patienten und seinen ebenso individuellen Befunden und Befindlichkeiten orientieren. Die nachfolgend angegebenen Therapieempfehlungen sind daher nicht als

Keine standardisierte Therapie!

INTERPRETATION

Fortsetzung Tabelle 50

Stuhlflora: Normwerte und Abweichungen (Teil B)

Anaerobe Flora				Pilze		KbE/g	
Bacteroides spp.	Clostridium spp.	Bifidobacterium spp.	Lactobacillus spp.	Candida spp.	Andere Hefen & Schimmelpilze		
↓↓↓	Toleranz-bereich	↓↓↓	↓↓↓	Toleranz-bereich	Toleranz-bereich	< 1 – 9 x	10^2
			↓↓	Grenzbereich	Grenzbereich	1 – 5 x	10^3
				↑	↑	6 – 9 x	
			↓			1 – 5 x	10^4
			Grenzbereich	↑↑	↑↑	6 – 9 x	
			Norm-bereich			1 – 5 x	10^5
						6 – 9 x	
↓↓	Grenzbereich	↓↓				1 – 5 x	10^6
	↑					6 – 9 x	
↓		↓				1 – 5 x	10^7
Grenzbereich	↑↑	Grenzbereich				6 – 9 x	
			Grenzbereich	↑↑↑	↑↑↑	1 – 5 x	10^8
			↑			6 – 9 x	
Norm-bereich	↑↑↑	Norm-bereich	↑↑			1 – 5 x	10^9
						6 – 9 x	
			↑↑↑			1 – 5 x	10^{10}
						6 – 9 x	

© Labor L+S AG

Erläuterungen:
KbE/g = Kolonie-bildende Einheiten pro Gramm Feuchtstuhl
↓ = gering vermindert   ↑ = gering vermehrt
↓↓ = mäßig vermindert   ↑↑ = mäßig vermehrt
↓↓↓ = stark vermindert   ↑↑↑ = stark vermehrt

grundsätzlich gültige „Kochrezepte" bei der jeweiligen Erkrankung anzusehen, sondern resultieren aus der speziellen Zusammenschau von Vorbericht, Klinik und Stuhlbefund. Außerdem beziehen sich diese Empfehlungen nur auf die Beeinflussung der intestinalen Mikroökologie; die meisten Erkrankungen erfordern aber selbstverständlich auch darüber hinausgehende therapeutische Bemühungen.

Wichtig:
Hinsichtlich der therapeutischen Hinweise zu den Beispielbefunden sollten unbedingt die jeweiligen, vertiefenden Ausführungen im Kap. 5. beachtet werden!

INTERPRETATION

4.4.1. Normalbefund Stillkind

Vorbericht

5 Monate alter, nur brustmilchernährter Säugling mit normalem Entwicklungsstand und keinerlei klinischen Problemen.

Stuhlflora-Befund (Abb. 73)

Bei der Interpretation von Säuglings-Befunden muß darauf hingewiesen werden, daß sich die Angaben zu den Normbereichen auf Darm-Erwachsene beziehen, also erst ab dem 2. Lebensjahr Gültigkeit erlangen (s. auch **Kap. 4.1.**). Dementsprechend darf man sich auch nicht von den Hinweistexten verwirren lassen.

Stillkinder: saurer Stuhl-pH-Wert

Der zunächst auffällig niedrig erscheinende Stuhl-pH-Wert mit 5,0 ist bei gestillten Kindern ganz normal, da aufgrund der speziellen Zusammensetzung der Muttermilch zunächst überwiegend bakterielle Säurebildner (z.B. Bifidobakterien und Laktobazillen) den Dickdarm besiedeln. Dies bedingt auch den typisch säuerlich riechenden Säuglingsstuhl. Auch die laut Befund verminderte Keimzahl an *Bacteroides spp.* ist in diesem Alter als normal zu beurteilen, da erst beim zugefütterten bzw. abgestillten Kind die als Normbereich angegebenen Keimzahlen zu erwarten sind (s. auch **Kap. 1.2.1.**).

Gesamtbeurteilung

Bei dem Ergebnis der Stuhluntersuchung handelt es sich um ein dem Alter des Probanden entsprechenden Normalbefund.

INTERPRETATION

Patient: Stillkind

Labor L+S AG
Gesellschaft für Mikrobiologie und biologische Qualitätsprüfung
Mangelsfeld 4 · 97708 Bad Bocklet-Großenbrach

Telefon 0 97 08 / 91 00-0 (Zentrale)
0 97 08 / 91 00-30 (Labor, Befunderstellung)
0 97 08 / 91 00-25/-26 (Rechnungsstelle)
Telefonische Beratung für Therapeuten:
0 97 08 / 91 00-39 (Dr. Rüffer)
0 97 08 / 91 00-47 (Dr. Balles)
0 97 08 / 91 00-14 (Dr. Beckmann)
Telefax 0 97 08 / 68 85

Herrn
Dr. K. Mustermann
Am Gallengang 12
D 00000 Musterhausen

L + S - Nr. : 20000 / 97

Eingangsdatum : 03.11.97
Ausgangsdatum : 06.11.97
Untersuchungsmaterial: Stuhl

Seite: 1 von 1

Untersuchungsbefund	KbE/g	Normbereich	Hinweis
STUHLFLORA			
aerob: E. coli	$1 \cdot 10^6$	($10^6 - 10^7$)	Normbereich
E. coli-Varianten	$< 10^4$	(max. 10^5)	Toleranzbereich
Enterobacteriaceae	$< 10^4$	(max. 10^5)	Toleranzbereich
Enterococcus sp.	$4 \cdot 10^6$	($10^6 - 10^7$)	Normbereich
Andere Aerobe	$< 10^4$	(max. 10^4)	Toleranzbereich
anaerob: Bacteroides sp.	$< 10^8$	($10^8 - 10^{10}$)	vermindert
Clostridium sp.	$< 10^6$	(max. 10^5)	Toleranzbereich
Bifidobacterium sp.	$8 \cdot 10^{10}$	($10^8 - 10^{10}$)	Normbereich
Lactobacillus sp.	$3 \cdot 10^5$	($10^5 - 10^7$)	Normbereich
Andere Anaerobe	$< 10^6$	($10^6 - 10^8$)	Normbereich
Pilze: Candida sp.	$< 10^2$	(max. 10^2)	Toleranzbereich
Geotrichum sp.	$< 10^2$	(max. 10^2)	Toleranzbereich
Andere Pilze	$< 10^2$	(max. 10^2)	Toleranzbereich
pH-Wert:	5,0	(6 - 7)	stark sauer

(Dr. G. Beckmann)

Aufsichtsrat: Dipl.-Kaufmann Werner Wohnhas (Vorsitzender)
Vorstand: Dr. Rüdiger Leimbeck, Prof. Dr. Bernd Sonnenschein, Dr. Gero Beckmann
Bayer. Vereinsbank, Kto.-Nr. 2 011 000 (BLZ 793 200 75)
Deutsche Bank Bad Kissingen, Kto.-Nr. 8 601 650 (BLZ 790 700 16)
Handelsregister HRB 2726 (Amtsgericht Schweinfurt)

Abbildung 73

INTERPRETATION

4.4.2. Normalbefund Flaschenkind

Vorbericht

5 Monate alter Säugling mit normalem Entwicklungsstand, Ernährung mit Flaschenmilch, bis auf leichte Blähungen keinerlei klinische Probleme.

Stuhlflora-Befund (Abb. 74)

Ebenso wie bei Brustmilch-ernährten Kindern muß auch hier bei der Interpretation von Stuhlbefunden die altersabhängige Entwicklung der Darmflora-Zusammensetzung berücksichtigt werden. Die erst ab dem 2. Lebensjahr gültigen Normbereichsangaben sowie die darauf basierenden Hinweistexte stellen daher keinen geeigneten Maßstab dar. Hier sei auf die **Kap. 1.2.1.** und **4.1.** verwiesen.

Stuhl-pH-Wert von Flaschenkindern häufig im neutralen Bereich

Im Gegensatz zu Brustkindern zeigen Flaschenkinder häufig pH-Werte im neutralen Bereich. Auch hier stehen zwar die Vertreter der bakteriellen Säuerungsflora (z.B. Bifidobakterien und Laktobazillen) zahlenmäßig im Vordergrund, allerdings finden sich daneben in größerem Umfang Vertreter der Fäulnisflora, die insbesondere alkalische Metabolite produzieren (s. auch **Tab. 2**). Der Nachweis letzterer Keime, hier z.B. *Enterobacter sp.*, ist Ausdruck der gegenüber der Brustmilch anderen Zusammensetzung von Flaschenmilch und einem dementsprechend divergierenden Substratangebot für die Darmflora.

Gesamtbeurteilung

Der Befund ist dem Alter und der Ernährungsweise des Probanden entsprechend als normal zu bezeichnen. Inwieweit solche Befunde allerdings als physiologisch zu bezeichnen sind, ist – insbesondere vor dem Hintergrund der auch zu erwartenden Produktion schädlicher Metabolite durch die genannten proteolytischen Keime – sicher diskussionswürdig (s. auch **Kap. 5.3.4.**).

INTERPRETATION

Patient: Flaschenkind

Labor L+S AG
Gesellschaft für Mikrobiologie und biologische Qualitätsprüfung
Mangelsfeld 4 · 97708 Bad Bocklet-Großenbrach
Telefon 0 97 08 / 91 00-0 (Zentrale)
        0 97 08 / 91 00-30 (Labor, Befunderstellung)
        0 97 08 / 91 00-25/-26 (Rechnungsstelle)
Telefonische Beratung für Therapeuten:
        0 97 08 / 91 00-39 (Dr. Rüffer)
        0 97 08 / 91 00-47 (Dr. Balles)
        0 97 08 / 91 00-14 (Dr. Beckmann)
Telefax 0 97 08 / 68 85

ENTEROSAN® Labor L + S AG · Mangelsfeld 4 · 97708 Bad Bocklet-Großenbrach

Herrn
Dr. K. Mustermann
Am Gallengang 12
D 00000 Musterhausen

L + S - Nr.	**: 20001 / 97**
Eingangsdatum	: 03.11.97
Ausgangsdatum	: 06.11.97
Untersuchungsmaterial:	Stuhl

Seite: 1 von 1

Untersuchungsbefund		KbE/g	Normbereich	Hinweis
■ **STUHLFLORA**				
aerob:	E. coli	$2 \cdot 10^8$	($10^6 - 10^7$)	Grenzbereich
	E. coli-Varianten	$< 10^4$	(max. 10^5)	Toleranzbereich
	Enterobacter sp.	**$7 \cdot 10^6$**	(max. 10^5)	**gering vermehrt**
	Enterococcus sp.	$8 \cdot 10^7$	($10^6 - 10^7$)	Normbereich
	Andere Aerobe	$< 10^4$	(max. 10^4)	Toleranzbereich
anaerob:	Bacteroides sp.	$5 \cdot 10^8$	($10^8 - 10^{10}$)	Normbereich
	Clostridium sp.	$< 10^6$	(max. 10^5)	Toleranzbereich
	Bifidobacterium sp.	$3 \cdot 10^8$	($10^8 - 10^{10}$)	Normbereich
	Lactobacillus sp.	$6 \cdot 10^7$	($10^5 - 10^7$)	Normbereich
	Andere Anaerobe	$< 10^6$	($10^6 - 10^8$)	Normbereich
Pilze:	Candida sp.	$< 10^2$	(max. 10^2)	Toleranzbereich
	Geotrichum sp.	$< 10^2$	(max. 10^2)	Toleranzbereich
	Andere Pilze	$< 10^2$	(max. 10^2)	Toleranzbereich
pH-Wert:		7,0	(6 - 7)	Normbereich

(i. V. Dr. A. Rüffer)

Aufsichtsrat: Dipl.-Kaufmann Werner Wohnhas (Vorsitzender)
Vorstand: Dr. Rüdiger Leimbeck, Prof. Dr. Bernd Sonnenschein,
Dr. Gero Beckmann
Bayer. Vereinsbank, Kto.-Nr. 2 011 000 (BLZ 793 200 75)
Deutsche Bank Bad Kissingen, Kto.-Nr. 8 601 650 (BLZ 790 700 10)
Handelsregister HRB 2726 (Amtsgericht Schweinfurt)

Abbildung 74

4.4.3. Normalbefund Erwachsener

Vorbericht

Der Patient ist 36 Jahre alt, Mischköstler und fühlt sich gesund.

Stuhlflora-Befund (Abb. 75)

Der Stuhl-pH-Wert liegt mit 6,0 ebenso wie die Keimzahl der erfaßten Keimgattungen/-arten/-gruppen der obligaten Darmflora im Normbereich. Passagere Keime wurden nicht nachgewiesen.

Ergänzende Stuhluntersuchungen

Bei der mikroskopischen Untersuchung des Stuhles wurden keine oder nur in geringem Maße unverdaute Nahrungsbestandteile gefunden. In Zusammenhang mit der vom Patienten geschilderten Beschwerdefreiheit existieren somit keinerlei Hinweise auf Verdauungsinsuffizienzen (s. auch **Kap. 3.4.2.1.**). Auch für Störungen des darmassoziierten Immunsystems gibt es keinerlei Anhaltspunkte, der Stuhlgehalt an fäkalem sIgA liegt im Normalbereich (s. auch **Kap. 3.4.4.1.**).

Gesamtbeurteilung

Der Stuhlbefund zeigt keinerlei Auffälligkeiten.

INTERPRETATION

Patient: Erwachsener

Labor L+S AG
Gesellschaft für Mikrobiologie und biologische Qualitätsprüfung
Mangelsfeld 4 · 97708 Bad Bocklet-Großenbrach
Telefon 0 97 08 / 91 00-0 (Zentrale)
0 97 08 / 91 00-30 (Labor, Befunderstellung)
0 97 08 / 91 00-25/-26 (Rechnungsstelle)
Telefonische Beratung für Therapeuten:
0 97 08 / 91 00-39 (Dr. Rüffer)
0 97 08 / 91 00-47 (Dr. Balles)
0 97 08 / 91 00-14 (Dr. Beckmann)
Telefax 0 97 08 / 68 85

ENTEROSAN® Labor L + S AG · Mangelsfeld 4 · 97708 Bad Bocklet-Großenbrach

Herrn
Dr. K. Mustermann
Am Gallengang 12
D 00000 Musterhausen

| L + S - Nr. | : 20002 / 97 |

Eingangsdatum : 03.11.97
Ausgangsdatum : 06.11.97
Untersuchungsmaterial: Stuhl

Seite: 1 von 1

Untersuchungsbefund

		KbE/g	Normbereich	Hinweis
■ STUHLFLORA				
aerob:	E. coli	$2 \cdot 10^7$	($10^6 - 10^7$)	Normbereich
	E. coli-Varianten	$< 10^4$	(max. 10^5)	Toleranzbereich
	Enterobacteriaceae	$< 10^4$	(max. 10^5)	Toleranzbereich
	Enterococcus sp.	$8 \cdot 10^6$	($10^6 - 10^7$)	Normbereich
	Andere Aerobe	$< 10^4$	(max. 10^4)	Toleranzbereich
anaerob:	Bacteroides sp.	$1 \cdot 10^9$	($10^8 - 10^{10}$)	Normbereich
	Clostridium sp.	$< 10^6$	(max. 10^5)	Toleranzbereich
	Bifidobacterium sp.	$2 \cdot 10^9$	($10^8 - 10^{10}$)	Normbereich
	Lactobacillus sp.	$3 \cdot 10^6$	($10^5 - 10^7$)	Normbereich
	Andere Anaerobe	$< 10^6$	($10^6 - 10^8$)	Normbereich
Pilze:	Candida sp.	$< 10^2$	(max. 10^2)	Toleranzbereich
	Geotrichum sp.	$< 10^2$	(max. 10^2)	Toleranzbereich
	Andere Pilze	$< 10^2$	(max. 10^2)	Toleranzbereich
pH-Wert:		6,0	(6 - 7)	Normbereich

■ VERDAUUNGSPARAMETER

Verdauungsrückstände

Muskelfasern	ø	(ø bis +)	Normbereich
Stärke	+	(ø bis +)	Normbereich
Neutralfette	+	(ø bis +)	Normbereich
Fettsäuren	ø	(ø bis +)	Normbereich

■ LOKALER IMMUNSTATUS

Faecales IgA............... 1,3 mg/g (> 0,7mg/g) Wert im Normbereich.

Erläuterungen: +++ = mikroskopisch stark nachweisbar
++ = mikroskopisch mäßig nachweisbar
+ = mikroskopisch schwach nachweisbar

(Dr. G. Beckmann)

Aufsichtsrat: Dipl.-Kaufmann Werner Wohnhas (Vorsitzender)
Vorstand: Dr. Rüdiger Leimbeck, Prof. Dr. Bernd Sonnenschein,
Dr. Gero Beckmann
Bayer. Vereinsbank, Kto.-Nr. 2 011 000 (BLZ 793 200 75)
Deutsche Bank Bad Kissingen, Kto.-Nr. 8 601 650 (BLZ 790 700 16)
Handelsregister HRB 2726 (Amtsgericht Schweinfurt)

Abbildung 75

INTERPRETATION

4.4.4. Normalbefund Senior

Vorbericht

68 Jahre alte Frau, Mischköstlerin, Gebißträgerin, keine Angabe von Magen-Darm-Beschwerden.

Stuhlflora-Befund (Abb. 76)

Senium: häufig Anstieg der Clostridien

Bei der Interpretation von Stuhl-Befunden älterer Personen muß bedacht werden, daß im Senium einige Veränderungen in der Stuhlflora-Zusammensetzung zu beobachten sind. Insbesondere ein Anstieg der Clostridienzahlen, meist einhergehend mit einer Alkalisierung der Faeces, wird häufig bei Senioren nachgewiesen, ohne daß eine eindeutige klinische Magen-Darm-Symptomatik zu beobachten ist. Ursache dieser Verschiebungen sind vermutlich das veränderte Ernährungsverhalten (z.B. überwiegender Verzehr hochkalorischer Kost), das eingeschränkte Kauvermögen sowie eine gewisse altersbedingte Darmträgheit (s. auch **Kap. 1.2.1.**).

Gesamtbeurteilung

Bei dem Ergebnis der Stuhluntersuchung handelt es sich um ein dem Alter der Probandin entsprechenden Normalbefund. Inwieweit solche Befunde allerdings als physiologisch zu bezeichnen sind, ist – insbesondere vor dem Hintergrund der durch die Stoffwechseltätigkeit der Clostridien zu erwartenden Schadstoffproduktion – sicher diskussionswürdig.

INTERPRETATION

Patient: Senior

ENTEROSAN® Labor L+S AG · Mangelsfeld 4 · 97708 Bad Bocklet-Großenbrach

Herrn
Dr. K. Mustermann
Am Gallengang 12
D 00000 Musterhausen

Labor L+S AG
Gesellschaft für Mikrobiologie und biologische Qualitätsprüfung
Mangelsfeld 4 · 97708 Bad Bocklet-Großenbrach

Telefon 0 97 08 / 91 00-0	(Zentrale)
0 97 08 / 91 00-30	(Labor, Befunderstellung)
0 97 08 / 91 00-25/-26	(Rechnungsstelle)

Telefonische Beratung für Therapeuten:
0 97 08 / 91 00-39	(Dr. Rüffer)
0 97 08 / 91 00-47	(Dr. Balles)
0 97 08 / 91 00-14	(Dr. Beckmann)

Telefax 0 97 08 / 68 85

L + S - Nr.	**: 20003 / 97**
Eingangsdatum :	03.11.97
Ausgangsdatum :	06.11.97
Untersuchungsmaterial:	Stuhl

Seite: 1 von 1

Untersuchungsbefund	KbE/g	Normbereich	Hinweis
■ STUHLFLORA			
aerob: E. coli	$8 \cdot 10^7$	(10^6 - 10^7)	Normbereich
E. coli-Varianten	$< 10^4$	(max. 10^5)	Toleranzbereich
Enterobacteriaceae	$< 10^4$	(max. 10^5)	Toleranzbereich
Enterococcus sp.	$9 \cdot 10^7$	(10^6 - 10^7)	Normbereich
Andere Aerobe	$< 10^4$	(max. 10^4)	Toleranzbereich
anaerob: Bacteroides sp.	$1 \cdot 10^9$	(10^9 - 10^{10})	Normbereich
Clostridium sp.	$1 \cdot 10^7$	(max. 10^5)	**mäßig vermehrt**
Bifidobacterium sp.	$9 \cdot 10^7$	(10^8 - 10^{10})	Grenzbereich
Lactobacillus sp.	$1 \cdot 10^7$	(10^5 - 10^7)	Normbereich
Andere Anaerobe	$< 10^6$	(10^6 - 10^8)	Normbereich
Pilze: Candida sp.	$< 10^2$	(max. 10^2)	Toleranzbereich
Geotrichum sp.	$< 10^2$	(max. 10^2)	Toleranzbereich
Andere Pilze	$< 10^2$	(max. 10^2)	Toleranzbereich
pH-Wert:	7,5	(6 - 7)	**alkalisch**

(i. V. Dr. A. Rüffer)

Aufsichtsrat: Dipl.-Kaufmann Werner Wohnhas (Vorsitzender)
Vorstand: Dr. Rüdiger Leimbeck, Prof. Dr. Bernd Sonnenschein, Dr. Gero Beckmann
Bayer. Vereinsbank, Kto.-Nr. 2 011 000 (BLZ 793 200 75)
Deutsche Bank Bad Kissingen, Kto.-Nr. 8 601 650 (BLZ 790 700 16)
Handelsregister HRB 2726 (Amtsgericht Schweinfurt)

Abbildung 76

INTERPRETATION

4.4.5. Stuhlbefund Allergischer Formenkreis

Vorbericht

Die 24 Jahre alte Patientin zeigt seit ihrer Kindheit immer wieder in Schüben auftretende neurodermitische Hauterscheinungen und klagt zudem über ständige Infekte, Blähungen und Stuhlunregelmäßigkeiten.

Stuhlflora-Befund (Abb. 77)

Neurodermitis: Saccharolyten häufig erniedrigt!

Der Stuhl-pH-Wert liegt mit 7,5 über dem Normbereich. Dieser Befund deckt sich mit dem Bild der Stuhlflora. Während die obligaten Vertreter der Säuerungsflora (*Enterococcus sp.*, *Bifidobacterium sp.* und *Lactobacillus sp.*) gering bis mäßig in ihrer Keimzahl vermindert sind, wurden vermehrt Klebsiellen im Stuhl nachgewiesen. Letztere sind v.a. proteolytisch tätig und produzieren dabei neben biogenen Aminen auch alkalisierende Stoffwechselprodukte wie Ammoniak. Auch *E. coli* sind als obligate Darmflora-Vertreter in der Keimzahl gering vermindert. Daneben wurden Hefen der Gattung *Candida* im Stuhl nachgewiesen, die eine Trigger-Funktion bei der Neurodermitis übernehmen können. Trotz der relativ geringen Pilzzahl im Stuhl ist – vor dem Hintergrund des klinischen Bildes und dem bakteriologischen Stuhlbefund – eine Mitbeteiligung der *Candida sp.* wahrscheinlich. Bei der Bewertung muß auch die häufig unregelmäßige Ausscheidung von Hefezellen bzw. bei einer Pilzbesiedlung des Dünndarmes auch der zu erwartende Verdünnungseffekt berücksichtigt werden (s. auch **Kap. 1.2.5.4.**). Mengenmäßig geringe Hefefunde im Stuhl berechtigen daher u.E. ohne Berücksichtigung der Klinik und des Zustandes der obligaten Darmflora nicht automatisch zur Bewertung „klinisch nicht relevant". (Näheres zu den einzelnen Keimgattungen/-arten s. **Kap. 1.2.5.**)

Ergänzende Stuhluntersuchungen

Die mikroskopische Untersuchung des Stuhls auf Verdauungsrückstände erbrachte keinen Hinweis auf Verdauungsinsuffizienzen. Unverdaute Nahrungsbestandteile waren nicht oder nur in geringem Maße nachweisbar (s. auch **Kap. 3.4.2.1.**).

sIgA erniedrigt

Der verminderte fäkale sIgA-Gehalt weist allerdings auf eine Beeinträchtigung des darmassoziierten Immunsystems, also auf eine Störung der immunologischen Darmbarriere hin (s. auch **Kap. 3.4.4.1.**).

Gesamtbeurteilung

Die Stuhluntersuchung offenbart eine Beeinträchtigung der intestinalen Kolonisationsresistenz, die anscheinend von passageren Keimen (*Klebsiella sp.* und *Candida sp.*) zur Ansiedlung genutzt werden konnte. Neben der Belastung des Wirtsorganismus durch Stoffwechselprodukte dieser Fremdkeime, insbesondere in einem alkalischen Milieu, ist auch eine erhöhte Durchlässigkeit des Darmes für verschiedene Schadstoffe anderer Art, beispielsweise allergene Substanzen zu erwarten. Dies kann einen wichtigen

INTERPRETATION

Patient: Allergischer Formenkreis

Labor L+S AG
Gesellschaft für Mikrobiologie und biologische Qualitätsprüfung
Mangelsfeld 4 · 97708 Bad Bocklet-Großenbrach

Telefon 0 97 08 / 91 00-0 (Zentrale)
　　　　0 97 08 / 91 00-30 (Labor, Befunderstellung)
　　　　0 97 08 / 91 00-25/-26 (Rechnungsstelle)

Telefonische Beratung für Therapeuten:
　　　　0 97 08 / 91 00-39 (Dr. Rüffer)
　　　　0 97 08 / 91 00-47 (Dr. Balles)
　　　　0 97 08 / 91 00-14 (Dr. Beckmann)

Telefax 0 97 08 / 68 85

ENTEROSAN® Labor L + S AG · Mangelsfeld 4 · 97708 Bad Bocklet-Großenbrach

Herrn
Dr. K. Mustermann
Am Gallengang 12
D 00000 Musterhausen

L + S - Nr.	: 20004 / 97
Eingangsdatum	: 03.11.97
Ausgangsdatum	: 06.11.97
Untersuchungsmaterial:	Stuhl

Seite: 1 von 1

Untersuchungsbefund

		KbE/g	Normbereich	Hinweis
STUHLFLORA				
aerob:	**E. coli**	$1 \cdot 10^5$	($10^6 - 10^7$)	gering vermindert
	E. coli-Varianten	$< 10^4$	(max. 10^5)	Toleranzbereich
	Klebsiella sp.	$1 \cdot 10^7$	(max. 10^5)	mäßig vermehrt
	Enterococcus sp.	$3 \cdot 10^5$	($10^6 - 10^7$)	gering vermindert
	Andere Aerobe	$< 10^4$	(max. 10^4)	Toleranzbereich
anaerob:	Bacteroides sp.	$7 \cdot 10^8$	($10^8 - 10^{10}$)	Normbereich
	Clostridium sp.	$< 10^6$	(max. 10^5)	Toleranzbereich
	Bifidobacterium sp.	$4 \cdot 10^8$	($10^9 - 10^{10}$)	mäßig vermindert
	Lactobacillus sp.	$2 \cdot 10^4$	($10^5 - 10^7$)	gering vermindert
	Andere Anaerobe	$< 10^6$	($10^6 - 10^8$)	Normbereich
Pilze:	**Candida sp.**	$6 \cdot 10^3$	(max. 10^2)	gering vermehrt
	Geotrichum sp.	$< 10^2$	(max. 10^2)	Toleranzbereich
	Andere Pilze	$< 10^2$	(max. 10^2)	Toleranzbereich
pH-Wert:		7,5	(6 - 7)	alkalisch

VERDAUUNGSPARAMETER

Verdauungsrückstände

Muskelfasern	ø	(ø bis +)	Normbereich
Stärke	ø	(ø bis +)	Normbereich
Neutralfette	+	(ø bis +)	Normbereich
Fettsäuren	ø	(ø bis +)	Normbereich

LOKALER IMMUNSTATUS

Faecales IgA	0,3 mg/g	(> 0,7mg/g)	Wert vermindert. Hinweis auf eine Beeinträchtigung des darmassoziierten Immunsystems.

Erläuterungen:　+++ = mikroskopisch stark nachweisbar
　　　　　　　　++ = mikroskopisch mäßig nachweisbar
　　　　　　　　+ = mikroskopisch schwach nachweisbar

(Dr. G. Beckmann)

Aufsichtsrat: Dipl.-Kaufmann Werner Wohnhas (Vorsitzender)
Vorstand: Dr. Rüdiger Leimbeck, Prof. Dr. Bernd Sonnenschein, Dr. Gero Beckmann
Bayer. Vereinsbank, Kto.-Nr. 2 011 000 (BLZ 793 200 75)
Deutsche Bank Bad Kissingen, Kto.-Nr. 8 601 650 (BLZ 790 700 16)
Handelsregister HRB 2726 (Amtsgericht Schweinfurt)

Abbildung 77

INTERPRETATION

Faktor bei der Entstehung bzw. Aufrechterhaltung der Neurodermitis darstellen und/oder der begleitenden Entstehung einer Nahrungsmittelallergie Vorschub leisten.

Weiterführende Diagnostik

Da es sich bei der Neurodermitis um ein multifaktorielles Krankheitsgeschehen handelt, sind neben der Stuhluntersuchung weitere diagnostische Bemühungen notwendig. Eine genaue Anamnese zur Ernährung (Nahrungsmittelunverträglichkeiten?) und zur Abklärung eventueller psychischer Belastungen sollten ebenso wie die Feststellung des Immunstatus sowie die Untersuchung auf Nahrungsmittelallergien und Belastungen durch Schadstoffe (z.B. Schwermetalle) nicht fehlen.

Therapieansätze zur Beeinflussung der intestinalen Mikroökologie

- pH-Wert-Senkung (s. **Kap. 5.2.1.**)
- Stabilisierung der Darmbarriere, insbesondere des darmassoziierten Immunsystem (s. **Kap. 5.2.2.**)
- Antimykotische Behandlung (s. **Kap. 5.2.4.**)

Über die Zufuhr von Substrat für die saccharolytische Dickdarmflora (Enterokokken, Bifidobakterien, Laktobazillen) in Form einer ballaststoffreichen Ernährung bzw. mittels Lactulose können diese Keime „angefüttert" und zudem deren antagonistische Wirkung gegenüber passageren Keimen wie den Klebsiellen genutzt werden. Einer der zu erwartenden Effekte eines solchen Therapieansatzes ist die durch die vermehrte Bildung von kurzkettigen Fettsäuren bedingte Absenkung des Stuhl-pH-Wertes.

Der klinische Vorbericht sowie der verminderte sIgA-Gehalt im Stuhl geben zudem Anlaß zu einer immunmodulatorischen Therapie, die mittels oraler Verabfolgung von mikrobiologischen Präparaten vorgenommen werden kann.

Um dem Wirtsorganismus die Belastung der Pilzbesiedlung zu nehmen, ist letztendlich auch eine Behandlung mit antimykotisch wirksamen Substanzen zu empfehlen (z.B. Nystatin). (Näheres zur Therapie s. **Kap. 5.**)

4.4.6. Stuhlbefund Protein-Maldigestion

Vorbericht

Der 35 Jahre alte Patient plagt sich schon seit Jahren mit Völlegefühl, Blähungen und anderen unspezifischen Oberbauchbeschwerden, die besonders nach dem Essen auftreten.

INTERPRETATION

Stuhlflora-Befund (Abb. 78)

Der Stuhl-pH-Wert liegt mit 8,0 deutlich über dem Normbereich. Dies ist sicherlich auf die vermehrte Präsenz proteolytisch aktiver Keime (*E. coli*-Varianten, *Proteus sp.* und *Clostridium sp.*) zurückzuführen, die eine erhöhte Produktion alkalischer Metaboliten erwarten lassen. Auf der anderen Seite sind zudem die Vertreter der obligaten saccharolytischen Säuerungsflora (*Enterococcus sp.*, *Bifidobacterium sp.* und *Lactobacillus sp.*) zahlenmäßig im Stuhl mehr oder weniger vermindert. (Näheres zu den einzelnen Keimgattungen/-arten s. **Kap. 1.2.5.**)

Anstieg der Proteolyten

Ergänzende Stuhluntersuchungen

Die mikroskopische Untersuchung des Stuhls auf Verdauungsrückstände ergab einen vermehrten Nachweis von unverdauten Muskelfasern. Dieser Hinweis auf eine Proteinverdauungsstörung wurde durch den verminderten Stuhlgehalt an Pankreas-Elastase 1 untermauert. Letztere Bestimmung erlaubt die Diagnose einer exokrinen Pankreasinsuffizienz. (Näheres zu den einzelnen Verdauungsparametern s. **Kap. 3.4.2.**)

Pankreatische Elastase 1 vermindert

Gesamtbeurteilung

Die Zusammensetzung der Stuhlflora läßt ein Überangebot an Eiweißen im Dickdarm vermuten. Im vorliegenden Fall konnte durch ergänzende Stuhluntersuchungen der vermehrte Übertritt von unverdauten Nahrungsproteinen aufgrund einer exokrinen Pankreasinsuffizienz dafür verantwortlich gemacht werden.

Weiterführende Diagnostik

Blutuntersuchungen (z.B. Pankreatitis-assoziiertes Enzym, Amylase) können Hinweise auf eine mögliche entzündliche Genese der mittels Stuhluntersuchung diagnostizierten Pankreasinsuffizienz geben.

Therapieansätze zur Beeinflussung der intestinalen Mikroökologie

- Substitution von Pankreasenzymen (s. **Kap. 5.2.7.1.**)
- pH-Wert-Senkung (**s. Kap. 5.2.1.**)

Um die Verschiebungen innerhalb der intestinalen Mikroökologie dauerhaft zu therapieren, bedarf es der Behandlung der Grundursache, also der exokrinen Pankreasinsuffizienz. Hierzu stehen verschiedene Verdauungsenzym-Präparate zur Substitutionstherapie zur Verfügung. Außerdem ist eine rasche Absenkung des Stuhl-pH-Wertes mit Hilfe von Lactulose empfehlenswert. Letztere Maßnahme bedingt einerseits eine Förderung der Säuerungsflora und hemmt andererseits das Wachstum der proteolytischen Keime. (Näheres zur Therapie s. **Kap. 5.**)

INTERPRETATION

Patient: Protein-Maldigestion

E ENTEROSAN® Labor L + S AG · Mangelsfeld 4 · 97708 Bad Bocklet-Großenbrach

Herrn
Dr. K. Mustermann
Am Gallengang 12
D 00000 Musterhausen

Labor L+S AG
Gesellschaft für Mikrobiologie und biologische Qualitätsprüfung
Mangelsfeld 4 · 97708 Bad Bocklet-Großenbrach

Telefon 0 97 08 / 91 00-0	(Zentrale)
0 97 08 / 91 00-30	(Labor, Befunderstellung)
0 97 08 / 91 00-25/-26	(Rechnungsstelle)

Telefonische Beratung für Therapeuten:
0 97 08 / 91 00-39	(Dr. Rüffer)
0 97 08 / 91 00-47	(Dr. Balles)
0 97 08 / 91 00-14	(Dr. Beckmann)

Telefax 0 97 08 / 68 85

L + S - Nr.   : 20005 / 97

Eingangsdatum : 03.11.97
Ausgangsdatum : 06.11.97
Untersuchungsmaterial: Stuhl

Seite: 1 von 1

Untersuchungsbefund		KbE/g	Normbereich	Hinweis
■ **STUHLFLORA**				
aerob:	E. coli	$3 \cdot 10^6$	($10^6 - 10^7$)	Normbereich
	E. coli-Variante haem.	$3 \cdot 10^7$	(max. 10^5)	mäßig vermehrt
	Proteus sp.	$5 \cdot 10^7$	(max. 10^5)	mäßig vermehrt
	Enterococcus sp.	$2 \cdot 10^5$	($10^6 - 10^7$)	gering vermindert
	Andere Aerobe	$< 10^4$	(max. 10^4)	Toleranzbereich
anaerob:	Bacteroides sp.	$6 \cdot 10^9$	($10^8 - 10^{10}$)	Normbereich
	Clostridium sp.	$1 \cdot 10^6$	(max. 10^5)	Grenzbereich
	Bifidobacterium sp.	$2 \cdot 10^6$	($10^8 - 10^{10}$)	mäßig vermindert
	Lactobacillus sp.	$1 \cdot 10^3$	($10^5 - 10^7$)	mäßig vermindert
	Andere Anaerobe	$< 10^6$	($10^6 - 10^8$)	Normbereich
Pilze:	Candida sp.	$< 10^2$	(max. 10^2)	Toleranzbereich
	Geotrichum sp.	$< 10^2$	(max. 10^2)	Toleranzbereich
	Andere Pilze	$< 10^2$	(max. 10^2)	Toleranzbereich
pH-Wert:		8,0	(6 - 7)	stark alkalisch

■ **VERDAUUNGSPARAMETER**

Verdauungsrückstände

Muskelfasern	+++	(ø bis +)	Untenstehend das Ergebnis der Bestimmung der Pankreas-Elastase 1.
Stärke	ø	(ø bis +)	Normbereich
Neutralfette	+	(ø bis +)	Normbereich
Fettsäuren	ø	(ø bis +)	Normbereich
Pankreas-Elastase 1...		122,0 µg/g	(> 200 µg/g)	Wert vermindert. Hinweis auf mäßige bis leichte exokrine Pankreasinsuffizienz.

Erläuterungen: +++ = mikroskopisch stark nachweisbar
++ = mikroskopisch mäßig nachweisbar
+ = mikroskopisch schwach nachweisbar

(Dr. G. Beckmann)

Aufsichtsrat: Dipl.-Kaufmann Werner Wohnhas (Vorsitzender)
Vorstand: Dr. Rüdiger Leimbeck, Prof. Dr. Bernd Sonnenschein,
Dr. Gero Beckmann
Bayer. Vereinsbank, Kto.-Nr. 2 011 000 (BLZ 793 200 75)
Deutsche Bank Bad Kissingen, Kto.-Nr. 8 601 650 (BLZ 790 700 16)
Handelsregister HRB 2726 (Amtsgericht Schweinfurt)

Abbildung 78

INTERPRETATION

4.4.7. Stuhlbefund Fett-Maldigestion

Vorbericht

Die 44 Jahre alte Mischköstlerin klagt über häufiges Völlegefühl und Blähungen. Gelegentlich weichbreiige Stühle schmieren in der Toilettenschüssel und schwimmen häufig im Wasser auf.

Stuhlflora-Befund (Abb. 79)

Der Stuhl-pH-Wert liegt mit 8,0 deutlich über dem Normbereich. Dementsprechend wurden im Stuhl auch in vermehrtem Maße Keime nachgewiesen, die alkalische Metaboliten produzieren (*Clostridium sp.* und *Proteus sp.*). Enterokokken, Bifidobakterien und Laktobazillen sind dagegen als Vertreter der obligaten Säuerungsflora mäßig bis stark in ihrer Keimzahl vermindert. (Näheres zu den einzelnen Keimgattungen/-arten s. **Kap. 1.2.5.**)

Ergänzende Stuhluntersuchungen

Die mikroskopische Untersuchung des Stuhls auf Verdauungsrückstände ergab einen vermehrten Nachweis von Neutralfetten. Dies konnte bei der chemischen Stuhlfettbestimmung bestätigt werden. Als Ursache wurde über die Bestimmung des Stuhlgehaltes an Pankreas-Elastase 1 eine eingeschränkte Funktion des exokrinen Pankreas ausgemacht. (Näheres zu den einzelnen Verdauungsparametern s. **Kap. 3.4.2.**)

Stuhlfettbestimmung verifiziert den mikroskopischen Nachweis

Gesamtbeurteilung

Die zahlenmäßigen Verschiebungen innerhalb der Stuhlflora sind sicherlich auf ein Überangebot von Fetten im Dickdarm zurückzuführen. Insbesondere Clostridien sind fulminante Lipolyten und zudem auch starke Gasbildner (Blähungen!). Grundursache ist eine exokrine Pankreasinsuffizienz mit einer verminderten Sekretion lipolytischer Enzyme und einem dadurch bedingten vermehrten Übertritt von unverdauten Nahrungsfetten in den Dickdarm.

Weiterführende Diagnostik

Blutuntersuchungen können Hinweise auf eine mögliche entzündliche Genese der diagnostizierten Pankreasinsuffizienz geben. Leider existieren derzeit keine diagnostischen Verfahren, um in Stuhlproben Aufschlüsse über die bei Fettverdauungsstörungen ebenfalls relevante Gallesekretion der Leber zu erhalten. Die in diesem Zusammenhang teilweise propagierte Bestimmung der Gallensäuren im Stuhl stellt kein geeignetes Diagnostikum dar, da die fäkale Ausscheidungsrate hauptsächlich durch die ileale Rückresorption beeinflußt wird (s. auch **Kap. 3.4.2.5.**). Mögliche Gallesekretionsstörungen können daher nur über Ausschlußdiagnostik oder eine „diagnostische Therapie" mit Cholagoga (s. **Kap. 5.2.7.2.**) ermittelt werden.

INTERPRETATION

Therapieansätze zur Beeinflussung der intestinalen Mikroökologie

- Substitution von Pankreasenzymen (s. **Kap. 5.2.7.1.**)
- Eiweiß- und Fettreduktion (s. **Kap. 5.2.1.4.**)
- Einsatz von Cholagoga (s. **Kap. 5.2.7.2.**)
- pH-Wert-Senkung (s. **Kap. 5.2.1.**)

Im Vordergrund der therapeutischen Bemühungen muß der Ausgleich der exokrinen Pankreasinsuffizienz über die Substitution von Verdauungsenzymen stehen. Neben diätetischen Maßnahmen (Reduktion von Fett und Eiweiß) erscheint zudem der Einsatz von Cholagoga sinnvoll, um die häufig ebenfalls verminderte Gallensäuren-Sekretion anzuregen. Zur raschen Ansäuerung des Darmmilieus kann Lactulose verabreicht werden. (Näheres zur Therapie s. **Kap. 5.**)

INTERPRETATION

Patient: Fett-Maldigestion

ENTEROSAN®

Labor L+S AG
Gesellschaft für Mikrobiologie und biologische Qualitätsprüfung
Mangelsfeld 4 · 97708 Bad Bocklet-Großenbrach

Telefon 0 97 08 / 91 00-0   (Zentrale)
        0 97 08 / 91 00-30   (Labor, Befunderstellung)
        0 97 08 / 91 00-25/-26 (Rechnungsstelle)

Telefonische Beratung für Therapeuten:
        0 97 08 / 91 00-39   (Dr. Rüffer)
        0 97 08 / 91 00-47   (Dr. Balles)
        0 97 08 / 91 00-14   (Dr. Beckmann)

Telefax 0 97 08 / 68 85

ENTEROSAN® Labor L + S AG · Mangelsfeld 4 · 97708 Bad Bocklet-Großenbrach

Herrn
Dr. K. Mustermann
Am Gallengang 12
D 00000 Musterhausen

L + S - Nr.   : 20006 / 97

Eingangsdatum : 03.11.97
Ausgangsdatum : 06.11.97

Untersuchungsmaterial: Stuhl

Seite: 1 von 1

Untersuchungsbefund

		KbE/g	Normbereich	Hinweis
■ STUHLFLORA				
aerob:	E. coli	$5 \cdot 10^6$	($10^6 - 10^7$)	Normbereich
	E. coli-Varianten	$< 10^4$	(max. 10^5)	Toleranzbereich
	Proteus sp.	$1 \cdot 10^5$	(max. 10^5)	Toleranzbereich
	Enterococcus sp.	$< 10^4$	($10^6 - 10^7$)	**stark vermindert**
	Andere Aerobe	$< 10^4$	(max. 10^4)	Toleranzbereich
anaerob:	Bacteroides sp.	$1 \cdot 10^9$	($10^8 - 10^{10}$)	Normbereich
	Clostridium sp.	$8 \cdot 10^7$	(max. 10^5)	**mäßig vermehrt**
	Bifidobacterium sp.	$1 \cdot 10^6$	($10^8 - 10^{10}$)	**mäßig vermindert**
	Lactobacillus sp.	$< 10^2$	($10^5 - 10^7$)	**stark vermindert**
	Andere Anaerobe	$< 10^6$	($10^6 - 10^8$)	Normbereich
Pilze:	Candida sp.	$< 10^2$	(max. 10^2)	Toleranzbereich
	Geotrichum sp.	$< 10^2$	(max. 10^2)	Toleranzbereich
	Andere Pilze	$< 10^2$	(max. 10^2)	Toleranzbereich
pH-Wert:		8,0	(6 - 7)	**stark alkalisch**

■ VERDAUUNGSPARAMETER

Verdauungsrückstände

Muskelfasern	+	(ø bis +)	Normbereich
Stärke	ø	(ø bis +)	Normbereich
Neutralfette	**+++**	(ø bis +)	Untenstehend die Ergebnisse folgender, weiterführender Stuhluntersuchungen:
Fettsäuren	ø	(ø bis +)	Fettgehalt und Pankreas-Elastase 1.
Pankreas-Elastase 1...	95,0 µg/g	(> 200 µg/g)	Wert stark vermindert. Hinweis auf schwere exokrine Pankreasinsuffizienz.
Fett................................	8,6 g/100 g	(< 4,5g/100g)	Wert vermehrt. Hinweis auf Steatorrhoe.

Erläuterungen: +++ = mikroskopisch stark nachweisbar
                 ++ = mikroskopisch mäßig nachweisbar
                  + = mikroskopisch schwach nachweisbar

(Dr. G. Beckmann)

Aufsichtsrat: Dipl.-Kaufmann Werner Wohnhas (Vorsitzender)
Vorstand: Dr. Rüdiger Leimbeck, Prof. Dr. Bernd Sonnenschein,
           Dr. Gero Beckmann
Bayer. Vereinsbank, Kto.-Nr. 2 011 000 (BLZ 793 200 75)
Deutsche Bank Bad Kissingen, Kto.-Nr. 8 601 650 (BLZ 790 700 16)
Handelsregister HRB 2726 (Amtsgericht Schweinfurt)

Abbildung 79

INTERPRETATION

Patient: Kohlenhydratintoleranz

E ENTEROSAN® Labor L + S AG · Mangelsfeld 4 · 97708 Bad Bocklet-Großenbrach

Herrn

Dr. K. Mustermann
Am Gallengang 12
D 00000 Musterhausen

Labor L+S AG
Gesellschaft für Mikrobiologie und biologische Qualitätsprüfung
Mangelsfeld 4 · 97708 Bad Bocklet-Großenbrach

Telefon 0 97 08 / 91 00-0 (Zentrale)
0 97 08 / 91 00-30 (Labor, Befunderstellung)
0 97 08 / 91 00-25/-26 (Rechnungsstelle)

Telefonische Beratung für Therapeuten:
0 97 08 / 91 00-39 (Dr. Rüffer)
0 97 08 / 91 00-47 (Dr. Balles)
0 97 08 / 91 00-14 (Dr. Beckmann)

Telefax 0 97 08 / 68 85

L + S - Nr.	: 20007 / 97

Eingangsdatum : 03.11.97
Ausgangsdatum : 06.11.97
Untersuchungsmaterial: Stuhl

Seite: 1 von 1

Untersuchungsbefund		KbE/g	Normbereich	Hinweis
■ **STUHLFLORA**				
aerob:	E. coli	$1 \cdot 10^5$	($10^6 - 10^7$)	gering vermindert
	E. coli-Varianten	$< 10^4$	(max. 10^5)	Toleranzbereich
	Enterobacteriaceae	$< 10^4$	(max. 10^5)	Toleranzbereich
	Enterococcus sp.	$3 \cdot 10^7$	($10^6 - 10^7$)	Normbereich
	Andere Aerobe	$< 10^4$	(max. 10^4)	Toleranzbereich
anaerob:	Bacteroides sp.	$4 \cdot 10^9$	($10^8 - 10^{10}$)	Normbereich
	Clostridium sp.	$< 10^6$	(max. 10^5)	Toleranzbereich
	Bifidobacterium sp.	$3 \cdot 10^9$	($10^8 - 10^{10}$)	Normbereich
	Lactobacillus sp.	$1 \cdot 10^6$	($10^5 - 10^7$)	Normbereich
	Andere Anaerobe	$< 10^6$	($10^6 - 10^8$)	Normbereich
Pilze:	Candida sp.	$< 10^2$	(max. 10^2)	Toleranzbereich
	Geotrichum sp.	$< 10^2$	(max. 10^2)	Toleranzbereich
	Andere Pilze	$< 10^2$	(max. 10^2)	Toleranzbereich
pH-Wert:		5,0	(6 - 7)	stark sauer

■ **VERDAUUNGSPARAMETER**

Milchsäure D-Form....... 1,5 mg/g	($\leq$ 10 mg/g)	Wert vermehrt.
Milchsäure L-Form....... 18,0 mg/g		Hinweis auf intestinale Gärungsprozesse.

(Dr. G. Beckmann)

Aufsichtsrat: Dipl.-Kaufmann Werner Wohnhas (Vorsitzender)
Vorstand: Dr. Rüdiger Leimbeck, Prof. Dr. Bernd Sonnenschein,
Dr. Gero Beckmann
Bayer. Vereinsbank, Kto.-Nr. 2 011 000 (BLZ 793 200 75)
Deutsche Bank Bad Kissingen, Kto.-Nr. 8 601 650 (BLZ 790 700 16)
Handelsregister HRB 2726 (Amtsgericht Schweinfurt)

Abbildung 80

INTERPRETATION

4.4.8. Stuhlbefund/Kohlenhydrat-Intoleranz

Vorbericht

Die 35 Jahre alte Patientin klagt seit Jahren über starke Blähungen, häufige dünne Stühle sowie über ein Brennen bei der Defäkation. Ein Pruritus ani hat sich entwickelt.

Stuhlflora-Befund (Abb. 80)

Der Stuhl-pH-Wert ist mit 5,0 deutlich in den sauren Bereich verschoben. Ein solch niedriger pH-Wert ist beim Erwachsenen selten zu beobachten und meist auf einen vermehrten mikrobiellen Kohlenhydratumsatz zurückzuführen. Der Stuhlflora-Befund zeigt bis auf eine geringe Keimzahlverminderung von *E. coli* keinerlei Auffälligkeiten.

Ergänzende Stuhluntersuchungen

Um eine vermehrte mikrobielle Kohlenhydratgärung im Darm auszuschließen bzw. nachzuweisen, wurde der Milchsäuregehalt im Stuhl bestimmt, der deutlich über dem Normbereich liegt (s. auch **Kap. 3.4.2.7.**).

Milchsäuregehalt erhöht

Gesamtbeurteilung

Der niedrige Stuhl-pH-Wert und der erhöhte Milchsäuregehalt im Stuhl geben Hinweise auf einen vermehrten mikrobiellen Kohlenhydratumsatz. Ein gesteigertes Kohlenhydratangebot im Darm ist neben einseitigen Ernährungsweisen oder einer exokrinen Pankreasinsuffizienz insbesondere bei einem Disaccharidasen-Mangel der Dünndarmschleimhaut zu erwarten. Die häufigste Erkrankung aus letztgenanntem Formenkreis stellt der Lactase-Mangel bzw. die Lactose-Intoleranz dar.

Zur genauen ätiologischen Abklärung sind ergänzende Untersuchungen notwendig, die Stuhluntersuchung kann hier keine weiteren Anhaltspunkte liefern. (s. auch **Kap. 2.1.4.**)

Ohne ergänzende Untersuchungen keine Diagnose

Weiterführende Diagnostik

Eine genaue Ernährungsanamnese bzw. eine klinische Besserung nach dem gezielten Weglassen von Lactose-haltigen Lebensmitteln kann erste Hinweise auf einen Lactase-Mangel liefern. Mittel der Wahl für die routinediagnostische Abklärung einer Lactose-Intoleranz ist der Wasserstoff-Atemtest, der in **Kap. 3.5.** näher erläutert ist.

Verifizierende Diagnostik: Atemgastest

Therapieansätze zur Beeinflussung der intestinalen Mikroökologie

Bei nachgewiesener Lactose-Intoleranz muß der Verzehr von Milch und einigen Milchprodukten stark reduziert werden. Die mit Lactose-haltigen Nahrungsmitteln verbundene orale Einnahme von Lactase oder Lactase-bildenden Mikroorganismen (z.B. Laktobazillen) kann jedoch die Lactose-

INTERPRETATION

Patient: Chron.-entzündl. Darmerkr.

ENTEROSAN®

Labor L+S AG
Gesellschaft für Mikrobiologie und biologische Qualitätsprüfung
Mangelsfeld 4 · 97708 Bad Bocklet-Großenbrach

Telefon 0 97 08 / 91 00-0 (Zentrale)
0 97 08 / 91 00-30 (Labor, Befunderstellung)
0 97 08 / 91 00-25/-26 (Rechnungsstelle)

Telefonische Beratung für Therapeuten:
0 97 08 / 91 00-39 (Dr. Rüffer)
0 97 08 / 91 00-47 (Dr. Balles)
0 97 08 / 91 00-14 (Dr. Beckmann)

Telefax 0 97 08 / 68 85

ENTEROSAN® Labor L + S AG · Mangelsfeld 4 · 97708 Bad Bocklet-Großenbrach

Herrn
Dr. K. Mustermann
Am Gallengang 12
D 00000 Musterhausen

L + S - Nr. : **20008 / 97**

Eingangsdatum : 03.11.97
Ausgangsdatum : 06.11.97
Untersuchungsmaterial: Stuhl

Seite: 1 von 1

Untersuchungsbefund	KbE/g	Normbereich	Hinweis

■ STUHLFLORA

		KbE/g	Normbereich	Hinweis
aerob:	E. coli	$3 \cdot 10^7$	($10^6 - 10^7$)	Normbereich
	E. coli-Variante haem.	$1 \cdot 10^8$	(max. 10^5)	**stark vermehrt**
	Klebsiella sp.	$2 \cdot 10^7$	(max. 10^5)	**mäßig vermehrt**
	Enterococcus sp.	$< 10^4$	($10^6 - 10^7$)	**stark vermindert**
	Andere Aerobe	$< 10^4$	(max. 10^4)	Toleranzbereich
anaerob:	Bacteroides sp.	$7 \cdot 10^9$	($10^8 - 10^{10}$)	Normbereich
	Clostridium sp.	$9 \cdot 10^6$	(max. 10^5)	**gering vermehrt**
	Bifidobacterium sp.	$3 \cdot 10^6$	($10^8 - 10^{10}$)	**mäßig vermindert**
	Lactobacillus sp.	$8 \cdot 10^3$	($10^5 - 10^7$)	**mäßig vermindert**
	Andere Anaerobe	$< 10^6$	($10^6 - 10^8$)	Normbereich
Pilze:	Candida sp.	$< 10^2$	(max. 10^2)	Toleranzbereich
	Geotrichum sp.	$6 \cdot 10^3$	(max. 10^2)	**gering vermehrt**
	Andere Pilze	$< 10^2$	(max. 10^2)	Toleranzbereich
pH-Wert:		7,5	(6 - 7)	**alkalisch**

■ ENTZÜNDUNGSMARKER

PMN-Elastase.............	0,29	µg/g	(< 0,06 µg/g)	**Wert vermehrt. Hinweis auf entzündliche Prozesse im Darmtrakt.**
Lysozym....................	0,89	µg/g	(< 0,6 µg/g)	**Wert vermehrt. Hinweis auf entzündliche Prozesse im Darmtrakt.**

(Dr. G. Beckmann)

Aufsichtsrat: Dipl.-Kaufmann Werner Wohnhas (Vorsitzender)
Vorstand: Dr. Rüdiger Leimbeck, Prof. Dr. Bernd Sonnenschein, Dr. Gero Beckmann
Bayer. Vereinsbank, Kto.-Nr. 2 011 000 (BLZ 793 200 75)
Deutsche Bank Bad Kissingen, Kto.-Nr. 8 601 650 (BLZ 790 700 16)
Handelsregister HRB 2726 (Amtsgericht Schweinfurt)

Abbildung 81

INTERPRETATION

Toleranz erhöhen. Auch fermentierte Milchprodukte (z.B. Joghurt oder Kefir) werden i.d.R. gut vertragen, da die Lactose beim Herstellungsprozeß bereits fast vollständig metabolisiert wurde. (Näheres zur Therapie s. **Kap. 5.**)

4.4.9. Stuhlbefund Chronisch-entzündliche Darmerkrankung

Vorbericht

Der 24 Jahre alte Patient klagt über Leibschmerzen, Durchfälle und Gewichtsverlust. Mittels Endoskopie sowie der histologischen Untersuchung einer Schleimhautbiopsie wurde ein Morbus Crohn diagnostiziert.

Stuhlflora-Befund (Abb. 81)

Einen ersten Hinweis auf Verschiebungen in der intestinalen Mikroflora gibt der mit 7,5 erhöhte Stuhl-pH-Wert. Erwartungsgemäß wurden mit den hämolysierenden *E. coli*-Varianten, den *Klebsiella sp.* und den *Clostridium sp.* in vermehrtem Maße Vertreter der proteolytischen Flora im Stuhl nachgewiesen, die eine verstärkte Produktion alkalischer Metaboliten erwarten lassen. Dagegen ist die obligate Säuerungsflora, repräsentiert durch *Enterococcus sp.*, *Bifidobacterium sp.* und *Lactobacillus sp.* mäßig bis stark in der Keimzahl dezimiert. Als Ausdruck der gestörten Darmverhältnisse wurden außerdem *Geotrichum sp.* im Stuhl nachgewiesen. *Geotrichum sp.* nutzen abgeschilferte Darmepithelzellen als Substrat und sind dementsprechend häufig als Sekundäreffekt bei entzündlichen Prozessen der Darmschleimhaut im Stuhl zu finden. (Näheres zu den einzelnen Keimgattungen/-arten s. **Kap. 1.2.5.**)

Geotrichum spp. nutzen Detritus

Ergänzende Stuhluntersuchungen

Die Bestimmung der Entzündungsmarker PMN-Elastase und Lysozym im Stuhl zeigte in beiden Fällen erhöhte Gehalte. Dies ist als eindeutiger Hinweis auf floride und vergleichsweise großflächige Entzündungsvorgänge der Darmschleimhaut zu werten. (Näheres zu Entzündungsmarkern s. **Kap. 3.4.3.**).

Gesamtbeurteilung

Die mittels ergänzender Stuhluntersuchungen diagnostizierte floride Entzündung der Darmschleimhaut kann einerseits – soweit der Dünndarm betroffen ist – zu einer Malassimilation führen, andererseits ist auch ein vermehrter Übertritt von Entzündungsprodukten in das Darmlumen zu erwarten. Diese zusätzlich anfallenden proteinhaltigen Substrate stehen im Dickdarm der proteolytischen Flora zur Verfügung, was für diese einen Wachstumsstimulus darstellt. Das Dickdarmmilieu verschiebt sich zuungunsten der saccharolytischen Flora, eine Alkalisierung des Dickdarm-

INTERPRETATION

Barriere nachhaltig gestört

inhaltes ist die Folge. Sowohl die mikrobielle als auch die durch die Integrität der Darmschleimhaut getragene rein mechanische Darmbarriere-Komponente sind erheblich beeinträchtigt. Über die Produktion von Schleimhaut-reizenden Metaboliten wie biogenen Aminen (z.B. Histamin) können die proteolytischen Keime diesen Zustand noch verschlimmern.

Weiterführende Diagnostik

Alpha 1-Antitrypsin und Serum-Albumin

Die Diagnose eines Morbus Crohn kann nur über die Endoskopie ggf. mit histologischer Untersuchung einer Schleimhautbiopsie gestellt werden. Röntgenkontrastdarstellungen geben weitere Hinweise. Als Marker für die entzündliche Aktivität stehen neben der Bestimmung der PMN-Elastase und des Lysozyms im Stuhl auch die Stuhlanalyse auf Alpha 1-Antitrypsin und Serum-Albumin zur Verfügung. Diese Stuhlparameter gestatten auf relativ einfache und nichtinvasive Weise eine regelmäßige Kontrolle des Zustandes der Darmschleimhaut. (Näheres zu den Entzündungsmarkern s. **Kap. 3.4.3.**)

Therapieansätze zur Beeinflussung der intestinalen Mikroökologie

- Schleimhautberuhigende Maßnahmen (s. **Kap. 5.2.7.3.**)
- Mikrobiologische Therapie (s. **Kap. 5.2.2.**)

Die Ursachen des Morbus Crohn sind bislang noch unbekannt. Die übliche, rein symptomatische Therapie umfaßt neben der Empfehlung einer ausgeglichenen Normalkost den Einsatz von Salizylaten und Glukokortikoiden. Außerdem muß aufgrund der häufig malabsorptiven Dünndarmveränderungen auf eine ausreichende Zufuhr von Nährstoffen geachtet werden.

Auf der Basis des Stuhlbefundes sollten v.a. Schleimhaut-beruhigenden Maßnahmen (z.B. Einsatz von Heilerden, Kamillenpräparate etc.) Einsatz finden. Zur Stärkung der immunologischen Darmbarriere sowie einer Unterstützung der Schleimhautregeneration ist der Einsatz von anabolen Peptiden empfehlenswert (z.B. Colibiogen®) (s. auch **Kap. 5.2.7.4.**). Der Nachweis von *Geotrichum sp.* ist keine Indikation für eine spezifische Behandlung. (Näheres zur Therapie s. **Kap. 5.**)

INTERPRETATION

4.4.10. Stuhlbefund Intestinal-Mykose

Vorbericht

Die 34 Jahre alte Patientin klagt über starke Blähungen, wechselnde Stuhlkonsistenz, Leibschmerzen und rezidivierende Vaginalmykosen. In Phasen völliger Erschöpfung stellt sich immer ein ausgeprägter Heißhunger auf Süßes ein.

Stuhlflora-Befund (Abb. 82)

Der Stuhl-pH-Wert liegt mit 5,5 leicht unterhalb des Normbereiches. Die Vertreter der obligaten Säuerungsflora (*Enterococcus sp.*, *Bifidobacterium sp.* und *Lactobacillus sp.*) sind trotzdem mäßig bis stark in ihrer Keimzahl im Stuhl vermindert. Die Erklärung für diesen, auf den ersten Blick widersprüchlichen Befund, liefert der Nachweis von 3×10^5 KbE/g Stuhl an *Candida sp.* Hefen sind ausgesprochen stoffwechselaktiv und können das Milieu entscheidend prägen. Bei dem Umsatz von Kohlenhydraten durch Hefepilze fallen u.a. auch saure Stoffwechselprodukte an, die eine pH-Wert-Verschiebung bedingen können. (Näheres zu den einzelnen Keimgattungen/-arten s. **Kap. 1.2.5.**)

Candida überlagert den Stoffwechsel der Darmflora

Ergänzende Stuhluntersuchungen

Der verminderte fäkale sIgA-Gehalt offenbart eine Beeinträchtigung des darmassoziierten Immunsystems (GALT) und damit eine Einschränkung der Kolonisationsresistenz (s. auch **Kap. 3.4.4.1.**).

Gesamtbeurteilung

Die deutlichen Verschiebungen innerhalb der obligaten Darmflora sowie der Hinweis auf eine Beeinträchtigung des darmassoziierten Immunsystems lassen im Zusammenhang mit dem klinischen Vorbericht den Pilznachweis im Stuhl als Zeichen einer bestehenden Pilzbesiedlung im Darm erscheinen. Dies wird noch durch den veränderten pH-Wert untermauert, der auf eine starke Stoffwechselaktivität (= Vitalität) der nachgewiesenen Hefen hindeutet.

Pilzbesiedlung = Sekundärgeschehen

Bei der Bewertung eines solchen Befundes darf allerdings nicht vergessen werden, daß es sich bei einer intestinalen Pilzbesiedlung um ein sekundäres Geschehen handelt. Bevor die zwangsläufig mit der Nahrung in den Darm gelangenden Hefen sich im Darm festsetzen können, bedarf es einer Schwächung des Wirtsorganismus (s. **Kap. 1.2.5.4.**). Um die Ursachen einer solchen Vorschädigung auszuloten, sind eine genaue Anamnese (Lebensweise, Ernährung, Vorbehandlungen etc.) und darauf aufbauende weiterführende Untersuchungen notwendig.

Weiterführende Diagnostik

Die Grundursachen für eine Pilzbesiedlung des Darmes sind ausgesprochen vielfältig. Hier ist der Therapeut gefordert, nach einer ausführlichen

INTERPRETATION

Anamnese diagnostisch in die Tiefe zu steigen. Dabei können keine allgemeingültigen „Kochrezepte" genannt werden, sondern die Bemühungen müssen sich am individuellen Krankheitsfall orientieren.

Therapieansätze zur Beeinflussung der intestinalen Mikroökologie

- Antimykotische Behandlung (s. **Kap. 5.2.4.**)
- Diätetische Maßnahmen (s. **Kap. 5.2.4.4.**)
- Stabilisierung der Darmbarriere (s. **Kap. 5.2.2.**)

Antimykotische Behandlung = symptomatisch

Auch bei den therapeutischen Bemühungen darf nicht aus den Augen verloren werden, daß es sich bei einer intestinalen Pilzbesiedlung um ein Sekundärgeschehen handelt. Daraus folgt zwangsläufig, daß die antimykotische Behandlung nur einen ersten Schritt darstellt, quasi um den Wirtsorganismus zu entlasten. Hierbei muß derzeit Nystatin als Mittel der Wahl gelten. Ohne eine strikte Anti-Pilz-Diät zu empfehlen, die neben einer sehr einseitigen Ernährungsweise auch eine erhebliche psychische Belastung für den betroffenen Patienten bedeutet, ist sicherlich die Reduktion von leichtverfügbaren Kohlenhydraten in Form von Süßigkeiten und Weißmehlprodukten nicht nur unter dem Aspekt der Pilzbesiedlung als sinnvoll zu erachten. Der Sinn weitergehender Ernährungsrestriktionen ist dagegen ausgesprochen fraglich (s. **Kap. 5.2.4.4.**). Im Vordergrund der therapeutischen Bemühungen muß die Stabilisierung des Wirtsorganismus stehen. In punkto Darm kann dies im vorliegenden Fall über Ernährungsempfehlungen (ausgewogene Mischkost mit ausreichendem Ballaststoffanteil) sowie den oralen Einsatz von mikrobiologischen Präparaten (zur Stärkung der immunologischen Darmbarriere) erfolgen. Weitere über den Darm hinausgehende individuelle Störungen bzw. Defizite müssen natürlich ebenso berücksichtigt werden (Näheres zur Therapie s. **Kap. 5.**).

Exakte Identifizierung der Pilze und ggf. Antimykogramm

Zur besseren Verlaufs- und Therapiekontrolle ist die exakte Identifizierung der Hefen anzuraten. Bei „Therapieversagern" kann die Erstellung eines Antimykogrammes wertvolle Hilfe leisten (s. **Kap. 3.3.1.**).

INTERPRETATION

Patient: Intestinalmykose

Labor L+S AG
Gesellschaft für Mikrobiologie und biologische Qualitätsprüfung
Mangelsfeld 4 · 97708 Bad Bocklet-Großenbrach

Telefon 0 97 08 / 91 00-0 (Zentrale)
0 97 08 / 91 00-30 (Labor, Befunderstellung)
0 97 08 / 91 00-25/-26 (Rechnungsstelle)

Telefonische Beratung für Therapeuten:
0 97 08 / 91 00-39 (Dr. Rüffer)
0 97 08 / 91 00-47 (Dr. Balles)
0 97 08 / 91 00-14 (Dr. Beckmann)

Telefax 0 97 08 / 68 85

E ENTEROSAN® Labor L + S AG · Mangelsfeld 4 · 97708 Bad Bocklet-Großenbrach

Herrn

Dr. K. Mustermann
Am Gallengang 12
D 00000 Musterhausen

L + S - Nr. : 20009 / 97

Eingangsdatum : 03.11.97
Ausgangsdatum : 06.11.97
Untersuchungsmaterial: Stuhl

Seite: 1 von 1

Untersuchungsbefund	KbE/g	Normbereich	Hinweis
■ **STUHLFLORA**			
aerob: E. coli	$1 \cdot 10^6$	($10^6 - 10^7$)	Normbereich
E. coli-Variante Lakt-neg.	$2 \cdot 10^6$	(max. 10^5)	Grenzbereich
Enterobacteriaceae	$< 10^4$	(max. 10^5)	Toleranzbereich
Enterococcus sp.	$6 \cdot 10^4$	($10^6 - 10^7$)	mäßig vermindert
Andere Aerobe	$< 10^4$	(max. 10^4)	Toleranzbereich
anaerob: Bacteroides sp.	$1 \cdot 10^8$	($10^8 - 10^{10}$)	Normbereich
Clostridium sp.	$< 10^6$	(max. 10^5)	Toleranzbereich
Bifidobacterium sp.	$3 \cdot 10^6$	($10^8 - 10^{10}$)	mäßig vermindert
Lactobacillus sp.	$< 10^2$	($10^5 - 10^7$)	stark vermindert
Andere Anaerobe	$< 10^6$	($10^6 - 10^8$)	Normbereich
Pilze: **Candida sp.**	$3 \cdot 10^5$	(max. 10^2)	stark vermehrt
Geotrichum sp.	$< 10^2$	(max. 10^2)	Toleranzbereich
Andere Pilze	$< 10^2$	(max. 10^2)	Toleranzbereich
pH-Wert:	5,5	(6 - 7)	sauer

■ **LOKALER IMMUNSTATUS**

Faecales IgA............. 0,3 mg/g (> 0,7 mg/g)   Wert vermindert. Hinweis auf eine Beeinträchtigung des darmassoziierten Immunsystems.

(Dr. G. Beckmann)

Aufsichtsrat: Dipl.-Kaufmann Werner Wohnhas (Vorsitzender)
Vorstand: Dr. Rüdiger Leimbeck, Prof. Dr. Bernd Sonnenschein, Dr. Gero Beckmann
Bayer. Vereinsbank, Kto.-Nr. 2 011 000 (BLZ 793 200 75)
Deutsche Bank Bad Kissingen, Kto.-Nr. 8 601 650 (BLZ 790 700 16)
Handelsregister HRB 2726 (Amtsgericht Schweinfurt)

Abbildung 82

INTERPRETATION

Patient: Onkologische Nachsorge

Labor L+S AG
Gesellschaft für Mikrobiologie und biologische Qualitätsprüfung
Mangelsfeld 4 · 97708 Bad Bocklet-Großenbrach

Telefon 0 97 08 / 91 00-0 (Zentrale)
0 97 08 / 91 00-30 (Labor, Befunderstellung)
0 97 08 / 91 00-25/-26 (Rechnungsstelle)

Telefonische Beratung für Therapeuten:
0 97 08 / 91 00-39 (Dr. Rüffer)
0 97 08 / 91 00-47 (Dr. Balles)
0 97 08 / 91 00-14 (Dr. Beckmann)

Telefax 0 97 08 / 68 85

E ENTEROSAN® Labor L + S AG · Mangelsfeld 4 · 97708 Bad Bocklet-Großenbrach

Herrn
Dr. K. Mustermann
Am Gallengang 12
D 00000 Musterhausen

L + S - Nr. : 20010 / 97

Eingangsdatum : 03.11.97
Ausgangsdatum : 06.11.97
Untersuchungsmaterial: Stuhl
Seite: 1 von 1

Untersuchungsbefund	KbE/g	Normbereich	Hinweis
■ **STUHLFLORA**			
aerob: E. coli	$1 \cdot 10^6$	($10^6 - 10^7$)	Normbereich
E. coli-Variante Lakt-neg.	$5 \cdot 10^6$	(max. 10^5)	Grenzbereich
Proteus sp.	$1 \cdot 10^7$	(max. 10^5)	mäßig vermehrt
Enterococcus sp.	$1 \cdot 10^4$	($10^6 - 10^7$)	mäßig vermindert
Andere Aerobe	$< 10^4$	(max. 10^4)	Toleranzbereich
anaerob: Bacteroides sp.	$1 \cdot 10^8$	($10^8 - 10^{10}$)	Normbereich
Clostridium sp.	$2 \cdot 10^7$	(max. 10^5)	mäßig vermehrt
Bifidobacterium sp.	$6 \cdot 10^6$	($10^8 - 10^{10}$)	mäßig vermindert
Lactobacillus sp.	$1 \cdot 10^4$	($10^5 - 10^7$)	gering vermindert
Andere Anaerobe	$< 10^6$	($10^6 - 10^8$)	Normbereich
Pilze: Candida sp.	$4 \cdot 10^2$	(max. 10^2)	Toleranzbereich
Geotrichum sp.	$< 10^2$	(max. 10^2)	Toleranzbereich
Andere Pilze	$< 10^2$	(max. 10^2)	Toleranzbereich
pH-Wert:	7,5	(6 - 7)	alkalisch

■ **ENTZÜNDUNGSMARKER**

PMN-Elastase.............	4,5 µg/g	(< 0,06 µg/g)	Wert vermehrt. Hinweis auf entzündliche Prozesse im Darmtrakt.
Lysozym....................	3,8 µg/g	(< 0,6 µg/g)	Wert vermehrt. Hinweis auf entzündliche Prozesse im Darmtrakt.

■ **LOKALER IMMUNSTATUS**

Faecales IgA...............	0,4 mg/g	(> 0,7mg/g)	Wert vermindert. Hinweis auf eine Beeinträchtigung des darmassoziierten Immunsystems.

(Dr. G. Beckmann)

Aufsichtsrat: Dipl.-Kaufmann Werner Wohnhas (Vorsitzender)
Vorstand: Dr. Rüdiger Leimbeck, Prof. Dr. Bernd Sonnenschein, Dr. Gero Beckmann
Bayer. Vereinsbank, Kto.-Nr. 2 011 000 (BLZ 793 200 75)
Deutsche Bank Bad Kissingen, Kto.-Nr. 8 601 650 (BLZ 790 700 16)
Handelsregister HRB 2726 (Amtsgericht Schweinfurt)

Abbildung 83

4.4.11. Stuhlbefund Onkologische Nachsorge

Vorbericht

Der 63-jährige Patient klagt nach einer Strahlen- und Chemotherapie eines inoperablen Bronchialkarzinoms über starke Magen-Darm-Beschwerden mit wässrigem, hochfrequentem Durchfall und Leibschmerzen. Viele Speisen, insbesondere stark gewürzte, werden nicht vertragen.

Stuhlflora-Befund (Abb. 83)

Der Stuhl-pH-Wert liegt mit 7,5 über dem Normbereich. Mit *Proteus sp.* und *Clostridium sp.* wurden dementsprechend vermehrt Vertreter der proteolytischen Fäulnisflora im Stuhl nachgewiesen. Die saccharolytischen Darmkeime (*Enterococcus sp.*, *Bifidobacterium sp.* und *Lactobacillus sp.*) sind dagegen in ihrer Keimzahl im Stuhl gering bis mäßig vermindert. Daneben konnten auch relativ geringe Mengen an *Candida sp.* aus dem Stuhl angezüchtet werden. (Näheres zu den einzelnen Keimgattungen/-arten s. **Kap. 1.2.5.**)

Proteolyten stürzen sich auf die entzündete Schleimhaut

Ergänzende Stuhluntersuchungen

Als Hinweis auf eine Einschränkung des darmassoziierten Immunsystems ist der verminderte fäkale sIgA-Wert zu verstehen. (s. auch **Kap. 3.4.4.1.**). Außerdem weist die vermehrte Ausscheidung von PMN-Elastase und Lysozym im Stuhl auf eine floride Entzündung der Darmschleimhaut hin (s. auch **Kap. 3.4.3.**).

Gesamtbeurteilung

Die durch die onkologische Therapie bedingten deutlichen Verschiebungen innerhalb der Darmflora, die Beeinträchtigung des darmassoziierten Immunsystems sowie der Hinweis auf entzündliche Veränderungen der Darmschleimhaut lassen eine erhebliche Störung der intestinalen Barrierefunktion vermuten.

Weiterführende Diagnostik ist am Darm zunächst nicht notwendig.

Therapieansätze zur Beeinflussung der intestinalen Mikroökologie

- Schleimhautberuhigende Maßnahmen (s. **Kap. 5.2.7.3.**)
- Immunmodulation (s. **Kap. 5.2.2.**)
- Antimykotische Behandlung (s. **Kap. 5.2.4.**)

Im Vordergrund der therapeutischen Bemühungen steht die Regeneration der durch die onkologische Therapie geschädigten Darmschleimhaut. Der Einsatz mikrobiologischer Präparate im Sinne einer Modulation des darmassoziierten Immunsystems scheint ebenfalls sinnvoll. Hier können insbesondere mikrobielle, anabole Peptide zum Einsatz kommen, die neben der immunmodulatorischen Wirkung auch die Schleimhautregeneration un-

Regeneration der geschädigten Schleimhaut

INTERPRETATION

terstützen. In Anbetracht des Vorberichtes und der deutlichen Beeinträchtigung der Kolonisationsresistenz ist auch eine gegen die im Stuhl nachgewiesenen *Candida sp.* gerichtete Therapie indiziert. Neben einer ausgeglichenen Normalkost muß aufgrund der durch die entzündlichen Darmschleimhautveränderungen zu vermutenden Malassimilation auf eine ausreichende Zufuhr von Nährstoffen geachtet werden.

Selbstverständlich handelt es sich bei den genannten Therapieansätzen um palliative Maßnahmen. (Näheres zur Therapie s. **Kap. 5.**)

5. Therapie

5.1. Therapeutische Grundsätze

Einblicke in die therapeutische Realität belegen, daß es keinesfalls überflüssig ist, an den Anfang dieser Ausführungen das einem Kliniker zugeschriebenen Bonmot zu stellen: „Vor die Therapie haben die Götter die Diagnose gestellt".

Stuhlfloraanalysen inkl. ergänzender Untersuchungen werden in aller Regel unter dem Leidensdruck eines Patienten veranlaßt. Der Therapeut wird insbesondere in der ambulanten Praxis zu diesem Hilfsmittel nur dann greifen, wenn er sich einen entsprechenden Rückschluß aus dem Ergebnis auf die Heilbehandlung erhoffen kann.

Ohne den Versuch, der Ätiologie einer Erkrankung oder eines Symptomenkomplexes auf die Spur zu kommen, wird sich sowohl für den Patienten als auch mittelfristig für den Therapeuten keine Zufriedenheit einstellen.

Den meisten Therapeuten ist in diesem Zusammenhang gar nicht bewußt, wie sie Diagnostik betreiben. Die angloamerikanische Literatur beschreibt eindrucksvoll, wie einfach, häufig versimplifiziert, diagnostische Strategien und Entscheidungsbäume der meisten, auch erfolgreichen Therapeuten strukturiert sind. Z.B. können aus Gründen der Rezeptions-Physiologie ohne Hilfsmittel nicht mehr als sieben Dinge, ergo auch Krankheitsbilder, sicher voneinander unterschieden werden. Selbst Koryphäen kommen „ins Schleudern", wenn sie nach diagnostischen Strategien oder gar der Hierarchisierung/Gewichtung/Wertung von Symptomen befragt werden. Auch viele erfolgreiche Therapeuten halten sich häufig nicht an die Regeln, die von ihnen selbst zuvor aufgestellt worden waren. Letzten Endes werden zusätzliche diagnostische Maßnahmen, welche die den Sinnen des Diagnostikers zugänglichen Symptome übersteigen, zu einem Zeitpunkt veranlaßt, an dem die Strukturierung des jeweiligen diagnostischen Schemas üblicherweise bereits weit fortgeschritten ist. In vielen Fällen kann belegt werden, daß die Labordiagnostik einzig der Bestätigung einer Hypothese oder These, des Erahnten oder gar Gefühlten dient. Diese in vielen Fällen durchaus sinnvolle Voreingenommenheit darf allerdings nicht die Sinne dafür trüben, daß das diagnostische Schema prinzipiell offen sein muß für Revision, und sei es auf der letzten Stufe vor einer therapeutischen Maßnahme. Das ist insbesondere notwendig bei der Interpretation von Stuhlflora-Befunden und ergänzenden Untersuchungen, da die erfaßbaren Veränderungen zum ganz überwiegenden Anteil symptomatischer Natur sind und nur selten direkte Rückschlüsse auf die Ätiologie zulassen.

Bevor nun einige sinnvolle therapeutische Strategien aufgezeigt werden, sei nochmals betont, daß die Autoren medizinische Mikrobiologen sind

Diagnostische Strategie und Intuition

Labordiagnostik verifiziert/falsifiziert Hypothesen

THERAPIE

und folglich keinen Anspruch auf umfassende Wertung z.B. von Therapieverfahren der komplementären Medizin erheben können und wollen. Das, was nach Sichtung der einschlägigen Literatur und intensiver Diskussion als sinnvoll erschien, wird dargestellt.

Therapeutische Gewissenserforschung

Am Anfang aller therapeutischen Erwägungen steht der Fragenkomplex:

„Ist das vorliegende Krankheitsbild ursächlich mit der Barrierefunktion des Darmes verbunden?"

„Hat das vorliegende Krankheitsbild Auswirkungen auf die intestinale Mikroökologie?"

„Ist das vorliegende Krankheitsbild über das Darmmilieu therapeutisch beeinflußbar?"

Kann eine dieser drei Fragen mit „Ja" beantwortet werden, sollte eine sich aus den Ergebnissen von Stuhlflora-Analysen und ergänzenden Untersuchungen im Verbund mit der klinischen Untersuchung ergebende Therapie zweckmäßigerweise eine oder mehrere der folgenden Facetten umfassen:

- Milieubeeinflussung/Diätetik
- Immunmodulation
- Antimykotische Maßnahmen
- Antiparasitäre Therapie
- Antibiose
- Unterstützende Maßnahmen
    - Enzymatische Substitution
    - Galleflußfördernde Therapeutika
    - Schleimhautschutz
    - Toxinbindung
- Besondere Therapieformen der komplementären Medizin
    - Colonhydrotherapie

Literaturhinweise

KLEE W (1987): Die Rolle objektiver und subjektiver Elemente in der klinischen Diagnostik. Dtsch. tierärztl. Wschr. 94, 295–298

5.2. Therapeutische Strategien

5.2.1. Milieubeeinflussung

Stoffwechselaktivität der Darmflora wird nicht unmittelbar erfaßt!

Einleitend muß betont werden, daß die Zählung vermehrungsfähiger Keime in Form einer Darmflora-Analyse zweifelsohne wichtige Informationen über die intestinale Mikroökologie liefert, jedoch keine Aussagen über den aktuellen metabolischen Zustand der einzelnen Mikroorganismen treffen kann. Plastisch gesagt: Ob der nachgewiesene *E. coli* „mit leerem Tank und angeschaltetem Warnblinker auf der Standspur steht" oder „auf der linken Fahrbahn mit 250 Stundenkilometern und Fernlicht dem Horizont entgegen donnert", kann über die Kultur nicht ausreichend sicher beurteilt werden. Bei Mikroorganismen ist die stoffwechselphysiologische Flexibilität

THERAPIE

ungleich größer als bei höheren Pflanzen und Tieren. Dieses hohe Adaptationsvermögen läßt sich auf die geringen Abmessungen der Keime zurückführen. Eine Mikrokokkenzelle z.B. bietet nur für einige 100.000 Proteinmoleküle Platz. Nicht aktuell benötigte Enzyme können daher nicht permanent vorrätig gehalten werden. Gleichzeitig muß man sich auch die enorme Stoffwechselpotenz von Mikroorganismen vor Augen halten: Ein Rind von 500 kg Körpermasse produziert innerhalb eines Tages ungefähr 1 kg Protein. Die gleiche Menge an Hefezellen kann unter günstigen Bedingungen in der gleichen Zeit mehr als 10.000 kg Eiweiß synthetisieren, d.h. diese Kraftwerke haben einen um den Faktor 10^4 intensiveren Stoffwechsel (**Abb. 14**)!

Mikroorganismen sind Kraftwerke

Aus diesem Grund ist es wichtig, bei der Wertung von Stuhlflora-Analysen und ergänzenden Untersuchungen stets den pH-Wert, der ja letzten Endes auch ein Resultat der Stoffwechsellage der Mikroflora ist, miteinzubeziehen. Letztlich liefert der pH-Wert wichtige Informationen über das Milieu (s. **Kap. 3.4.1.**).

Ziel: pH-Wert-Senkung

Viele Krankheitsbilder – z.B. exokrine Pankreasinsuffizienz, chronische Obstipationen, dyspeptische Zustände – gehen einher mit einer Alkalisierung des Dickdarm-Milieus (>7,0). Hier ist es zunächst sinnvoll, neben anderen Maßnahmen zu einer Senkung des pH-Wertes beizutragen. Dabei können folgende Wege eingeschlagen werden:

- Zufuhr von Ballaststoffen, z.B. durch eine Kartoffelbrei/Reis-Diät
- Gaben von Lactulose/Lactitol
- Eiweißreduktion

5.2.1.1. Ballaststoffe in Mikroökologie und Ernährung

Galt in den 60er Jahren eine schlackenfreie Kost als Vollendung einer modernen Ernährung, so geht man inzwischen davon aus, daß eine ballaststoffreiche Ernährung der Gesundheit zuträglich ist. Der Begriff „Ballaststoff" hat sich historisch eingebürgert und suggeriert, daß diese Substanzen keinen kalorischen Beitrag zum Energiehaushalt liefern. Diese Ansicht ist mittlerweile widerlegt: Ballaststoffe werden zum Teil durch die kolonäre Mikroflora, insbesondere Bifidobakterien, Laktobazillen und Enterokokken zu kurzkettigen Fettsäuren (SCFA), Kohlendioxid, Wasser und Wasserstoff umgesetzt und tragen von luminal zur Ernährung der Dickdarmschleimhaut bei (Beitrag zum Energiehaushalt des Enterozyten: ca. 40%; s. auch **Kap. 1.2.4.**). Ihre Wirkung läßt sich mit dem als Therapeutikum eingesetzten synthetischen Disaccharid Lactulose (s. **Kap. 5.2.1.3.**) vergleichen.

Ballaststoffe sind kein Ballast

Ballaststoffe lassen sich als Kohlenhydrate definieren, die durch Verdauungssekrete nicht verstoffwechselt werden können.

THERAPIE

Ballaststoff ist nicht gleich Ballaststoff

Bei den meisten Verbindungen dieser Art handelt es sich um Bestandteile pflanzlicher Zellwände, die nicht als Monosubstanzen, sondern als heterogene Gemische vorliegen. Für ihre biologische Wertigkeit ist der unterschiedliche Differenzierungs- und Vernetzungsgrad der zugrunde liegenden Einzelzucker ausschlaggebend. Folgende Einteilung hat sich aus ernährungsphysiologischen Gründen bewährt: (**Tab. 51**)

Tabelle 51

Wesentliche Bestandteile von Ballaststoffen

Lösliche Ballaststoffe		Unlösliche Ballaststoffe
	Mikrobiell abbaubar	Mikrobiell nicht abbaubar
Pektin	Cellulose	Lignin
α-Glucane	Hemicellulosen	Kutin
Tannin	Phytinsäure	Silikat
		Chitin

Mod. nach BENDER (1995)

© Labor L+S AG

Die auch küchentechnisch genutzten Pektine (Gelierstoffe in Marmeladen, Gelees, Süßspeisen) finden sich in nahezu allen Früchten (besonders Stachelbeeren). β-Glucane machen ca. 40 % des Ballaststoffgehaltes von Hafer und Gerste, Hemicellulosen den überwiegenden Anteil in Weizen und Roggen aus. Cellulose wiederum findet sich als Hauptbestandteil im Holz, in geringeren Anteilen im Getreide (Kleien) sowie in den meisten Obst- und Gemüsearten. Die sehr stabilen Lignine können mikrobiell kaum abgebaut werden. Die meist als hochverdaulich angesehenen Stärken erweisen sich im unbehandelten Zustand durch Enzyme der Verdauungsdrüsen kaum angreifbar, erst beim Kochen (s. Kartoffelstärke) wird dieser Ballaststoff zum „Nährstoff". Bestimmte Techniken der industriellen Lebensmittelherstellung (Erhitzungsprozesse) führen zu quasi kristallinen, schwer verdaulichen Strukturen der Stärken. Daneben zählen noch bestimmte Gelstoffe aus braunen und roten Meeresalgen (Carrageen, Agar-Agar), sowie natürliche Gummiarten, Schleimstoffe und Speicherpolysaccharide wie Guarmehl (Guaran) zu den Ballaststoffen (bei der nächsten Zubereitung einer Tütensuppe oder sonstigen Fast Foods bestimmt auf der Inhaltsliste zu finden!).

Lebensmittel weisen unterschiedliche Gehalte und Gemenge an den aufgeführten Ballaststoffen auf. Hier sei auf die einschlägigen Standardwerke der Ernährungsmedizin und Ökotrophologie verwiesen.

Unmittelbare und mittelbare Wirkungen von Ballaststoffen beim Menschen

Neben der bereits diskutierten Substrat-Funktion für bestimmte Bakterienarten mit belegter nützlicher Wirkung soll auf die durch Ballaststoffe induzierbare, vermehrte intestinale Stickstoffausscheidung hingewiesen werden, die bei der Behandlung der chronischen Niereninsuffizienz sowie der hepatogenen Enzephalopathie von therapeutischem Interesse ist. Dabei nutzt die durch Ballaststoffe „angefütterte" und metabolisch hochaktive Kolonflora den luminal permanent aus Harnstoffabbau entstehenden Ammoniak als Stickstoffquelle für die bakterielle Proteinsynthese (s. **Abb. 22**). Zusätzlich verhindert die Ansäuerung der Ingesta durch die im Lumen verbleibenden kurzkettigen Fettsäuren eine Rückdiffusion des Restammoniaks via Schleimhaut ins intestinale Gefäßsystem.

Entgiftung durch Ballaststoffe

Abgesehen davon, daß eine Erhöhung des Ballaststoffanteiles in der Nahrung gewöhnlich immer mit einer Verringerung von Energiedichte, tierischem Fett und Eiweiß einhergeht, haben experimentelle Untersuchungen ergeben, daß einige ballaststoffreiche Lebensmittel den Cholesterinspiegel senken können (Haferkleie, Bohnen). Keinen Effekt zeitigten Weizenkleie oder Gaben reiner Cellulose. Als Wirkmechanismus wird die direkte luminale Adsorption von Cholesterin diskutiert. Gleichzeitig muß aber auch die verstärkte Adsorption von Gallensäuren und ein niedrigerer Fettgehalt durch die Ernährungsumstellung berücksichtigt werden.

Senkung des Cholesterinspiegels

Die insbesondere bei niedrigen Darm-pH-Werten ausgeprägte Bindung von Gallensäuren zeigt in Abhängigkeit von der Art der Ballaststoffe folgende Abstufung: Lignine, Pektine > Haferkleie, Alginate, Guarmehl > native Cellulose/Hemicellulose (Weizenkleie, unbearbeitet). Durch Ballaststoffe wird die Darmpassage beschleunigt, die Transitzeit sinkt. Auf diese Weise verringert sich auch die Kontaktzeit schädigender Ingestabestandteile mit der Darmschleimhaut, das Darmkrebsrisiko sinkt.

Gallensäuren werden gebunden

Wegen der generell ausgeprägten adsorptiven Eigenschaften ist bei einer ballaststoffreichen Kost aus ernährungsmedizinisch-klinischen Gründen auf Folgendes zu achten:

- Ausreichende Wasser- und Elektrolytzufuhr (besonders bei phytinsäurereichen Ballaststoffen, z.B. Getreidekleien)
- Interaktionen mit Arzneimitteln (Analgetika, Herzglykoside, Diuretika, Tranquilizer, Antihypertonika etc.)

Eine Übersicht der Wirkungen von Ballaststoffen auf den Gastrointestinaltrakt zeigt **Abb. 84**.

Literaturhinweise

BENDER H (1995): Ballaststoffe in der Ernährung: Ihre Eigenschaften und Wirkungen. Pharmazeut. Ztg. 140, 4383–4390 ● BIESALSKI HK; FÜRST P; KASPER H; KLUTHE R; PÖLERT W; PUCHSTEIN C; STÄHELIN HB (Hrsg.; 1995): Ernährungsmedizin. Thieme, Stuttgart, New York ● GOODLAD RA; RATCLIFFE B; FORDHAM JP; WRIGHT NA (1989): Does dietary fibre stimulate intestinal epithelial cell proliferation in germ free rats? Gut 30, 820–825 ● KASPER H (1996): Ernährungsmedizin und Diätetik. Urban & Schwarzenberg, München, Wien, Baltimore

THERAPIE

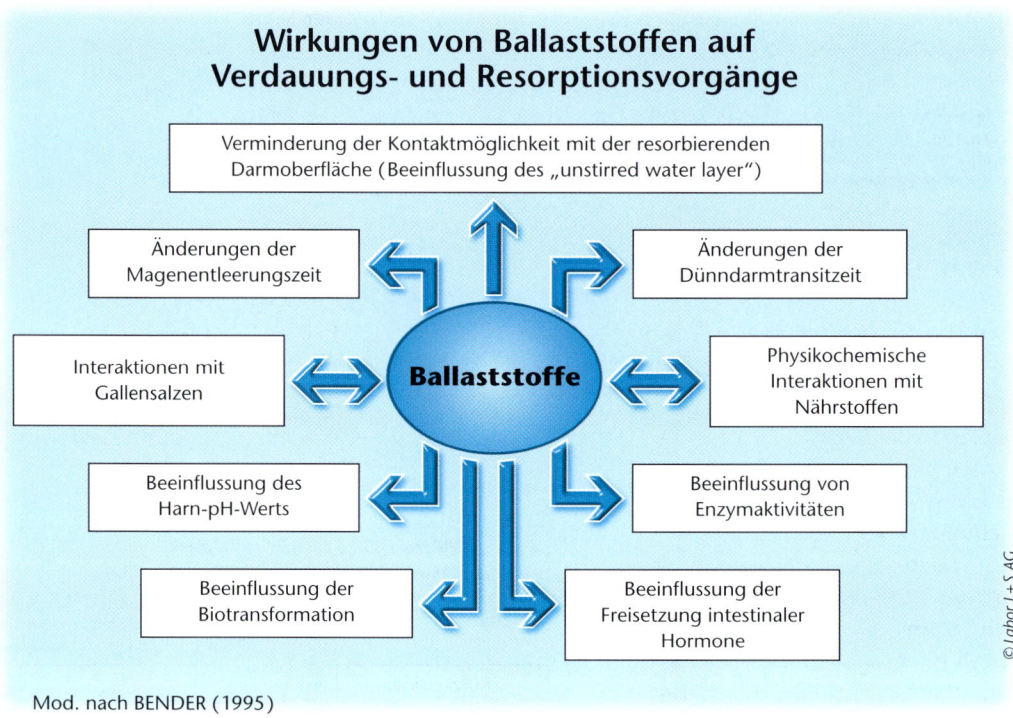

Abbildung 84

5.2.1.2. Kartoffelbrei/Reis-Diät

Prinzip: Kohlenhydrat-angebot für die Darmflora steigern

Dieser diätetischen Maßnahme liegt die Vorstellung zugrunde, der säurebildenden Flora, also den Bifidobakterien, Laktobazillen und Enterokokken einen Überschuß an Kohlenhydraten anzubieten. Der saccharolytische Anteil der residenten, „nützlichen" Flora wird stimuliert und drängt zu einem gewissen Anteil die antagonistische Flora zurück. Die Kohlenhydrate werden in kurzkettige Fettsäuren umgesetzt, die einerseits zu einem gewissen Anteil – neuere Forschungen gehen von ca. 40% aus – von den Colonozyten (Dickdarmschleimhaut) resorbiert und für den eigenen Zellstoffwechsel rekrutiert werden und andererseits im Darminhalt verbleiben und dort zu einer Ansäuerung beitragen. Gleichzeitig werden diese Fettsäuren auch osmotisch wirksam, halten somit vermehrt Wasser im Darmlumen und führen zu einer Veränderung der Stuhlkonsistenz im Sinn einer Verflüssigung.

Bei dieser Diät sollte über einen ausreichend langen Zeitraum, mindestens jedoch 5–7 Tage, ausschließlich Kartoffelbrei und/oder gekochter – bevorzugt ungeschälter – Reis verabfolgt werden. Wegen der erfahrungsgemäß niedrigen Compliance eignet sich diese Milieu-Beeinflussung nur für ausreichend aufgeklärte, willige und disziplinierte Patienten. Der Kartoffelbrei sollte ebenso wie der gekochte Reis möglichst keine oder wenig Milch ent-

THERAPIE

halten (Eiweiß-Zufuhr) und nicht zu stark gewürzt werden. Um die Akzeptanz zu erhöhen, können in geringen Mengen geriebene Äpfel oder Möhren, roh oder gekocht, beigegeben werden.

Literaturhinweise
BIESALSKI HK; FÜRST P; KASPER H; KLUTHE R; PÖLERT W; PUCHSTEIN C; STÄHELIN HB (Hrsg.; 1995): Ernährungsmedizin. Thieme, Stuttgart, New York ● KASPER H (1996): Ernährungsmedizin und Diätetik. Urban & Schwarzenberg, München, Wien, Baltimore

5.2.1.3. Lactulose-Gabe

Wirkung und Indikationen

Die Wirkungen von Ballaststoffen im Darm lassen sich auch durch die Gabe von Lactulose (nicht zu verwechseln mit Lactose) erzielen. Lactulose ist ein Zucker (Disaccharid, 4-O-β-D-Galactopyranosyl-D-Fructose), der weder in Magen und Dünndarm metabolisiert noch resorbiert werden kann, folglich also ungespalten in den Dickdarm übertritt und dort der säurebildenden Flora als Nährsubstrat zur Verfügung steht. Wieder entstehen kurzkettige Fettsäuren, überwiegend Milchsäure, die zum Teil die Dickdarmschleimhaut ernähren, zum Teil den Darminhalt ansäuern, Wasser zurückhalten und zu einer Verflüssigung des Darminhaltes und einer Beschleunigung der Darmpassage beitragen (**Abb. 85**).

Der Therapeut sollte sich nicht von den üblicherweise ausgelobten Indikationen irritieren lassen:

- Vorbeugung und Behandlung der portokavalen Enzephalopathie (Schädigungen des Gehirns bei Lebererkrankungen, besonders bei Leberzirrhose)
- Sanierungsversuch bei Dauerausscheidern von Salmonellen
- Behandlung der Obstipation

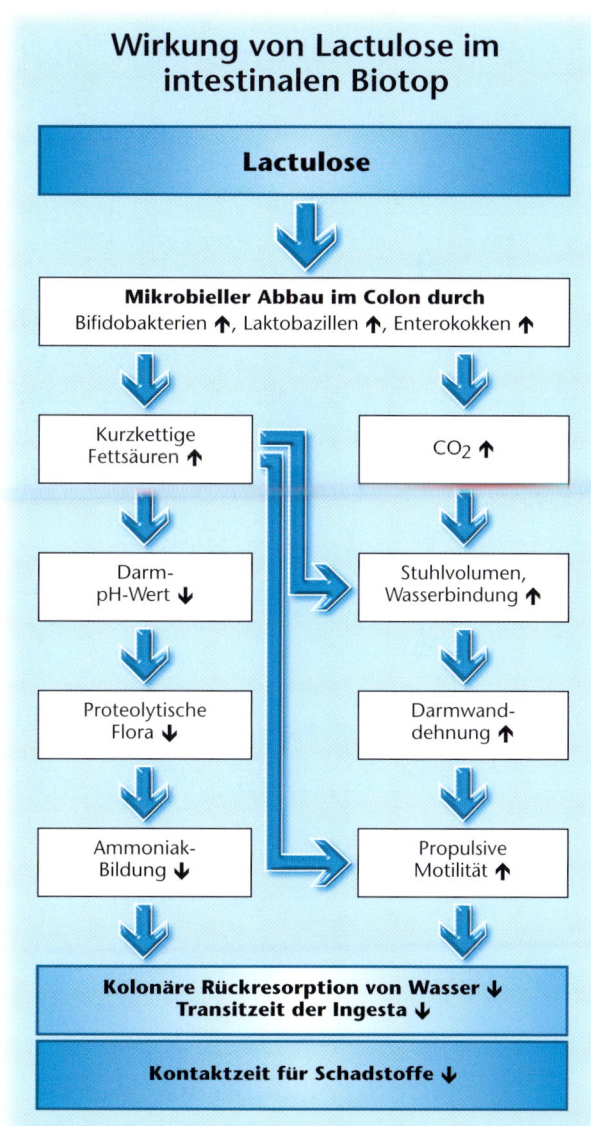

Abbildung 85

Durch die Ansäuerung des Dickdarminhaltes wird nämlich zusätzlich erreicht, daß die mikrobielle Ammoniakproduktion sinkt und die Entgiftungskapazität der Leber entlastet wird.

Die sich bei ausreichender Dosierung von Lactulose einstellende Milieuveränderung führt daneben zu Bedingungen, die das Überleben von Salmonellen in der Darmschleimhaut von Dauerausscheidern erschweren.

Darreichung/Anwendung/Dosierung

Lactulose ist sowohl in Pulver- als auch in Sirup-Form erhältlich. Aus Kostengründen empfiehlt sich der Einsatz von reiner Lactulose (Pulver), sofern es nicht, wie z.B. bei Kindern, zu Akzeptanzschwierigkeiten kommt.

Individuell dosieren. Wirkungseintritt läßt sich kontrollieren

Lactulose kann mit warmen Getränken (z.B. Kaffee oder Tee) gemischt oder in Yoghurt, Müsli oder Brei eingerührt werden. Die Dosierung liegt je nach Krankheitsbild bei 5–60 g/Tag für Erwachsene; Kinder nehmen die Hälfte. Generell sollte individuell dosiert werden: der Wirkungseintritt läßt sich anhand der Verflüssigung der Stuhlkonsistenz und damit verbunden, einer Erhöhung der Stuhlfrequenz auf 2–3 Male täglich einfach kontrollieren. Sobald es unter der Einnahme zu weichen bis breiigen Stühlen kommt, ist das Dosisoptimum erreicht. Gelegentlich dauert es bis zu drei Tage, bis sich diese sinnfälligen Veränderungen einstellen. Neben einer vergleichsweise guten Verträglichkeit und Compliance besitzt Lactulose den Vorteil, daß sie auch bei längerer Anwendung nicht zu einer Gewöhnung führt. Für eine Dauermedikation im Rahmen einer Änderung des Darmmilieus besteht allerdings in der Regel kein Anlaß. Auf ausreichende Flüssigkeits- und Elektrolytzufuhr ist zu achten. Die Kaliumverluste können bei gleichzeitiger Gabe von bestimmten harntreibenden Arzneimitteln (Thiaziddiuretika) und Kortikosteroiden verstärkt werden.

Nebenwirkungen

„Erstverschlimmerung"

Insbesondere zu Beginn der Behandlung können bei mittleren und hohen Dosen Blähungen, leichte Bauchschmerzen, gelegentlich auch Übelkeit, Erbrechen und Diarrhoe auftreten. Die Patienten sollten vor Beginn der Therapie darauf hingewiesen werden. Die aufgeführten Symptome sind als Zeichen des Adaptationsprozesses der Mikroorganismen auf die geänderte Substratzufuhr zu werten und seitens des Therapeuten emotional positiv zu belegen. Bei länger andauernden Beschwerden kann es notwendig sein, die Dosierung entsprechend anzupassen.

In ähnlicher Weise wirksam und einsetzbar ist Lactitol, ein weiteres, nicht resorbierbares Disaccharid (4-O-β-D-Galactopyranosyl-D-Sorbitol).

Weniger sinnvoll erscheint die Einnahme von Milchzucker (Lactose) zum Zwecke der Milieubeeinflussung. Bei intakten Spalt- und Aufnahmemechanismen muß davon ausgegangen werden, daß diese Substanz bereits im Dünndarm zum Großteil metabolisiert und resorbiert wird. Erst bei

THERAPIE

Erschöpfung des bürstensaumständigen Enzyms Lactase würde es zu einem Übertritt von Lactose in den beabsichtigten „Wirkraum" Dickdarm kommen. Dazu müssen erhebliche Mengen (mindestens 20 g) an vergleichsweise energiereichem Milchzucker aufgenommen werden. Nichtsdestotrotz wird Lactose als mildes Laxans ausgelobt.

Praxisfrage:

Können auch Pilze Lactulose verwerten ?

Bei vielen Patienten gehen Verschiebungen in der intestinalen Mikroflora im Sinne einer Alkalisierung des Darminhaltes auch mit einer intestinalen Hefebesiedlung einher. Gerade in diesen Fällen erscheint es sinnvoll, neben einer antimykotischen Behandlung Anstrengungen zu unternehmen, den Darm-pH-Wert zur Stimulation der autochthonen saccharolytischen Flora anzusäuern.

In diesem Zusammenhang erhebt sich für den Behandler die Frage, ob die gezielte Zufuhr von Lactulose eine zusätzliche Kohlenstoffquelle für intestinale Hefen darstellt und somit das Ziel einer Elimination der Hefen möglicherweise durch „Substratzufuhr" konterkariert wird.

Vorstehende Erwägungen waren Anlaß, 98 Hefestämme, die im Rahmen von mikroökologischen Stuhluntersuchungen isoliert wurden, auf ihr Vermögen, Lactulose als einzige Kohlenstoff-Quelle zu nutzen, in vitro zu untersuchen (BECKMANN et al. 1996). 98,8 % der untersuchten *Candida*-Stämme (n = 81) waren dazu nicht in der Lage. Einzig ein *Candida pseudotropicalis*-Stamm konnte Lactulose verwerten. Weiterhin wurde das Disaccharid von den 3 untersuchten *Rhodotorula*-Stämmen sowie von 2 der 8 eingesetzten *Geotrichum*-Isolate (entsprechend 25 %) nicht verwertet. Ein Drittel der untersuchten *Saccharomyces cerevisiae*-Stämme (n = 6) konnte Lactulose metabolisieren.

Lactulose kann von Candida kaum verwertet werden

Inwieweit Vertreter der Gattung *Geotrichum* im Darm eine klinische Relevanz besitzen, ist wissenschaftlich noch nicht hinreichend geklärt (s. **Kap. 1.2.5.4.2.**). *Geotrichum candidum* (weißer Milchschimmel) wird als Fermentationskeim bei der Herstellung bestimmter Magermilchkäse eingesetzt. Bei einer Schädigung des intestinalen Terrains muß allerdings davon ausgegangen werden, daß auch *Geotrichum spp.* klinische Bedeutung erlangen können. In diesen Fällen sollte aufgrund der oben dargestellten Ergebnisse eine Anwendung von Lactulose möglicherweise erst nach Elimination der Keime erfolgen.

Da *Saccharomyces cerevisiae* nur unter Extrembedingungen (massive Immunsuppression des Patienten) eine Bedeutung als Mykoseerreger besitzt und andererseits vielfältige positive Wirkungen zeitigt (s. **Kap. 5.2.2.2.**), kann die Tatsache, daß ein Drittel der intestinalen Isolate Lactulose in vitro verstoffwechseln kann, therapeutisch positiv gewertet werden. Läßt sich doch für die In-vivo-Situation bei gleichzeitiger Gabe von Medizinischer Hefe (lactuloseverwertende Isolate) und Lactulose zumindest theoretisch

Synergismus zwischen Lactulose und Saccharomyces möglich

ein synergistischer Effekt vorhersagen. Daß die regelmäßige Gabe medizinischer Hefe bei Vorliegen intestinaler Mykosen in vielen Fällen zu einer Verbesserung des klinischen Bildes führt, wird verschiedentlich aus der Praxis bestätigt.

Zusammenfassend läßt sich sagen, daß die klinische Frage, ob bei gleichzeitig vorliegender Intestinalmykose eine Lactulose-Behandlung kontraindiziert sei, nach den vorgestellten experimentellen Untersuchungen bei den derzeit relevanten Erregern von Intestinalmykosen verneint werden kann. Somit kann aus mikroökologischer Sicht das milieuwirksame Therapeutikum Lactulose fast ohne Einschränkung zur pH-Wert-Senkung über eine Stimulation der Colon-ständigen saccharolytischen Flora sinnvoll eingesetzt werden.

Literaturhinweise
BECKMANN G; RÜFFER A; SONNENSCHEIN B (1996): Lactulose und Darmmilieu: Können intestinale Hefen Lactulose verwerten? – Experimentelle Untersuchungen. Ärztezeitschr. f. Naturheilverf. 37, 775–780 ● FELIX YF; HUDSON MJ; OWEN RW; RATCLIFFE B; VAN ES AJH; VAN VELTHUIJSEN JA; HILL MJ (1990): Effect of dietary lactitol on the composition and metabolic activity of the intestinal microflora in the pig and in humans. Microb. Ecol. Health Dis. 3, 259–267 ● FÜSGEN I; SCHUMANN C (1994): Lactulose – Klassische Indikationen und potentielle Anwendungen. Pharmazeut. Ztg. 139, 9–17 ● MÜTING D (1988): Behandlung chronisch Leberkranker mit Lactulose und Bifidum-Milch. Fortschr. Med. 106, 369-372 ● TERADA A; HARA H; KATAOKA M; MITSUOKA T (1992): Effect of lactulose on the composition and metabolic activity of the human faecal flora. Microb. Ecol. Health Dis. 5, 43–50

5.2.1.4. Eiweißreduktion

In den Dickdarm übertretende Nahrungseiweiße stehen eiweißspaltenden Mikroorganismen zur Verfügung. Zur Proteolyse sind insbesondere Vertreter der Familie *Enterobacteriaceae* (*E. coli*, *Klebsiella spp.*, *Proteus spp.* etc.) und Clostridien befähigt. Bei der Proteolyse entstehen neben dem pH-Wert-relevanten Ammoniak auch biogene Amine, die ebenfalls den Darminhalt alkalisieren (**Abb. 86**). Aus diesem Grunde kann es neben den oben beschriebenen Maßnahmen sehr sinnvoll sein, durch eine Eiweißreduktion die Proteolyten zurückzudrängen und damit eine Senkung des Dickdarm-pH zu erreichen. Dabei ist es erforderlich, zusammen mit dem Patienten eine genaue Ernährungsanamnese zu erheben. Insbesondere Lebensmittel, die sehr viel, auch für Mikroorganismen leicht verwertbares Eiweiß enthalten, sollten reduziert werden, wie z.B.:

- Fleisch, insbesondere Geflügelfleisch
- Fisch
- Milch und Milchprodukte (insbesondere Käse)

Mittelfristige Ernährungsanpassung

Von dieser Diät kann allerdings nur dann ein Effekt erwartet werden, wenn sie mindestens 14 Tage durchgehalten wird und zu einer mittelfristigen Ernährungsanpassung führt (generelle Reduktion des Verzehrs von Fleisch- und Milchprodukten). Gleichzeitig sollte verstärkt auf eiweißarme Lebensmittel übergegangen werden, z.B. auf eine vegetabile Kost.

Beruht der Anstieg der Anzahl und/ oder Stoffwechselleistungen der Proteolyten allerdings auf einer entzündlichen Veränderung der Darmschleimhaut – hierbei werden im Übermaß Entzündungseiweiße und Zelldetritus in das Darmlumen abgegeben – so wird die Eiweißreduktion über die Nahrung zu keinem therapeutischen Erfolg führen, sondern kann sogar Mangelzustände nach sich ziehen. Die vorherige Bestimmung von Entzündungsmarkern im Stuhl ist daher anzuraten (s. **Kap. 3.4.3.**).

Literaturhinweise

KASPER H (1987): Ernährungsmedizin und Diätetik. S. 597–599, Urban & Schwarzenberg, München, Wien, Baltimore ● KLUTHE R (Hrsg.; 1994): Ernährungsmedizin in der Praxis. Aktuelles Handbuch zu Prophylaxe und Therapie ernährungsabhängiger Erkrankungen. 4/5.1 Eiweißreduzierte Diätformen. Perimed-Spitta, Balingen

5.2.1.5. Sonstige Maßnahmen

Eine gewisse „mikroklimatische" Milieubeeinflussung im Sinne einer pH-Wert-Senkung kann erwartet werden, wenn im Zuge einer beabsichtigten Immunmodulation vermehrungsfähige, säurebildende Bakterien wie Bifido- und Laktobazillen in den Dickdarm gelangen. Diese durchlaufen eine gewisse Anzahl von Vermehrungszyklen und werden dabei sicherlich auch metabolisch aktiv sein und verfügbare Kohlenhydrate und Ballaststoffe spalten. Allerdings ist dieser Effekt selbst bei extrem hoher Dosierung von 1×10^{11} Mikroorganismen nicht dauerhaft. Nach Absetzen der entsprechenden Präparate können die zugeführten Mikroorganismen spätestens nach 8–10 Tagen nicht mehr kulturell im Stuhl nachgewiesen werden (WOLF et al. 1995).

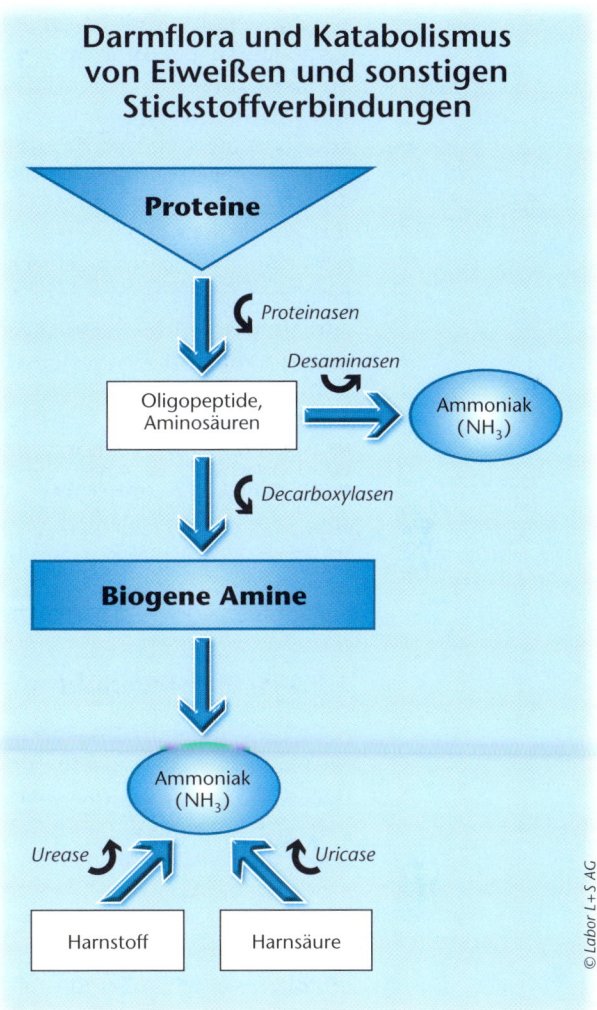

Abbildung 86

Inwieweit milchsäurehaltige Getränke und Präparationen (z.B. Kanne Brottrunk®, RMS-Petrasch®-Präparate) in der Lage sind, den pH-Wert zu senken, kann in Ermangelung von Daten nicht beurteilt werden. Sicherlich ist auch hier zu erwarten, daß bei einem intakten Dünndarm bereits ein Großteil der Milchsäure dort resorbiert wird und folglich nicht mehr den Dickdarm wird beeinflussen können.

Im übrigen sei darauf hingewiesen, daß nach eigenen, stichprobenartigen Untersuchungen Kanne Brottrunk® ca. 10^7 KbE/ml an Laktobazillen ent-

THERAPIE

hält, somit also bei einer Zufuhr von 100 ml ca. 10^9 Mikroorganismen aufgenommen werden. Es sind daher auch immunmodulatorische Wirkungen zu erwarten. (s. auch **Kap. 5.2.2.**)

Literaturhinweise

KASPER H (1996): Lebendkeime in fermentierten Milchprodukten - ihre Bedeutung für die Prophylaxe und Therapie. Ernährungs-Umschau 43, 40–45 ● WOLF BW; GARLEB KA; ATAYA DJ; CASAS IA (1995): Safety and tolerance of *Lactobacillus reuteri* in healthy adult male subjects. Microb. Ecol. Health Dis. 8, 51–50

5.2.2. Immunmodulation / „Mikrobiologische Therapie"

Als ein weiteres, wichtiges Standbein der Therapie im Rahmen von Störungen der intestinalen Mikroökologie gilt die Immunmodulation. Hier stehen dem Therapeuten eine Vielzahl an Präparationen körpereigenen oder synthetischen, pflanzlichen wie auch mikrobiellen Ursprungs zur Verfügung. Der früher gebräuchliche Begriff der „Immunstimulation" wurde verworfen, da er stets positive, verstärkende Effekte suggeriert. In diesem Sinn wären auch allergische Reaktionen als Immunstimulationen anzusprechen. Das Wesen der „Immunmodulation" liegt darin, die körpereigenen Abwehrsysteme günstig zu beeinflussen. Dabei kann die immunologische Reaktivität gesteigert, wiederhergestellt und/oder unterdrückt werden (letzteres z.B. bei überschießenden Abwehrreaktionen bei Erkrankungen des allergischen Formenkreises).

Ersetze den Begriff Immunstimulation durch Immunmodulation

Der Darm bietet sich hier als Startpunkt an, da in der Submukosa mehr lymphoide Abwehrzellen lokalisiert sind als in irgendeinem anderen Körperkompartiment. Darüber hinaus werden im Dünndarm permanent ca. 1% der in den Ingesta vorhandenen Fremdstoffe durch spezialisierte Makrophagen (M(icrofold)-Zellen) in den PEYERschen Plaques aufgenommen und Immunzellen präsentiert (GALT, **s. Kap. 1.3.1.**).

Die vielen sowohl in vitro als auch in vivo belegten Wirkungen lassen sich hauptsächlich auf folgende unspezifische Abwehrmechanismen zurückführen (s. auch **Abb. 87**):

- Makrophagenaktivierung und -proliferation
- Aktivitätssteigerung von NK-Zellen
  (natürliche Killerzellen; natural killer cells)
- Aktivierung von Granulozyten
- Aktivierung des Komplementsystems
- Lymphozytäre Stimulation (vermittelt über Makrophagen)
- Interferon-Induktion
  (bei viralen u. einigen synthetischen Immunmodulatoren)
- Keimkonkurrenz und Antibiose

Aktivierte Makrophagen zeigen eine erhöhte Phagozyserate und setzen vermehrt biologisch aktive Substanzen (Mediatoren) frei: z.B. die Interleukine IL-1, IL-6 und IL-8, den Tumornekrosefaktor (TNF), aggressive Sauer-

THERAPIE

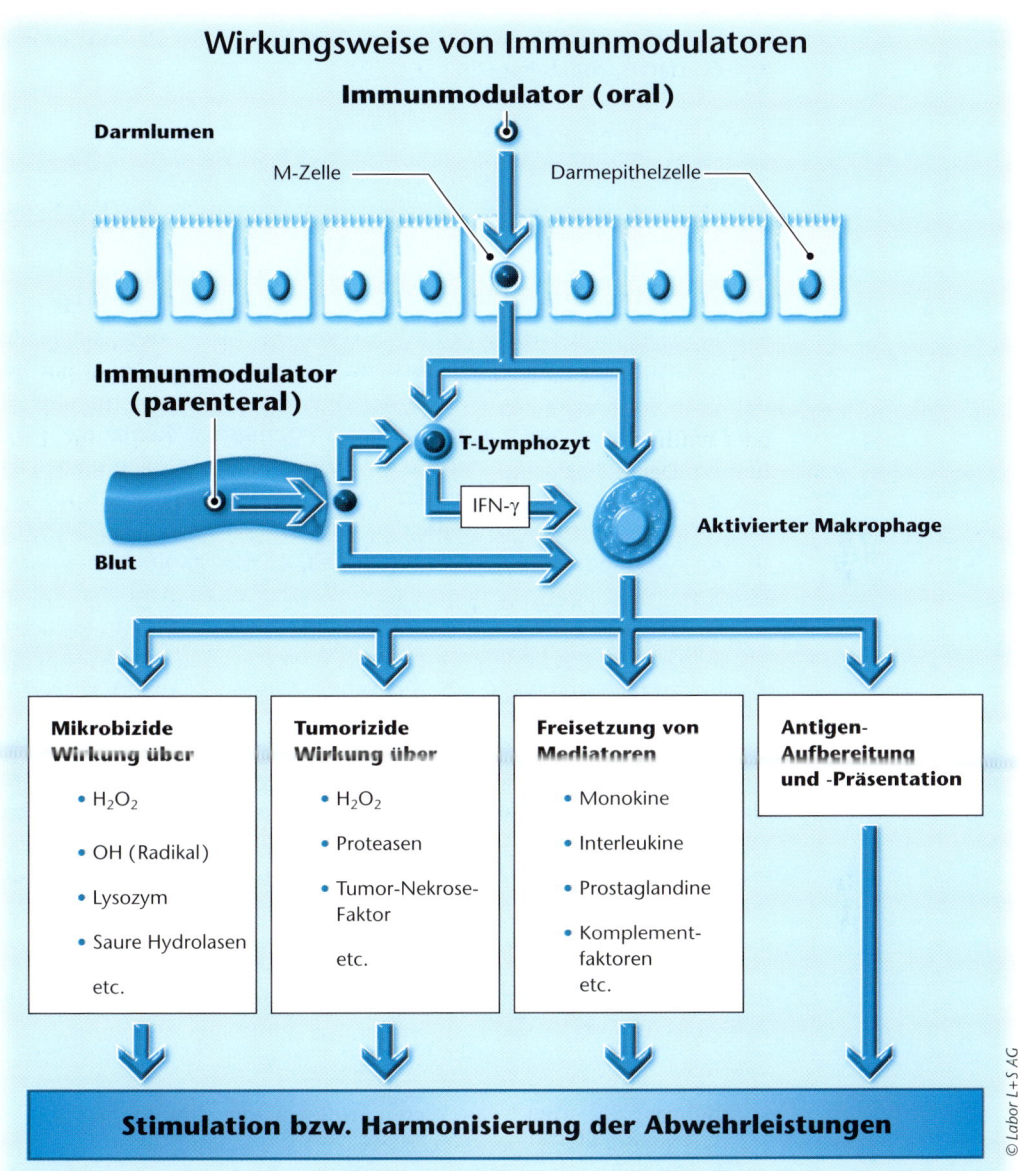

Abbildung 87

stoffabkömmlinge (darunter Wasserstoffperoxid) und Lipide (darunter Entzündungsmediatoren wie Prostaglandin E2 und Leukotriene). Es würde den Rahmen dieser Abhandlung übersteigen, auf die komplexen Wirkungen und Rückkopplungsmechanismen dieser Mediatoren einzugehen. Die natürlichen Killerzellen (große, granulierte Lymphozyten) sind in der Lage, ohne Vorsensibilisierung und ohne Beteiligung des HLA-Systems z.B. eingedrungene Mikroorganismen sehr schnell zu eliminieren, wohingegen

THERAPIE

(neutrophile) Granulozyten neben anderen Wirkungen insbesondere für den Verdau und Abbau von kleineren Fremdpartikeln und körpereigenen Zelltrümmern sorgen.

Paramunität

Dieser Zustand eines Erreger- und Antigen-unspezifischen Schutzes wird auch als Paramunität bezeichnet (MAYR 1978, MAYR et al. 1979).

Außerdem bewirken mikrobielle Immunmodulatoren, die gleichzeitig auch Antigene darstellen, eine Aktivierung spezifischer Abwehrmechanismen. So läßt sich bei der oralen Gabe derartiger Präparationen eine Erhöhung des Gehaltes an Schleimhaut-Antikörpern (sekretorisches IgA; s. auch **Kap. 1.3.1.** und **Kap. 3.4.4.1.**) als Resultat einer immunologischen Gedächtnisreaktion im darmassoziierten Immunsystem (GALT) nachweisen. Über die M-Zellen aufgenommene Antigene werden Immunzellen präsentiert und stimulieren neben den unspezifischen Komponenten der Immunabwehr B-Lymphozyten, die zu Plasmazellen ausdifferenzieren. Aufgrund der Zirkulation dieser aktivierten Abwehrzellen im Organismus resultiert bei der lokalen Applikation von antigen wirksamen Stoffen im Darm auch eine systemische Wirkung (**Abb. 28**). Nach oraler Anwendung von mikrobiologischen Präparaten wird daher sIgA nicht nur auf den Schleimhäuten des Orogastrointestinaltraktes, sondern auf sämtlichen anderen Schleimhautoberflächen vermehrt sezerniert. Als Schutzanstrich überziehen die weitgehend gegen den proteolytischen Abbau geschützten sIgA-Moleküle die Schleimhäute und verhindern ohne die Auslösung von unproduktiven Entzündungsreaktionen Adhäsion und Invasion von Bakterien, Viren und anderen Noxen (SCHREIBER und RAEDLER 1993). Orale Bakterien-Präparate finden daher zur Prophylaxe/Metaphylaxe und Therapie von Infekten der Atemwege resp. des Urogenitaltraktes ihren Einsatz (z.B. BronchoVaxom®, UroVaxom® – diese in oraler Formulierung angebotenen Präparate enthalten abgetötete spezifische Erreger von Atem- resp. Harnwegsinfektionen; RIEDL-SEIFERT u. VAN AUBEL 1992).

Systemische Wirkung oral verabreichter Immunmodulatoren

Für den Organismus ergeben sich durch die Applikation von Immunmodulatoren als Resultat der Einzelwirkungen auf zellulär/humoraler Ebene folgende positive Effekte:

- Erhöhung der Abwehrbereitschaft (allgemeine Stimulation), z.B. bei
    - Bekämpfung von Tumorleiden
    - chronischen Infekten
- Größerer Schutz vor Infektionen
- Harmonisierung der Abwehrleistungen, z.B.
    - Regulation überschießender Abwehrreaktionen

Praktische Hinweise zum Einsatz mikrobiologischer Präparate gibt **Kap. 5.2.2.1.**

Die zahlreichen Einflüsse der Ernährung auf die Immunität sind in **Kap. 1.3.3.** beschrieben.

THERAPIE

Literaturhinweise

DANIEL V; LENHARD V (1986): Immunmodulation: Immunologische und therapeutische Aspekte. Die gelben Hefte 26, 49–59 ● GEBBERS JO; LAISSUE JA (1984): Das intestinale Immunsystem. Teil I: funktionelle Aspekte. Med. Klin. 79, 13–19 ● KOLB H; MAASS C (1991): Kompendium der Mikrobiologischen Therapie. Haug, Heidelberg ● MAYR A (1978): Prämunität, Prämunisierung und paraspezifische Wirkungen von Schutzimpfungen. Münch. med. Wschr. 120, 239–242 ● MAYR A; RAETTIG H; STICKL H; ALEXANDER M (1979): Paramunität, Paramunisierung, Paramunitätsinducer. Teil 2: Paramunitätsinducer, eigene Untersuchungen, Diskussion. Fortschr. Med. 97, 1205–1210 ● RAETTIG H (1982): Paramunität nach oraler Antigen-Applikation. Fortschr. Med. 100, 792–794 ● RIEDL-SEIFERT RJ; VAN AUBEL A (1992): Orale Stimulation des Mukosaimmunsystems. Fortschr. Med. 108, 47–52 ● ROITT IM (1988): Leitfaden der Immunologie. Steinkopff, Darmstadt ● SCHREIBER S; RAEDLER A (1993): Das mukosaassoziierte Immunsystem. Immunabwehr im Gastrointestinaltrakt. Immun. Infekt. 21, 31–33 ● SONNENSCHEIN B; MÜLLER E (1992) Mikrobielle Immunmodulatoren. Erfahrungsheilkunde 41, 230–233

5.2.2.1. Praktische Hinweise zum Einsatz mikrobiologischer Präparate

Grundsätzlich ist eine immunmodulatorische Therapie nur sinnvoll bei Erkrankungen, die ursächlich im Immunsystem begründet und/oder über dieses zu beeinflussen sind. Eine entsprechende Diagnostik vor und während der Behandlung ist unverzichtbar. Neben der Untersuchung von Immunparametern im Blut kommt besonders der Bestimmung des sIgA im Stuhl Bedeutung zu, da diese Aussagen über den Zustand des darmassoziierten Immunsystems gestattet (s. **Kap. 3.4.4.1.**). Verminderte sIgA-Werte im Stuhl sind eine Indikation für eine mikrobiologische Therapie (BECKMANN et al. 1997).

Vermindertes sIgA im Darm: Immunmodulation sinnvoll

Je nachdem, welche Wirkungen bei bestimmten, häufig zusammengesetzten Präparaten im Vordergrund stehen, können folgende Gruppen unterschieden werden (der Vollständigkeit halber wurden auch nicht-mikrobiologische Immunmodulatoren berücksichtigt):

- Präparate mit überwiegend unspezifischer Wirkung
    - *Echinacea*-Präparate (Sonnenhut)
    - *Eleutherococcus senticosus*-Präparate
      (Taigawurzel, sibirischer Ginseng)
- Präparate mit unspezifischer und spezifischer Wirkung
    - Formulierungen mit abgetöteten/inaktivierten Mikroorganismen
      (z.B. Pro-Symbioflor®)
- Präparate mit unspezifischer, spezifischer sowie anaboler Wirkung
    - Stoffwechselprodukte von Mikroorganismen (anabole Peptide)
      (z.B. Colibiogen®)
- Präparate mit unspezifischer, spezifischer
  und (mikro)milieubeeinflussender* Wirkung
    - Formulierungen mit vermehrungsfähigen Mikroorganismen
      (z.B. Santax®)
    - Formulierungen mit vermehrungsfähigen Organismen sowie
      Beigaben von z.B. Lactulose oder Lactose
      (z.B. Eugalan Töpfer forte®)

* Hierbei wird davon ausgegangen, daß über temporäre Vermehrung von zugeführten Mikroorganismen oder kleine Mengen an zugegebe-

THERAPIE

Tabelle 52 Mikrobiologische Arzneimittel - Oralia

Handelsname	Formulierung	Hersteller	Keimart/en	Keimmenge
Acidophilus-Zyma®	Granulat	Novartis Consumer Health	Lactobacillus sp.	10^4-10^5/g
Anningzochin®-Pulver	Kapseln	Laves	Mycobacterium sp.	10^5/Kps.
Bactisubtil®	Kapseln	Cassella-med	Bacillus sp. (Sporen)	10^9/Kps.
Diarrhoesan® SC	Kapseln	Loges	Sacch. boulardii	250 mg/Kps.
Eugalan Töpfer forte®	Pulver	Töpfer	Bifidobacterium sp.	10^6/g
Eugalan Töpfer forte LC®	Pulver	Töpfer	Bifidobacterium sp.	10^6/g
Hamadin®	Kapseln	Schwabe/Spitzner	Sacch. boulardii	250 mg/Kps.
Hylakmed®	Kapseln	Merckle	Sacch. boulardii	250 mg/Kps.
Latensin® schwach / stark	Kapseln	Sanum-Kehlbeck	Bacillus cereus	8,7 µg/Kps. / 17,4 µg/Kps.
Mutaflor® 100 mg / 20 mg / Suspension	Kapseln / Suspension	Ardeypharm	E. coli	10^9-10^{10}/Kps. / 10^8-10^9/Kps. / 10^8/ml
Omniflora N®	Kapseln	Novartis Consumer Health	Lactobacillus sp. / Bifidobacterium sp.	10^9-10^{10}/Kps.
Paidoflor®	Kautabletten	Ardeypharm	Lactobacillus sp.	10^9-10^{10}/g
Perenterol® / Perenterol® forte / Perenterol® 250mg Pulver	Kapseln / Kapseln / Pulver	Thiemann	Sacch. boulardii	50 mg/Kps. / 250 mg/Kps. / 250 mg/Btl.
Perocur forte®	Kapseln	Biocur	Sacch. boulardii	250 mg/Kps.
Recarcin®	Kapseln	Sanum-Kehlbeck	Bacillus firmus	6,45 µg/Kps.
Santax S®	Kapseln	Asche	Sacch. boulardii	250 mg/Kp.
Symbioflor 1®	Tropfen	SymbioPharm	Enterococcus faecalis	10^7/ml
Symbioflor 2®	Tropfen	SymbioPharm	E. coli	10^7/ml
Utilin® schwach / stark	Kapseln	Sanum-Kehlbeck	Bacillus subtilis	3,4 µg/Kps. / 6,8 µg/Kps.
Utilin „S" schwach / stark	Kapseln	Sanum-Kehlbeck	Mycobacterium phlei	4,3 µg/Kps. / 8,6 µg/Kps.

(Vermehrungsfähige Mikroorganismen (MO))

nen spezifischen Substraten das lokale „Mikromilieu" zeitweilig beeinflußt wird (s. auch **Kap. 5.2.1.5.**).

Eine Übersicht über oral und parenteral applizierbare mikrobiologische Präparate zeigen **Tab. 52** und **Tab. 53**. Auf Immuntherapeutika organischer oder synthetischer Natur wird an dieser Stelle nicht eingegangen.

Mindestmenge notwendig

Generell ist bei der oralen Anwendung mikrobiologischer Präparationen zu berücksichtigen, daß eine Mindestmenge von Mikroorganismen verabfolgt wird, die im Bereich von ca. $10^7 - 10^9$ KBE liegt.

Bei in hoher Menge oral applizierten, vermehrungsfähigen Mikroorganismen kann davon ausgegangen werden, daß diese im Darmkanal einige Vermehrungszyklen durchlaufen und sich sogar zeitweise, jedoch nicht dauerhaft, an der Darmschleimhaut ansiedeln können. Im Rahmen ihrer Stoffwechsel- und Vermehrungstätigkeit entstehen Metaboliten, die das (Mikro)Milieu beeinflussen. Nur bei noch nicht kolonisierten Neugebore-

THERAPIE

Forts. : **Mikrobiologische Arzneimittel - Oralia**

Tabelle 52 Forts.

	Handelsname		Formulierung	Hersteller	Keimart/en	Keimmenge
Inaktivierte MO / Bestandteile von MO	Bronchobactan®		Tabletten	Klinge	Branh. catarrhalis, Haem. influenzae, Klebs. pneumoniae, Sc. mitis, Sc. pneumoniae, Sc. pyogenes, Staph. aureus	10^9/Tbl.
	Broncho-Munal®	Erw. Kinder Kinder	Kapseln Granulat	Medice	Branh. catarrhalis, Haem. influenzae, Klebs. pneumoniae, Klebs. ozaenae, Sc. mitis Sc. pneumoniae, Sc. pyogenes, Staph. aureus	7 mg 3,5 mg 3,5 mg
	Broncho-Vaxom®	Erw. Kinder	Kapseln Kaps./Granul.	Byk Gulden	s. Broncho-Munal®	7 mg 3,5 mg
	Luivac®		Tabletten	Sankyo	s. Bronchobactan®	10^9/Tbl.
	ModimMunal®		Kapseln	Deutsche OM	E. coli	24 mg/Kps.
	Pro-Symbioflor®		Tropfen	SymbioPharm	E. coli, Enteroc. faecalis	10^7/ml
	Rephalysin C®		Dragees	Repha	E. coli	10^8/Drag.
	Ribomunyl® uno		Granulat Tabletten	Pierre Fabre Pharma	Haem. influenzae, Klebs. pneumoniae, Sc. pneumoniae, Sc. pyogenes	1,2 mg/Btl. 0,6 mg/Tbl.
	Subreum®		Kapseln	Byk Gulden/Tosse	E. coli	24 mg/Kps.
	Uro-Munal®		Kapseln	Deutsche OM	E. coli	6 mg/Kps.
	Uro-Vaxom®		Kapseln	Sanofi Winthrop	E. coli	6 mg/Kps.
Stoffwechselprod. von MO	Colibiogen®	„oral" „infantibus" N	Lösung	Laves	E. coli	2 mg/ml 1,2 mg/ml
	Hylak N®		Lösung	Merckle	Lactobacillus sp.	10^9/ml
	Hylak forte N®		Lösung	Merckle	Lactobacillus sp./ E. coli	10^9/ml
	Imbak®		Tabletten	Mucos	Lactobacillus sp.	30 mg/Tbl.
	Synerga®		Lösung	Laves	E. coli	2 mg/ml

Quelle: Rote Liste 1999   Angaben ohne Gewähr und Anspruch auf Vollständigkeit!

nen, vollständig Darm-Dekontaminierten und bei Gnotobioten kann eine dauerhafte Besiedlung gelingen (s. **Kap. 5.2.3.**).

Der Wirkmechanismus der verschiedenen mikrobiologischen Präparate ist weitgehend identisch (s. **Kap. 5.2.2.**). Allerdings ist zu berücksichtigen, daß die in den mikrobiologischen Präparaten eingesetzten Antigene unterschiedlich immunogen sind, d.h. sie „kitzeln" das Immunsystem mehr oder weniger stark: Vertreter der Familie der *Enterobacteriaceae* wie *E. coli*, *Klebsiella pneumoniae* und andere stellen vergleichsweise starke Antigene dar, wohingegen Bifidobakterien und Laktobazillen vergleichsweise wenig immunogen sind (**Tab. 54**). Dies ist darauf zurückzuführen, daß die mit der Dünndarmschleimhaut innig verbundene, wandständige Flora zum

Beachte das unterschiedliche immunogene Potential von Immunmodulatoren

THERAPIE

Tabelle 53 Mikrobiologische Arzneimittel - Parenteralia/Topika

	Handelsname	Hersteller	Keimart/en	Keimmenge	Applik.
Inaktivierte Mikroorganismen (MO) / Bestandteile oder Stoffwechselprodukte von MO	Anningzochin®-Injektionlösung ganz schwach schwach stark	Laves	*Mycobacterium sp.*	10^3/ml 10^4/ml 10^5/ml	s.c. / i.m.
	Arthrokehlan® „A"	Sanum-Kehlbeck	*Propionibacterium sp.* (Toxoid)	1,5 mg/ml	i.m.
	Arthrokehlan® „U"	Sanum-Kehlbeck	*Corynebacterium sp.* (Toxoid)	1,5 mg/ml	i.m.
	BCG-S-medac®	medac	Bacillus-Calmette-Guérin (BCG)	10^8/Fl.	intraves.
	Colibiogen® „inj." N	Laves	*E. coli*	4,6 mg/Amp.	i.v. / i.m.
	Döderlein Med® (Vaginalkapseln)	Novartis Consumer Health	*Lactobacillus sp.*	10^{10}-10^{11}/g	intravag.
	ImmuCyst®	CytoChemia	BCG	10^8/Fl.	intraves.
	IRS 19® (Spray)	Hefa Pharma	Branh. catarrhalis, Ec. faecalis, Gaffkya tetragena, Haem. influenzae, Klebs. pneumoniae, Moraxella sp., Neiss. flava, Neiss. perflava, Sc. pneumoniae, Sc. pyogenes, Staph. aureus	10^{10}/ml	intra-nasal
	Latensin® mittel stark	Sanum-Kehlbeck	*Bacillus sp.*	10^7/ml 10^8/ml	i.m.
	OncoTICE®	Apogepha	BCG	10^6/Amp.	intraves.
	Paspat®	Sankyo	Branh. catarrhalis, Cand. albicans, Haem. influenzae, Sc. mitis, Sc. pneumoniae, Sc. pyogenes, Staph. aureus, Staph. epidermidis		i.c. / scar.
	Posterisan® Salbe Zäpfchen	Kade	*E. coli*	 166,7 mg/g 387,1 mg/Zpf.	perkutan

überwiegenden Teil aus Bifidobakterien, Laktobazillen und Enterokokken besteht, quasi in Symbiose mit dem Wirt lebt und folglich fast als „körpereigen" angesehen wird. Es würde evolutionär wenig Sinn machen, wenn der Körper auf „körpereigene"/„körpernahe" Agentien stark reagieren würde.

Reaktionslage des Patienten beachten

Das Wissen um diese Unterschiede ermöglicht einen individuellen Einsatz entsprechender Präparationen in Abhängigkeit von der Reaktionslage des Patienten. Bei überschießenden Reaktionen nach Applikation sollten schwächere Antigene gewählt werden. Spricht die mikrobiologische Therapie bei klarer Indikation nicht an, ist der Umstieg auf stärkere Antigene und/oder eine andere Applikationsart zu erwägen.

THERAPIE

Forts. : Mikrobiologische Arzneimittel - Parenteralia/Topika

Tabelle 53 Forts.

	Handelsname	Hersteller	Keimart/en	Keimmenge	Applik.
Inaktivierte MO / Bestandteile oder Stoffwechselprodukte von MO	Pyolysin®-Salbe	Serum-Werk Bernburg	Enteroc. sp., E. coli, Ps. aeruginosa, Staph. sp., Sc. sp.	250 mg/g	perkutan
	Recarcin® schwach stark	Sanum-Kehlbeck	Bacillus sp.	10^7/ml 10^8/ml	i.m.
	Recarcin® N	Sanum-Kehlbeck	Bacillus sp.	10^8/ml	perkutan
	Ribomunyl®-Inj.	Pierre Fabre Pharma	Haem. influenzae, Klebs. pneumoniae, Sc. pneumoniae, Sc. pyogenes	25 µg/Fl.	s.c.
	Symbioflor® Antigen Särke 4 3 2 1	SymbioPharm	E. coli	10^6/ml 10^7/ml 10^8/ml 10^9/ml	i.c.
	Utilin® ganz schwach schwach mittel stark	Sanum-Kehlbeck	Bacillus sp.	10^5/ml 10^6/ml 10^7/ml 10^8/ml	i.m.
	Utilin® „N"	Sanum-Kehlbeck	Bacillus sp.	10^8/ml	perkutan
	Utilin® „S" ganz schwach schwach mittel	Sanum-Kehlbeck	Mycobacterium sp.	0,172 µg/ml 1,72 µg/ml 17,2 µg/ml	i.m.
	Vagiflor® (Vaginalzäpfchen)	Asche	Lactobacillus sp.	10^7-10^8/g	intravag.

Quelle: Rote Liste 1999   Angaben ohne Gewähr und Anspruch auf Vollständigkeit!

Die Behandlungsdauer richtet sich nach Art und Schwere der Erkrankung. Der Erfolg sollte regelmäßig durch die Bestimmung des fäkalen sIgA-Gehaltes im Stuhl sowie ggf. der Immunparameter im Blut kontrolliert werden.

Erfolgskontrolle durch sIgA-Messung

Diese Grundzüge sollen dem Therapeuten helfen, mit der Vielzahl an Medikamenten sachgerecht umzugehen. Dabei sollte auch klar werden, daß es nicht so sehr um die Frage gehen kann, welches Präparat vermeintlich „besser" ist, sondern, daß der Erfolg einer Immunmodulation essentiell von einer präzisen Diagnostik und Indikationsstellung abhängt. So wird es im Zweifelsfall nicht nützen, bei einer exokrinen Pankreasinsuffizienz mit entsprechender Symptomatik einen Immunmodulator einzusetzen (s. auch **Kap. 5.2.3.**).

Praxisfrage:

Ist die immunmodulatorische Wirkung mikrobiologischer Präparate an die Lebensfähigkeit der darin enthaltenen Mikroorganismen gebunden?

THERAPIE

Tabelle 54

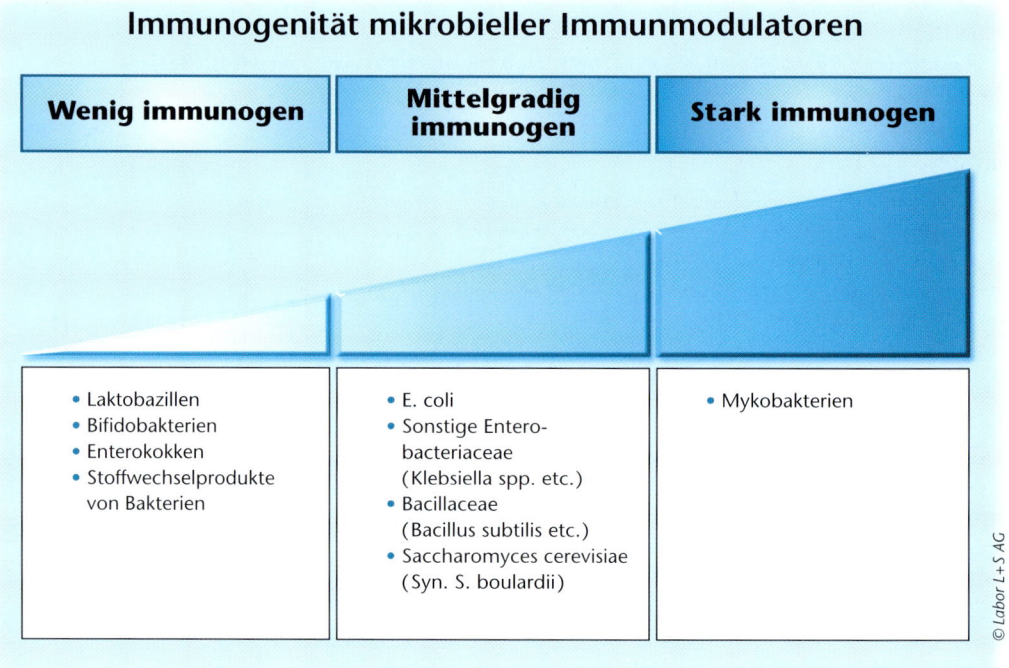

Wirkung unabhängig von Lebensfähigkeit der Keime

Der wirkungsvolle Mechanismus der Immunmodulation über eine Antigenaufnahme durch die M-Zellen im Bereich des distalen Jejunums sowie dem Ileozäkalbereich und das daraus resultierende Anschieben einer immunologischen Gedächtnisreaktion in den Lymphfollikeln der PEYERschen Plaques ist unabhängig von der Lebensfähigkeit der Keime. Die M-Zellen filtern nämlich aktiv und laufend ca. 1 % der aufgenommenen Antigene (z.B. Nahrungsmittel-Antigene) aus dem Chymus heraus. Entscheidend sind gewisse mikrobielle Zellstrukturen, die entsprechende Abwehrvorgänge anregen können. Diese sind auch in Präparationen mit inaktivierten Mikroorganismen, Bestandteilen oder sogar Stoffwechselprodukten von Mikroorganismen enthalten. Aus diesem Grund ist die häufige Diskussion um die Frage, ob man lebende oder tote Mikroorganismen rezeptieren solle, wenig fruchtbar. Wichtig ist die klare Indikationsstellung sowie die Auswahl der Reizstärke (s.o.).

 Praxisfrage:

Muß man zur Immunmodulation unbedingt Arzneimittel einsetzen ?

Eine Immunmodulation läßt sich auch auf „natürlichem" Wege bewerkstelligen und läuft zudem tagtäglich ab, ohne uns als solche bewußt zu werden. Neben dem permanenten Stimulus durch die körpereigene Flora stellen auch die zwangsläufig über die Nahrung in den Magen-Darm-Trakt gelangenden Mikroorganismen Immunmodulatoren dar. Selbst bei einer

THERAPIE

Inaktivierung solcher Keime durch die Säureschranke des Magens sind einige der im Dünndarm ankommenden Zellbestandteile noch immunogen wirksam und trainieren somit via M-Zellen die körpereigenen Abwehrsysteme. Durch die gezielte Zufuhr mikrobiell fermentierter, besonders keimreicher Nahrungsmittel kann dieser Mechanismus wirkungsvoll unterstützt werden. So enthalten beispielsweise Sauermilcherzeugnisse Keimzahlen, die jedem mikrobiologischen Therapeutikum der pharmazeutischen Industrie „zur Ehre gereichen" (**Tab. 55**). Auch probiotische Nahrungsergänzungsmittel bedienen diesen Mechanismus. Die derzeit ablaufende Diskussion, Unterschiede zwischen den als Lebens- bzw. Arzneimittel deklarierten Präparationen herauszuarbeiten, ist vielfach wissenschaftlich nicht nachvollziehbar.

Tabelle 55

Immunmodulation mit Sauermilcherzeugnissen

Produkt	Starterkulturen	Keimzahl (KBE/ml)
Sauermilch Buttermilch	jeweils *Reinkultur* von: • Lactococcus (Lc.) lactis subsp. lactis • Lc. lactis subsp. cremoris • Leuconostoc spp.	$\geq 10^9$
Joghurt	jeweils *Mischkultur* aus: • Sc. thermophilus und Lb. delbrueckii subsp. bulgaricus • Lc. lactis subsp. lactis und Lb. acidophilus	$\geq 10^9$
Kefir	*Mischkultur* aus: • Candida kefir • Torula sp. • Lb. casei • Lb. kefiranofaciens • Lc. lactis subsp. lactis	$\geq 10^9$

Nach WALLHÄUSSER (1990)

© Labor L+S AG

Literaturhinweise

ANONYM (1999): Rote Liste 1999. ECV Editio Cantor, Aulendorf ● BECKMANN G, RÜFFER A, SONNENSCHEIN B (1997): Wiederaufforstung – Symbioselenkung – Substitution der Darmflora. Einige kritische Anmerkungen. Naturheilpraxis 50, 780–785 ● LODINOVÁ-ZÁDNÍKOVÁ R; SONNENBORN U (1997): Effect of preventive administration of a nonpathogenic *Escherichia coli* strain on the colonization of the intestine with microbial pathogens in newborn infants. Biol. Neonate 71, 224–232 ● RIEDL-SEIFERT RJ; VAN AUBEL A (1992): Orale Stimulation des Mukosaimmunsystems. Fortschr. Med. 108, 47–52 ● SONNENSCHEIN B; MÜLLER E (1988): Mikrobielle Immunmodulatoren. Immunologische und therapeutische Aspekte. Rheuma 8, 173–179 ● WALLHÄUSSER KH (1990): Lebensmittel und Mikroorganismen. S. 136 ff., Steinkopff, Darmstadt ● WOLF BW; GARLEB KA; ATAYA DG; CASAS IA (1995): Safety and tolerance of *Lactobacillus reuteri* in healthy adult male subjects. Microb. Ecol. Health Dis. 8, 41–50

5.2.2.2. Wirkungsspektrum eines mikrobiellen Immunmodulators am Beispiel Medizinischer Hefe (Saccharomyces boulardii; z.B. SANTAX®)

Die Medizinische Hefe, *Saccharomyces (Sacch.) cerevisiae* HANSEN CBS 5926 wird in pharmazeutischen Präparaten auch als *Sacch. boulardii* bezeichnet. Eine Übersicht über die in vivo und in vitro belegten Wirkmechanismen von *Sacch. boulardii* findet sich in **Abb. 88**.

In zahlreichen In-Vitro-Experimenten wurden antagonistische Wirkungen von *Sacch. boulardii* gegenüber Staphylokokken, Shigellen, *Proteus spp.*, *Salmonella Typhi* und *Salmonella Typhimurium*, *Pseudomonas aeruginosa*, *Cl.*

THERAPIE

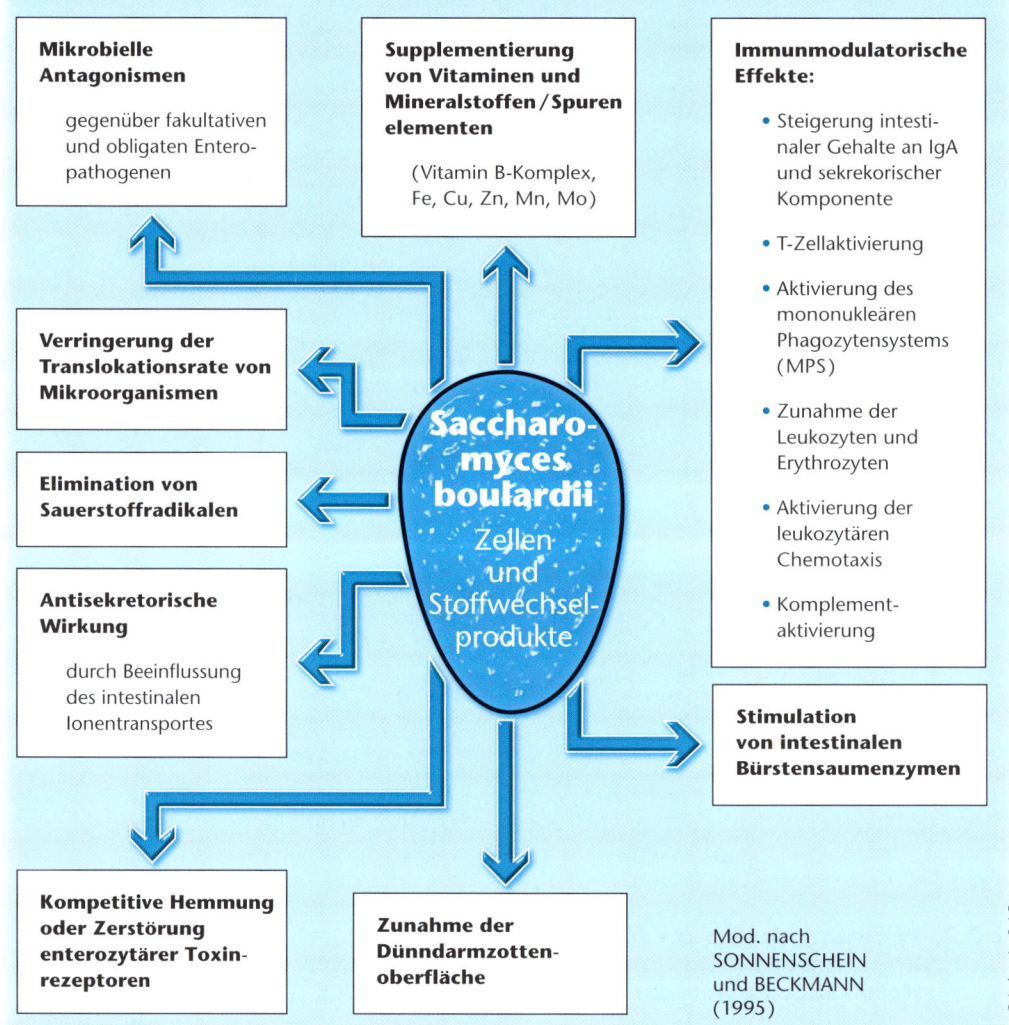

Abbildung 88

difficile, *E. coli*, Klebsiellen sowie gegen *Candida spp.* aufgezeigt. Ob eine in diesem Zusammenhang isolierte, antibiotisch wirksame Substanz diesen Effekten zugrunde liegt und wie sich die Interaktionen auf die In-vivo-Situation übertragen lassen, kann noch nicht abschließend beantwortet werden (FRIEDLAND und SEIFERT 1990).

THERAPIE

Kulturüberstände von *Sacch. boulardii* sind in der Lage, die Sauerstoffradikalbildung dosisabhängig zu reduzieren. Dabei ist eine wesentlich stärkere Wirkung als bei klassischen Sauerstoffradikalfängern wie Glutathion, Vitamin B_1, B_6, B_{12}, C und E zu verzeichnen (STUWE und SEIFERT 1993). *Sacch. boulardii* wirkt durch Interferenz mit der Adenylatzyklase antidiarrhoeisch und hemmt so beispielsweise die Sekretionsstimulation durch Cholera-Toxin bzw. das thermolabile Enterotoxin von *E. coli* (KRAMMER et al. 1993). Medizinische Hefe stimuliert die Disaccharidasen der jejunalen Mukosa, hat aber auch eine eigene Saccharase-Aktivität. Außerdem besitzt sie einen trophischen Effekt, der zu einer Zunahme der Zottenoberfläche führt (JAHN et al. 1993).

Sacch. boulardii – mehr als nur ein Immunmodulator

Wie andere oral verabreichte Mikroorganismen stimuliert *Sacch. boulardii* das Immunsystem (JAHN et al. 1993). Der Effekt läßt sich über die bekannten Wirkungen der glucanhaltigen Zellwände der Hefen erklären. Glucane sind ausschließlich aus Glucose aufgebaute Polysaccharide, die zu den natürlichen Bestandteilen von Bakterien, Hefen, Pilzen, Flechten und höheren Pflanzen gehören. Ihre immunmodulatorische Wirksamkeit besteht in einer Aktivierung zahlreicher Komponenten der spezifischen und unspezifischen Abwehr.

In tierexperimentellen Studien wurde durch *Sacch. boulardii* der Übertritt von *C. albicans* aus dem Darm in die Mesenteriallymphknoten verringert (BERG et al. 1993).

Im Zusammenhang mit der antibiotikaassoziierten Colitis durch toxinbildende *Clostridium difficile*-Stämme besitzen sowohl Flüssigkulturen als auch Kulturüberstände von *Sacch. boulardii* die Fähigkeit, die Bindung von *Clostridium difficile*-Toxin A an der Mukosa zu reduzieren. Vermutlich sezernieren die Hefen eine Protease, die spezifische Toxin-Rezeptoren zerstört (POTHOULAKIS et al. 1993).

Klinische Wirksamkeit

Mittlerweile liegen eine Vielzahl klinischer Studien zur prophylaktischen und therapeutischen Wirksamkeit von *Sacch. boulardii* beim Menschen vor (Übersicht bei SONNENSCHEIN und BECKMANN 1995).

So konnte mit der Gabe von *Sacch. boulardii* bei antibiotisch behandelten Patienten eine signifikante Senkung der Durchfallhäufigkeit sowie bei Auftreten von Durchfall eine Abmilderung der Symptomatik erreicht werden (BÖNEKE und HOTZ 1997). Auch eine prophylaktische Wirkung gegenüber der Reisediarrhoe wurde belegt.

Antidiarrhoeische Wirkung

Die gestörten intestinalen Sekretions-, Absorptions- und Motilitätsvorgänge anläßlich von akuten Durchfällen bei Kindern und Erwachsenen werden durch Gaben von *Sacch. boulardii* therapeutisch günstig beeinflußt. Dabei resultieren eine Verringerung der Stuhlfrequenz, des Stuhlgewichtes und eine Verbesserung der Stuhlkonsistenz. Dieser antidiarrhoeische Effekt konnte auch bei HIV-infizierten Personen mit chronischer Diarrhoe unter Dauertherapie mit Medizinischer Hefe belegt werden (POPPINGER et al. 1997).

Nach einer durch *Cl. difficile* verursachten Colitis zeigten Patienten, die *Sacch. boulardii* erhielten, eine signifikant niedrigere Rezidivrate als unbehandelte Rekonvaleszente. Auch Patienten mit Morbus Crohn profitierten von der zusätzlich zur Basistherapie verabreichten Hefe mit einer Abnahme der Stuhlfrequenz sowie einer Verbesserung der Befindlichkeit.

Ähnlich wie bei dem Einsatz anderer Mikroorganismen zur mikrobiologischen Therapie werden oral aufgenommene lyophilisierte Zellen von *Sacch. boulardii*, beginnend mit dem zweiten Tag nach Einnahme, in den Fäzes nachgewiesen, sind jedoch spätestens 8–10 Tage nach Beendigung der oralen Zufuhr nicht mehr anzüchtbar (BLEHAUT et al. 1989). Von der zugeführten Menge an *Sacch. boulardii* läßt sich im Stuhl nur ca. 1 Prozent auf kulturellem Wege nachweisen.

Literaturhinweise

BERG R; BERNASCONI P; FOWLER D; GAUTREAUX M (1993): Inhibition of *Candida albicans* translocation from the gastrointestinal tract of mice by oral administration of *Saccharomyces boulardii*. J. Infect. Dis. 168, 1314–1318 ● BLEHAUT H; MASSOT J; ELMER GW; LEVY RH (1989): Disposition kinetics of *Saccharomyces boulardii* in man and rat. Biopharm. Drug Dispos. 10, 353–364 ● BÖNEKE H; HOTZ J (1997): *Saccharomyces boulardii* bei der Antibiotika-assoziierten Diarrhoe. Der Kassenarzt 37 (51/52), 26–30 ● FRIEDLAND T; SEIFERT J (1990): Untersuchungen zur In-vitro-Wechselwirkung zwischen *Saccharomyces boulardii* und Enterobakterien. In: OTTENJAHN R; MÜLLER J; SEIFERT J (Hrsg.): Ökosystem Darm II. Morphologie, Mikrobiologie, Immunologie. S. 168–177, Springer, Berlin, Heidelberg, New York ● JAHN HU; ULLRICH R; SCHNEIDER T; LIEHR RM; SCHIEFERDECKER HL; RIECKEN EO; ZEITZ M (1993): Immunologische und trophische Wirksamkeit von *Saccharomyces boulardii* beim Menschen. Z. Gastroenterol. 31, 527 ● KRAMMER M; FELDMEIER H; KARBACH U (1993): Untersuchungen zur antidiarrhoeischen Wirkung des Hefepilzes *Saccharomyces boulardii*. Der Kassenarzt 33, 41–44 ● PLEIN K; HOTZ J (1993): Therapeutic effects of *Saccharomyces boulardii* on mild residual symptoms in a stable phase of Crohn's disease with special respect to chronic diarrhea – a pilot study. Z. Gastroenterol. 31, 129–134 ● POPPINGER J; GLÄSSEL F; SCHÄFER B; STROMS A; SCHLOTE F (1997): Erfolgreiche Durchfallbehandlung mit *Saccharomyces boulardii* bei schwer behandelbaren HIV-Diarrhoen. Der Kassenarzt 37 (37), 37–40 ● POTHOULAKIS C; KELLY CP; JOSHI MA; GAO N; O'KEANE CJ; GASTAGLIUOLO I; LAMONT JT (1993): *Saccharomyces boulardii* inhibits *Clostridium difficile* toxin A binding and enterotoxicity in rat ileum. Gastroenterol. 104, 1108–1115 ● SCHELLENBERG D; BONINGTON A; CHAMPION CM; LANCASTER R; WEBB S; MAIN J (1994): Treatment of *Clostridium difficile* diarrhoea with brewer's yeast. Lancet 343, 171–172 ● SONNENSCHEIN B; BECKMANN G (1995): *Saccharomyces boulardii*. Biotherapeutische Alternative bei Diarrhoe. Therapiewoche 45, 776–782 ● STUWE B; SEIFERT J (1993): Verminderung der Sauerstoffradikalbildung durch *Saccharomyces boulardii*. In: BOCKEMÜHL J; OTTENJANN R; ZEITZ M; LUX G (Hrsg.): Ökosystem Darm IV. Immunologie, Mikrobiologie, Funktionsstörungen, Klinische Manifestationen. S. 88–99, Springer, Berlin, Heidelberg, New York

5.2.2.3. Zur Frage der Autovakzinen

Unbestritten wird man mit einer Autovakzine, d.h. einer Zubereitung aus patienteneigenen Mikroorganismen, immunmodulatorische Wirkungen erzielen können. Die dabei überwiegend unspezifischen Effekte auf das Immunsystem – diese erreicht man auch und mindestens ebensogut mit den kommerziell verfügbaren Präparationen – stehen jedoch im eklatanten Widerspruch zu dem suggerierten Bild des Spezifischen, nämlich Patienteneigenen. Dabei ist auch den Anbietern von Autovakzinen klar, daß wir Individuen-übergreifend gemeinsame Mikroorganismen besitzen (KOLB und MAAS 1991). Es erscheint daher fraglich, inwieweit es gerecht-

Ist eine Autovakzine wirklich spezifisch?

THERAPIE

fertigt ist, unspezifische Effekte mit einem erheblichen zeitlichen und finanziellen Aufwand zu produzieren.

Im übrigen muß in der Mikrobiologie davon ausgegangen werden, daß die schlichte Kultivierung und Fortzüchtung der Mikroorganismen zu erheblichen morphologischen Veränderungen der Keime führt (s. z.B. BEHRENS 1991). Ob die in der Autovakzine zum Einsatz kommenden Keime letztlich phänotypisch den ursprünglichen Isolaten entsprechen, kann bezweifelt werden.

Zudem bleibt kritisch anzumerken, daß die Auswahl der für die Herstellung eingesetzten Stämme keiner wissenschaftlichen Argumentation standhält. Daß man in dem einen Institut nur bestimmte Isolate von *E. coli* heranzieht, in der anderen Einrichtung auf die Laktobazillen schaut, ist in erster Linie historisch begründet. Sicherlich hat man Forschungsergebnisse vorzuweisen, die belegen, daß die genannten Keime für den Menschen wichtig sind. Aber wer will denn ernsthaft bestreiten, daß auch die restliche, autochthone Flora mit ihren teilweise schwer anzüchtbaren Vertretern, die sowohl mengenmäßig als auch nach Anzahl der verschiedenen Arten die genannten Vertreter weit übersteigen, eine mindestens ebenso wichtige Funktion für die Stimulation des GALT besitzt? Wenn schon Autovakzine, dann müßte diese sinnvollerweise auch möglichst viele Vertreter der autochthonen Flora enthalten.

Weshalb nur ein oder wenige Vertreter der Gesamtflora?

Viel wichtiger als die Erstellung solcher angeblich individueller Therapeutika erscheint jedoch die klare Indikationsstellung für eine immunmodulatorische Therapie, die letzlich nur durch eine genaue Diagnostik erbracht werden kann (z.B. über eine Bestimmung des sIgA im Stuhl, s. **Kap. 3.4.4.1.**).

Eindeutige Indikationsstellung ist wichtiger!

Literaturhinweise

BEHRENS A (1991): Untersuchungen zur phänotypischen Variabilität von *Staphylococcus aureus* und *Staphylococcus intermedius*. Dipl.-Arbeit, Tierärztl. Hochschule Hannover ● DANIEL V; LENHARD V (1986): Immunmodulation: Immunologische und therapeutische Aspekte. Die gelben Hefte 26, 49–59 ● KOLB H; MAASS C (1991): Kompendium der mikrobiologischen Therapie. Haug, Heidelberg ● RIEDL-SEIFERT RJ; VAN AUBEL A (1992): Orale Stimulation des Mukosaimmunsystems. Fortschr. Med. 108, 47–52

5.2.2.4. Psychogene Modulation des Immunsystems

Der in den letzten beiden Jahrzehnten explodierte Forschungszweig der Psycho-Neuro-Immunologie (PNI) beschäftigt sich in interdisziplinärer Ausrichtung mit dem Eigentlich-schon-immer-Gewußten: der Verbindung zwischen psychischem Erleben und somatischen Auswirkungen (ZÄNKER 1991), hier insbesondere auf neuronale Verschaltungen und das Immunsystem: „Der Darm als Steuerzentrale des Wohlbefindens" (OHLENSCHLÄGER 1996). Auch die umgekehrte Betrachtungsweise ist Gegenstand der PNI: wie können sich neuro-immunologische Zustände auf die menschliche Psyche auswirken? Die Aufklärung derartiger Zusammenhänge ist nicht nur von akademischem Interesse, sondern berührt die Grundfesten

THERAPIE

der Medizin: weshalb z.B. haben Brustkrebspatientinnen eine signifikant erhöhte mittlere Überlebenszeit, wenn sie seltener depressive Stimmungen durchleben und insgesamt häufiger positiv affiziert sind?

Daß diese Zusammenhänge insbesondere die Krankheiten des Gastro-Intestinaltraktes berühren, möge das folgende Beispiel verdeutlichen: Menschen, die ihre persönlichen Schönheitvorstellungen nicht an sich selbst verwirklicht sehen, weil sie sich als zu beleibt empfinden, neigen zum Abusus von Laxantien. Diese wiederum verstärken, wenn sie dauerhaft genommen werden, durch Schädigungen der myenterischen Plexus, obstipative Zustände, die ihrerseits wiederum die negativen Emotionen triggern. Nicht selten landen diese Menschen beim Therapeuten und werden medikamentös „behandelt", z.B. durch Verordnung von Antidepressiva. Einige dieser Substanzen wiederum beeinflussen das parasympathische Nervensystem und führen in vermehrtem Umfang zu Obstipationen: der Teufelskreis ist geschlossen (s. auch **Kap. 5.3.3.**).

Teufelskreis Laxantienabusus

In Zusammenfassung wichtiger Forschungsarbeiten stellen BERGLER und ZIPPERLING (1991) folgende Thesen auf:

1. Immunsuppressive Effekte sind wesentlich in psychologischen Erlebnis- und Motivationslagen begründet oder mitbegründet. Das heißt: psychosoziale Einflußgrößen, die zu einer Überlastung der menschlichen Adaptationskapazität führen, haben Veränderungen spezifischer Größen der zellulären Immunfunktion zur Folge.
2. Eine psychogene Stimulierung des Immunsystems ist möglich und vermag ein wesentlicher Bestandteil von Prophylaxe und Therapie bei einer großen Anzahl, auch scheinbar unheilbarer Krankheiten zu sein.
3. Eine psychogene Stimulierung des Immunsystems ist begründet in bestimmten Persönlichkeitsmerkmalen (Selbstvertrauen, Offenheit u.ä.) und einem Lebensstil, der geprägt ist von sozialer Geborgenheit und Unterstützung, von der Fähigkeit, mit seiner Krankheit positiv umzugehen, von dem Erlernen effektiver Formen der Streßbewältigung, aber auch von dem Vertrauen in, wie dem Glauben an die Verwirklichung des Unwahrscheinlichen, aber auch einem in Selbstdisziplin begründeten Überlebenswillen in kritischen und lebensbedrohlichen Situationen.
4. Formen von Über-, Unter- und Fehlernährung haben immunsuppressive Effekte zur Folge und sind in hochentwickelten Industrieländern wesentlich in psychologisch bedingten Fehlverhaltensweisen, unbewältigten Streßsituationen und damit Variablen des Lebensstils und der Biographie begründet.

Essen ist mehr als nur Nahrungsaufnahme!

In diesem Kontext wird darauf verwiesen, daß die rein nutritiven Aspekte des Ernährungsverhaltens von weiteren, wichtigen Facetten überlagert werden:

- Gewinnung von Anerkennung und Selbstsicherheit
- Genußvermittlung und -steigerung
- Prestigehaltige Selbstdarstellung: „show off foods"

THERAPIE

- Selbstbelohnung: „reward foods"
- Streßabbau: „security foods"
- Mit gesundheitsfördernden, tw. magischen Aspekten belegte Lebensmittel: „fetish foods"
- Demonstration von Gruppenzugehörigkeit
- Kommunikationserleichterung, -anregung
- Demonstration küchentechnischer Fähigkeiten

Die Forschungen der PNI zeigen in diesem Zusammenhang, daß die immunmodulierenden Effekte in erster Linie Mechanismen der unspezifischen Abwehr (Paramunität) betreffen. Irrationale, positive Selbststimulierungen haben eine belegte, nicht zu unterschätzende Placebo-Funktion und -Wirkung. Hier bewahrheitet sich auf immunologischer Ebene das alte Bibelwort: „Der Glaube kann Berge versetzen".

Psychische Selbststimulierung erzeugt Immunmodulation

Literaturhinweise

BERGLER R; ZIPPERLING C (1991): Psychogene Stimulierung des Immunsystems über die Ernährung. Zbl. Hyg. 191, 241–264 ● GNIECH G (1995): Essen und Psyche. Springer, Berlin, Heidelberg, New York ● LOGUE AW (1995): Die Psychologie des Essens und Trinkens. Spektrum, Heidelberg, Berlin, Oxford ● MAYR-BIBRACK B (1984): Paramunologie. Die Umschau 4, 124–126 ● SCHEDLOWSKI M; TEWES U (Hrsg.; 1996): Psychoneuroimmunologie. Spektrum, Heidelberg, Berlin, Oxford ● ZÄNKER KS (1991): Kommunikationsnetzwerke im Körper. Psychoneuroimmunologie – Aspekte einer neuen Wissenschaftsdisziplin. Spektrum, Heidelberg, Berlin, Oxford

5.2.3. Einige kritische Anmerkungen zur sog. „Wiederaufforstung", „Symbioselenkung" oder „Substitution"

Ach, wenn die Welt so einfach wäre! Der geplagte Patient wird von seinem Therapeuten ermuntert, eine Stuhlflora-Untersuchung durchführen zu lassen, dieser folgt, da unter Leidensdruck stehend, dem Rat bereitwillig, ein mehr oder minder renommiertes Institut/Labor wird beauftragt, ein Befund in modernem Outfit erstellt und die Diagnose nebst Therapieempfehlung übersandt. Das dahinter stehende Denkgerüst lautet häufig in einfachen Worten: Der Patient hat ein „Zu Wenig" an bestimmten, der autochthonen Flora zuzurechnenden Keimen („Symbionten", „symbiotische Flora"), sozusagen einen mikroökologischen Kahlschlag, ergo müssen wir halt wieder aufforsten, sprich eben jene „fehlenden" Bakterien oral zuführen. Diese mechanistische Vorstellung bricht sich dann nomenklatorisch Bahn in Begrifflichkeiten wie „Wiederaufforstung" oder „Symbioselenkung". Wissenschaftlich wird dann aus „Wiederaufforstung" der Begriff „Substitution". Weitere im Umlauf und Sprachgebrauch mancher Therapeuten befindliche Bezeichnungen sind „Florasanierung, Implantierung, Dysbiosetherapie".

Was alles so suggeriert wird

Wird diese Art von Diagnostik, Interpretation und daraus zwangsläufig folgender Therapie den Verhältnissen am Darm (und damit dem Patienten) gerecht? – Ein klares Nein!

THERAPIE

Der Begriff „Symbioselenkung"

Der Begriff läßt sich in seiner Vorläuferform auf den bekannten Militärarzt und Forscher ALFRED NISSLE zurückführen. Dieser prägte im Zuge seiner im Jahre 1916 begonnenen Arbeiten zur physiologischen Darmflora und deren protektiven Eigenschaften den Begriff „Dysbakterie" für Zustände am Darm, die er als pathologisch bezeichnete. Zu dieser Zeit war noch nicht bekannt, daß die Darmflora des Menschen und der warmblütigen Tiere zu einem ganz überwiegenden Anteil von anaerob wachsenden Bakterien geprägt wird. Erst durch die recht zögerliche Entwicklung einer praxisreifen Kultivierungstechnik für einige wichtige Gruppen an Anaerobiern war es in den vergangenen Jahrzehnten möglich, einen tieferen und wohl mehr der Realität entsprechenden Einblick in die Geheimnisse der Gastrointestinalflora von Mensch und Tier zu erhalten.

„Dysbakterie"

Der NISSLEsche Begriff „Dysbakterie" wurde, da auf Bakterien beschränkt, in der Folgezeit durch den umfassenderen und u.a. auch andere Mikroorganismen einbeziehenden Begriff „Dysbiose" (korrespondierender Begriff: „Eubiose" – Zustand einer physiologisch „intakten" Darmflora) ersetzt (HAENEL 1960). Letztlich wird der seit dem Ende des vergangenen Jahrhunderts eingeführte Begriff der „Symbiose" strapaziert und unter großem therapeutischen Optimismus zur „Symbiose-Lenkung" (v)erklärt. Diese wird umschrieben als „eine Therapie, bei der die normale Florabesiedlung durch Anwendung von physiologischen Bakterienkulturen und deren Stoffwechselprodukten wiederhergestellt oder erhalten wird. Das geschieht in einem probiotisch vorbereiteten Milieu."(ANONYM 1996). Dabei wird gelegentlich eingeräumt, daß es sich bei dieser Therapie nicht um eine Substitutionstherapie, sondern um eine Immuntherapie handele (HERGET u. HERGET 1996, SCHIRMOHAMMADI 1995).

„Symbioselenkung"

Der Begriff „Wiederaufforstung" (Substitution)

Mechanistische Vorstellung

Diese, die oben dargestellte mechanistische Vorstellung vielleicht am kräftigsten untermauernde Beschreibung einer therapeutischen Maßnahme, welche zum Ziel hat, das mikroökologische Gleichgewicht wiederherzustellen, findet sich vergleichsweise seltener in der wissenschaftlichen und therapeutischen Literatur, wird jedoch häufig bei Vorträgen und Fortbildungsveranstaltungen genannt. Da markig, hat sich der Begriff in die Vorstellungswelt vieler Therapeuten eingegraben. Unterstützt wird die Vorstellung bei der Bewerbung bestimmter mikrobiologischer Arzneimittel u.a. durch werbepsychologisch gelungene Darstellungen eines Darmrohres im Anschnitt, wo dem Therapeuten neben Kahlschlag und Ödnis die Blütenpracht eines Blumengartens offeriert wird. Dies erzeugt einerseits die Impression: Blumenwiese = Intakte und gesunde Darmflora = Gesundheit und suggeriert andererseits die Verknüpfung: Veränderungen der Darmflora = Kahlschlag/Ödnis/Lücken = Naturferne = Krankheit. Dem letzteren Zustand wird der Therapeut, wenn er diese „Botschaft" richtig versteht (und er versteht sie richtig, da eingängig), nur abhelfen können, wenn kleingärtneri-

THERAPIE

sche Maßnahmen = Wiederaufforstung des verwüsteten Terrains durch Bepflanzung = orale Verabfolgung lebender Bakterien stattfinden!

Bleibt der Begriff „Wiederaufforstung" der mündlichen und bildlichen Darstellung vorbehalten, so taucht dieser im Gewande der Wissenschaftlichkeit als „Substitution" wieder auf.

Um die vorgenannten Begriffe hinsichtlich ihrer Sinnhaftigkeit und Angemessenheit bewerten zu können, bedarf es der Wiederholung einiger bereits dargestellter Grundsätze der intestinalen Mikroökologie:

Charakteristika von Veränderungen in der Darmflora

A. Eine Vielzahl von Krankheiten, Krankheitsbildern und klinischen Symptomenkomplexen geht mit einer Verschiebung der Intestinalflora einher. Der Großteil dieser Abweichungen von der Norm ist als Folge bestimmter pathologischer Zustände, also als sekundäres Ereignis, zu werten.
Hierzu zählen u.a. Malnutrition, Maldigestion/Malabsorption, Krankheiten des allergischen Formenkreises (allergisches Asthma bronchiale, Heuschnupfen, Lebensmittelallergien, Neurodermitis, sonstige Allergien), originäre und iatrogene Immunsuppression, Infektanfälligkeit sowie die klinischen Symptomenkomplexe Diarrhoe/Obstipation/Meteorismus (ausführliche Zusammenstellung s. **Kap. 2.1.**). In den wenigsten Fällen – so z.B. beim SBOG-Syndrom (s. **Kap. 2.6.**) – kann von einer Verschiebung der Darmflora als eigene ätiologische Entität ausgegangen werden. Bei genauer Betrachtung stellt allerdings auch das SBOG-Syndrom eine „reactio" beispielsweise auf chirurgische Interventionen (z.B. ileale Resektionen) dar.

Veränderungen der Darmflora sind keine ätiologischen Entitäten

B. Darmflora-Befunde beschreiben eine Momentaufnahme und dürfen nicht monokausal interpretiert werden. Weder zieht eine Ursache stets gleichartige Verschiebungen der Intestinalflora nach sich, noch läßt sich von einem bestimmten mikrobiologischen Befund auf eine Ursache zurückschließen, d.h. verschiedene Ursachen können zu einer ähnlichen Veränderung der Darmflora führen. Am Beispiel einer Erhöhung der Clostridienzahl können mindestens 8 mögliche Ursachenkomplexe diskutiert werden (s. **Kap. 4.2.**).

Momentaufnahme

C. Veränderungen der Darmflora führen nicht zu irgendwelchen Kahlschlägen/Schneisen im intestinalen Biotop, sondern zu quantitativen Verschiebungen in der Zusammensetzung. Dabei ist in fast allen Fällen insbesondere der anaerob wachsende Anteil der Darmflora betroffen. Wird dieser nicht erfaßt, kommt es zu massiven Fehlinterpretationen. Obwohl seit Jahrzehnten bekannt und labordiagnostisch erfaßbar, entdecken viele Untersuchungseinrichtungen erst in jüngster Zeit die im Intestinum zahlenmäßig weit dominierenden Anaerobier (s. auch **Kap. 1.2.1.**). Hier wird aus dem Umstand Kapital geschlagen, daß erstens der Therapeut in seiner Praxis häufig keine Zeit findet, sich mit wissenschaftlicher Primärliteratur zu beschäftigen und zweitens offizielle

Keine Kahlschläge

THERAPIE

Fortbildungseinrichtungen/-curricula von bestimmten „Denkschulen" erfolgreich besetzt gehalten werden.

Einschränkungen notwendig

D. Die kulturell quantitative Erfassung und Zählung der wichtigsten Darmbakterien sowie von Hefen/Schimmelpilzen stellt zwar ein wertvolles diagnostisches Werkzeug für den geschulten Therapeuten dar, bedarf aber der medizinischen Ehrlichkeit/Seriosität wegen einiger Einschränkungen. Dazu gehört die nüchterne Feststellung, daß der medizinische Mikrobiologe zwar mit Akribie identifizieren und zählen kann, allerdings kaum Aussagen zur Stoffwechselleistung der Mikroorganismen vor Ort, also am Tatort Darmschleimhaut, treffen kann (s. auch **Kap. 4.2.**).

Bezogen auf die im Raum stehende Fragestellung bedeutet dieses: Verschiebungen der Darmflora sind immer in Verbindung mit deren erkennbaren Stoffwechselleistungen zu diskutieren und zu interpretieren! Wer würde in diesem Zusammenhang ernsthaft bezweifeln, daß die Gabe von „Symbionten" anläßlich einer exokrinen Pankreasinsuffizienz auch therapeutisch insuffizient wäre?

Praxisfrage:

Gelingt die intestinale Ansiedlung von oral zugeführten, lebenden Mikroorganismen?

Versuch mit 10^{11} Keimen täglich = 100faches der üblichen Dosis

Es hat nicht an Versuchen gefehlt, den Beweis zu führen, daß eine dauerhafte Ansiedlung einer oral zugeführten Flora (Mono- und Mischkulturen) gelingt. In jüngster Zeit wurden z.B. Versuche mit *Lactobacillus reuteri* an 30 gesunden Probanden angestellt (WOLF et al. 1995). Diese erhielten über eine Dauer von 4 Wochen ein Vielfaches der sonst üblichen therapeutischen Dosis, nämlich ca. 10^{11} KBE (koloniebildende Einheiten) täglich. Die im Handel befindlichen Biotherapeutika enthalten Keimzahlen, die sich durchschnittlich bei 10^7 bis 10^9 KBE pro dosi bewegen, d.h. 100 bis 10.000 mal weniger Keime enthalten wie in dem o.a. Versuch! *Lactobacillus reuteri* ließ sich während der Versuchsperiode innerhalb von 7 Tagen nach Beginn der oralen Gaben in den Fäzes der Probanden nachweisen und war auch noch ca. 1 Woche nach Absetzen des Präparates anzüchtbar, eine dauerhafte Ansiedlung gelang allerdings in keinem Fall. Inwieweit bei dieser Art von Versuchen überhaupt der Begriff „Kolonisation" gebraucht werden darf, muß kritisch hinterfragt werden. Eine Vielzahl weiterer Versuche belegt, daß sich die in das Kolon übertretenden, noch vermehrungsfähigen Keime nicht auf Dauer in das sehr stabile Ökosystem einfügen, sprich: „kolonisieren" (Übersicht s. KASPER 1996). Eine derartige Ansiedlung gelingt nur bei mikroökologisch unreifen Individuen (Säuglinge im 1. Lebensmonat, gnotobiotisch (keimfrei) entwickelte und gehaltene Tiere; LODI-NOVÁ-ZÁDNIKOVÁ und SONNENBORN 1997) sowie z.B. im Anschluß an eine totale Dekontamination im Rahmen von Operationsvorbereitungen.

THERAPIE

Einige theoretische Überlegungen sollen in diesem Zusammenhang illustrieren, weshalb die intestinale Ansiedlung einer oral zugeführten, xenogenen Flora nicht gelingen kann:

Setzt man die übliche therapeutische Dosis, die im Rahmen einer „Wiederaufforstung" täglich verabfolgt wird – diese beträgt 10^7 bis 10^9 KBE –, in Beziehung zur Gesamtmenge an Mikroorganismen im Darmtrakt von ca. 10^{14} – 10^{15} Bakterien, Hefen und Schimmelpilzen, dann entspricht das einem Verhältnis von „Implantat" zur Gesamtflora von 1 : 1.000.000 bis zu 1 : 100.000.000! Um zu verdeutlichen, daß dieses eine verschwindend geringe Menge ist, sei eine Illustration gewählt, die den Begriff „Wiederaufforstung" aufgreift (**Abb. 89**):

Bei einer therapeutischen Dosis von 10^8 KBE beträgt das Verhältnis von Dosis zur Gesamtmenge 1 : 10 Millionen. Man stelle sich einen Staatsforst mit mächtigen Fichten vor, die im Abstand von 5 Metern gedeihen, dann werden sich pro Hektar 400, pro Quadratkilometer 40.000 Bäume zählen

1 Pflänzchen auf 256 km² Staatsforst

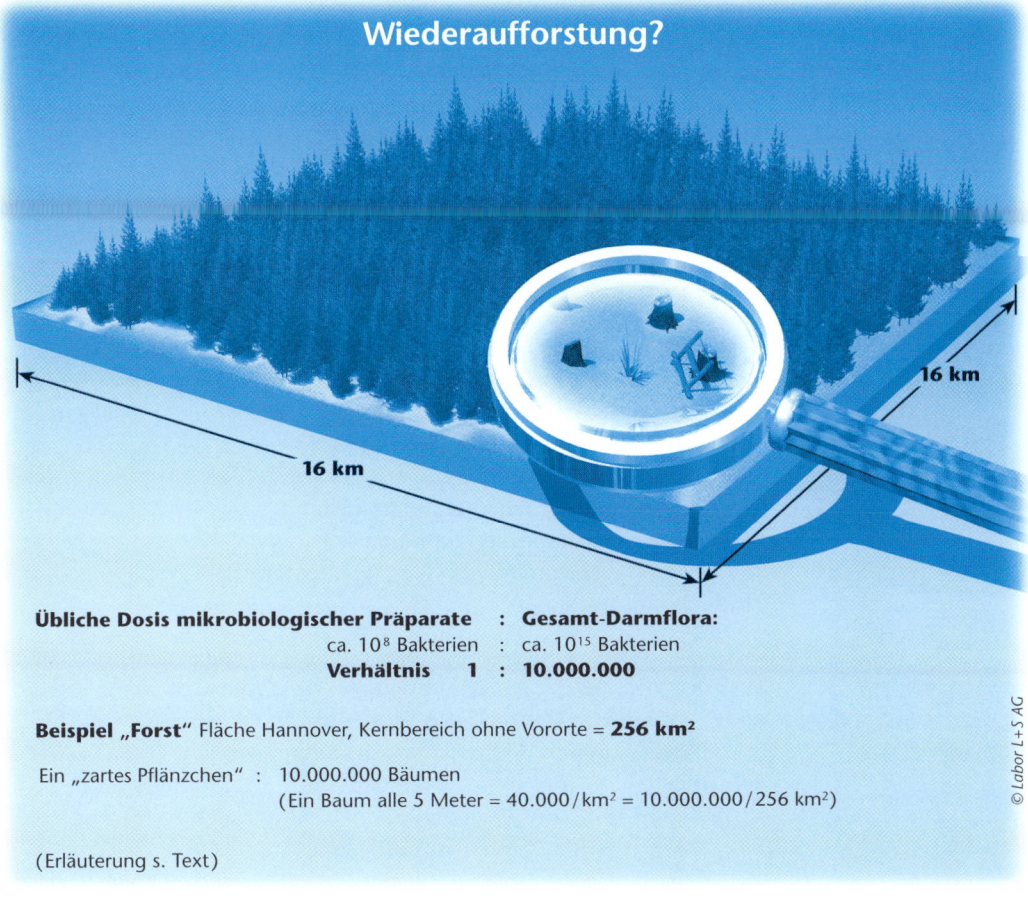

Übliche Dosis mikrobiologischer Präparate : **Gesamt-Darmflora:**
ca. 10^8 Bakterien : ca. 10^{15} Bakterien
Verhältnis 1 : **10.000.000**

Beispiel „Forst" Fläche Hannover, Kernbereich ohne Vororte = **256 km²**

Ein „zartes Pflänzchen" : 10.000.000 Bäumen
(Ein Baum alle 5 Meter = 40.000/km² = 10.000.000/256 km²)

(Erläuterung s. Text)

Abbildung 89

THERAPIE

lassen. Letztlich finden 10 Millionen Bäume auf 256 Quadratkilometern Platz, das entspricht in etwa der Fläche der Großstadt Hannover (Kernbereich, ohne Vororte)! In diesen mikroökologischen Wald mit starken Bäumen (diese hatten nämlich ausreichend Zeit, sich in dem Biotop „Staatsforst" auszubreiten) „pflanzt" nun der Therapeut auf eine Lichtung ein einziges zartes Pflänzchen (nämlich einen Keim, der noch gar keine Gelegenheit hatte, sich an das neue Biotop zu adaptieren) in der optimistischen Hoffnung, daß diese Maßnahme eine Wende im Staatsforst (= intestinales Biotop) herbeiführen könne. Es dürfte jedem Therapeuten anhand dieses Rechenbeispieles einsichtig sein, daß eine solche Vorgehensweise nicht fruchten kann!

Praxisfrage:

Wie sind die vielen dokumentierten Therapieerfolge bei der „Symbioselenkung", „Substitutionstherapie", „Wiederaufforstung" oder dergleichen zu werten?

Therapeutischer Erfolg = Immunmodulation

Unbestritten erzielen viele Therapeuten tagtäglich in ihrer Praxis beeindruckende Behandlungserfolge mithilfe der oralen Gabe mikrobiologischer Präparate. Die Wirkweise, die mittlerweile gut erforscht ist, läßt sich in erster Linie auf immunmodulierende Effekte zurückführen (nähere Ausführungen in **Kap. 5.2.2.**). Letztlich werden die oral verabfolgten Antigene (nichts anderes stellen mikrobiologische Präparate dar) von den M-Zellen, die als spezialisierte Zellen über den PEYERschen Plaques des GALT in der Schleimhaut sitzen und quasi eine Pförtner- und Konfektionierungsfunktion ausüben, aufgenommen und triggern das Immunsystem. Dabei werden Mechanismen sowohl der unspezifischen als auch der spezifischen Abwehr bedient (s. auch **Kap. 1.3.1.**).

Viele der genannten Krankheitsbilder gehen mit einer Beeinträchtigung des Immunsystems, insbesondere des schleimhautassoziierten, einher. Dabei wird auch der Mukosablock oder die Barrierefunktion des Darmes derart alteriert, daß es zu sinnfälligen Verschiebungen der Darmflora kommt, die via Stuhldiagnostik erfaßbar sind (SONNENSCHEIN 1984). Bei all diesen Krankheiten mit Beteiligung des Immunsystems ist sicherlich der Einsatz bakterieller Immunmodulatoren (lebende oder abgetötete Keime oder deren Stoffwechselprodukte, orale oder parenterale Applikationen) sehr sinnvoll und hilfreich.

Diese Krankheiten müssen allerdings sauber diagnostiziert und vor allem von der Vielzahl anderer Erkrankungen unterschieden werden, die ebenfalls zu einer Beeinflussung der Darmflora führen, z.B. Maldigestion/Malabsorption, Malnutrition, Erkrankungen von Leber, Gallenblase, Pankreas, SBOG. Bei diesen verspricht eine Immunmodulation im oben diskutierten Sinne keinen oder nur einen marginalen Erfolg. Um auch solche möglichen anderen Ursachen sicher diagnostisch zu erfassen, sind neben der Erfassung und Zählung der Darmflora weitere ergänzende Stuhluntersuchungen unabdingbar (s. **Kap. 4.2.** und **Kap. 3.4.**).

THERAPIE

Fazit

Die im Zusammenhang mit der therapeutischen Verwendung von Mikroorganismen häufig verwendeten Begriffe „Symbioselenkung", „Wiederaufforstung", „Substitution" und verwandte Bezeichnungen vermitteln bzw. suggerieren ein falsches Bild von der therapeutischen Beeinflußbarkeit des intestinalen Biotops. Die Wirkweise oral zugeführter Mikroorganismen beruht nicht primär auf Verdrängung oder gar „Implantierung" von Keimen, sondern auf immunmodulatorischen Effekten, die bei bestimmten Krankheitsbildern mittelbar auch die Barrierefunktion des Darmes (Mukosablock) inklusive autochthoner Darmflora stabilisieren bzw. regenerieren. Die Begriffe „Symbioselenkung", „Wiederaufforstung", „Substitution" und verwandte Bezeichnungen sollten daher durch den Funktionsbegriff „Immunmodulation" ersetzt werden.

Immunmodulation, nicht „Substitution"

Um einen sinnvollen Einsatz von mikrobiologischen Präparaten zu gewährleisten, müssen mikrobiologische Stuhluntersuchungen in vielen Fällen um weitere Laborparameter ergänzt werden. Im Verbund mit einer ausführlichen klinischen Untersuchung können damit aussagekräftige Rückschlüsse auf Diagnose und Therapie getroffen werden.

Literaturhinweise

ANONYM (1996): Symbioselenkung. Eine bewährte Therapie neu entdeckt. Berichte zum Pressegespräch am 22. März 1992 im Palmengarten, Frankfurt am Main. Firmenschrift der Fa. Pascoe, Gießen ● GEBBERS JO; LAISSUE JA (1984): Das intestinale Immunsystem. Teil I: funktionelle Aspekte. Med. Klin. 79, 13–19 ● HAENEL H (1960): Aspekte der mikroökologischen Beziehungen des Makroorganismus. Mikroorganismen im menschlichen und tierischen Darm und in anderen Organen. Zbl. Bakt. Abt. I Ref. 176; 305–426 ● HERGET H; HERGET HF (1996): Das intestinale Immunsystem und seine Stimulation durch Symbioselenkung. Firmenschrift der Fa. Pascoe, Gießen ● KASPER H (1996): Lebendkeime in fermentierten Milchprodukten – ihre Bedeutung für die Prophylaxe und Therapie. Ernährungs-Umschau 43/2, 40–45 ● LODINOVÁ-ŽÁDNIKOVÁ R; SONNENBORN U (1997): Effect of preventive administration of a nonpathogenic *Escherichia coli* strain on the colonization of the intestine with microbial pathogens in newborn infants. Biol. Neonate 71, 224–232 ● RIEDL-SEIFERT RJ; VAN AUBEL A (1992): Orale Stimulation des Mukosaimmunsystems. Fortschr. Med. 108 (3), 47–52 ● SCHIRMOHAMMADI R (1995): Naturheilkundliche Behandlung allergischer Erkrankungen wie Heuschnupfen, allergisches Asthma bronchiale und Neurodermitis. Firmenschrift der Fa. Pascoe, Gießen ● SCHREIBER S; RAEDLER A (1993): Das mukosaassoziierte Immunsystem. Immunabwehr im Gastrointestinaltrakt. Immun. Infekt. 21, 31–33 ● SONNENBORN U; GREINWALD R (1991): Beziehungen zwischen Wirtsorganismus und Darmflora unter besonderer Berücksichtigung von Physiologie und Funktion der normalen *Escherichia coli*-Flora. Schattauer, Stuttgart, New York ● SONNENSCHEIN B (1984): Zusammensetzung und Bedeutung der Darmflora des Menschen. Erfahrungsheilkunde 33, 313–316 ● WOLF BW; GARLEB KA; ATAYA DG; CASAS IA (1995): Safety and tolerance of *Lactobacillus reuteri* in healthy adult male subjects. Microb. Ecol. Health Dis. 8, 41–50

5.2.4. Antimykotische Therapie

Bevor auf die verschiedenen antimykotisch wirksamen Substanzen eingegangen wird, sei noch einmal darauf hingewiesen, daß eine intestinale Kolonisation/Infektion mit Pilzen in den seltensten Fällen eine ätiologische Entität darstellt. Ein derartiger Zustand muß also meist als ein sekundäres Ereignis interpretiert werden, dem eine wie auch immer geartete Störung der Barrierefunktion des Darmes vorausgegangen ist. Folglich kommt einer antimykotischen Therapie zunächst nur die Aufgabe zu, den Patienten

Antimykose – symptomatische Therapie zur Entlastung des Patienten

zu entlasten (s. Stoffwechselkonkurrenz, Produktion von schädigenden Stoffwechselprodukten, Antigenbelastung durch Pilze; **Kap. 1.2.5.4.**), um gleichzeitig oder konsekutiv Maßnahmen zu ergreifen, die ätiologisch greifen. Eine antimykotische Therapie ohne eine eigentlich ursächliche Therapie läuft ins Leere, weil jederzeit eine Möglichkeit zur Reinfektion besteht.

Zur Behandlung einer intestinalen Mykose stehen derzeit folgende therapeutische Möglichkeiten zur Verfügung:

- Nystatin
- Weitere „synthetische" Antimykotika
- Pflanzliche Antimykotika
- Diätetische Maßnahmen

5.2.4.1. Nystatin

(Handelsnamen: Adiclair®, Biofanal®, Candio-Hermal®, Lederlind®, Moronal®, Mykundex®, Nystaderm®, Nystatin Holsten FT®, Nystatin „Lederle"®, Nystatin Stada®)

Nystatin ist natürlichen Ursprungs

Viele ganzheitlichem Denken verpflichtete Therapeuten hegen Vorbehalte gegenüber xenobiotischen, chemisch synthetisierten Substanzen. Diese Vorbehalte treffen auch das Nystatin. Dabei handelt es sich um einen von Bakterien (Streptomyceten) gebildeten, also quasi natürlichen Wirkstoff. Der Name Nystatin steht für „New York State in" als Hinweis auf die Entdeckung in einem Labor des US-Bundesstaates New York.

Auch aus mikroökologischer Sicht sind eventuelle Bedenken gegenüber dieser potenten Substanz zu relativieren:

Praktisch keine Resorption

1. Nystatin wirkt lokal. Aufgrund seiner starken Hydrophobie wird dieser Wirkstoff praktisch nicht resorbiert. Das eigentliche Verteilungsvolumen stellt also nur der Orogastrointestinaltrakt dar. Folglich wird der Gesamtorganismus vergleichsweise wenig belastet. Die Nebenwirkungen sind dementsprechend gering. Nach oraler Gabe wird Nystatin nahezu unverändert und vollständig mit den Fäzes ausgeschieden. Die bitter schmeckende Substanz bleibt stabil bei pH 2,0 – 7,0.
Die antimykotische Wirkung beruht auf einer Veränderung der Membranstrukturen der Zielzellen mit nachfolgenden, letalen Permeabilitätsstörungen.

Resistenzen entwickeln sich sehr langsam

2. Nystatin hat eine ausgeprägte Wirksamkeit gegenüber vielen Hefearten, *Geotrichum spp.* und *Aspergillus spp.* Resistenzen, z.B. von *C. albicans,* kommen praktisch nicht vor. Da es sich bei Hefen im Gegensatz zu Bakterien um eukaryotische, d.h. mit einem echten Zellkern versehene Zellen handelt, können sich echte Resistenzen nur ungleich langsamer entwickeln als z.B. Antibiotikaresistenzen von Bakterien. Letztere besitzen häufig sog. Plasmide, das sind ringförmige Gebilde aus Nukleinsäuren außerhalb der eigentlichen Erbinformation der Zelle, die ver-

THERAPIE

gleichsweise frei untereinander ausgetauscht werden können. Antibiotikaresistenzen sind vielfach auf diesen „Gentaxis" lokalisiert. Auf diese Weise kann erklärt werden, weshalb es unter flächendeckender Anwendung von antibiotisch wirksamen Medikamenten in der Human- und Veterinärmedizin (= Selektionsdruck) vergleichsweise schnell zu einer Zunahme der Resistenzen kommt. Dabei läßt sich auch ein Austausch von Resistenzplasmiden z.B. zwischen Vertretern der Familie *Enterobacteriaceae* (Salmonelle gibt Plasmid mit der Information „Gentamicin-Resistenz" weiter an *E. coli*) beobachten. Dieses Phänomen tritt bei eukaryotischen Zellen nicht auf.

3. Nystatin trifft – wie andere Antimykotika auch – keine Vertreter der autochthonen („nützlichen") Flora, das heißt, mikroökologische Nebenwirkungen sind nicht zu erwarten.

Darreichung/Anwendung

Nystatin ist in Form von Dragees/Filmtabletten und als Suspension erhältlich. Da häufig auch eine Besiedlung der oberen Abschnitte des Verdauungstraktes (Mundhöhle!) zu beobachten ist, empfiehlt sich eine Kombination aus beiden Darreichungsformen. Die Patienten müssen angehalten werden, die Suspension möglichst lang in der Mundhöhle einwirken zu lassen (Empfehlung: Suspension „durchkauen". 100 Kieferschläge zählen lassen!). Bei Lokalisation der mykotischen Läsion im Bereich des Oesophagus sollte die Suspension im Liegen eingenommen werden, um eine optimale Benetzung der Schleimhaut zu gewährleisten.

Mundhöhle berücksichtigen

Dosierung

Suspension: 4–6 mal täglich 50.000–100.000 IE Nystatin
Dragees/Tabletten: 3–4 mal täglich 1.000.000 IE Nystatin
Therapiedauer: mindestens 14 Tage

Um den Arzneimitteleinsatz möglichst niedrig zu halten und um kostengünstig zu arbeiten, kann eine Intervalltherapie versucht werden (eine Woche Nystatin – eine Woche Pause – eine Woche Nystatin – eine Woche Pause...). Hinter diesem Vorschlag, der im übrigen in der Veterinärmedizin bei der Behandlung einer durch Spirochäten ausgelösten intestinalen Infektionskrankheit bei Schweinen mit Erfolg praktiziert wird, steht die Vorstellung, daß aufgrund der Eigenschaften des Nystatins jeweils nur immer die oberen Schichten einer mykotischen Alteration getroffen werden, was zunächst den Wirkstoffzugriff auf tiefere Erregerlokalisationen erschwert. In den vorgeschlagenen Pausenphasen kann der mechanische Abrieb allein durch die Darmperistaltik bewerkstelligt werden. Mehrere Therapeuten berichten bereits über positive Erfahrungen mit diesem Therapieschema.

Intervalltherapie

Nebenwirkungen

Bei hoher Dosierung kann es in Einzelfällen zu Übelkeit, Erbrechen und Durchfall kommen. Das Medikament sollte in solchen Fällen abgesetzt oder

THERAPIE

Erstverschlimmerung zeigt Erfolg an!

niedriger dosiert werden. Eine Verschlechterung der klinischen Symptomatik nach Beginn der Therapie kann aber auch auf eine JARISCH-HERXHEIMER-Reaktion durch den massiven Zerfall von Hefezellen zurückzuführen sein. Es empfiehlt sich, die Patienten auf eine derartige „Erstverschlimmerung" vorzubereiten und diese als ein positives Zeichen für die Richtigkeit der Diagnose zu werten.

Praxisfrage:

Läßt sich eine Resistenzentwicklung bei intestinalen Hefen gegenüber dem Wirkstoff Nystatin beobachten?

Qualitätssicherung bei Antimykogramm-Erstellung notwendig

Nein. Bisher gibt es dazu keine validen Daten. Es wird zwar verschiedentlich ein solches Phänomen behauptet, die Beweise dafür stehen jedoch aus. In diesem Zusammenhang sei darauf hingewiesen, daß bei der Erstellung von Antimykogrammen auf eine entsprechende Qualitätssicherung im Labor geachtet werden muß. Gerade das Testverfahren der Agardiffusion (s. auch **Kap. 3.3.1.**) weist eine Vielzahl von labortechnischen Einflußmöglichkeiten auf (STEGEMANN und BECKMANN 1994), die das Prüfungsergebnis verfälschen.

Bei einer internen Auswertung von weit über 500 Empfindlichkeitsprüfungen intestinaler Hefen ließ sich ein derartiger Zusammenhang nicht nachweisen. Zudem ist häufig nicht bekannt, daß die Resistenzentwicklung bei eukaryotischen Mikroorganismen, dazu zählen Hefen und Schimmelpilze, gänzlich anders und wesentlich langsamer und seltener erfolgt als bei den Bakterien. Bei Pilzen bedarf es dazu einer chromosomalen Mutation, während Bakterien z.B. im Rahmen der „infektiösen" Resistenz sog. Plasmide relativ frei austauschen können (s.o.). Insbesondere die häufig behauptete zunehmende Resistenz von *C. albicans* gegenüber dem Wirkstoff Nystatin konnte bisher nur in ganz wenigen Einzelfällen im nicht-deutschsprachigen Ausland nachgewiesen werden.

Praxisfrage:

Worauf sind die hin und wieder auftretenden Therapieversager beim Einsatz von Nystatin zurückzuführen?

Therapieversager kritisch analysieren!

Wie oben schon erläutert, sind Resistenzen von Hefen gegenüber dem Nystatin nur in Ausnahmefällen die Ursache einer erfolglosen antimykotischen Therapie. Viel häufiger wird außer acht gelassen, daß es sich bei einer intestinalen Pilzbesiedlung um ein sekundäres Geschehen handelt. Eine nur auf den Pilz ausgerichtete Therapie mit Nystatin, ohne eine ursächliche Behandlung, kann daher langfristig kaum zum Erfolg führen (**Abb. 90**). Daneben ist auf eine ausreichend lange Verabreichung des Nystatins zu achten (mindestens 2–3 Wochen). Auch eine zu geringe Wirkstoffkonzentration im Darm kann eine erfolgreiche Antimykose vereiteln. Aufgrund der unterschiedlichen Verteilungsvolumina bei verschiedenen Patienten kann es daher durchaus erforderlich sein, die Dosis zu verdoppeln. Dies wird im allgemeinen ohne Probleme vertragen. Letztendlich muß auch an eine möglicherweise tiefergehende Mykose gedacht werden, die mit einem topischen Wirkstoff wie dem Nystatin nicht erreicht werden kann. Hier sind systemische Antimykotika, wie das Fluconazol, Mittel der Wahl (s. **Kap. 5.2.4.2.**).

Literaturhinweise

NOLTING S (Hrsg.; 1995): Mykosen des Verdauungstraktes. Medi-Verlag, Hamburg ● LOEW D (1995): Galenik von Nystatin. Welche Medikamente stehen zur Therapie von Mykosen des Verdauungstraktes zur Verfügung? Proc. 3. Eckernförder Therapietage 9.–11.06.1995, 45–76 ● MORSCHHÄUSER J; BLUM-OEHLER G; HACKER J (1997): Virulenz- und Resistenzmechanismen pathogener Candida-Spezies. MedWelt 8, 352–357 ● SCHOLER HJ (1989): Chemotherapie der Endomykosen des Menschen. In: GEMEINHARDT H (Hrsg.): Endomykosen. S. 146 ff., Gustav Fischer, Jena ● SIMON C; STILLE W (1993): Antibiotika-Therapie in Klinik und Praxis. S. 313 ff., Schattauer, Stuttgart, New York ● STEGEMANN M; BECKMANN G (1994): Antibiogramme in der tierärztlichen Praxis. Indikationen – Technik – Interpretation. Vet special. 2. Aufl. Enke, Stuttgart

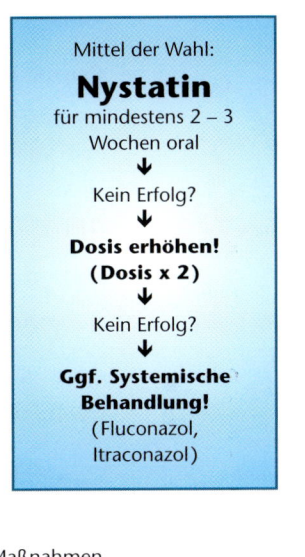

Abbildung 90

5.2.4.2. Amphotericin B, Natamycin, Fluconazol, Itraconazol

Neben dem Nystatin existieren noch weitere antimykotisch wirksame Präparate. Für die Behandlung von intestinalen Mykosen besitzen diese Wirkstoffe jedoch eine eher untergeordnete Bedeutung. Einige dieser Substanzen sind zur systemischen Behandlung von Mykosen geeignet. Aufgrund möglicher Nebenwirkungen sollte eine solche Therapie allerdings nur bei strenger Indikationsstellung erfolgen. Hinsichtlich Dosierung und weiterer Einzelheiten zu diesen Antimykotika sei auf die einschlägige Fachliteratur verwiesen.

Untergeordnete Bedeutung bei Behandlung intestinaler Mykosen

Amphotericin B (Handelsname: Ampho-Moronal®)

Amphotericin B ähnelt strukturell dem Nystatin. Es wird ebenfalls von Streptomyceten gebildet und wirkt bei oraler Applikation durch seine schlechte Wasserlöslichkeit nur oberflächlich an den Schleimhäuten, wird also praktisch nicht resorbiert. Nebenwirkungen stellen bei oraler Gabe daher die Ausnahme dar. Amphotericin B hemmt wie das Nystatin die Sterolsynthese der Pilze, was zu letalen Permeabilitätsstörungen der Zytoplasmamembran führt. Das Wirkungsspektrum umfaßt die meisten Hefen und viele Schimmelpilze. Resistenzen gegenüber dieser Substanz sind ausgesprochen

THERAPIE

Nephrotoxizität bei parenteraler Anwendung

selten. Im Gegensatz zum Nystatin wird Amphotericin B u.a. in liposomaler Form, d.h. verkapselt in Liposomen aus Phospholipiden, auch zur parenteralen Applikation angeboten. Bei einer solchen systemischen Therapie sind allerdings aufgrund der Nephrotoxizität von Amphotericin B eine strenge Indikationsstellung sowie eine regelmäßige Kontrolle der Nierenfunktion erforderlich.

Natamycin (Handelsname: Pimafucin®)

Wie das Nystatin und das Amphotericin B gehört auch das Natamycin zu den von Streptomyceten synthetisierten, schlecht wasserlöslichen, topischen Antimykotika, die zur weitestgehend nebenwirkungsfreien Behandlung intestinaler Mykosen geeignet sind.

Fluconazol (Handelsnamen: Diflucan®, Fungata®)

Fluconazol wird nach der oralen Gabe relativ gut resorbiert und ist daher zur Behandlung systemischer Mykosen geeignet. Die Verträglichkeit ist im allgemeinen gut. Gelegentlich können Übelkeit, Bauchschmerzen und Durchfall auftreten. Unwirksam ist Fluconazol gegen *Candida (C.) krusei, C. glabrata, Aspergillus spp.* und teilweise auch Stämme von *C. tropicalis*. Bei längerdauerndem Einsatz, z.B. in der Pilzprophylaxe bei AIDS-Patienten, wurden auch sekundäre Resistenzen bei anderen Pilzarten beobachtet.

Itraconazol (Handelsnamen: Sempera®, Siros®)

Das Itraconazol ist ein oral zu applizierendes, systemisch wirksames Antimykotikum, das in seiner Wirkungsweise weitgehend dem Fluconazol entspricht. Allerdings besitzt es eine höhere antimykotische Aktivität und ist zudem auch gegen die vom Fluconazol nicht erfaßten *Candida*-Arten (s.o.) und *Aspergillus spp.* wirksam.

Literaturhinweise

JUST-NÜBLING G; STILLE W (1991): Therapie von Systemmykosen bei Abwehrschwäche. Immun. Infekt. <u>19</u>, 116–120 ● LOEW D (1995): Galenik von Nystatin. Welche Medikamente stehen zur Therapie von Mykosen des Verdauungstraktes zur Verfügung? Proc. 3. Eckernförder Therapietage 9.–11.06.1995, 45–76 ● SAUERBREY N; RIETH H (1988): Fluconazol. Profil eines neuen Antimykotikums. GIT Suppl. 6/1988, 36–37 ● SCHOLER HJ (1989): Chemotherapie der Endomykosen des Menschen. In: GEMEINHARDT H (Hrsg.): Endomykosen. S. 146 ff., Gustav Fischer, Jena ● SIMON C; STILLE W (1993): Antibiotika-Therapie in Klinik und Praxis. S. 313 ff., Schattauer, Stuttgart, New York

5.2.4.3. Pflanzliche Antimykotika

Da das Nystatin und andere antimykotische Therapeutika – teilweise zu Unrecht (s. **Kap. 5.2.4.1.** und **5.2.4.2.**) – den Ruch des „Synthetischen" und „Unnatürlichen" besitzen, suchen viele naturheilkundlich orientierte Therapeuten nach „natürlichen", insbesondere pflanzlichen Alternativen. Zahlreiche Anbieter verschiedenster pflanzlicher Präparationen tummeln sich dementsprechend auf dem Markt und preisen die antimykotische Wirksamkeit ihrer Produkte. Bei näherer Betrachtung entpuppen sich jedoch

THERAPIE

viele dieser Deklarationen als hypothetisch und nicht belegt. Folgenden Präparaten wird eine antimykotische Wirkung beigemessen:

- Myrrhe und Kaffeekohle (Myrrhinil-Intest®, Repha)
- Kapuzinerkresse (Angocin®, Repha)
- Pfefferminzöl (Mentacur®, Asche)
- Teebaumöl
- (• Grapefruit-Samen-Extrakt)*

* Die antimykotische Wirksamkeit des Extraktes konnte laut neuerer Untersuchungen nicht auf „natürliche" Bestandteile sondern auf ein Konservierungsmittel (Benzethoniumchlorid) zurückgeführt werden. Aufgrund der reizenden Eigenschaften dieser Substanz rät das Bundesinstitut für gesundheitlichen Verbraucherschutz und Veterinärmedizin zur Vorsicht

Ein pilzhemmender Effekt wurde im Labormaßstab und/oder klinischen Untersuchungen für die Myrrhe und die Kaffeekohle (BECKMANN et al. 1996, KEIBEL 1995, LÜHR 1996) sowie das Teebaumöl (eigene, unpublizierte Daten) gezeigt. Einige weitere pflanzliche Inhaltsstoffe, insbesondere verschiedene ätherische Öle, entfalten zwar in vitro ebenfalls eine antimykotische Wirkung, allerdings stehen hier bis auf einzelne Erfahrungsberichte von Therapeuten Belege für die klinische Wirksamkeit noch aus. So zeigen zahlreiche Kräuter und Gewürze in vitro antimikrobielle Effekte, die allerdings häufig nicht nur auf Hefen und Schimmelpilze beschränkt bleiben (**Tab. 56**). Kontrollierte klinische Studien existieren noch für keines der genannten Präparate. Derzeit besteht daher das Dilemma, daß niemand genau weiß, welche Dosierung für einen ausreichenden Wirkstoffspiegel im Darm notwendig ist, wie sich die jeweilige Substanz im Darm verhält, welche Darmkeime neben den Pilzen evtl. noch inhibiert werden und ob möglicherweise schädliche Nebenprodukte entstehen. Aus mikrobiologischer Sicht muß daher für eine sichere Antimykose den klinisch, pharmakologisch und mikrobiologisch klar definierten Antimykotika (s. **Kap. 5.2.4.1.** und **5.2.4.2.**) derzeit der Vorzug eingeräumt werden. Die bislang vorliegenden Daten zum Einsatz von Phytotherapeutika klingen allerdings vielversprechend und lassen weitere Untersuchungen in dieser Richtung sinnvoll erscheinen.

Myrrhe, Kaffeekohle, Teebaumöl

Literaturhinweise

BECKMANN G; KUGLER F; SONNENSCHEIN B (1996): Experimentelle Untersuchungen zur antimykotischen Wirksamkeit eines Myrrhe, Kamillenextrakt und Kaffeekohle enthaltenden Arzneimittels. Erfahrungsheilkunde 45, 842–847 ● BECKMANN G, RÜFFER A, SONNENSCHEIN B (1998): Antimikrobielle Wirkstoffe in Kräutern, Gewürzen und sonstigen pflanzlichen Drogen – Thesen zur möglichen Beeinflussung des intestinalen Milieus auf „natürlichem" Wege. Ärztezeitschr. f. Naturheilverf. 39, 96–102 ● BGVV (Bundesinstitut für gesundheitlichen Verbraucherschutz und Veterinärmedizin) (1998): Produkte mit Grapefruitkernextrakten. Ernährungs-Umschau 45, 333–334 ● KEIBEL EF (1995): Myrrhe – eine antike Arznei mit alten und neuen Indikationen. Naturheilpraxis 48, 24–31 ● LÜHR K (1996): Initialtherapie intestinaler Mykosen mit Myrrhe, Kaffeekohle und Kamillenblüten – eine Praxisstudie. Erfahrungsheilkunde 45, 368–373 ● UHLENBROCK S (1996): Grapefruitkernextrakt: natürlich gut für alles? Pharmazeut. Ztg. 141, 3882–3886

Tabelle 56

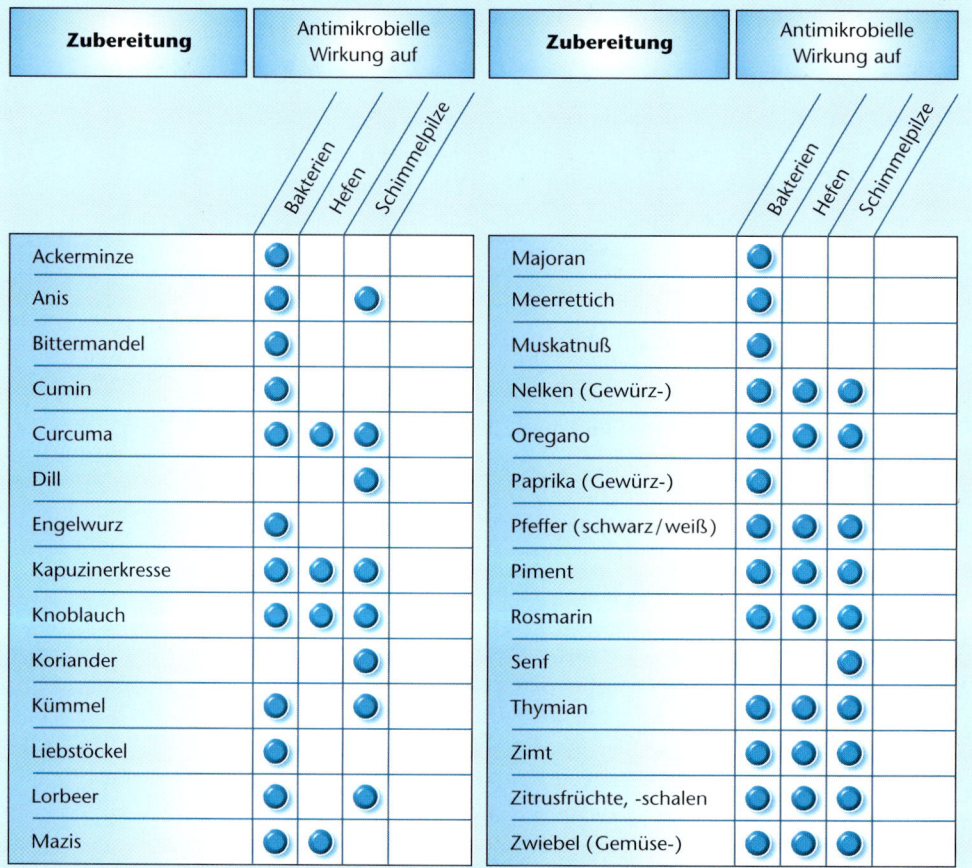

Aus: BECKMANN et al. 1998

5.2.4.4. Diätetische Maßnahmen

Zahlreiche diätetische Empfehlungen zur alleinigen oder unterstützenden Behandlung intestinaler Pilzbesiedlungen kursieren unter Patienten und Therapeuten. Ganze Kochbücher befassen sich mit Rezepten für Pilz-Patienten. Wissenschaftlich fundierte Untersuchungen, die die Wirkung solcher Ernährungsweisen belegen, existieren allerdings nicht. Die Anweisungen gehen auf die theoretische Überlegung zurück, Pilzen ihr Substrat, nämlich Kohenhydrate zu entziehen. Dazu ist folgendes anzumerken:

Pilze kann man nicht aushungern!

Ein alleiniges Aushungern der Pilze im Darm mit einer kohlenhydratarmen Diät erscheint nicht empfehlenswert, da ein Substratmangel *Candida*-Hefen

THERAPIE

nachweislich zum Übergang in eine invasiv wachsende Fadenform bewegen kann (RÜCHEL 1991; NOLTING 1994). Trotzdem macht eine um leicht verfügbare Kohlenhydrate wie Süßigkeiten und Weißmehlprodukte reduzierte Ernährung im Anschluß an eine Nystatin-Behandlung zur Verhinderung von Rezidiven durchaus Sinn. Da Pilzbesiedlungen insbesondere im Dünndarm beschrieben sind, ist eine Beeinflussung der Stoffwechselaktivität über die Ernährung durchaus plausibel.

Abzulehnen sind aber sog. Anti-Pilz-Diäten, die eine vermeintlich strikte Kohlenhydrat-freie Ernährung anstreben. Die Bewertung von Lebensmitteln wird in diesen Fällen in der Regel allein anhand des Kohlenhydrat-Gehaltes vorgenommen. Hier ist die Ernährung im Endeffekt häufig so unausgewogen und in Bezug auf Vitamine, Spurenelemente und andere vitale Stoffe so defizient, daß eine weitere Schwächung des Patienten mit noch günstigeren Bedingungen für Pilze zu erwarten steht.

Auch der psychologische Faktor solcher Diäten sollte nicht unterschätzt werden. Die Verbote einer Vielzahl von Lebensmitteln stellen für viele Patienten eine starke Einschränkung der Lebensqualität und damit auch eine erhebliche psychische Belastung dar. Der Schaden ist aufgrund der psycho-neuro-immunologischen Reaktionen (Resistenzminderung; s. auch **Kap. 5.2.2.4.**) im Endeffekt u.U. größer als der Nutzen.

Auch das häufig in Anti-Pilz-Diäten zu lesende Verbot hefehaltiger Lebensmittel entbehrt jeglicher Grundlage. Pilz ist nicht gleich Pilz. Die lebensmitteltechnologisch eingesetzte Back- und Bierhefe, *Sacch. cerevisiae*, steht in keinerlei ursächlichem Zusammenhang mit intestinalen Pilzbesiedlungen. Ganz im Gegenteil: zahlreiche positive Wirkungen beim therapeutischen Einsatz solcher Hefen sind belegt (s. **Kap. 5.2.2.2.**). In vitro konnte zudem unter anderem auch ein antagonistischer Effekt auf Vertreter der Gattung *Candida* gezeigt werden (McFARLAND 1993; SONNENSCHEIN u. BECKMANN 1995). Inwieweit letzteres allerdings klinische Bedeutung hat, bedarf noch der Klärung.

Verbot hefehaltiger Lebensmittel nur in Ausnahmen gerechtfertigt

Einzig bei Vorliegen einer manifesten *Candida*-Allergie sollten wegen der Kreuzantigene zwischen *C. albicans* und *Sacch. cerevisiae* hefehaltige Produkte gemieden werden. Ansonsten ist der Einsatz von *Saccharomyces*-Präparaten (z.B. Santax®), da die Voraussetzung für eine Pilzbesiedlung häufig in einer Schwächung des darmassoziierten Immunsystems begründet liegt, als Immunmodulator durchweg empfehlenswert.

Interessante diätetische Ansätze bietet die Kenntnis über umfangreiche erforschte mikrobizide Wirkungen von Kräutern und Gewürzen des täglichen Bedarfs, wie sie von den Autoren unlängst publiziert wurden (**Tab. 56**; BECKMANN et al. 1998). So sind bei einer bewußt kräuterreichen Ernährungsweise neben der Förderung der Verdauungsfunktionen (s. **Kap. 5.2.7.2.**) auch gewisse Effekte auf die intestinale Mikroflora zu erwarten (**Abb. 91**).

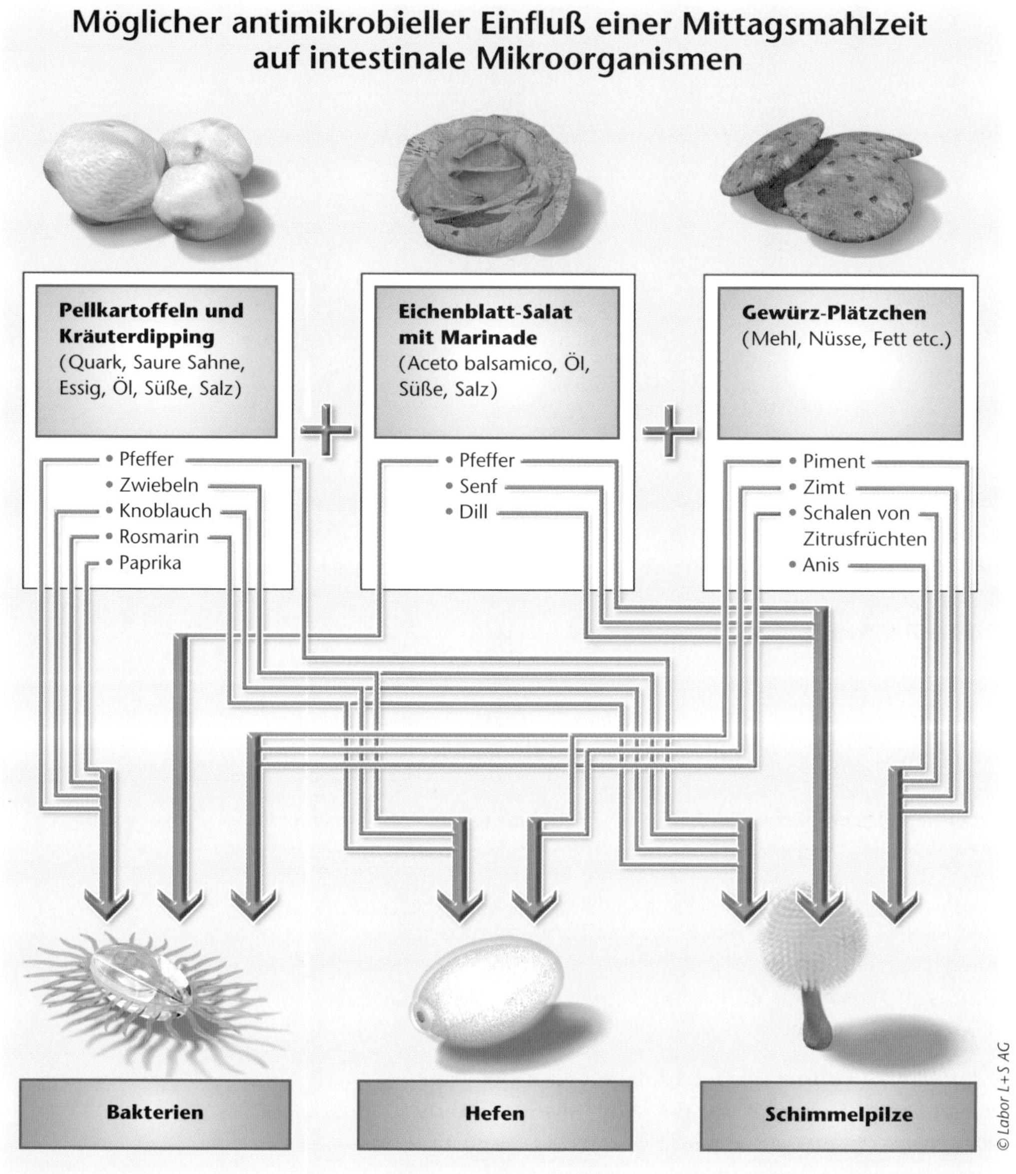

THERAPIE

Möglicher antimikrobieller Einfluß einer Mittagsmahlzeit auf intestinale Mikroorganismen

Pellkartoffeln und Kräuterdipping
(Quark, Saure Sahne, Essig, Öl, Süße, Salz)

- Pfeffer
- Zwiebeln
- Knoblauch
- Rosmarin
- Paprika

+

Eichenblatt-Salat mit Marinade
(Aceto balsamico, Öl, Süße, Salz)

- Pfeffer
- Senf
- Dill

+

Gewürz-Plätzchen
(Mehl, Nüsse, Fett etc.)

- Piment
- Zimt
- Schalen von Zitrusfrüchten
- Anis

Bakterien | **Hefen** | **Schimmelpilze**

© Labor L+S AG

Abbildung 91

Literaturhinweise

BECKMANN G, RÜFFER A, SONNENSCHEIN B (1998): Antimikrobielle Wirkstoffe in Kräutern, Gewürzen und sonstigen pflanzlichen Drogen – Thesen zur möglichen Beeinflussung des intestinalen Milieus auf „natürlichem" Wege. Ärztezeitschr. f. Naturheilverf. 39, 96–102 ● McFARLAND LV; BERNASCONI P (1993): *Saccharomyces boulardii*: a review of an innovative biotherapeutic agent. Microb. Ecol. Health Dis. 6, 157–171 ● NOLTING S (Hrsg.; 1994): Mykosen des Verdauungstraktes. Medi-Verlag, Hamburg ● RIETH H (1994): Mykosen – Anti-Pilz-Diät. Notamed, Melsungen ● RÜCHEL R (1991): Pathogenität von *Candida albicans*. Immun. Infekt. 19, 108–111 ● SONNENSCHEIN B; BECKMANN G (1995): *Saccharomyces boulardii* – Biotherapeutische Alternative bei Diarrhoe. Therapiewoche 45, 776–782

THERAPIE

5.2.5. Antibiotische Therapie

Eine Therapie von Erkrankungen des Intestinaltraktes mit antibiotisch wirksamen Substanzen muß immer eine Güterabwägung darstellen, da erwartet werden kann, daß je nach Art und Anwendung der eingesetzten Pharmaka auch Teile der autochthonen Flora getroffen werden. Der mikroökologisch interessierte Therapeut wird hier mit besonderer Vorsicht vorgehen.

Nebenwirkungen abwägen

Eine Ausnahme stellen die Maßnahmen der selektiven oder totalen Dekontamination als Vorbereitung auf große Bauchhöhlen-OPs oder bei iatrogen Immunsupprimierten (Transplantationspatienten) dar. Da in diesen Fällen die Translokation von Keimen der physiologischen Flora zu lebensbedrohlichen Komplikationen führen kann, wird durch entsprechend radikale Medikation die autochthone Flora entweder in ihrem aeroben Anteil (selektive Darmdekontamination) oder vollständig (totale Darmdekontamination) eliminiert (HARALAMBIE 1992).

Durchfallerkrankungen

Antibiotika sollten bei bakteriell bedingten Durchfallerkrankungen u.a. wegen der Gefahr einer Resistenzentwicklung nur in lebensbedrohlichen Fällen eingesetzt werden (s. auch **Kap. 5.3.2.**). Eine Ausnahme bilden Infektionen mit:

Nur in lebensbedrohlichen Fällen

Mittel der Wahl:

- *Salmonella Typhi* (Typhus) → Cefotaxim, Ceftriaxon, Ciprofloxacin
- *Salmonella Paratyphi* (Paratyphus) → Cefotaxim, Ceftriaxon, Ciprofloxacin
- Shigellen (insbes. schwere Verläufe) → Ampicillin, Co-Trimoxazol
- *Vibrio cholerae* (Cholera) → Co-Trimoxazol, Tetrazykline
- *Clostridium difficile* (AAC) → Vancomycin, Metronidazol

Auch besonders schwere, akute Schübe beim Morbus Crohn lassen sich durch den Einsatz des gegen Anaerobier wirksamen Metronidazols günstig beeinflussen. Besonders günstig scheint der Effekt bei perianalen Fisteln und Abszessen zu sein.

Der Antibiotika-Einsatz bei Durchfallerkrankungen bedarf der klaren Indikationsstellung. Daher ist vor der antibiotischen Therapie grundsätzlich ein Nachweis der Erreger oder von Toxinen im Stuhl zu führen. Aufgrund der teilweise schnellen Resistenzentwicklung der Keime muß sich die Auswahl des Therapeutikums nach dem Antibiogramm richten (s. auch **Kap. 3.3.2.**). Die o.g. Antibiotika sind in der überwiegenden Zahl der Fälle, aber nicht zwangsläufig wirksam.

Grundsätzlich: Erregernachweis & Antibiogramm

Einsatz von Antibiotika bei schweren Störungen der Kolonisationsresistenz

In seltenen Fällen mit offensichtlich massiven Alterationen der Kolonisationsresistenz kann es unumgänglich sein, bestimmte opportunistische Kei-

THERAPIE

me, insbesondere mit starker proteolytischer Befähigung, durch die Anwendung von antibiotisch wirksamen Substanzen zu eliminieren. Besondere Beachtung müssen Überwucherungen mit

Gefahr durch fulminante Proteolyten

- Pseudomonaden, insb. *Pseudomonas aeruginosa* und/oder
- *Proteus spp.*

finden. Diese Bakterien können sich „verselbstständigen" und z.B. bei einer großflächig entzündeten Darmschleimhaut, wie sie nach bestimmten Formen der Chemotherapie oder Ganzkörperradiatio oder bei immunsupprimierten Patienten auftritt, zu einem massiven Anfluten biogener Amine führen (s. **Kap. 2.2.**). Wegen der sehr häufig zu beobachtenden Multiresistenz dieser Keime sollte einer sorgfältig abgewogenen Therapie immer eine Sensibilitätsprüfung (Antibiogramm) vorangehen.

Ist eine Antibiotikatherapie aufgrund eines Infektionsgeschehens außerhalb des Darmes indiziert, sind neben der Infektlokalisation, dem jeweiligen Erreger und seiner Sensibilität auch die Auswirkungen auf die autochthone Darmflora bei der Auswahl des Therapeutikums zu berücksichtigen (s. auch **Kap. 2.3.**). In **Tab. 57** sind einige antibiotisch wirksame Substanzen nach ihrer Einflußnahme auf die intestinale Kolonisationsresistenz klassifiziert.

Tabelle 57

Einstufung von Antibiotika nach ihrer Schadwirkung auf die intestinale Kolonisationsresistenz

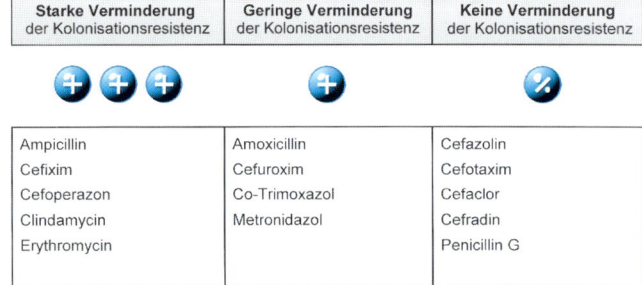

Starke Verminderung der Kolonisationsresistenz	Geringe Verminderung der Kolonisationsresistenz	Keine Verminderung der Kolonisationsresistenz
Ampicillin	Amoxicillin	Cefazolin
Cefixim	Cefuroxim	Cefotaxim
Cefoperazon	Co-Trimoxazol	Cefaclor
Clindamycin	Metronidazol	Cefradin
Erythromycin		Penicillin G

Modifiziert nach BERGAN (1993) und HEIDT (1983)

Zur Prophylaxe Antibiotika-assoziierter Durchfälle empfiehlt sich die Gabe Medizinischer Hefe (z.B. SANTAX®; SONNENSCHEIN und BECKMANN 1995) (s. **Kap. 5.2.2.2.**). Bei langandauernden Antibiotika-Einsätzen und bei über die Antibiose hinaus bestehenden gastrointestinalen Problemen sollte der Zustand der intestinalen Mikroökologie über eine Stuhlflora-Untersuchung kontrolliert werden.

Literaturhinweise

BERGAN T (1993): Effect of antimicrobial drugs on the intestinal microflora: importance of pharmacokinetic properties of antibacterial agents. In: NORD CE; HEIDT PJ; RUSCH VC; VAN DER WAIJ D (ed.): Consequences of antimicrobial therapy for the composition of the microflora of the digestive tract. Old Herborn University seminar monograph 3 ● HANSEN WE (1994): Infektiöse Enteritis und Kolitis. In: CLASSEN M; DIEHL V; KOCHSIEK K (Hrsg.): Innere Medizin. Urban & Schwarzenberg, München, Wien, Baltimore ● HARALAMBIE (1992): Gnotobiotik. Mikroökologische Techniken in der Humanmedizin. Perimed, Erlangen ● HEIDT PJ (1983): Neue Kriterien für die antimikrobielle Therapie: Erhaltung der Kolonisationsresistenz des Intestinaltraktes. Mikroökol. Ther. 13, 61–65 ● SIMON C; STILLE W (1993): Antibiotika-Therapie in Klinik und Praxis. S. 446 ff., Schattauer, Stuttgart, New York ● SONNENSCHEIN B; BECKMANN G (1995): *Saccharomyces boulardii*. Biotherapeutische Alternative bei Diarrhoe. Therapiewoche 45, 776–782 ● STEGEMANN M; BECKMANN G (1997): Antibiogramme in der tierärztlichen Praxis. Indikationen – Technik – Interpretation. Vet special. 2. Aufl. Enke, Stuttgart

5.2.6. Antiparasitäre Therapie

Für den Einsatz von Antiparasitika muß eine strenge Indikationsstellung erfolgen. So ist bei den zur Therapie von protozoischen Infektionen eingesetzten Therapeutika in unterschiedlichem Maß auch ein Effekt auf die bakterielle Darmflora zu erwarten (z.B. starke Wirkung auf die Darmflora bei Paromomycin, mittlere Wirkung bei Metronidazol und Tinidazol; s. auch **Kap. 2.3.**). Auch die gegen Helminthen gerichteten Präparate (Anthelminthika) können zum Teil erhebliche Nebenwirkungen hervorrufen (Magen-Darm-Beschwerden, Kopfschmerzen, Schwindel, Hautreaktionen). Die Applikation von Antiparasitika sollte daher i.d.R. nicht auf Verdacht, sondern erst nach einem Parasitennachweis im Stuhl erfolgen (s. **Kap. 3.3.2.**). Bei dem Nachweis einiger protozoischer Parasiten, deren pathogene Bedeutung noch nicht ausreichend belegt ist (z.B. *Blastocystis hominis*, *Entamoeba coli*) muß eine individuelle Schaden-Nutzen-Abwägung erfolgen. Bei asymptomatischen Nachweisen solcher Parasiten erscheint eine, in Abhängigkeit vom Stuhlflorabefund individuell auf die Stabilisierung der Darmbarriere ausgerichtete Therapie sinnvoller. Dagegen stellen Nachweise von obligat enteropathogenen Parasiten stets eine Indikation für den Einsatz antiparasitärer Wirkstoffe dar. Hinsichtlich der pathogenetischen Bewertung von Parasitenfunden im Stuhl sei auf **Kap. 2.8.3.** verwiesen.

In den **Tabb. 58**, **59**, **60** und **61** sind die Präparate zur Behandlung

Spezifische Therapie von Darmprotozoen — Tabelle 58

Protozoenart	Wirkstoffe	Handelsnamen
Entamoeba histolytica	**Asymptomat. Darmform:**	
	Diloxanid-Furoat	Furamide®
	Nimorazol	Esclama®
	Paromomycin	Humatin®
	Symptomat., invasive Form:	
	Metronidazol	z.B. Clont®, Flagyl®
	Tinidazol	Simplotan®
	(Chloroquin)	Resochin®
Andere Amöben	i.d.R. keine spezifische Therapie notwendig, ansonsten wie bei *Entamoeba histolytica*	
Giardia lamblia	Metronidazol	z.B. Clont®, Flagyl®
	Tinidazol	Simplotan®
Andere Flagellaten	i.d.R. keine spezifische Therapie notwendig, ansonsten wie bei *Giardia lamblia*	
Balantidium coli	Metronidazol	z.B. Clont®, Flagyl®
	Tinidazol	Simplotan®
	Tetrazyklin	z.B. Achromycin®
	Paromomycin	Humatin®
Kryptosporidien	bislang kein sicher wirksames Präparat bekannt, in Einzelfällen erfolgreich (bei AIDS-Patienten allerdings meist nicht dauerhaft):	
	Rinderkolostrum	Lactobin®
	Paromomycin	Humatin®
	Spiramycin	Rovamycine®, Selectomycin®
	Azithromycin	Zithromax®
Sarcocystis spp.	keine spezifische Therapie notwendig	
Isospora belli	Co-Trimoxazol	z.B. Bactrim®, Cotrim®
	Pyrimethamin	Daraprim®
Mikrosporidien	bislang kein sicher wirksames Präparat bekannt, in Einzelfällen erfolgreich:	
	Albendazol	Eskazole®
	Metronidazol	z.B. Clont®, Flagyl®
	Co-Trimoxazol	z.B. Bactrim®, Cotrim®
	Azithromycin	Zithromax®
	Atovaquon	Wellvone®
Cyclospora cayetanensis	Co-Trimoxazol	z.B. Bactrim®, Cotrim®
Blastocystis hominis	i.d.R. keine spezifische Therapie notwendig, ansonsten wie bei *Giardia lamblia*	

Spezifische Therapie von Darmtrematoden — Tabelle 59

Trematodenart	Wirkstoffe	Handelsnamen
Fasciola hepatica	Triclabendazol	Fasinex® (ad us. vet.)
Dicrocoelium dentriticum *Opisthorchis spp.* *Clonorchis spp.* *Schistosoma spp.*	Praziquantel	Biltricide®
Fasciolopsis buski	Praziquantel	Biltricide®
	Niclosamid	Yomesan®

THERAPIE

Therapiekontrolle durch Stuhluntersuchungen

der in Mitteleuropa bedeutsamen Darmparasitosen aufgelistet. Grundsätzlich sollten frühestens 6 Wochen nach dem Einsatz von Antiparasitika mehrfache Stuhluntersuchungen zur Therapiekontrolle erfolgen.

Wichtig:

Insbesondere bei den Anthelminthika unbedingt die möglichen Nebenwirkungen (s.o.) und die teilweise bestehenden Kontraindikationen (z.B. Schwangerschaft) beachten.

„Natürliche Antiparasitika"

Es sei erwähnt, daß auch einigen pflanzlichen Inhaltsstoffen antiparasitäre Wirkungen zugeschrieben werden. Insbesondere das aus der Berberitze isolierte Berberin wird in Indien bei der Behandlung der Amoebiasis und der Giardiasis eingesetzt. Pfefferminze, Knoblauch und Schwarzkümmelöl sollen ebenfalls antiparasitäre Wirkungen entfalten. Leider existieren jedoch keine Studien, die diese Effekte zweifelsfrei belegen (SALLER et al. 1995). Die Frage, welche Dosierung über welche Zeit einen ausreichenden Wirkstoffspiegel im Darm ermöglicht und ob dies überhaupt möglich ist, kann nicht eindeutig beantwortet werden. Derzeit müssen daher die o.g. synthetischen Wirkstoffe als Mittel der Wahl bei intestinalen Parasitosen gelten.

Tabelle 60

Spezifische Therapie von Darmnematoden

Nematodenart	Wirkstoffe	Handelsnamen
Ascaris lumbricoides	Albendazol	Eskazole®
	Mebendazol	Vermox®, Surfont®
Enterobius vermicularis	Mebendazol	Vermox®, Surfont®
	Pyrantelembonat	Helmex®
	Pyrviniumembonat *	Molevac®
	Albendazol	Eskazole®
Trichuris trichiura	Mebendazol	Vermox®, Surfont®
	Albendazol	Eskazole®
Ancylostoma duodenale	Mebendazol	Vermox®, Surfont®
Necator americanus	Albendazol	Eskazole®
Trichostrongylus spp.	Pyrantelembonat	Helmex®

* **Wichtiger Hinweis:** Der Patient ist darauf hinzuweisen, daß sich nach der Einnahme von entsprechenden Präparaten der Stuhl hellrot färben kann. Dies ist auf die rote Farbe des Wirkstoffes zurückzuführen und gibt daher keinen Anlaß zur Sorge.

Literaturhinweise

BURCHARD GD (1994): Therapie bei Malaria und Amöbiasis. Immun. Infekt. <u>22</u>, 45–47 ● ECKERT J (1989): Protozoologie, Helminthologie. In: KAYSER FH; BIENZ KA; ECKERT J; LINDENMANN J (Hrsg.): Medizinische Mikrobiologie. Thieme, Stuttgart, New York ● MEHLHORN H; EICHENLAUB D; LÖSCHER T; PETERS W (1995): Diagnostik und Therapie der Parasitosen des Menschen. Gustav Fischer, Jena, Stuttgart ● MÜLLER M; MICHEL R; SAUER H (1992): Einheimische intestinale Parasitosen, Teil 1. GIT Lab.-Med. 3/92, 59–65 ● SALLER R; REICHLING J; HELLENBRECHT (1995): Phytotherapie. Klinische, pharmakologische und pharmazeutische Grundlagen. Haug, Heidelberg ● SCHÄFFLER A (1994): Parasitologie. In: OETHINGER M (Hrsg.) Mikrobiologie und Immunologie Jungjohann, Neckarsulm, Lübeck, Ulm ● PRESBER W (1993): Therapie parasitärer Infektionen. Chemother. J. <u>2</u>, 132–137 ● VOLKHEIMER G (1996): Intestinale Helminthosen – Praxisproblem des Gastroenterologen. Z. Gastroenterol. <u>34</u>, 534–541

Tabelle 61

Spezifische Therapie von Darmzestoden

Zestodenart	Wirkstoffe	Handelsnamen
Taenia spp.	Praziquantel	Cesol®
Vampirolepis nana	Niclosamid	Yomesan®
Dipylidium caninum		
Diphyllobothrium latum		
Cysticercus	Albendazol	Eskazole®
(Finnen von Taenia spp.)	Praziquantel	Cysticide®
Echinococcus spp.	Bei inoperablen Fällen oder vor der OP:	
	Mebendazol	Vermox® forte
	Albendazol	Eskazole®

THERAPIE

5.2.7. Unterstützende Maßnahmen

Neben den in den vorangegangenen Kapiteln genannten Maßnahmen der Milieubeeinflussung, der Immunmodulation sowie der antimykotischen, antibiotischen und antiparasitären Therapie bedarf häufig auch der Zustand der Darmschleimhaut und der Darmanhangsorgane therapeutischer Berücksichtigung. Die nachfolgenden Kapitel sind daher der Behandlung leber- und pankreasbedingter Verdauungsinsuffizienzen sowie Ansätzen zu Schleimhautberuhigung und Schleimhautschutz gewidmet.

5.2.7.1. Substitution von Pankreasenzymen

Die vergleichsweise viel zu wenig beachtete und daher auch im Mittel beschämend spät und selten diagnostizierte exokrine Pankreasinsuffizienz (s. **Kap. 3.4.2.2.**) macht es besonders bei mittleren bis schwereren Verläufen notwendig, neben diätetischen Maßnahmen (insbesondere Fettreduktion) Enzyme zu substituieren. Dabei werden üblicherweise Formulierungen aus Schweinepankreatin (Pankreatin laut Arzneibuch: standardisierter Pankreasextrakt mit Lipase, Amylase und Proteasen) eingesetzt. Neben den früher üblichen Single-unit-Präparaten (in der Regel Retardformen mit magensaftresistenten Überzügen) dominieren heute Multiple-unit-Formulierungen. Bei letzteren setzt die oral verabreichte Kapsel oder der entsprechend applizierte Formling im Magen Granulate oder Pellets frei, die sich gut mit den Speisen mischen können, den Wirkstoff jedoch erst im Duodenum freigeben.

Pankreasinsuffizienz wird zuwenig beachtet

Für den klinischen Erfolg sind aus physiologischer Sicht zwei kinetische Eigenschaften der Darreichungsformen wichtig:

- Da die pankreatische Lipase im stark sauren Magen sehr schnell ihre Wirksamkeit verliert, ist eine unbeschadete Magenpassage zu gewährleisten.
- Nach der Magenpassage muß eine rasche Freisetzung, möglichst im Duodenum, erfolgen.

Diese Eigenschaften werden inklusive der lipolytischen Aktivität durch die Bestimmung der Säureresistenz im künstlichen Magensaft sowie der Zerfallszeit in künstlichem Darmsaft bestimmt. Die so errechnete „digestive Potenz" ist ein Maß für die arzneiliche Güte. In Untersuchungen von HÜWEL et al. (1996) zeigte sich erneut, daß Multiple-unit-Formulierungen den Single-unit-Präparaten eindeutig überlegen sind. Sie sollten daher bevorzugt werden.

Multiple-unit-Präparate bevorzugen

Ein solches Präparat ist z.B. Enzym-Lefax® forte. Es enthält zudem als Ergänzung den Entschäumer Simethicon, welcher den bei Mangel an Verdauungsenzymen vermehrt auftretenden Meteorismus lindert und den Abgang von Gasen erleichtert.

THERAPIE

 Praxisfrage:

Können Pankreasenzyme ohne Gefährdung des Patienten in Dauermedikation gegeben werden?

Über Gewöhnungseffekte oder Wirkungsabschwächungen sowie sonstige erhebliche Nebenwirkungen, die bei einem Dauergebrauch entstehen können, ist derzeit nichts bekannt. Allerdings sind dauerhafte Substitutionen mit dem Grundgedanken der Naturheilkunde schlecht vereinbar. Schließlich möchte man dem Organismus und seinen Organen wieder zu einer verbesserten Funktion verhelfen. Dabei läßt sich die Tatsache, daß Magen, Duodenum und Bauchspeicheldrüse über ein neuro-hormonales Netzwerk miteinander kommunizieren, therapeutisch nutzen, und zwar besonders bei Patienten mit mäßiger Pankreasinsuffizienz. Freie Fettsäuren stimulieren die Freisetzung von Cholecystokinin, welches die Ausscheidung von Verdauungsenzymen im Pankreas in Gang setzt. Relativ geringe Mengen an Pankreasenzymen (z.B. Enzym-Lefax®) – zum Essen eingenommen, um den Anstieg des Magen-pH-Wertes durch die Speisen auszunutzen – initiieren die Fettverdauung im Magen. Die dabei entstehenden Fettsäuren setzen dann über die genannte neurohormonale Kaskade die Förderung der körpereigenen Verdauung in Gang.

Korrekte Diagnose als Voraussetzung

Eine massive exokrine Pankreasinsuffizienz führt allerdings zu starken Befindlichkeitsstörungen (Oberbauchbeschwerden, Völlegefühl, Steatorrhoe) und Mangelernährung (Malassimilation). Weiterhin wird die Mikroflora massiv verändert: proteolytisch aktive Keime nehmen zu, biogene Amine mit unerwünschten Wirkungen entstehen und die „nützliche" saccharolytische Flora wird zurückgedrängt. Deshalb ist in diesen Fällen eine systematische Enzymsubstitution unumgänglich. Voraussetzung dafür muß allerdings eine korrekte Diagnose – Bestimmung der Pankreatischen Elastase 1 im Stuhl – sein (s. **Kap. 3.4.2.2.** und **3.4.2.3.**). Regelmäßige Verlaufskontrollen sind zu empfehlen.

Literaturhinweise

HÜWEL S; BEHRENS R; SPENER F (1996): Pankreasenzyme: Präparate im Vergleich. Pharmazeut. Ztg. **141**, 3361-3368 ● LAYER P; GRÖGER G (1993): Schicksal der Pankreasenzyme im Intestinallumen – Bedeutung für Pathophysiologie und Therapie der exokrinen Pankreasinsuffizienz. In: ZEITZ M; CASPARY WF; BOCKEMÜHL J; LUX G (Hrsg.): Ökosystem Darm V. S. 87–93, Springer, Berlin, Heidelberg, New York ● PESCHKE GJ (1986 a): Pankreasenzymsubstitution (Teil 1). Apotheker J. Nr. 10, 48–52 ● PESCHKE GJ (1986 b): Pankreasenzymsubstitution (Teil 2). Apotheker J. Nr. 11, 36–38

5.2.7.2 Einsatz von Phytopharmaka am Gastrointestinaltrakt

Zahlreiche pflanzliche Präparate finden bei der Behandlung von Magen-Darm-Beschwerden ihren Einsatz als Karminativa, Amara sowie Cholagoga oder Cholekinetika. Die gallewirksamen Substanzen entfalten dabei auch eine Wirkung auf die exokrine Pankreasfunktion. Eine Übersicht gastroenterologisch bedeutsamer Phytopharmaka geben **Abb. 92** und **Tab. 62** wider.

THERAPIE

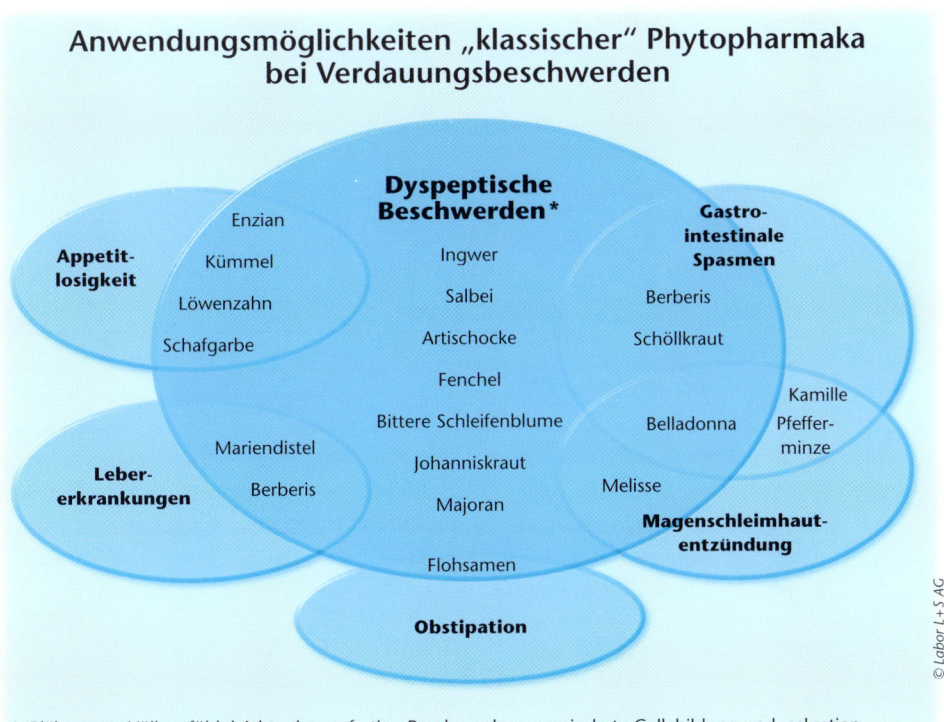

Abbildung 92

Karminativa

Der Begriff ist nicht klar umrissen. In der Regel werden darunter Formulierungen verstanden, die postprandial ein Aufstoßen und/oder den erleichterten Abgang von Flatus bewirken oder die überschießende Entstehung von Darmgasen verhindern können. Gleichzeitig rufen sie bei der Einnahme häufig ein Gefühl der Wärme hervor (SALLER et al. 1995). Als Karminativa gelten Kümmel, Fenchel, Anis, Pfefferminze, Küchenzwiebel und Knoblauch.

Kümmel, Fenchel, Anis, Pfefferminze, Küchenzwiebel, Knoblauch

Als Wirkmechanismen werden diskutiert:

- Tonus-Absenkung des Ösophagussphincters mit reflektorischer Hyperämie
  → Druckausgleich zwischen Magen und Speiseröhre, Ructus möglich
- Tonisierung der Magenschleimhaut durch Reizung
  → Ructus
- Reflektorische Anregung der Magensaftsekretion
  → Verbesserung der Verdauungsleistung
- Spasmolytische Wirkungen auf die Darmschleimhaut
  → Flatus
- Antimikrobielle Wirkungen „zähmen" gasbildende Bakterien
  → Verhinderung übermäßiger Gasentwicklung

THERAPIE

Tabelle 62

Übersicht und Charakterisierung von Phytopharmaka im Gastrointestinaltrakt

Name	Wichtige Inhaltsstoffe	Wirkweise / Einzelwirkungen	Hinweise (z.B. Gegenanzeigen)
Artischocke (Cynara scolymus)	• Hydroxyzimtsäuren (Cynarin) • Sesquiterpenlactone (Cynaropikrin) • Flavonoide	• Cholagogum • (Diurese) • (Beschleunigung der gastrointestinalen Transitzeit) • (Senkung von Triglyzerid- und Cholesterinspiegel)	• Artischocken-Allergien • Kreuzallergien gegenüber anderen Korbblütern (Chrysanthemen, Arnika, Kamille, Pyrethrum)
Berberis (Berberis vulgaris)	• Alkaloide (Berberin)	• (Cholagogum) • (Diuretikum)	• Cave: Intoxikationen • Keine befriedigende Datenlage (keine Anwendungsempfehlungen durch Kommission E) • Antimikrobielle Wirkungen beschrieben (Anwendungsberichte bei Cholera, Lambliasis in Indien)
Bittere Schleifenblume (Iberis amara)	• Senfölglykoside • Curcubitacine (Bitterstoffe) • Flavonoide • Amine, fette Öle	• „Tonisierend" • Antiphlogistikum	• Keine befriedigende Datenlage • Derzeit fast überwiegend nur in Kombinationspräparaten
Echte Kamille (Chamomilla recutita)	• Ätherische Öle (Bisaboloide, Matricin, Monoterpene etc.) • Flavonoide	• Antiphlogistikum (analgetisch, antipyretisch, antiödematös, Hemmung der Prostaglandinsynthese) • Antisepticum (anti-bakteriell, -mykotisch, -viral) • Spasmolyticum • (Karminativum)	• Auch in Kombinationspräparaten (diverse Standardzulassungen) • Sehr selten allergische Reaktionen (meist durch Verunreinigungen mit anderen Kamillearten)
Echter Salbei (Salvia officinalis)	• Ätherische Öle (Thujon etc.) • Gerbstoffe (Rosmarinsäure) • Flavonoide	• Antiphlogistikum (bakterizid, fungi- und virustatisch) • „Verdauungsfördernd"	• Cave: Intoxikationen (> 2 g Salbeiöl)
Fenchel (Foeniculum vulgare ssp. vulgare var. vulgare)	• Ätherische Öle (Fenchon, Estragol, Pinen, Limonen) • Phenolcarbonsäuren • Flavonoide	• Spasmolytikum • Karminativum • (Sekretolytikum) • (Stomachikum) • Antimikrobielle Wirksamkeit	• Arzneilicher Fenchel ist kein Gartenfenchel! • Sehr selten allergische Reaktionen
Flohsamen (Plantago psyllium)	• Schleimstoffe (Polysaccharide) • Hemicellulose	• Abführmittel (wasserlöslicher Gelbildner)	• Präparationen der Samenschalen werden wesentlich niedriger als die ganze Droge dosiert
Gelber Enzian (Gentiana lutea)	• Secoiridoid-Bitterstoffe (Gentiopricosid, Amarogentin)	• Stomachikum (Amarum purum) • („Roborans", „Tonikum")	• Monographierte Kombinationspräparate
Gemeine Schafgarbe (Achillea millefolium)	• Ätherische Öle (Achillicin, Achillin, Campher, Pinen)	• Choleretikum • (adstringierend, antibakteriell, spasmolytisch, antiphlogistisch)	• Kontaktallergien (schwach allergisierend) • Keine ausreichende Datenlage
Ingwer (Zingiber officinale)	• Ätherische Öle (Zingiberen, β-Bisabolen, Zingiberol, Zingiberenol) • Scharfstoffe (Gingerole, Gingerdiole etc.) • Zucker • Schleimstoffe	• Antiemetikum • (Cholagogum) • (Karminativum) • Beim Tier: spasmolytisch • Beim Menschen: Tonussteigerung (antiinflammatorisch, analgetisch)	• Keine Anwendung bei Schwangerschaftserbrechen • Selten allergische Dermatitiden • Hautreizungen durch Scharfstoffe • Sehr hohe Dosen: halluzinogen
Johanniskraut (Hypericum perforatum)	• Naphthodianthrone (Hypericin, Pseudohypericin) • Flavonoide (Hyperosid) • Gerbstoffe • Procyanide • Phloroglucinderivate • Xanthonderivate • Ätherische Öle	• Antidepressivum • Antiphlogistikum (ölige Zuber.) (antibakteriell, virustatisch, ulkusprotektiv)	• Photosensibilisierungsreaktionen • Gelegentlich allergische Reaktionen • Häufig in Kombinationspräparaten
Kümmel (Carum carvi)	• Ätherische Öle (Carvon, Limonen) • Phenolcarbonsäuren • Flavonoide	• Karminativum • (Spasmolytikum) • Stomachikum	• Cave: Intoxikationen bei Ölzubereitungen • Selten Sensibilisierungen • Häufig in Kombinationspräparaten
Löwenzahn (Taraxacum officinale)	• Triterpene (Cycloartenol, Cycloartanol, Taraxol, Taraxerol) • Sesquiterpenlactone	• (Cholagogum) • (Diuretikum)	• Angaben beziehen sich auf Drogen aus Blatt und Wurzeln • Selten Kontaktallergien • In Kombinationspräparaten
Majoran (Origanum majorana)	• Ätherische Öle (Sabinhydrat) • Flavonoide • Phenole (Arbutin, Methylarbutin) • Gerbstoffe	• (Stomachikum) • (Karminativum) • (antimikrobiell wirksam) • (Steigerung intestinaler Motilität)	• Keine gesicherte Datenlage
Mariendistel (Silybum marianum)	• Flavonolignane (Silymarine) • Flavonoide • Früchte: fettes Öl	• Leberprotektivum (antioxidativ, immunmodulierend, membranstabilisierend)	• Früchte zeigen belegte Wirkungen, Kraut hingegen nicht • Keine gesicherten Daten bei Dyspepsie • Antidot bei Knollenblätterpilz-Vergiftung

Forts. Übersicht und Charakterisierung von Phytopharmaka im Gastrointestinaltrakt

Tabelle 62 (Forts.)

Name	Wichtig Inhaltsstoffe	Wirkweise / Einzelwirkungen	Hinweise (z.B. Gegenanzeigen)
Melisse (Melissa officinalis)	• Ätherische Öle (Citronellal, Geranial, Neral) • Gerbstoffe (Rosmarinsäure)	• (Sedativum) • (antibakteriell, virustatisch) • (Spasmolytikum)	• In Kombinationspräparaten gegen „nervöse Magen-Darm-Beschwerden"
Pfefferminze (Mentha piperita)	• Ätherische Öle (Menthol, Menthofuran, Menthon, Cineol) • Flavone • Gerbstoffe	• Spasmolytikum • Stomachikum • (Antiseptikum, antibakteriell) • (antiparasitär) • (Karminativum) • (Sekretolytikum) • (Analgetikum)	• Cave: Intoxikationen • Vielfach in Kombinationspräparaten • Selten Allergien, Haut- und Schleimhautreizungen
Schöllkraut (Chelidonium majus)	• Alkaloide (Chelidonin, Sanguinarin, Berberin)	• Spasmolytikum • (schwach sedierend, analgetisch)	• Gelegentlich Reizungen der Haut • Häufig in Kombinationspräparaten

© Labor L+S AG

Anmerkung: Klammerangaben unter der Rubrik „Wirkweise/Einzelwirkungen" beschreiben entweder **nachgeordnete oder nicht hinreichend belegte** Effekte/Indikationen. Die Angabe „Keine gesicherte Datenlage" beruht auf der einschlägigen Bewertung durch die Kommission E des (ehem.) Bundesgesundheitsamtes.

Einsatz bei Dyspepsie

Dieser beschreibende Begriff wird derzeit für Oberbauchbeschwerden verwendet, die ärztlicherseits auf den oberen Gastrointestinaltrakt bezogen werden (inkl. Leber, Galle, Pankreas). Er hat in den letzten Jahren eine deutliche Wandlung erfahren. Vom Standpunkt einer ätiologisch orientierten Diagnostik und Therapie muß diese „Diagnose" ähnlich kritisch gewertet werden wie der Begriff „Colon irritabile" (s. **Kap. 2.5.**).

Dyspepsie-Begriff: Kritik

Phytopharmaka können insbesondere bei der Behandlung funktioneller Dyspepsien, die den Großteil dieses Symptomenkomplexes ausmachen, eingesetzt werden. Vor allem bei akuten Beschwerden können organische Ursachen zugrunde liegen: z.B. Refluxoesophagitis, peptische Ulcera, Karzinome.

Unterschieden werden:
- Dyspepsie vom Ulcustyp
- Dyspepsie vom Refluxtyp
- Dyspepsie vom Dysmotilitätstyp
- Idiopathische (essentielle) Dyspepsie

Amara

Auch als Stomachika bezeichnet, entfalten diese Zubereitungen aufgrund ihres Gehaltes an Bitterstoffen eine stimulierende Wirkung auf die Sekretion des Magens, weniger stark auf die von Galle und Speichel. Die Wirkung wird auf eine Vagusreizung über die Geschmackspapillen der Zungenoberfläche sowie eine direkte Reizung der Magenschleimhaut mit Gastrinfreisetzung zurückgeführt.

Amara = Stomachika

Eine pharmazeutische Aufteilung unterscheidet:
- Amara pura   = Bitterstoffe
- Amara aromatica   = Bitterstoffe + ätherische Öle
- Amara adstringentia = Bitterstoffe + Gerbstoffe
- Amara mucilaginosa   = Bitterstoffe + Schleimstoffe

THERAPIE

Choleretika, Cholagoga, Cholekinetika

Arzneimittel, die sowohl die Galle-Sekretion als auch den Galle-Fluß steigern, werden als Choleretika oder als Cholagoga bezeichnet. Dabei wird unter Cholerese nicht nur die Sekretionssteigerung von Gallensäuren und -farbstoffen, sondern auch von biliärem Wasser und Elektrolyten sowie Lecithin und Cholesterin verstanden. Cholekinetika sollen nur den Gallefluß befördern. Die fluxfördernde Wirkung läuft vermutlich über eine Freisetzung von Cholecystokinin (CCK) mit folgender Kontraktion der Gallenblase. Es wird diskutiert, ob eine Motilitätssteigerung der Gallenblase zusammen mit einem erhöhten Flux zur Prophylaxe von Gallensteinen beitragen kann. Bei Patienten mit Gallenwegsdyskinesien muß Vorsicht walten: hier wurden Tonussteigerungen am Sphincter Oddii nach CCK-Gaben beobachtet (VOGT u. HORSTKOTTE 1993).

Andererseits muß aber auch bedacht werden, daß bei einer gesteigerten Cholerese durch den vermehrten Übertritt von Gallensäuren in den Dickdarm eine (chologene) Diarrhoe entstehen kann. Auch das Risiko für ein vermehrtes Entstehen von sekundären Gallensäuren durch mikrobiellen Umsatz muß berücksichtigt werden (s. **Kap. 3.4.2.5.**).

Der Therapeut stößt bei Literatursichtung in diesem Zusammenhang häufig auf begriffliche Unschärfen. Vergleichsweise präzise, aber noch nicht durchgängig gebräuchlich, wäre folgende Unterscheidung:

- Choleretikum → Steigerung der hepatischen Synthese und Sekretion von Galle
- Cholekinetikum → Steigerung des Galleflusses (z.B. über Tonisierung der Gallenblase)
- Cholagoga → sowohl choleretische als auch cholekinetische Wirkungen

Literaturhinweise

KUDRITZKI J (1995): Ernährung, Symbioselenkung und Darmflora. Stabilität und Stabilisierung der Darmflora durch Ernährung, Symbioselenkung und begleitende Behandlungskonzepte. Eigenverlag, Hamburg ● MAIWALD L (1990): Phytotherapie in der Praxis. Krankheiten des Verdauungstraktes (II). Leber – Galle – Pankreas. Therapeutikon 4, 65–68 ● PSCHYREMBEL (1996): Wörterbuch Naturheilkunde und alternative Heilverfahren. De Gruyter, Berlin, New York ● SALLER R; REICHLING J; HELLENBRECHT (1995): Phytotherapie. Klinische, pharmakologische und pharmazeutische Grundlagen. Haug, Heidelberg ● SCHILCHER H (1997): Was ist gesichert in der Phytotherapie ? Phytotherapie bei Lebererkrankungen. Ärztezeitschr. f. Naturheilverf. 38, 293–295 ● VOGT W; HORSTKOTTE A (1993): Cholagoga, Choleretika, Cholekinetika. Internist. Praxis 33, 411–413 ● WICHTL M (Hrsg.; 1989): Teedrogen. Wiss. Verlagsgesellschaft, Stuttgart

THERAPIE

5.2.7.3. Schleimhautberuhigung / Schleimhautschutz

Eine entzündlich alterierte Darmschleimhaut kann ihre Barrierefunktion nicht im ausreichenden Maß erfüllen. Gleichzeitig ist zu erwarten, daß sich der epitheliale Zellverband lockert und nicht nur den Übertritt von luminalen Antigenen in die Lamina propria ermöglicht, sondern auch zu einem Austritt von Plasmaeiweißen und Blutzellen führt. Diese wiederum stellen ein „gefundenes Fressen" für all diejenigen Keime dar, die insbesondere proteolytische Stoffwechselaktivitäten enfalten können. Wie bereits ausgeführt, entstehen aus dem Eiweißabbau auf mikrobiellem Wege biogene Amine, darunter auch Histamin. Dieses wiederum kann lokal seine Wirkungen entfalten und z.B. über eine Ödematisierung der Schleimhaut zu einer weiteren Verstärkung der beschriebenen Situation im Sinne eines Circulus vitiosus führen (s. **Kap. 2.2.**).

Entzündete Schleimhaut: Ausgangspunkt für Eiweißfäulnis

Weiterhin können Maldigestionsphänomene zum Anfluten schleimhautwidriger Metaboliten (darunter auch kurzkettige Fettsäuren und Gallensäuren, soweit sie im Übermaß gebildet werden und auf eine Schleimhaut mit defekter Mukusschicht treffen) führen. Dies kann z.B. im Dünndarm ein zusätzliches Auftreten von malassimilatorischen Komponenten im Krankheitsgeschehen bewirken, indem durch die enterozytäre Schädigung auch die bürstensaumständigen Disaccharidasen in ihrer Funktionsfähigkeit betroffen sind. So ist das Auftreten von Lactoseintoleranzen als Folge einer mikrobiellen Zerstörung der Darmschleimhaut z.B. anläßlich von Rota-Virus- oder parasitären Infektionen beschrieben.

Malassimilation

In der Naturheilkunde haben sich folgende Therapeutika zur Schleimhautberuhigung bewährt:

1. **Heilerden, Bolus alba, Kaolin, dioktaedrischer Smektit (z.B. Colina®, Skolpin®)**

Die Wirkung dieser seit dem Mittelalter bekannten Arzneimittel beruht auf dem enormen, unspezifischen Adsorptionsvermögen der darin befindlichen Tonmineralien. Diese erfüllen im Bodenhaushalt eine für die Bodenfruchtbarkeit unverzichtbare Funktion als Stabilisatoren des Ionengleichgewichtes. Man vermutet, daß durch Beigaben von tonmineralienhaltigen Erden die Ureinwohner Südamerikas überhaupt erst in der Lage waren, wilde Kartoffeln mit ihrem hohen Alkaloidgehalt (Solanin) zu genießen. Auf Sardinien bereitet man ein Eichelbrot zusammen mit Tonerde, um die ungenießbar machenden Gerbsäuren der Früchte zu binden. Selbst in der Tierwelt ist bei Schimpansen Geophagie, das Fressen von Erde, bei gastrointestinalen Störungen quasi als Selbstmedikation bekannt.

Enormes Adsorptionsvermögen

Der dreilagige Smektit weist z.B. gegenüber Kaolin, welches zweischichtig aufgebaut ist, ein 10fach höheres adsorptives Vermögen auf. Ein Gramm Smektit besitzt eine innere Oberfläche von ca. 700 m^2 ! Auf diese Weise läßt sich eine entzündete Schleimhaut beruhigen, indem z.B. reizende Stoffe wie auch potentielle Substrate für Mikroorganismen gebunden werden. Bei den

THERAPIE

Huminsäuren

Heilerden wird als zusätzliches pharmakologisches Prinzip der Gehalt an Huminsäuren ins Feld geführt. Diese haben eine leicht eiweißkoagulierende, gerbende Wirkung. Desweiteren konnte für Smektit nachgewiesen werden, daß dieser den Darm-Mukus stabilisiert und in der Lage ist, unreifere Mucopolysaccharide, wie sie in Folge einer Hypersekretion der Becherzellen z.B. bei Infektionen mit *Entamoeba histolytica* vermehrt auftreten, zu vernetzen.

Heilerde

Bereits in den dreißiger Jahren wurde die eindrucksvolle Sorptionsfähigkeit von Luvos-Heilerde (besteht aus Löß, einem Gemenge aus Quarz, Feldspat, Kalkspat, Dolomit, Glimmer und Montmorrilonit) demonstriert: Indol, Putrescin, Cadaverin, Coffein, Nikotin, Atropin, Strychnin und Salzsäure wurden in erheblichem Maße gebunden. Die adsorbierende Wirkung für Salzsäure reicht – eine Dosierung von ca. 15 g pro Tag zugrundegelegt – an die Pufferungskapazität von synthetischen Antacida durchaus heran. Neuere Untersuchungen zeigten diese enorme Adsorptionsfähigkeit von Heilerde auch für verschiedene Gallensäurenderivate, die z.B. eine chologene Diarrhoe (s. **Kap. 3.4.2.5.**) unterhalten können (OLESCH 1995).

Anwendungshinweise

Da auch Wasser und Elektrolyte gebunden werden, ist auf ausreichende Zufuhr zu achten. Gelegentlich werden leichte Obstipationen beobachtet. Auch Arzneimittel werden unspezifisch adsorbiert. Daher sind diese entweder höher zu dosieren oder es ist eine Intervallgabe zu präferieren. Bei Patienten, die hochwirksame Arzneimittel (z.B. Kardiaka oder Hormone) einnehmen müssen, ist grundsätzlich Vorsicht geboten.

2. Medizinische Kohle (Carbo medicinalis) und Kaffeekohle (Coffea carbo; syn. Carbo coffea, Coffeae tostae carbo)

Auch für Medizinische Kohle und Kaffeekohle ist ein Wirkprinzip der unspezifischen Adsorption zu konstatieren. Bei letzterer handelt es sich im Grunde genommen um einen stärker gerösteten Kaffee, der also noch pharmakologische Reste an Coffein, Kaffeesäuren und Chlorogensäuren enthält und Erfahrungen aus dem Orient aufgreift, bei „Dysenterie" den Kaffeesatz der dort üblicherweise stärker gerösteten Kaffeesorten mitzuverzehren. Ein Myrrhe, Kaffeekohle und Kamillenextrakt enthaltendes Kombinationspräparat (Myrrhinil-Intest®) wird bei der Behandlung intestinaler Mykosen erfolgreich eingesetzt (s. **Kap. 5.2.4.3.**).

3. Kamille

Über die antiphlogistische und wundheilungsförderliche Wirkung von Kamille ist ausreichend berichtet worden, so daß an dieser Stelle ein Hinweis genügen soll (HÄNSEL 1991).

4. Adstringentien und Schleimstoffe

Astringierende Tees

Weiterhin kennt die Naturheilkunde neben dem gerbenden Effekt von oralen Tanningaben adstringierende, medizinische Tees (z.B. Eichenlaub-Tee). Diese Substanzgruppen werden allerdings nicht immer von den Patienten

THERAPIE

vertragen. Als Hausmittel haben sich auch orale Gaben gekochten Leinsamens bewährt. Bestimmte Schleimstoffe, wie z.B. die Pektine, besitzen ebenfalls einen schleimhautberuhigenden Effekt.

5. Anabole Peptide

Auch anabole Peptide mikrobiellen Ursprungs (z.B. Colibiogen®) besitzen eine belegbare Schleimhautwirkung. Eine nähere Beschreibung ist **Kap. 5.2.7.4.** zu entnehmen.

Literaturhinweise

BECKMANN G; KUGLER F; SONNENSCHEIN B (1996): Experimentelle Untersuchungen zur antimykotischen Wirksamkeit eines Myrrhe, Kamillenextrakt und Kaffeekohle enthaltenden Arzneimittels. Erfahrungsheilkunde 45, 842–847 ● DEMLING L (1993): Mutter Erde heilt. Tonminerale bei Darmerkrankungen. Fortschr. Med. 111, 58–60 ● GMELIN K; THEILMANN L (1986): Laktoseintoleranz. In: WEIZEL A (Hrsg.): Durchfallerkrankungen: Klinik, Diagnostik, Therapie. S. 28–36, Perimed, Erlangen ● HÄNSEL R (1991): Phytopharmaka. Grundlagen und Praxis. Springer, Berlin, Heidelberg, New York ● HOMBRINK J; VOSS AC; FRÖHLICH D; GLATZE M; KRAUSS A; GLASER FH (1995): Therapieansätze zur Prophylaxe der strahleninduzierten Diarrhoe nach Becken- und Abdominalbestrahlung. Strahlenther. Onkol. 171, 49–53 ● KUNZE R; VOGEL M (1936): Über Wesen und Wirkungen von Heilerde. Der Balneologe 2, 80–98 ● OLESCH B (1995): Gallensäure-Bindungskapazität von Heilerde. Naturheilpraxis 48, 874–877 ● WICHTL M (Hrsg.; 1989): Teedrogen. Ein Handbuch für die Praxis auf wissenschaftlicher Grundlage. Wiss. Verlagsgesellschaft, Stuttgart

5.2.7.4. Schleimhautschutz und Immunmodulation am Beispiel anaboler Peptide (Colibiogen®)

Für die Schleimhaut- und Immuntherapie werden Präparationen mit einem zell- und eiweißfreien Extrakt von *E. coli*-Zellen eingesetzt, die in einem speziellen biotechnologischen Verfahren aufbereitet wurden. Im Handel ist das auf anabol wirksame Peptide standardisierte Präparat Colibiogen® erhältlich, das pyrogen- und endotoxinfrei sowie nicht allergen ist. Neben einem geringen Polysaccharidanteil und Fettsäuren enthält diese Präparation vornehmlich Aminosäuren (Asparaginsäure, Glutaminsäure, Alanin, Glycin, Lysin, Leucin), die hauptsächlich als Oligopeptide und Glykopeptide vorliegen.

Zell- und eiweißfreier Extrakt von E. coli

Die Wirkungen von Colibiogen® waren Gegenstand einer größeren Anzahl klinischer und tierexperimenteller Studien sowie In-Vitro-Versuchen. Die dabei aufgezeigten Forschungsergebnisse (Übersicht s. **Tab. 63**) weisen auf ein komplexes Wirkungsprofil von Colibiogen® hin. Dabei stehen die Beeinflussung des zellulären Stoffwechsels (inkl. Darmschleimhaut) sowie immunmodulatorische und antiallergische Wirkungen im Vordergrund (**Abb. 93**).

In eigener und von Therapeuten berichteter Praxis konnten bei der Behandlung von Erkrankungen des allergischen Formenkreises beeindruckende Erfolge erzielt werden.

THERAPIE

Tabelle 63 Klinisch und experimentell belegte Wirkungen von Colibiogen®

	Studie	Ergebnis
Klinische Studien	Therapieresistente Dyspepsie	72 % der Patienten zeigten eine Verbesserung 9 % Non-Responder
	Morbus Crohn	Hochsignifikante Senkung des Aktivitätsindex nach 4monatiger Behandlung
	Radiogene Colitis	Besserung des Schleimhautbefundes (endoskopische Kontrolle) nach 3monatiger Behandlung
	Gastrointestinale Karzinome Mammakarzinome	Als adjuvantes Therapeutikum in Kombination mit 5-FU: Reduktion der Nebenwirkungen
	Polymorphe Lichtdermatose	Abnahme der Hautreaktivität während der Bestrahlung, tolerierbare UVA-Schwelle erhöht
	Atopische Rhinitis (Heuschnupfen)	Signifikante Verbesserung der Symptomatik Auf sub-/zellulärer Ebene: Hemmung der Histaminfreisetzung aus Basophilen Antiinflammatorische Wirkung durch Hemmung der freien Radikalbildung
In vitro-Versuche	Photohämolyse von Erythrozyten	30-50 %ige Hemmung
	Immunmodulation	Stimulation der Freisetzung/Produktion von Interleukin-1 (IL-1), Interleukin-6 (IL-6), Tumornekrose-Faktor-Alpha (TNF-α)
	Hämatopoetische Stammzellen	Stimulation von Wachstum und Differenzierung
Tierexperiment. Studien	Infektionsversuch mit *E. coli* (Maus)	Signifikant gesteigerte Überlebensraten und -zeiten
	Glutathion-Status-Test (Rattenleber)	Hemmung der Radikalbildung, Zunahme reduzierten Glutathions

Literaturhinweise

BEYERHAUS G; LIENHOP E; STÜTTGEN G (1955): Experimentelle Untersuchungen zur biologischen Wirksamkeit von Colistoffwechselprodukten. Fortschr. Med. 73, 318–322 ● HARISCH G; EIKEMEYER J; SCHOLE J (1979): The glutathione status of the rat liver. Experientia 35, 719–720 ● MITTELSTAEDT A; SONNENSCHEIN B; SPORRER T (1983): Morbus Crohn: Besserung durch ein Zucker-Peptid-Gemisch. Ärztl. Praxis 35, 777–781 ● MÜLLER E; SONNENSCHEIN B; PETZOLDT K (1985): Tierexperimentelle Untersuchungen über die Beeinflussung der nichterregerspezifischen Abwehr durch Stoffwechselprodukte von *Escherichia coli*. Zbl. Vet. Med. B 32, 744–750 ● SCHLEICHER P (1997): Grundzüge der Immundiagnostik und Therapie. Hippokrates, Stuttgart ● SCHOLE J; SALLMANN HP; SONNENSCHEIN B (1986): Untersuchungen über das Vorkommen eines anabol wirksamen Prinzips in einem Extrakt aus *E. coli*. Arzneim.-Forsch./Drug Res. 36, 1216–1220 ● SONNENSCHEIN B (1986): Allergische Rhinitis (Heuschnupfen): Ein neuer, erfolgversprechender Therapieansatz mit Colibiogen®, einem anabol wirkenden Polypeptid. Therapiewoche 36, 2084–2087 ● SONNENSCHEIN B; MÜLLER E (1988): Mikrobielle Immunmodulatoren. Immunologische und therapeutische Aspekte. Rheuma 8, 173–179

THERAPIE

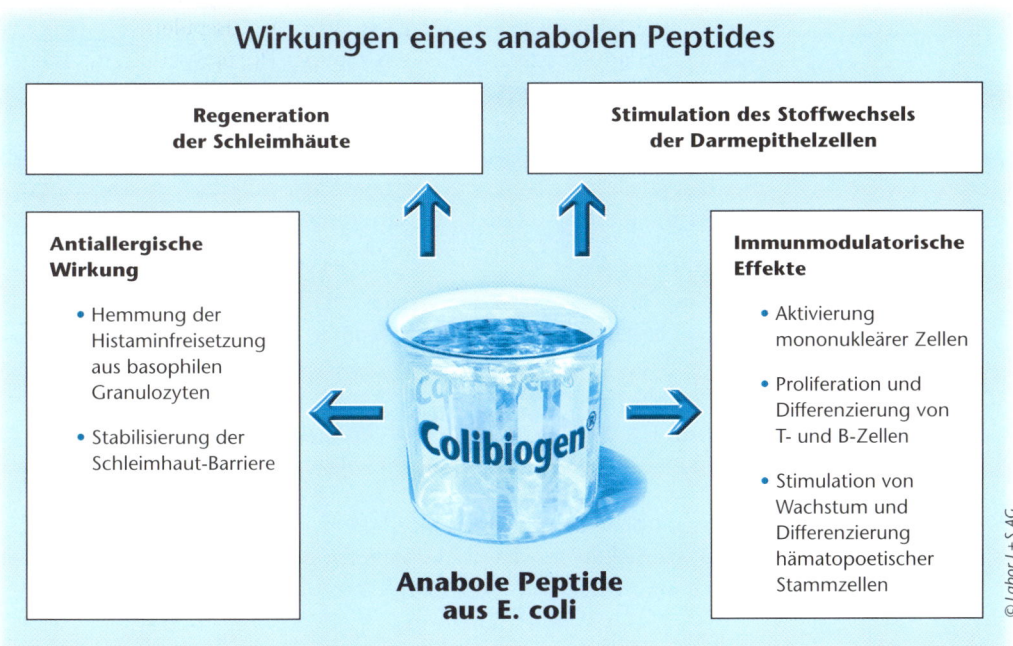

Abbildung 93

5.2.8. Besondere Therapieformen der komplementären Medizin

Zahlreiche alternative Therapieansätze werden in der ganzheitlich orientierten Praxis zur Beeinflussung des Darmes angewandt, deren Darstellung jedoch den Umfang dieses Buches sprengen würde. Zudem sind die Autoren als Diagnostiker nur bedingt in der Lage, solche Therapieverfahren ausreichend zu beurteilen. Häufig entziehen sich Behandlungsweisen dem naturwissenschaftlichen Vorstellungsvermögen und trotzdem werden sie teilweise in der täglichen naturheilkundlichen Praxis mit Erfolg angewandt.

Ein recht weitverbreitetes Verfahren, das immer wieder Anlaß zu erbitterten Diskussionen über die Sinnhaftigkeit gibt, soll jedoch noch kurz Erwähnung finden, da hierzu aus mikroökologischer Sicht einige Anmerkungen gemacht werden können: die Colon-Hydrotherapie.

5.2.8.1. Colon-Hydrotherapie

Die Colon-Hydrotherapie erlebt wie die orale Darmlavage in den letzten Jahren eine Renaissance. Schon in vorchristlicher Zeit fanden Darmeinläufe und Klistiere ihren Einsatz bei obstipatösen Zuständen. Über das subaquale Darmbad entwickelte sich daraus in den 80er Jahren die Colon-Hydrotherapie. Dabei wird mittels eines Schlauches temperiertes Wasser über den Anus in den Enddarm gepumpt und unter einer unterstützenden Bauchmassage gelöster Darminhalt über ein geschlossenes System in den Abfluß geleitet.

Renaissance des Darmbades

THERAPIE

Auf diese Art und Weise kann eine Anregung der Darmmotilität und -durchblutung erreicht werden. Vermutlich ist auch ein Ausspülen von möglicherweise toxischen Substanzen aus den unteren Darmabschnitten zu erwarten. Als unterstützende Therapie wird die Colon-Hydrotherapie daher v.a. bei Obstipationen und funktionellen Darmstörungen, die unter dem Begriff „Colon irritabile" zusammengefaßt werden (s. auch **Kap. 2.5.**), erfolgreich eingesetzt. Auch bei Erkrankungen des allergischen Formenkreises und bei rheumatischen Beschwerden konnten positive Effekte beobachtet werden.

Eigene unveröffentlichte Studien zeigen, daß bei diesen Therapieverfahren keine drastischen Effekte/Verschiebungen der Darmflora resultieren (s. auch die Praxisfrage). Die häufig zur Behandlung von intestinalen Hefepilzbesiedlungen eingesetzte Colon-Hydrotherapie macht in diesem Zusammenhang als unterstützende Maßnahme zur Entlastung des Körpers von möglichen toxischen Pilz-Metaboliten Sinn. Ein „Ausspülen der Pilze" aus dem Darm ist so aber sicherlich nicht möglich, da weder Reichweite (bei Pilzbesiedlungen im proximalen Colon oder im Dünndarm) noch Wasserdruck (keine Ablösung der an der Darmwand anhaftenden Pilze) einer solchen Behandlung dafür ausreichen dürften.

Orale Darmlavage

Ähnliche Effekte wie bei der Colon-Hydrotherapie sind auch bei der oralen Darmlavage zu erwarten. Durch die orale Aufnahme von Polyethylenglykol als osmotisch wirksame Substanz, einer bilanzierten Elektrolytzusammensetzung zur Vermeidung von Elektrolytverlusten sowie reichlich Flüssigkeit wird eine Darmspülung erreicht, die sich bezüglich der Resorption und Sekretion von Wasser und Elektrolyten weitgehend neutral verhält. Ursprünglich zur Darmreinigung vor endoskopischen oder röntgenologischen Untersuchungen sowie vor operativen Eingriffen eingesetzt, hat die orale Darmlavage mittels der auch als „Golytely" bezeichneten Lösung (Handelsname: Klean-Prep®) mittlerweile Einzug in viele naturheilkundlichen Praxen gehalten. Auch hier fehlen jedoch bislang Studien zur Auswirkung auf die intestinale Mikroökologie.

Praxisfrage:

Wird durch Colon-Hydrotherapie-Sitzungen nicht die gesamte Darmflora entfernt? Muß man hinterher wieder „aufforsten"?

Nein. Eine Entfernung der Darmflora auf mechanischem Wege ist absolut unmöglich. Behandelt man, wie in der Lebensmittelindustrie üblich, gekachelte Wände mit Hochdruckreinigern (70 °C heißes Wasser, das mit 15–20 bar aufgebracht wird), so erzielt man nach experimentellen Untersuchungen eine maximale Keimzahlreduktion um log 3, d.h. 1000fach, z.B. bleiben von ursprünglich 10 Millionen Keimen pro Flächeneinheit nach dem Reinigungsakt 10.000 übrig. Nun hat der Darm eine gänzlich andere, komplexere Oberfläche, auch wird man einen Patienten nicht unter den vorgenannten Kautelen traktieren wollen! Eigene Studien untermauern die Annahme, daß durch die Anwendungen die innig mit der Darmschleimhaut

THERAPIE

verwobene, wandständige Flora nicht nennenswert alteriert wird. Durch Darmspülungen wird zunächst die luminale Flora beseitigt, dieses kann aus mikroökologischer Sicht insbesondere bei Verschiebungen quasi als Initialzündung („Rohrputzer-Effekt") durchaus sinnvoll sein. Völlig unsinnig ist das seitens der entsprechenden Industrie propagierte „rektale Aufforsten". Zum Thema „Wiederaufforstung" s. auch **Kap. 5.2.3.**

Kaum Auswirkungen auf autochthone Flora

Literaturhinweise
BRÜGGMANN J (1993): Wirkprinzip von „Golytely". Pharmazeut. Ztg. 138 (Nr. 16), 18–22 ● BUXBAUM K (1996): Was ist und welche Bedeutung kommt heute der „Kolon-Hydro-Therapie" als einem bedeutenden Naturheilverfahren zu ? Ärztezeitschr. f. Naturheilverf. 37, 918–930 ● KNOCH HG (1997): Die Colon-Hydrotherapie (CHT). Ärztezeitschr. f. Naturheilverf. 38, 574–580

5.3. „Therapeutische Splitter"

In den folgenden Kapiteln werden kurz einige Fragestellungen, z.T. bewußt provokant beleuchtet, auf die der interessierte Therapeut bei der Beschäftigung mit dem Thema Darm in der Praxis fast zwangsläufig stößt.

5.3.1. Veränderungen der Darmflora bei verschiedenen Therapieformen

Viele naturheilkundliche Heilmethoden beziehen den Magen-Darm-Trakt ein. Dazu zählen z.B. Heilfasten-Kuren (nach BUCHINGER, FELKE, F.X. MAYR, SCHROTH etc.), Colon-Hydrotherapie und Darmlavage (s. **Kap. 5.2.8.1.**) sowie Trinkkuren mit salinischen Heilwässern.

Versucht man sich der Fragestellung zu nähern, inwieweit die Darmflora durch derartige Therapieformen beeinflußt wird, so fällt auf, daß die Anzahl wissenschaftlich fundierter Publikationen in keinem Verhältnis zu den vielen Besprechungen und unbewiesenen Behauptungen steht. Eine unlängst durchgeführte Lieraturrecherche zum Thema Heilwässer und Darmflora ergab beispielsweise als Resultat nur zwei (tschechische) Arbeiten, die allerdings wegen ihres methodischen Ansatzes als wenig aussagekräftig beurteilt werden müssen.

Kaum valide Daten

Auch beim Heilfasten, z.B. nach BUCHINGER, fehlen bis dato valide Daten. Immerhin hat man sich bei diesem Naturheilverfahren bemüht, klinische und immunologische Parameter zu erfassen (WILHELMI DE TOLEDO und KLEPZIG 1994). Aus der Tatsache, daß sich z.B. bei anergen Patienten nach dem Heilfasten durchgängig die zellvermittelte Immunitätslage in den Normbereich hin verbesserte (Meßmethode: Multitest Mérieux®, Teststempel zur intrakutanen Applikation von 7 Antigenen: Alttuberkulin, Antigene von *Candida albicans*, *Trichophyton mentagrophytes*, *Proteus mirabilis*, Streptokokken sowie von Tetanus- und Diphtherie-Toxoid) läßt sich auch vermuten, daß das GALT und damit die wandständige, residente Mikroflora stabilisiert werden konnte. Alle sonstigen Daten konn-

THERAPIE

ten bis auf die Blutsenkungsgeschwindigkeit, die sich nach dem Fasten bei vielen Patienten normalisiert hatte, nur individuell interpretiert werden.

Literaturhinweise

BECKMANN G; RÜFFER A; SONNENSCHEIN B (1997): Wiederaufforstung – Symbioselenkung – Substitution der Darmflora – Einige kritische Anmerkungen. Naturheilpraxis 50, 780–785 ● BROSIG V (1994): Die Schroth-Kur. Ärztezeitschr. f. Naturheilverf. 34, 261–268 ● KUHN C (1995): Immunologische Befunde vor und nach 21tägigem Fasten. Ärztezeitschr. f. Naturheilverf. 36, 610–617 ● VON HERZ U; MÜLLER J (1996): Heilfasten. Akt. Ernähr.-Med. 21, 25–28 ● WILHELMI DE TOLEDO FG; KLEPZIG H (1994): Kurze Geschichte des Fastens. Ärztezeitschr. f. Naturheilverf. 34, 250–258

5.3.2. Einige kritsche Anmerkungen zur derzeitigen gastroenterologischen Sicht einer Therapie der akuten Diarrhoe

Aus der Definition von Durchfall, nämlich einer Kombination von flüssiger Stuhlkonsistenz und erhöhter Stuhlfrequenz und den zugrundeliegenden Pathomechanismen (s. **Kap. 2.1.1.**), ergibt sich zwingend, daß es eine Monotherapie des akuten Durchfalls nicht geben kann. In diesem Zusammenhang erweisen sich einige „praxisnahe" Publikationen deutscher Hochschullehrer als wenig hilfreich und fordern Kritik heraus.

Monotherapie eines Symptoms gibt es nicht!

So wird empfohlen, Durchfälle, soweit die Anamnese medikamentöse Ursachen, Lebensmittelvergiftungen, Reisediarrhoe oder bestimmte, besonders bei männlichen Homosexuellen praktizierter Techniken analer Sexualität (gonorrhoische oder Herpes-simplex-Proktitis) ausschließt, symptomatisch zu therapieren. Dabei stehen neben der Volumensubstitution (wer praktiziert bzw. verordnet diese in dieser Phase?), Darm-Ruhigsteller wie Loperamid sowie Pektine an erster Stelle (FLEIG 1996). Damit werden allenfalls praxispsychologisch wertvolle Dienste geleistet und Symptome kupiert.

Der gleiche Autor empfiehlt dann stellvertretend für viele andere Gastroenterologen und Vertreter der Inneren Medizin, nach 4–7 Tagen die WRIGHT-Färbung eines Stuhlausstriches auf Granulozyten und Parasiten durchzuführen. Zitat: „Fällt der Test negativ aus, kann die symptomatische Therapie zunächst weitergeführt werden". Nein! Abgesehen davon, daß zum gezielten Nachweis von Darmparasiten häufig spezielle Anreicherungsverfahren notwendig sind, ist es medizinischen Mikrobiologen völlig unverständlich, daß man vor einer vergleichsweise kostengünstigen mikrobiologischen Untersuchung tatsächlich empfiehlt, zunächst Symptome zu kupieren und dann erst mit kritikwürdigen und insuffizienten Diagnoseverfahren fortzufahren. Kein Wunder, wenn dann folgerichtig die nächste Phase dieses „praxisnahen" Handlungsschemas lautet: „Bei Intoxikationszeichen: Krankenhauseinweisung...!" Es muß nicht vorgerechnet werden, was jenseits aller therapeutischen Kunst ein solches Verschleiern und Zuwarten sowohl den Patienten als auch die Solidargemeinschaft kostet.

Die Solidargemeinschaft zahlt

THERAPIE

Aus den sich anschließenden Maßnahmen – jeder kann erahnen, daß nun mit „Antibiotika" geschossen wird – ergibt sich, weshalb in den westlichen Ländern mit einer massiven Zunahme von Resistenzen insbesondere bei den sog. Notfall-Antibiotika, also Medikamenten, die wegen der vorgenannten Gefahr nur nach sorgsamer Abwägung eingesetzt werden sollten, zu beobachten ist. Zitat: „Sie (gem. sind Infektionen mit *Aeromonas hydrophila*; die Verf.) sprechen auf Chinolone (z.B. Ciprofloxacin, Norfloxacin, Ofloxacin) und auf Co-Trimoxazol an. Ob leichte Fälle von einer solchen Behandlung profitieren, ist fraglich; länger dauernde Infektionen können vermutlich abgekürzt werden." Es ist schon erstaunlich, bei welch dürftiger Datenlage und mit welch fraglicher Prognose prominente Mediziner mit hochpotenten Substanzen umzugehen pflegen. Wer davon „profitiert", ist offensichtlich!

Selbstverständlich bleibt auch das diffuse Krankheitsbild der sog. „Reisediarrhoe" von derartigen Schrotschußerwägungen nicht ungeschont. Man nehme „prophylaktisch" (wie soll das eigentlich wirken?) Doxycyclin oder Cotrimoxazol (s. FLEIG 1996). Ähnliche Verhaltensweisen werden regelmäßig bei der Behandlung anderer Infekte, z.B. der Bronchitis, propagiert (HAUSEN 1997).

Es kann im Interesse der Patienten, der Solidargemeinschaft und dem ärztlich Ethos nur der Hoffnung Ausdruck verliehen werden, daß Empfehlungen dieser Art zukünftig der Vergangenheit angehören mögen. Antibiotische Behandlung wird in aller Regel nur durch eine zumindest parallel erfolgende bakteriologische Untersuchung inklusive Empfindlichkeitsprüfung (Antibiogramm) gerechtfertigt (STEGEMANN und BECKMANN 1994).

Literaturhinweise

FLEIG WE (1996): Akute Diarrhoe: Wieviel Therapie ist sinnvoll? Med. Trib. (Suppl. 24), 25–27 ● HAUSEN T (1997): Zit. nach Med. Tribune 50/97 ● STEGEMANN M; BECKMANN G (1997): Antibiogramme in der tierärztlichen Praxis. Indikationen – Technik – Interpretation. Vet special. 2. Aufl. Enke, Stuttgart

5.3.3. Ge- und Mißbrauch von Laxantien – viele Wege führen zur Obstipation...

Sobald von Obstipation geredet wird, sind Abführmittel nicht weit. Nach aktuellen Schätzungen leiden rund 20 % der deutschen Bevölkerung an Obstipation. Dabei sind Frauen etwa doppelt so häufig wie Männer, ältere Menschen mehr als jüngere betroffen. Nirgendwo ist der Selbstmedikationsgrad höher als bei Verstopfungszuständen: Jährlich werden etwa 35 Millionen Verpackungseinheiten an Laxantien, darunter nur ca. 10 % auf ärztliche Verordnung, in Apotheken an den Endverbraucher abgegeben. Erst an zweiter Stelle der Behandlungsversuche erfolgt eine Ernährungsumstellung hin zu ballaststoffreicherer Kost (s. **Kap. 5.2.1.1.**).

Weit verbreitet: Selbstmedikation

THERAPIE

Bei der Entstehung der Obstipation (s. auch **Kap. 2.1.2.**) werden folgende Faktoren diskutiert:

- Fehlerhafte Ernährung (zu wenig Ballaststoffe und Flüssigkeitszufuhr, falsche Essenszeiten, unregelmäßige Rhythmen, falsche Eßtechnik)
- Bewegungsmangel
- Sog. Altersatonie des Darmes
- Schwangerschaft
  (Verdrängung des Darmkonvoluts, hormonelle Umstellung etc.)
- Allgemeinerkrankungen (Diabetes mellitus, Hypothyreose etc.)
- Morphologische Veränderungen des Darmes (Anismus, Rektumprolaps, Divertikulose, Sphincter-Fehlkoordination etc.)
- Nebenwirkungen von Medikamenten
- Stressoren (Reiseobstipation)
- Chronifizierte Fehlentwicklung der Persönlichkeit
  (Kind „rächt" sich auch noch als Erwachsener an seinen Eltern)
- Veränderungen in der Zusammensetzung der Darmflora
  (eher konsekutiv)

Die eingesetzten Laxantien lassen sich vier Wirkmechanismen zuordnen:

- Volumensteigernde Mittel (Quell- und Ballaststoffe)
- Osmotisch wirksame Laxantia
  (Salinische Abführmittel: Natrium- und Magnesiumsulfat)
- Hemmer der kolonären Natriumrückresorption
  (Phenolphthaleinderivate wie Bisacodyl, Natriumpicosulfat)
- Medikamentell verursachte entzündliche Reizung der Schleimhaut mit laxierendem Effekt (Anthranoid-Laxantien: Präparate mit Senna, Aloe, Faulbaum, Rhabarberwurzel)

Vorsicht mit Laxantien von Anthranoid-Typ!

Anthranoid-Laxantien werden, da pflanzlichen Ursprungs, für natürlich und daher „unschädlich" gehalten, entfalten jedoch im Tierversuch mutagene, tumorpromovierende und karzinogene Eigenschaften (hier insbesondere folgende Bestandteile bzw. Metaboliten: Emodin, Aloe-Emodin, Danthron, 1-Hydroxyanthrachinon). Eine epidemiologische Studie in Lübeck hat bei Patienten mit Laxantienabusus ein dreifach erhöhtes Risiko für Kolonkarzinome zeigen können (KNOPF et al. 1995). Insbesondere Anthranoid-Laxantien ist bei chronischem Gebrauch gemeinsam, daß sie zur Entwicklung eines fatalen Circulus vitiosus führen können, der eine sukzessive Dosiserhöhung nach sich zieht (**Abb. 94**).

Gefahren des Abusus

Laxantienabusus ist mit erheblichen Gefahren für die Gesundheit verbunden. Diese reichen von lokalen Veränderungen (Veränderungen des Analkanals, entzündliche Analrhagaden, -fissuren, -fisteln) über morphologische Veränderungen des gesamten Darmkanals (Degradation der enterischen Plexus, Darmwandatrophie), erhöhtes Risiko für die Entstehung von Kolonkarzinomen bis hin zu bedrohlichen Störungen des Elektrolythaushaltes (Herzarrhythmien, Muskelspasmen).

THERAPIE

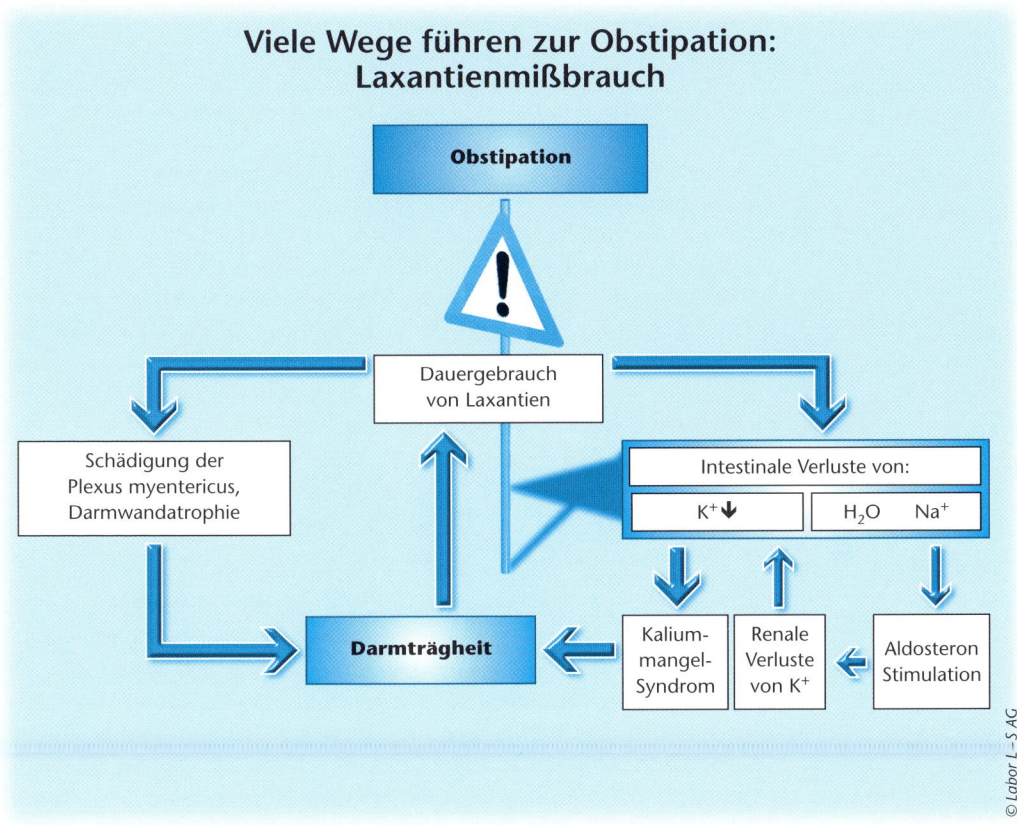

Abbildung 94

Literaturhinweise

BERNDT H (1994): Die Darmsanierung als Therapieprinzip: Wege aus der Abhängigkeit. Naturheilpraxis 48, 994 ● KNICK B (1994): Wirkung und Nebenwirkungen von Laxantien (Abführmitteln) im Vergleich zu natürlichen Verdauungshilfen bei chronischer Obstipation. Naturheilpraxis 48, 539–546 ● KNOPF H; BRAEMER-HAUTH M; MELCHERT HU; THEFELD W (1995): Ergebnisse der Nationalen Untersuchungs-Surveys zum Laxantienverbrauch. Bundesgesundhbl. 38, 459–467 ● RÜFFER A; BECKMANN G (1999): Stau auf dem intestinalen Highway – was leistet die Stuhlanalytik bei Obstipation? Naturheilpraxis 52, 172–174 ● WESTENDORF J (1994): Nebenwirkungen bei der Verwendung pflanzlicher Abführmittel. Naturheilpraxis 48, 992–994

5.3.4. Stillen oder Nichtstillen – das ist hier keine Frage

Die sowohl für den passiven Infektionsschutz als auch indirekt für die Entwicklung einer oralen Toleranz wichtige Aufnahme von kolostralen Antikörpern wurde bereits an anderer Stelle ausführlich diskutiert (MOREAU und COSTE 1993) (s. auch **Kap. 1.3.**).

Seit den siebziger Jahren wurde durch die steigende Belastung der Muttermilch mit Industriechemikalien und Schwermetallen (DDT, DDE, PCBs, Quecksilber, Arsen etc.) verstärkt empfohlen, auf das Stillen der Säuglinge (weitgehend) zu verzichten, um die Kinder nicht ungebührlich zu belasten. Mittlerweile raten auch Experten des ehemaligen Bundesgesundheitsamtes wieder zu einer ausgeprägten Stillphase (BERGMANN et al. 1998).

In diesem Zusammenhang sollen einige mikroökologische Besonderheiten der Muttermilch ins Gedächtnis gerufen werden (s. auch **Abb. 7**). Die sukzessive Reifung der kindlichen Dünndarmschleimhaut hat zur Folge, daß die Lactose der Muttermilch dort anfänglich weder gespalten noch resorbiert wird, sondern „ballaststoffähnlich" erst im kindlichen Dickdarm metabolisiert wird und dort das typische saure Milieu bereiten hilft, indem es das Wachstum von Bifidobakterien massiv fördert. Dabei ist Muttermilch nicht durch Kuhmilch ersetzbar, auch dann nicht, wenn der physiologischerweise niedrigere Gehalt der Kuhmilch an Milchzucker supplementiert wird, da für diese Reaktionen auch der spezielle Gehalt an Proteinen, Phosphor und Kalzium notwendig ist. Nicht die über 200 beschriebenen sog. „Bifidus-Faktoren" der Frauenmilch scheinen für diese Wirkungen verantwortlich zu sein, sondern die spezielle Komposition an Makro- und Mikronährstoffen (SCHULZE 1995). Dem Konzept der Bifidusfaktoren gereicht bis dato zum Nachteil, daß es sich auf reine In-vitro-Untersuchungen bezieht.

Der Einsatz von Kuhmilch weist zudem einige Risikofaktoren auf, die immer wieder genannt werden: Eiweißbestandteile (Allergien), pathogene Mikroorganismen (z.B. Listerien – nach Rohmilchverzehr Infektionen), Milchfett/Milchcholesterol, Pestizidkontaminationen (Immunsuppression), biogene Amine in Milchprodukten wie Käse (Allergische Reaktionen, Migräne). Desweiteren konnte demonstriert werden, daß es beim Ersatz von Muttermilch durch Kuhmilchpräparationen aufgrund der o.a. Veränderungen im mikroökologischen Gleichgewicht zu einem gehäuften Auftreten von Proteolyten in der Säuglingsflora kommt (s. auch **Tab. 2**).

Literaturhinweise

BERGMANN RL; EDENHARTER G; BERGMANN K-E (1998): Schützt Stillen vor atopischem Ekzem? Bundesgesundhbl. 41, 508–509 ● BLANC B (1981): Biochemical aspects of human milk – Comparison with bovine milk. World Rev. Nutrit. Diet. 36 ● MOREAU MC; COSTE M (1993): Immune responses to dietary protein antigens. In: SIMOPOULOS AP; CORRING T; RÉRAT A (1993): Intestinal flora, immunity, nutrition and health. World Rev. Nutrit. Diet. Vol.74, Karger, Basel, Freiburg, Paris ● SCHULZE J (1995): Können Milchprodukte die Darmflora regenerieren? Erfahrungsheilkunde 44, 237–242

6. Glossar

A

Acholie
Aufgrund extra- oder intrahepatischer Ursachen kommt es zu einer fehlenden oder stark reduzierten Galleausscheidung in den Darm. Klinische Zeichen: Ikterus, tonfarbene, sog. acholische Stühle und Steatorrhoe (→).

Adaptation
Hier: das Anpassungsvermögen von Mikroorganismen an geänderte Umweltbedingungen.

Adhäsion
Hier: Anheftung von Mikroorganismen an Oberflächen.
Diese wird u.a. über spezielle Anheftungsstrukturen (Pili, Fimbrien, Adhäsine) sowie Wechselwirkungen zwischen biologischer Oberfläche und Mikroorganismus vermittelt.

Aerobier
Bakterien, die Sauerstoff (im Energiestoffwechsel) verwerten können.

Aerophagie
Übermäßiges Abschlucken von Luft, z.B. bei Säuglingen.
Kann zu Meteorismus (→) führen.

Albumin, humanes Serum-
Hauptprotein im Blutplasma, dessen vermehrter Nachweis im Stuhl Hinweise auf Blutungen in den Darm gibt.

Alkoholunverträglichkeit
Wird als Symptom im Zusammenhang mit intestinalen Mykosen (Candidosen) diskutiert und auf eine permanente, mikrobielle Synthese von (Fusel)-Alkoholen zurückgeführt.

Allergie, Soforttyp
Überempfindlichkeitsreaktion nach Allergenkontakt, humoral, durch zirkulierende Antikörper vermittelt. Klinische Erscheinungen in Form von Juckreiz, Quaddeln, Erythemen, Purpura bis hin zu Organschäden und Schockgeschehen treten Sekunden bis Tage nach Kontakt mit dem auslösenden Agens auf. Übergreifender Begriff für die Allergietypen I–III.

GLOSSAR

Allergischer Formenkreis
Übergreifender Begriff für verschiedene Manifestationen allergischer Reaktionen:
z.B. Rhinitis atopica (Heuschnupfen), atopisches Asthma bronchiale, Nahrungsmittelallergie, Neurodermitis.

Alpha 1-Antitrypsin
Glykoprotein im Serum, unspezifischer Protease-Inhibitor.
Steigt bei Entzündungen der Darmschleimhaut im Stuhl an und wird daher als Entzündungsmarker (➜) labordiagnostisch verwertet

Amara adstringentia
Bittermittel, Kombination aus Bitter- und Gerbstoffen.

Amara aromatica
Bittermittel, Kombination aus Bitterstoffen und ätherischen Ölen.

Amara mucilaginosa
Bittermittel, Kombination aus Bitter- und Schleimstoffen.

Amara pura Bittermittel, bestehend aus reinen Bitterstoffen.

Amensalismus
Ökologischer Begriff. Beschreibt das besondere Verhältnis zweier lebender Partner zueinander: Hemmung des einen Partners ohne erkennbare Beeinflussung des anderen.

Aminoglykoside
Gruppe von Antibiotika, die aus Streptamin/Glucosamin-Verbindungen besteht; z.B. Amikacin, Gentamicin, Kanamycin, Neomycin, Netilmycin, Streptomycin, Tobramycin.

Amöben
Gruppe von einzelligen Parasiten, denen eine feste Gestalt fehlt und die sich durch Ausstülpungen des Zytoplasmas („Scheinfüßchen", Pseudopodien) vorwärts bewegen. Wichtigster Vertreter mit pathogener Relevanz: *Entamoeba histolytica*.

Amphotericin B
Antimykotikum aus der Gruppe der Polyene mit breiter Wirksamkeit. Sehr selten primär resistente Candida-Stämme. Nach oraler Gabe keine Resorption. CAVE Nephrotoxizität bei parenteraler Applikation!

GLOSSAR

Anaerobier
Bakterien, die nur unter Ausschluß von Sauerstoff wachsen können. Zur Entgiftung fehlt diesen Mikroorganismen u.a. das Enzym Superoxid-Dismutase. Stellen nach Anzahl der Arten und nach Menge den größten Anteil der Darmflora, insbesondere des Dickdarmes.

Anfärbung
Hier: Färbetechniken zur diagnostischen Anfärbung von Mikroorganismen in Vorbereitung mikroskopischer Untersuchungen. Gebräuchlichste Methoden: nach GRAM (für Bakterien), mit Lactophenol-Wasserblau (für Hefen und Schimmelpilzen), mit LUGOLscher Lösung (für Parasiten).

Antibiogramm
In-vitro-Methode zur Empfindlichkeitsprüfung von Bakterien. Erfolgt üblicherweise im Agardiffusionstest nach nationalen und internationalen Normen (z.B. DIN 58940 ff.). Dabei entstehen Hemmhöfe, die vermessen und jeweils bezogen auf die eingesetzten Antibiotika bewertet werden. Beurteilung: empfindlich (Abkürzung: „S"), resistent (Abkürzung: „R") oder intermediär (Abkürzung: „I"). Antibiogramme stellen einen unverzichtbaren Bestandteil im Rahmen einer kontrollierten Therapie dar.

Ergebnisse von Antibiogrammen sind folgendermaßen zu interpretieren:

> R – Keim erwies sich in vitro als resistent, mit hoher Wahrscheinlichkeit besitzt das Antibiotikum in vivo keine Wirksamkeit
>
> S – Keim war in vitro empfindlich. Die Auswahl eines geeigneten Antibiotikums muß nach pharmakokinetischen Gesichtspunkten erfolgen.
>
> I – Keim erwies sich in vitro als mäßig empfindlich. Ein Einsatz des betreffenden Antibiotikums kommt nur nach besonders sorgfältiger Abwägung in Frage.

Antimykogramm
Empfindlichkeitsprüfung von Hefen und Schimmelpilzen.
S. Ausführungen bei Antibiogramm (➔)

Antipilzdiät nach RIETH
Diät, benannt nach dem Mykologen Prof. Dr. Hans RIETH (†), die versucht, intestinalen Hefen durch weitgehenden Verzicht auf leicht mikrobiell verwertbare Kohlenhydrate die für eine Vermehrung essentielle Kohlenstoffgrundlage zu entziehen. Verschiedenste Modifikationen der Diät sind in Umlauf. Der Sinn solcher z.T. sehr restriktiver Ernährungseinschränkungen ist aufgrund ihrer Einseitigkeit und der bislang nicht belegten Wirksamkeit fraglich. Daher ist diese Diät als Monotherapie intestinaler Mykosen zu Recht umstritten.

GLOSSAR

API-ZYM-Test
Kommerzielles In-vitro-Verfahren in der medizinischen Mikrobiologie. Ermöglicht die Prüfung auf Aktivität von 19 mikrobiellen Enzymen. Die Ausprägung der Enzymaktivitäten ist jedoch nach neuesten Untersuchungen stark milieuabhängig und erlaubt daher keine einschränkungslosen Rückschlüsse auf eventuelle Pathogenität beispielsweise von Hefe-Isolaten. Wird im Rahmen der Diagnostik von Mykosen trotzdem von einigen Laboratorien beworben.

Atemgastest
Nichtinvasiver Test des Exspirates von Probanden nach Testmahlzeit von spezifischen Kohlenhydraten auf den Gehalt z.B. von Wasserstoff. Letzterer korreliert mit dem Grad an mikrobieller Verstoffwechselung und dient der Verifizierung z.B. von Lactose-Intoleranzen (→) oder eines Dünndarm-Überwucherungs-Syndromes (→).

Autovakzinen
Patientenspezifische Impfstoffanfertigung aus Bestandteilen der körpereigenen Flora oder von Mikroorganismen, die ein bestimmtes Krankheitsbild verursachen. Wird zur mikrobiologischen Therapie (→) gerechnet. Die Wirksamkeit läßt sich auf immunmodulatorische (→) Effekte zurückführen und gleicht der handelsüblicher mikrobiologischer Präparate (→).

B

Bacteriocine
Von Bakterien gebildete Giftstoffe, die wiederum spezifisch gegen Bakterien gerichtet sind (s. Colicine (→)). Z.B. produziert *Staphylococcus staphylolyticus* ein Bacteriocin, das sog. Lysostaphin, welches Zellen anderer Staphylokokkenarten zerstört.

Bacteriophagen
Auf Bakterien spezialisierte Viren. Über Bacteriophagen können wichtige genetische Informationen z.B. über Antibiotikaresistenzen oder Toxinbildung (so z.B. bei *Corynebacterium diphtheriae* und EHEC-Bakterien (→)) übertragen werden.

Ballaststoffe
Komplexe Gruppe von Kohlenhydraten, die von den Verdauungssekreten des Menschen nicht verstoffwechselt werden. Meist Bestandteile pflanzlicher Zellwände, die nicht als Monosubstanzen, sondern als heterogenes Gemisch vorliegen. Galt früher die Ansicht, daß B. keinen kalorischen Beitrag zur Ernährung liefern (s. Namensgebung), ist heute belegt, daß einige B. auf mikrobiellem Wege überwiegend im Dickdarm zu kurzketti-

GLOSSAR

gen Fettsäuren (➜) verstoffwechselt den Energiestoffwechsel der Dickdarmschleimhaut beliefern.

Barrierefunktion des Darmes
Wandständige Flora (➜), Mukus (➜), Darmschleimhaut, die sonstigen anatomischen Einrichtungen des Darmes sowie das darmassoziierte Immunsystem (➜) bewirken die Barrierefunktion des Darmes, bei der die physiologischen Funktionen Resorption und Sekretion erhalten bleiben. Wird dieses labile Gleichgewicht gestört, kommt es zu massiven Alterationen der intestinalen Mikroökologie. S. auch Kolonisationsresistenz (➜). Weiterer gebräuchlicher Begriff: Mukosablock.

Bazillen
Umgangssprachlicher, historisch gewachsener Begriff für Bakterien allgemein. Teilweise genutzt, um Vertreter der Familie der *Bacillaceae* zu bezeichnen.

Bolus alba
Weißer Ton, Porzellanerde, Kaolin, Argilla alba. Natürliches, kristallines, wasserhaltiges Aluminiumsilikat wechselnder Zusammensetzung, welches durch Reinigen, Sieben, Schlämmen gewonnen wird. Besitzt ein hohes Haftvermögen und eine hohe Saugkraft für Wasser und wird ähnlich wie medizinische Kohle seit Jahrhunderten bei Darmerkrankungen als unspezifisches Adsorbens und zum Schleimhautschutz eingesetzt.

Borborygmen
Als Folge peristaltischer Bewegungen im Darm entstehende, kullernde, gurrende Geräusche, die durch die Durchmischung des Darminhaltes mit Gasbläschen entstehen.

Brottrunk
Milchsauer vergorenes Getränk aus speziell hergestelltem Vollkornbrot, als KANNE-Brottrunk erhältlich. Neben Milchsäure enthält das säuerlich schmeckende Getränk eine Reihe biologisch aktiver Enzyme sowie nach eigenen Untersuchungen lebende Laktobazillen in einer Keimzahl von $10^6 – 10^7$ KBE/ml. Erfahrungsberichte über erfolgreiche Anwendungen insbesondere bei Erkrankungen des allergischen Formenkreises liegen vor.

Bunte Reihe
Gebräuchliche Bezeichnung für eine Kombination mikrobiologischer Testsysteme, die verschiedenste Stoffwechselleistungen von Bakterien, Hefen und Schimmelpilzen erfassen. Unterschiedliche kommerzielle Systeme sind im Handel. Die Ergebnisse der BR. dienen der korrekten Identifizierung von Mikroorganismen (➜).

GLOSSAR

C

Candida-Serologie
Serologische Untersuchungsverfahren zielen ab auf den Nachweis spezieller IgM- (*Candida*-Hämagglutinationstest) und IgG-Antikörper (*Candida*-Immunfluoreszenz-Test) sowie des *Candida*-Antigens (*Candida*-Latex-Antigen-Test). Die Interpretation von serologischen Untersuchungsergebnissen bedarf einiger Erfahrung. Negative serologische Befunde schließen keine Mykose, insbesondere keine Lokalinfektionen aus. Die üblicherweise befundeten Werte gelten für immunkompetente Personen. Die serologischen Befunde sind immer im Zusammenhang mit anderen Laborparametern zu werten. Das Ergebnis der kulturellen Untersuchung muß in der Regel höher als die Serologie gewertet werden.

Candidid
Synonym: Candida-Mykid. Hypererge (= allergische) Hauterscheinungen in Form von Papeln, Schuppungen und Rötungen als Folge eines *Candida*-Befalles.

Canditoxin
Vermutetes Toxin aufgrund folgender Wirkungen von *Candida albicans* im Tierexperiment: Hemmung der Proliferation von T-Lymphozyten, Hemmung der Leukozytenmigration, adrenalinartige Wirkung an Herzmuskelfasern, Ödematisierung der Darmschleimhaut, morphologische Veränderungen an Gliazellen. Bislang konnte jedoch die Existenz eines speziellen Canditoxins nicht belegt werden. Bedeutung dieser Befunde für Erkrankungen des Menschen derzeit noch umstritten.

Cephalosporine
Den Penicillinen verwandte Gruppe von Antibiotika mit breiter bakterizider Wirkung. Vergleichsweise häufig mit Nebenwirkungen in der intestinalen Mikroökologie verbunden.

Chinolone
Gruppe von Antibiotika, die bakterielle Gyrasen hemmen (Synonym: Gyrasehemmer). Bewirkt, daß der Nukleinsäurefaden nicht in der Bakterienzelle untergebracht werden kann. Breites Wirkungsspektrum. Ebenfalls häufig mit Nebenwirkungen in der intestinalen Mikroökologie verbunden.

Cholagoga
Gallefluß- und gallensekretionsfördernde Mittel.

Cholecystokinin
Von spezialisierten Zellen der Schleimhaut in Duodenum und Jejunum gebildetes, mit Pankreozymin identisches Hormon. Bewirkt eine

GLOSSAR

Kontraktion der Gallenblase, eine Steigerung der Pankreassekretion und der Darmmotilität.

Cholekinetika
Arzneimittel, die über eine Steigerung des Tonus der Gallenblase zu einem vermehrten Gallefluß beitragen.

Choleretika
Arzneimittel, die eine Steigerung der hepatischen Synthese und Sekretion von Galleflüssigkeit bewirken.

Cholestase
Pathologische Zustände, die z.B. über die Verlegung des Ductus choledochus durch Gallensteine zu einem Stillstand des Gallenfluxes in den Dünndarm führen.

Cholestyramin
Chlorid eines Anionenaustauscherharzes, welches therapeutisch als Lipidsenker (zur Senkung des Serum-Lipid-Spiegels) und zur Bindung von Gallensäuren beim Gallensäure-Verlustsyndrom (➔) eingesetzt wird. Häufige Nebenwirkungen: Obstipation (➔) und sonstige Verdauungsstörungen.

Chronic fatigue syndrome s. Müdigkeit, chronische (➔)

Chylomikronen
Wasserunlösliche, tropfenförmige Lipid-Protein-Partikel, die als physiologische Transportform für Fette nach Aufnahme in der Dünndarmschleimhaut gebildet werden. Auch als Chyluskörner oder Lipomikronen bezeichnet.

Colicine
Spezielle Bacteriocine (➔), die von Vertretern der Familie der *Enterobacteriaceae* gebildet werden.

Colitis Entzündliche Veränderung der Dickdarmschleimhaut.

Colitis ulcerosa
Dickdarmentzündung, die zusammen mit dem Morbus Crohn (➔) zu den chronisch-entzündlichen Dickdarmerkrankungen gezählt wird. Geht einher mit geschwürigen Darmwandveränderungen. Ätiologie bis dato ungeklärt. Immunologische Prozesse im Sinne einer Autoaggressionskrankheit und psychische Faktoren sind mitbeteiligt.

GLOSSAR

Colitis, Antibiotika-assoziierte
Entzündung der Dickdarmschleimhaut infolge antibiotischer Therapie durch Störung der Kolonisationsresistenz (➔). Wird häufig verkompliziert bzw. unterhalten durch toxinbildende Stämme von *Clostridium difficile*.

Colitis, radiogene
Entzündung der Dickdarmschleimhaut infolge einer Strahlentherapie. Hintergrund: Als kalkulierbare Nebenwirkung von Bestrahlungen werden auch alle (mitbestrahlten) Gewebe mit hoher Zellerneuerungsrate geschädigt, also auch die Darmschleimhaut, die sich alle 3–7 Tage erneuert.

Colon irritabile
Kunstbegriff, auch als „Reizdarm" bezeichnet.
Umschreibt einen Symptomenkomplex aus chronischen Bauchschmerzen, Stuhlkonsistenzveränderungen, schmerzhaften Meteorismen (➔) und Borborygmen (➔). In Ermangelung einer Präzisierung auch als „funktionelle" Störung charakterisiert.

Colonhydrotherapie
Darmbäder mithilfe spezialisierter Spül- und Absaugvorrichtungen, die unter hygienischen und geruchsarmen Bedingungen häufig auch eine Sichtkontrolle der Spülflüssigkeiten sowie Probenentnahmen möglich machen. Neben roborierenden Effekten kann dabei von einer Durchblutungsförderung und einer Tonisierung des Dickdarmes ausgegangen werden. CAVE bei chronisch entzündlichen Darmerkrankungen!

D

DAEC
Diffus adhärente *E. coli*. Besondere Gruppe enteropathogener *E. coli*.

Darmerkrankungen, chronisch-entzündliche
Summarischer Begriff für Colitis ulcerosa (➔) und Morbus Crohn (➔)

Darmflora, autochthone
Auch als residente D. bezeichnet. Überwiegend wandständige Flora, die sich im Laufe der Individualentwicklung in inniger Verbindung mit dem Darmschleim und der Darmschleimhaut, häufig in Form von Mikrokolonien, entwickelt und wichtiger Bestandteil der Kolonisationsresistenz (➔) bzw. der Barrierefunktion (➔) des Darmes ist.

Darmflora, passagere
Auch als transiente D. bezeichnet. Im Darm und Stuhl nachweisbare Mikroorganismen, die sich nicht ständig im Darm etablieren und auf

GLOSSAR

dem Wege einer oralen Zufuhr überwiegend über Lebensmittel und Getränke in den Gastrointestinaltrakt gelangen.

Darmflora, residente (→ D., autochthone)

Darmflora, transiente (→ D., passagere)

Darmflora, wandständige (→ D., autochthone)

Darmlavage, orale
Orthograde Darmreinigung durch Trinken z.B. mehrerer Liter Mannitlösung oder von Goletely-Lösung (→), auch als Einleitung von bis zu 10 Litern physiologischer Kochsalzlösung per Sonde.

Defäkation = Stuhlabsatz

Dekontamination des Darmes
Präoperative Entkeimung des Darmes mithilfe von Antibiotika, um die Komplikationsrate durch Infektionen mit Darmkeimen zu reduzieren. Auch als selektive D.: hier wird nur ein Teil der autochthonen Flora, überwiegend Enterobakterien, reduziert bzw. eliminiert.

Dermatophyten
Hautpilze. Nicht taxonomisch geprägter Begriff für eine Gruppe von Pilzen, die die äußere Haut, Haare, Zehen- und Fingernägel besiedeln können und dort u.a. wegen besonderer enzymatischer Ausstattung (z.B. Keratinolasen) zu Dermatomykosen führen können. Häufigste anläßlich von Hautpilzerkrankungen isolierte D.-Gattungen: *Trichophyton*, *Microsporum*, *Epidermophyton*, *Keratinomyces*.

Dolichocolon
Übermäßige (pathologische) Länge des Kolons, z.B. bei bestimmten Erbkrankheiten wie dem MARFAN-Syndrom.

Dünndarm-Überwucherungssyndrom
Auch als Small-Bowel-Owergrowth-Syndrom (SBOG) bezeichnet. Synonyme: Blind-loop-Syndrom, Afferent-loop-Syndrom, Stagnant-loop-Syndrom, Syndrom des kontaminierten Dünndarms. Beim D. kommt es aufgrund von Störungen des normalen Ingestaflusses, z.B. nach Darmresektionen, zu einer retrograden Besiedlung von Dünndarmabschnitten mit autochthoner Flora des Colons. Aufgrund der gesteigerten Stoffwechselaktivität der Mikroflora werden Störungen der Verdauungsvorgänge im Dünndarm klinisch manifest. Symptome: Durchfälle, Blähungen, krampfartige Bauchschmerzen, Erbrechen, später Steatorrhoe, Vitaminmangelerscheinungen, Hypoproteinämie und zentralnervöse Ausfallserscheinungen.

GLOSSAR

Dysbakterie
Historischer Begriff, geprägt von NISSLE. Beschreibt als Pendant zur Eubakterie den Zustand einer Abweichung der Darmbakterien sowohl nach Zahl als auch Art vom Normalzustand. Da begrifflich nur auf Bakterien beschränkt, nicht mehr gebräuchlich.

Dysbiose
Historischer Begriff, geprägt von HAENEL, aufbauend auf der Bezeichnung Dysbakterie (→). Bezieht sich auf alle intestinalen Mikroorganismen (Bakterien, Hefen, Schimmelpilze, Viren und Protozoen). Korrespondierender Begriff: Eubiose.

Dyspepsie
Nicht präzise definierter Begriff, der in erster Linie nichtorganisch bedingte Verdauungsstörungen beschreibt, die sich zurückführen lassen auf: veränderte Darmmotilität und/oder alterierte Darmflora und/oder veränderte Enzymproduktion und/oder -sekretion. Klinisch wenig spezifische Symptomatik: Durchfälle, Flatulenz/Meteorismus, gelegentlich permanente oder kolikartige Bauchschmerzen.

Dyspepsie-Coli
Historisch geprägter und überholter Begriff. Umschreibt enteropathogene E. coli z.B. der Säuglingsenteritis (v.a. Serotypen O26:B6, O55:B5, O111:B4, O127:B8, O128:B12) (s. auch EPEC (→)).

E

EAEC Enteroadhäsive E. coli. Besondere Gruppe enteropathogener E. coli.

EHEC
Enterohämorrhagische E. coli. Spezielle Gruppe enteropathogener E. coli mit besonderer Affinität zum Nierenparenchym.

EIEC
Enteroinvasive E. coli. Besondere Gruppe enteropathogener E. coli mit der Fähigkeit, in die Enterozyten (aktiv) einzudringen.

Eiweißreduktion
Diätetische Maßnahme zur Milieubeeinflussung des Darmes. Weitgehender Verzicht auf mikrobiell leicht verwertbare Eiweiße insbesondere tierischer Herkunft (Milch, rotes und weißes Fleisch, Fisch, Ei, Käse) soll proteolytische Darmkeime wie Clostridien und verschiedene Vertreter der Familie der Enterobacteriaceae (*Proteus spp.*, *Klebsiella spp.*, *Enterobacter spp.* etc.) zurückdrängen.

GLOSSAR

Elektivmedium
Festes Nährmedium in der mikrobiologischen Diagnostik, welches über verschiedene Substrate bewirkt, daß gesuchte Mikroorganismen in bestimmten Erscheinungsformen (meist farbliche Merkmale) wachsen.

Empfindlichkeitsprüfung
Mikrobiologisches In-vitro-Verfahren zur Prüfung der Empfindlichkeit von Mikroorganismen gegenüber antibiotisch/antimykotisch wirksamen Substanzen. Synonyme: Antibiogramm (→) bzw. Antimykogramm (→).

Enterohepatischer Kreislauf s. Kreislauf, enterohepatischer (→)

Entzündungsmarker
Gruppe von diagnostisch verwertbaren Enzymen, die bei Entzündungsprozessen im Stuhl nachgewiesen werden können. Dazu zählen: PMN-Elastase (→), Lysozym (→), Alpha 1-Antitrypsin (→), Albumin (→).

Entzündungsproteine
Eiweißstoffe, die anläßlich von Entzündungen z.B. der Darmschleimhaut in das Darmlumen übertreten. Dabei handelt es sich überwiegend um Serumproteine (Albumin (→)) sowie Zelltrümmer. Die E. stellen ein mikrobiologisch leicht verwertbares Substrat für Proteolyten (→) dar.

EPEC
Enteropathogene E. coli. Spezielle Gruppe von E. coli, die v.a. bei Kleinkindern Durchfall verursachen (Säuglingsenteritis).

ETEC
Enterotoxische E. coli. Besondere Gruppe von E. coli-Bakterien, die unterschiedliche, darmwirksame Toxine bildet und zu Durchfallerkrankungen führt.

Eubakterie s. Dysbakterie (→).

Eubiose s. Dysbiose (→).

F

Fadenwürmer s. Nematoden (→).

Fastenkur nach F. X. MAYR
Mehrstufige, spezielle Form einer erfahrungsheilkundlichen Ernährungstherapie, benannt nach dem österreichischen Arzt F. X. MAYR. Kur beinhaltet üblicherweise anfängliches Teefasten, später eine Milch-Semmel-

GLOSSAR

Diät, schließlich eine milde Ableitungsdiät. Daneben werden spezielle Bauchmassagen und Ausleitung über Aufnahme isotonischer Bittersalzlösungen eingesetzt.

Fettsäuren, kurzkettige
Summarischer Begriff für kurzkettige aliphatische Monocarbonsäuren (Essig-, Ameisen-, Butter-, Milch-, Valeriansäure). Diese entstehen z.B. durch mikrobiellen Abbau aus Kohlenhydraten, darunter vielen Ballaststoffen (→) im Dickdarm, werden z.T. resorbiert und tragen damit zum Energiestoffwechsel der Schleimhautzellen bei. Die luminal verbleibenden F. säuern die Ingesta an.

Flatulenz
Vermehrter Abgang von Darmgasen, Blähungen.

Flotationsverfahren
Spezielles Aufbereitungsverfahren von Stuhlproben zur parasitologischen Untersuchung. Dabei schwimmen parasitäre Gebilde in Suspensionen auf und werden so konzentriert.

Fluconazol
Antimykotikum mit systemischer Wirkung. Gut wirksam gegenüber Candida-Arten mit Ausnahme von *C. krusei*, *C. glabrata* und einigen Stämmen von *C. tropicalis* (hier liegt eine primäre – konstitutive – Resistenz vor) sowie *Cryptococcus neoformans*. Keine Wirkung gegenüber *Aspergillus spp.* und Dermatophyten (→).

FSE
„Food Sensitive Enteropathies". Zu diesem Formenkreis zählen beispielsweise die Zöliakie, chronisch-entzündliche Darmerkrankungen (→) und natürlich auch Lebensmittelallergien.

G

Gallensäure-Verlustsyndrom
Kommt es zu Störungen im enterohepatischen Kreislauf (→), z.B. bei einer massiven entzündlichen Veränderung der Ileumschleimhaut, so werden vermehrt Gallensäuren ausgeschieden. Diese führen aufgrund ihrer osmotischen Wirksamkeit zu Durchfällen und einer späteren Erschöpfung des Gallensäure-Pools. Damit werden Fettverdauung und die Resorption von Fettsäuren/Chylomikronen gestört und eine Steatorrhoe (→) eingeleitet. Desweiteren können durch vermehrte mikrobielle Umsetzung sekundäre Gallensäuren (→) entstehen, die wiederum nach Metabolisierung als Präkanzerogene wirksam sein können.

GLOSSAR

Gallensäuren, sekundäre
Entstehen aus primären Gallensäuren durch überwiegend bakteriellen Abbau, z.B. durch Vertreter der *Bacteroides-Prevotella-Porphyromonas-*Gruppe und Clostridien.

Gallensäurentransformation
Im engeren Sinne: Umwandlung sekundärer Gallensäuren zu weiteren Metaboliten, darunter Präkanzerogene.

GALT
G̲ut-a̲ssociated-l̲ymphoid-t̲issue. Darmassoziiertes Immunsystem. Hauptbestandteil des MALT (→). Immunologische Einrichtungen des Darmes, in erster Linie bestehend aus: PEYERschen Platten (→), intraeptheliale Lymphozyten, M-Zellen (→). Wichtiger Bestandteil der Barrierefunktion des Darmes (→). Hauptzielpunkt oraler Immunmodulation mithilfe von mikrobiologischen Präparaten (→).

Gattung
Taxonomischer Begriff zur Einordnung von Lebewesen (s. Spezies (→)).

Golytely-Lösung
Isoosmolare Polyethylenglykol-Lösung, die – ohne den Wasser- und Elektrolythaushalt nennenswert zu beeinflussen – eine orale Darmlavage (→) ermöglicht.

Gyrasehemmer s. Chinolone (→).

H

Haematochezia
Blutstuhl. Die Blutbeimengung ist schwärzlich bei Blutungen aus den oberen Darmabschnitten, auch als Melaena (→) bezeichnet und rötlich bei Blutungen aus den unteren Darmabschnitten.

Hautpilze s. Dermatophyten (→).

Heilerde
Traditionelles Heilmittel aus erdgebundenen Peloiden (feinkörnige Minerale) wechselnder Zusammensetzung zur inneren und äußeren Anwendung, z.B. bei Diarrhoe und entzündlichen (nässenden) Hauterkrankungen. Wirkung beruht auf adsorbierenden und lokal reizenden Eigenschaften.

GLOSSAR

Heilfasten nach BUCHINGER
Langzeitfasten in spezialisierten, internistisch und psychosomatisch orientierten Kliniken. Benannt nach dem deutschen Arzt Otto BUCHINGER.

Heilfasten nach Pastor FELKE
Fasten im Rahmen einer Felke-Kur. Letztere besteht aus äußerlichen Anwendungen (Lehmpackungen, Lehmwickel, Massagen, Gymnastik, Wasserbehandlungen) sowie besonderen Ernährungsformen (Rohkost, vegetarische Kost oder Fasten). Benannt nach dem deutschen Pfarrer Leopold E. FELKE.

Helminthen
Würmer. Hier: humanpathogene Darmparasiten, wie Nematoden (→), Trematoden (→) und Zestoden (→).

Homing
Hier: Rückkehr der im Darm direkt oder indirekt durch Antigenkontakt aktivierten Lymphozyten in den Darm nach Reifung und Zirkulation im systemischen Blutkreislauf. Ein kleinerer Teil der aktivierten Immunzellen besiedelt zudem auch die anderen Körperschleimhäute (s. auch MALT (→)).

Hyphen
Pilzfäden, die der Ernährung oder Fortpflanzung dienen und entweder durchgängig oder septiert ausgebildet sind (s. auch Myzel (→) und Pseudohyphen (→)).

I

Identifizierung, mikrobiologische
Die Identifizierung von Mikroorganismen fußt auf der Erfassung der Mikromorphologie (über mikroskopische Untersuchung gefärbter und ungefärbter Präparate), der Koloniemorphologie (s. Kolonie (→)), sowie der Bestimmung biochemischer und serologischer Parameter. Für biochemische Untersuchungen sind eine Vielzahl miniaturisierter Systeme im Handel erhältlich (s. bunte Reihe (→)).

Immunglobulin A, sekretorisches (kurz: sIgA)
Spezielles Immunglobulin, das aus jeweils zwei Molekülen besteht, die über eine J-Kette (von engl. „joining") verbunden sind und an der in Form des Sc-Stückes (von engl. „secretory chain") ein spezieller „Fraßschutz" eingerichtet ist. Dadurch ist dieser spezielle Schleimhaut-Antikörper vor der Verdauung durch endogene und mikrobielle Proteasen (→) weitgehend geschützt. Auf die Schleimhäute des Verdauungstraktes sezer-

niertes I. trägt mit zur Aufrechterhaltung der Barrierefunktion des Darmes (➔) bei. Nachweis z.B. im Stuhl.

Immunmodulation
Therapeutische Beeinflussung des Immunsystems durch sowohl fördernde (stimulierende) als auch hemmende (suppressive) Effekte. Überwiegend werden Mechanismen der unspezifischen Immunantwort, wie z.B. eine Aktivierung der Makrophagen, bedient. Die I. wird mithilfe von Immunmodulatoren (➔) durchgeführt.

Immunmodulatoren
Arzneimittel oder sonstige Stoffe, die zu einer Immunmodulation (➔) therapeutisch eingesetzt werden. I. können in unterschiedliche Klassen unterteilt werden:

- pflanzliche I. (z.B. *Echinacea*, *Thuja*, *Eleutherococcus*, Mistel)
- mikrobielle I. (Bakterien, Hefen, Viren; tot oder vermehrungsfähig oder Stoffwechselprodukte, auch mikrobielle Autovakzinen)
- chemisch-synthetische I. (Levamisol, Imuthiol, Pyrimidine etc.)
- körpereigene/körperähnliche I. (Zellen, Eigenblut, Eigenharn etc.)
- sonstige Immuntherapeutika (Interleukine, Interferone, Interleukin-Antagonisten etc.)

Unter den sonstigen Stoffen wirken insbesondere Lebensmittel, bei deren Herstellung Mikroorganismen eingesetzt werden, als I. (gereifte Milchprodukte wie Yoghurt, Kefir, Käse; Sauergemüse wie Sauerkraut, Gurken, eingelegte Gemüse, Brottrunk). Probiotische Lebensmittel (s. Probiotika (➔)) stellen ebenfalls durchaus potente mikrobielle I. dar. Dazu zu zählen sind weiterhin Lebensmittel oder Nahrungsergänzungsmittel, die tote oder lebende Hefezellen (i.d.R. *Saccharomyces cerevisiae*, das ist die Bäckerei-, Brau- oder Bierhefe) enthalten.

Immunstimulation
Historisch geprägter Begriff. Heute spricht man besser von Immunmodulation (➔), da nicht jede Stimulation des Immunsystems der Gesundheit zuträglich ist: allergische, also überschießende Reaktionen wären im weiteren Sinne ebenfalls als I. zu bezeichnen.

Immunsuppression
Im engeren Sinne gezielte Unterdrückung oder Abschwächung der Reaktionen des Immunsystems, z.B. durch Arzneimittel oder biologische und radiologische Methoden. Im weiteren Sinne die verminderte Funktionsfähigkeit physiologisch sinnvoller Immunreaktionen, z.B. bei anergen Patienten und/oder Personen, die zu wiederholten und chronischen Infekten, z.B. der oberen Atemwege, neigen. Indikation für mikroökologische Stuhluntersuchungen inkl. ergänzender Parameter.

GLOSSAR

Immunsystem, darmassoziiertes s. GALT (→).

Immunsystem, mukosaassoziiertes s. MALT (→).

Infektanfälligkeit, chronische s. Immunsuppression (→).

Interleukine
Biologische Signalstoffe aus der Gruppe der Lymphokine, die der Kommunikation verschiedener Populationen der weißen Blutkörperchen dienen und die antigenunspezifisch wirken.

Itraconazol
Systemisch wirksames Antimykotikum mit breiter Wirksamkeit auch gegen *Aspergillus spp.* und Dermatophyten. CAVE nicht während der Schwangerschaft anzuwenden.

K

KBE
Koloniebildende Einheiten. Mikrobiologische Maßeinheit für die mithilfe kultureller Verfahren ermittelte Keimzahl. Aus der Zahl an sichtbaren Kolonien auf festen Nährmedien, die mit verschiedenen Verdünnungsstufen des vorbereiteten Untersuchungsmaterials beimpft wurden, kann auf die Zahl an lebensfähigen Keimen in der Probe geschlossen werden.

Ketoconazol
Systemisch wirksames Antimykotikum mit breiter Wirksamkeit gegenüber Dermatophyten und *Candida spp.* Unwirksam bei Infektionen mit Schimmelpilzen und *Cryptococcus spp.* CAVE Leberschädigungen.

Kohlenhydrat-Intoleranzen
Enzymdefekte der Dünndarmschleimhaut-ständigen Disaccharidasen führen zu Störungen der Kohlenhydratverdauung (Malassimilation). Am häufigsten: angeborener (5–15 % der Bevölkerung) oder erworbener Lactase-Mangel. Weitere K. gegenüber Fructose und Saccharose sind bekannt. Klinische Symptome sind: wäßrige, saure Diarrhoe (pH-Wert-Messung), Flatulenz, Völlegefühle, Borborygmen (→). Stuhldiagnostisch bietet sich neben dem Standardprogramm eine Gehaltsbestimmung der Milchsäuren an. Wegen der intestinalen Malabsorption kommt es zu einem Übertritt der Kohlenhydrate in den Dickdarm. Aus der mikrobiellen Verstoffwechselung entstehen kurzkettige Fettsäuren (→).

GLOSSAR

Kolonie
Sichtbares Wachstum von Mikroorganismen auf künstlichen Nährmedien, Lebensmitteln etc. Es überwiegen kreisrunde und m.o.w. aufgewölbte Formen. Bei der Keimzählung von Mikroorganismen (quantitative Verfahren) geht man davon aus, daß der Kolonieentstehung jeweils eine Zelle zugrunde liegt, die dann durch vielfache Zweiteilung zu einer sichtbaren K. heranwächst (s. auch KBE (→)).

Kolonie-bildende Einheiten s. KBE (→).

Kolonisationsresistenz
Verhinderung der Ansiedlung von Fremdkeimen durch die Barrierefunktion des Darmes (→). Zustand der Integrität des Mukosablockes.

Kommensalismus
Ökologischer Begriff. Beschreibt das besondere Verhältnis zweier lebender Partner zueinander: eine nur einseitig förderliche Interaktion ohne erkennbaren Schaden für den „genutzten" Partner.

Konkurrenzhemmung
Ökologischer Begriff. Beschreibt das besondere Verhältnis zweier lebender Partner zueinander: gegenseitiges Konkurrieren um spezielle Substrate. Resultiert in gegenseitiger Hemmung.

Kreatorrhoe
Vermehrte Stickstoff-Ausscheidung im Stuhl, mikroskopisch z.T. erkennbar an dem Auftreten unverdauter Fleischfasern im Stuhl. Ursachen: hochgradig beschleunigte Darmpassage u./o. Enzymmangel, z.B. bei exokriner Pankreasinsuffizienz (→).

Kreislauf, enterohepatischer
In den Dünndarm sezernierte Gallensäuren werden in einem erheblichen Maße (>90%) im Rahmen der Fettverdauung zusammen mit Fettsäuren im Ileum resorbiert und in der Leber „recycelt". Wird dieser Vorgang z.B. durch entzündliche Vorgänge (ilealer Morbus Crohn (→)) behindert, kommt es zu einer Erschöpfung des Gallensäure-Pools, ein Gallensäureverlust-Syndrom (→) entsteht.

Kultur
Hier: mikrobiologischer Begriff. Ansatz zur Züchtung von Mikroorganismen in oder auf künstlichen Nährmedien. Man unterscheidet: Primär-K., Subk., Mischk., Monok., Reink., Flüssigk.

GLOSSAR

L

Lactitol
Nicht resorbierbares Disaccharid (aus Galactopyranosyl und Sorbitol), welches – ähnlich wirkend wie Lactulose – als Arzneimittel eingesetzt wird und mikrobielle Mechanismen bedient (s. Lactulose (→)).

Lactose-Intoleranz
Häufigste Kohlenhydrattoleranz (→).

Lactulose
Nicht resorbierbares Disaccharid (1:4 β-Galactosidofructose). Arzneimittel zur Behandlung der hepatogenen Enzephalopathie und zur Sanierung von Salmonellenausscheidern. Die Wirkung läuft über eine Wachstumsstimulierung disaccharidspaltender Dickdarmbakterien (Saccharolyten (→)). Dabei entstehende kurzkettige Fettsäuren (→) werden teilweise resorbiert und leisten einen kalorischen Beitrag zum Zellstoffwechsel der Dickdarmschleimhaut. Ein großer Teil verbleibt im Darmlumen, säuert die Ingesta entsprechend an und hemmt darüber die Ammoniakproduktion proteolytischer Bakterien (→). Durch osmotische Wirkungen wird zudem die kolonäre Rückresorption von Wasser behindert. Dieser Effekt bewirkt eine Volumenzunahme und Verflüssigung der Ingesta, die Passagezeiten verkürzen sich. Daher ist L. auch zur Behandlung obstipativer Zustände und weiterer mikroökologischer Indikationen gut geeignet.

Lipolyten Hier: fettverwertende Mikroorganismen, z.B. Clostridien.

Lysozym
Hydrolase aus neutrophilen Granulozyten, welche Mucopolysaccharide und Mucopeptide spaltet und damit als Muraminidase auch in der Lage ist, Zellwände grampositiver Bakterien zu zerstören. Der vermehrte Nachweis von L. im Stuhl gilt als Entzündungsmarker (→).

M

M-Zellen
Von engl. „microfold cells". Spezialisierter Enterozyt mit abgeflachtem Bürstensaum, der als Pförtnerzelle permanent Antigene und Fremdstoffe aus den Ingesta aufnimmt, teilweise konfektioniert und an die weiteren Zellen des GALT (→) weitergibt. Funktionstüchtige M. sind Voraussetzung für die Integrität des Mukosa-Blockes (→) und die Entwicklung der oralen Toleranz (→).

GLOSSAR

MALT
M̲ucosa-a̲ssociated-l̲ymphoid-t̲issue. Schleimhautimmunsystem. Umfaßt die lymphatischen Einrichtungen des Oro-Gastro-Intestinaltraktes sowie der Schleimhäute des Urogenitaltraktes, der Atemwege, der weiblichen Brust, der Augen und der Nase. Dieses Netzwerk kommuniziert auf immunologischem Wege miteinander, indem z.B. Immunozyten nach primärem Antigenkontakt zirkulieren, zwar größtenteil an den Ort primärer Stimulation zurückkehren (sog. „Homing" (➜)), aber sich auch tw. an anderen Schleimhäuten absiedeln.

Madenwurm
Umgangssprachlicher Ausdruck für *Enterobius vermicularis*. Nematodenart, die durch Eiablage im Analbereich zu analem Juckreiz und Analekzemen führt. Diagnose durch mikroskopische Untersuchung eines Tesafilm-Abklatschpräparates vom Anus.

Malabsorption
Ungenügende Aufnahme von Nahrungsbestandteilen aus dem Verdauungstrakt. Klinisch zeigen sich verschiedenste Mangelerscheinungen, chronische, nichtfiebrige Durchfälle mit Gewichtsverlust. Indikation für mikroökologische Stuhluntersuchungen inkl. weiterführender Parameter.

Malassimilation
Oberbegriff für Störungen der Verdauungsleistung, wie sie unter Maldigestion (➜) und Malabsorption (➜) subsummiert werden. Indikation für mikroökologische Stuhluntersuchungen inkl. weiterführender Parameter.

Maldigestion
Verdauungsstörungen, die auf einer ungenügenden Verdauung des Darminhaltes infolge von Enzymmangelzuständen, z.B. bei exokriner Pankreasinsuffizienz (➜) oder Magenresektion beruhen. Indikation für mikroökologische Stuhluntersuchungen inkl. weiterführender Parameter.

Malnutrition = Fehlernährung

Megacolon
Angeborene (Morbus HIRSCHSPRUNG) oder erworbene Weitstellung des Colons v.a. im distalen Bereich.

Melaena
Teerstuhl. Schwärzliche Verfärbung des Stuhles aufgrund von Blutaustritten überwiegend im oberen Bereich des Magen-Darmtraktes.

GLOSSAR

Meteorismus
Blähsucht. Übermäßige Gasansammlung im Magen-Darmtrakt. Auftreten bei überschießender, z.B. ernährungsbedingter Darmgasbildung, Aerophagie (→), als Bestandteil dyspeptischer Beschwerden etc. Indikation für mikroökologische Stuhluntersuchungen inkl. weiterführender Parameter.

Mikroaerophil
Mikroorganismen (überwiegend Bakterien), die nur bei einer reduzierten Sauerstoffspannung (ca. 5%) wachsen, z.B. Laktobazillen.

Mikrobiologische Präparate
Pharmazeutische Präparationen von Mikroorganismen, deren Bestandteilen oder Stoffwechselprodukten als Immunmodulatoren (→) zur oralen oder parenteralen Applikation (s. auch Probiotika (→)).

Mikrobiologische Therapie
Therapeutische Anwendung mikrobiologischer Präparate (→) zur Immunmodulation (→). Indikationen: verminderte Ausscheidung von sekretorischem Immunglobulin A (→) im Stuhl als Hinweis auf eine verminderte Funktion des GALT (→), z.B. bei Erkrankungen des allergischen Formenkreises, erhöhter Infektanfälligkeit etc.

Eine dauerhafte Ansiedlung oral zugeführter Keime im Darm im Sinne einer „Substitution" (→) oder „Wiederaufforstung" (→) ist erwiesenermaßen nicht möglich. Einzig bei nicht bzw. kaum besiedelten Neugeborenen und Säuglingen konnte im Anschluß an die orale Zufuhr von *E. coli* eine über mehrere Wochen andauernde Besiedlung des Darmes beobachtet werden.

Mikroökologie, intestinale
Lehre der Wechselbeziehungen von Mikroorganismen mit dem Makroorganismus in definierten Kompartimenten, hier dem Darmtrakt.

Mikroskopie
Untersuchung von Mikroorganismen und Parasiten mithilfe mikroskopischer Technik. Insbesondere für die Identifizierung von Parasiten unerläßlich (s. Identifizierung, mikrobiologische (→)).

Mizellen
Hier: Lipid-Mizellen. Physiologische „Transportform" für Fette mit nach innen gerichteten hydrophoben und nach außen gewandten hydrophilen Anteilen. Werden durch Gallensäuren stabilisiert.

GLOSSAR

Morbus Crohn
Chronisch-entzündliche Darmerkrankung (s. auch Colitis ulcerosa (→)). Auch als Enteritis regionalis/Ile(ocol)itis regionalis bezeichnet. V.a. bei jüngeren Erwachsenen vorkommende, schubweise chronisch verlaufende Erkrankung, die häufig im Ileum beginnt und sowohl retrograd als auch orthograd fortschreiten kann. Autoimmunmechanismen und psychische Einflußfaktoren gelten als gesichert. Granulomatöse Erscheinungsformen mit dem Bild des sog. Pflastersteinreliefs, Stenosen, Fisteln etc. Indikation für mikroökologische Stuhluntersuchungen inkl. weiterführender Parameter.

Morbus HIRSCHSPRUNG s. Megacolon (→)

Mucopolysaccharide (MPS)
Werden neuerdings als Glykoaminoglukane bezeichnet und umfassen eine Gruppe von hochmolekularen Substanzen biologischen Ursprungs, die neben einfachen auch Aminozucker enthalten. U.a. gehören dazu: Chitin, Heparin, Chondroitinsulfate, Hyaluronsäuren sowie die MPS des Magendarmtraktes. Dienen als Schleimstoffe, Stütz-, Schutz- und Gleitsubstanzen. M. stellen den Hauptbestandteil des Mukus (→) und sind damit Bestandteil der Barrierefunktion des Darmes (→). M. des Darmes werden überwiegend von den Becherzellen gebildet, darin eingebettet liegt die wandständige Flora (→). Teilweise werden die M. auch von Mikroorganismen verstoffwechselt.

Müdigkeit, chronische
Synonym: Chronic fatigue syndrome. Komplex aus Befindlichkeitsstörungen, die in Verbindung mit der Inhalation von Pilz-Antigenen, z.B. über raumlufttechnische Anlagen, gebracht werden. Ätiologie und Krankheitskomplex umstritten.

Mukosablock s. Barrierefunktion des Darmes (→)

Mukus = Darmschleim. S. Mucopolysaccharide (→)

Mutualismus
Ökologischer Begriff. Beschreibt das besondere Verhältnis zweier lebender Partner zueinander: eine für beide Seiten günstige und obligate Interaktion.

Mykosen
Durch Pilze ausgelöste Infektionserkrankungen. Lokale Mykosen betreffen: Finger- und Zehennägel (Nagel-M.), Haut (Windeldermatitis, Soor), Haare (Dermatophyten (→)) sowie Schleimhäute des Oro-Gastro-Intestinaltraktes. Systemische M. treten bei stark geschwächten (immunsupprimierten) Patienten auf und sind häufig lebensbedrohlich. Sog. „Blut-M."

werden vergleichsweise häufig von Einrichtungen diagnostiziert, die Dunkelfeldmikroskopie betreiben. Diese Diagnose ist äußerst fragwürdig und bisher wissenschaftlich nicht verifiziert worden.

Myzel Sichtbares Pilzwachstum, Pilzgeflecht aus Hyphen (→).

N

Nährmedien, feste
Werden standardisiert und qualitätsgesichert zur Anzucht von Mikroorganismen als künstliche N. hergestellt. Mittlerweile sind ca. 1000 verschiedene Rezepturen im Einsatz. Zur Verfestigung wird den N. Agar-Agar, das Sekret tropischer Algen, beigegeben. Feste N. sind notwendig, um das Wachstum von Kolonien (→) und damit die Identifizierung von Mikroorganismen zu ermöglichen. S. auch Selektivmedien (→), Elektivmedien (→).

Nematoden
Rund- oder Fadenwürmer. Bis auf den Madenwurm (→) und aus dem Tropen-Urlaub eingeschleppte Parasiten sind Infektionen mit Darmnematoden in Mitteleuropa relativ selten.

Neutralismus
Ökologischer Begriff. Beschreibt das besondere Verhältnis zweier lebender Partner zueinander: Gemeinschaft ohne erkennbaren Nutzen für die jeweiligen Partner.

Nystatin
Gebräuchlichstes, nur lokal wirksames Antimykotikum mit nach wie vor guter Wirksamkeit gegenüber Hefen, *Geotrichum spp.* und *Aspergillus spp.* Unwirksam gegenüber Dermatophyten (→). Echte Resistenzen von *Candida spp.* kommen extrem selten vor.

O

Obstipation
Stuhlverstopfung. Verschiedene Definitionen im Umlauf, meist: seltener Stuhlgang (individuelle Unterschiede!), harte Fäzes, Schwierigkeiten/Schmerzen beim Stuhlabsatz.

Opportunisten
Hier: Mikroorganismen und Parasiten mit eingeschränkter Pathogenität (→). Können als fakultativ pathogene Erreger erst dann Krankheit auslösen, wenn der Wirt erheblich geschwächt ist und/oder die Keime am falschen Ort auftreten und/oder Standorte bei gleichzeitigem Fehlen der

physiologischen Flora besiedelt werden. Typische Opportunisten sind die meisten Pilze.

Orale Toleranz s. Toleranz, orale (→).

P

Pankreas-Elastase 1
In den Darminhalt sezerniertes Enzym der Bauchspeicheldrüse, welches bei hoher Sensitivität und Spezifität besonders gut zur Diagnose einer exokrinen Pankreasinsuffizienz (→) aus Stuhlproben geeignet ist. Nicht zu verwechseln mit der PMN-Elastase (→).

Pankreasenzyme, pharmazeutische Präparate
Synonym: Pankreatin. Standardisierter Extrakt des Pankreas, meist vom Schwein, zur Substitution fehlender exokriner Sekrete der Bauchspeicheldrüse. Bestandteile (u.a.): Alpha-Amylase, Lipasen, Trypsin, Chymotrypsin, Carboxypeptidase, Nucleasen, Lecithinase B etc.

Pankreasinsuffizienz, exkretorische/exokrine
Exokrine, meist auch endokrine Unterfunktion der Bauchspeicheldrüse, z.B. bei Pankreatitis, Störungen des Sekretabflusses. Folge: Maldigestion (→), geht einher mit typischen Pankreas-Stühlen (voluminös, breiig, fettreich – Steatorrhoe (→)). Indikation für mikroökologische Stuhluntersuchungen inkl. weiterführender Parameter (Pankreas-Elastase 1 (→)).

Paramunität
Aktiv erworbene, passiv z.T. übertragbare, unspezifisch gesteigerte Abwehrlage. Begriff wurde von MAYR u. Mitabeitern geprägt. Partielle begriffliche Überschneidung mit Immunmodulation (→).

Parasitismus
Hier: Ökologischer Begriff. Beschreibt das besondere Verhältnis zweier lebender Partner zueinander: ein Partner ist permanenter Nutznießer der Kooperation, während der andere fortwährend Schaden erleidet.

Patenz
Parasitologischer Fachausdruck. Zeitraum zwischen erster und letzter Ausscheidung von Parasitenstadien (im Stuhl). Die P. ist ein speziesspezifisches Merkmal.

Pathogenität
Stammes- oder Arteigenschaft: Bezeichnet die grundlegende Fähigkeit von Mikroorganismen und Parasiten, Krankheiten auszulösen.

GLOSSAR

Pathogenitätsfaktoren
Mikrobielle Faktoren, die die Pathogenität (➜) ausmachen: Anheftungsorganellen (Fimbrien, Pili, Adhäsine), Toxine, spezielle enzymatische Leistungen, Tenazität (➜) etc.

PEYERsche Platten
In der Submukosa von distalem Jejunum und Ileum liegende, makroskopisch sichtbare Lymphfollikel als Hauptstandort des GALT (➜).

Phenotypic switching
Beschreibt ein mikrobiologisches Phänomen: Mikroorganismen verändern ihren Phänotyp sowohl als Einzelzellen als auch in Kolonien in Abhängigkeit von den Umgebungsbedingungen. Bekannt ist z.B. die morphologische Vielfalt von *Staph. aureus*-Kolonien oder das P. von Hefen (Wechsel von der kugeligen Form in die aggressivere Hyphen-Form (➜) bei Kohlenhydratmangel).

Plasmaeiweiße, Extravasation s. Entzündungseiweiße (➜)

Plasmide
Ringförmige Gebilde aus Nukleinsäuren, die Bakterien untereinander m.o.w. frei austauschen können. Häufig genetischer Träger von Antibiotikaresistenzen.

Plattwürmer
Deutscher Ausdruck für Plathelminthes mit den beiden klinisch-parasitologisch relevanten Klassen der Trematoden (➜) und Zestoden (➜).

PMN-Elastase
Enzündungsmarker (➜). Wird bei entzündlichen Vorgängen und der Zellmauserung aus neutrophilen Granulozyten freigesetzt und kann im Stuhl nachgewiesen werden. Nicht zu verwechseln mit der Pankreas-Elastase 1.

Präpatenz
Parasitologischer Fachausdruck. Zeitraum von der Aufnahme (dem Eindringen) infektiöser Stadien in den Wirt bis zum Auftreten von Parasitenstadien in Stuhl, Urin, Blut, Haut oder Sputum. Kann, muß aber nicht mit der Inkubationszeit übereinstimmen. Die P. ist ein speziesspezifisches Merkmal.

Prebiotika
Lebens- und Nahrungsergänzungsmittel zur Förderung der residenten Darmflora (➜) in Form mikrobiell verwertbarer Nährstoffe (z.B. Ballaststoffe (➜)).

GLOSSAR

Probiotika
Bezeichnung für Lebens-, Nahrungsergänzungs- und Arzneimittel, die meist lebende Mikroorganismen enthalten und die intestinale Mikroökologie günstig beeinflussen (sollen), z.B. probiotische Yoghurts. P. wirken dabei sicherlich primär als Immunmodulatoren (→).

Protease
Protein- und Peptid-spaltendes Enzym. Mikrobielle Proteasen können als Pathogenitätsfaktoren (→) z.T. Schleimhautproteine und Immunglobuline angreifen.

Proteolyten
Hier: proteinverwertende Mikroorganismen, z.B. *Proteus spp.*, *Klebsiella spp.*, *Bacteroides spp.* und *Clostridium spp.*

Protokooperation
Ökologischer Begriff. Beschreibt das besondere Verhältnis zweier lebender Partner zueinander: eine für beide Seiten günstige, aber nicht obligatorische Wechselwirkung.

Protozoen Einzellige Parasiten, z.B. Amöben (→).

Pseudoallergie
Nicht immunologisch vermittelte, von Allergien abzugrenzende Überempfindlichkeitsreaktionen. Mit der Nahrung werden entweder Stoffe aufgenommen, die eine Histamin-Freisetzung aus Mastzellen provozieren (z.B. in Erdbeeren und Hummer) oder Histamin gelangt direkt in den Darm (z.B. bestimmte Käsesorten, Fisch (Thunfisch)).

Pseudohyphen
Ketten von langgezogenen Sproßpilzzellen, z.B bei einigen *Candida*-Arten.

Psoriasis
P. vulgaris. Synonym: Schuppenflechte. Insbesondere bei hellhäutigen Menschen vergleichsweise häufig vorkommende polygene und multifaktorielle Erkrankung. Symptome: Scharf begrenzte, juckende, mit Hautschuppen bedeckte, erythematöse Herde unterschiedlicher Größe und Gestalt, besonders in Kniekehlen, Ellenbogen, Kreuzbeingegend und Kopf. Indikation für mikroökologische Stuhluntersuchungen inkl. weiterführender Parameter (fäkales sIgA (→), Entzündungsmarker (→)).

Psycho-Neuro-Immunologie
Lehre von den Beziehungen zwischen Immun- und Nervensystem sowie den Befindlichkeiten. Junger, expandierender Wissenschaftszweig.

GLOSSAR

Q

Qualitätssicherung
Hier: Q. im medizinischen Labor. Beeinhaltet alle Maßnahmen zur Sicherstellung richtiger Ergebnisse, z.B. Arbeiten nach den Richtlinien der Deutschen Gesellschaft für Hygiene und Mikrobiologie (DGHM) und weiterer, einschlägiger Fachgesellschaften, Beachtung von Normen (DIN 58940 ff. für Arbeiten im Medizinischen Labor), Teilnahme an nationalen und internationalen Ringversuchen (→), regelmäßige Personalschulung, Einrichtung einer weisungsungebundenen Qualitätssicherungs-Einheit, Akkreditierung nach international anerkannten Normen, wie der DIN EN 45001 oder dem DIN EN ISO 9000ff.-Paket.

R

Reizdarm s. Colon irritabile (→).

Resistenz, mikrobielle
Widerstandsfähigkeit von Mikroorganismen gegenüber antibiotisch oder antimykotisch wirksamen Stoffen. Unterschieden werden mutationsbedingte (chromosomale) R. und Resistenzen durch Erwerb von Plasmiden (→). Durch die Anwendung von antibiotisch wirksamen Stoffen kann resistenten Anteilen einer Population von Mikroorganismen ein Selektionsvorteil geschaffen werden (s. auch Antibiogramm (→)).

Rhinitis, atopische
Heuschnupfen. S. allergischer Formenkreis (→). Indikation für mikroökologische Stuhluntersuchungen inkl. weiterführender Parameter (fäkales sIgA (→)).

Ringversuche
Unverzichtbarer Bestandteil der Qualitätssicherung (→) im medizinischen Labor. In Deutschland organisiert durch INSTAND (Institut für Standardisierung und Dokumentation im medizinischen Laboratorium e.V., Düsseldorf). Teilnehmenden Laboratorien werden standardisierte Untersuchungsmaterialien sowie Stämme von Mikroorganismen zur Anzucht und Identifizierung übersandt.

ROEMHELD-Syndrom
Beschreibt einen gastrokardialen Symptomenkomplex: bei Darmerkrankungen, die mit Oberbauchmeteorismus und Zwerchfellhochstand einhergehen, kommt es über eine Herzverlagerung zur Auslösung des Magen-Herzkranzreflexes mit funktionellen Herz-Kreislauf-Beschwerden.

GLOSSAR

Rundwürmer Deutsche Bezeichnung für Nematoden (→).

S

Saccharolyten
Hier: kohlenhydratverwertende Mikroorganismen, z.B. Laktobazillen, Bifidobakterien und Hefen.

Saugwürmer Deutsche Bezeichnung für Trematoden (→).

SBOG (Small-Bowel-Overgrowth-Syndrom).
S. Dünndarmüberwucherungs-Syndrom (→).

SCFA (Short chain fatty acids). S. Kurzkettige Fettsäuren (→).

Schleimhautberuhigung
Therapeutisches Prinzip in der intestinalen Mikroökologie: Zur Beruhigung/Abdichtung/Heilungsbeschleunigung werden kamille- oder myrrhehaltige Präparate eingesetzt. Daneben Kaffeekohle, medizinische Kohle, Heilerden (→), Bolus alba, dioktaedrischer Smektit (→), medizinische Hefe (*Saccharomyces boulardii*) sowie anabole Peptide aus dem Stoffwechsel von *E. coli*.

Schleimhautschutz
Hier synonym mit Schleimhautberuhigung (→) gebraucht.

SCHROTH-Kur
Benannt nach dem schlesischen Fuhrmann Johannes SCHROTH. Naturheilkundliche Ernährungstherapie zur allgemeinen Umstimmung und Entschlackung über eine fett-, protein- und salzarme Kost, Trinktage mit alkoholarmem Wein im Wechsel mit Trockentagen, daneben Anwendung feuchtwarmer Packungen.

Sedimentationsverfahren
Parasitologisches Anreicherungsverfahren, bei dem das höhere spezifische Gewicht bestimmter Parasitenformen genutzt wird (s. dagegen Flotationsverfahren (→)).

Selektivmedium
In der Regel festes Medium zur Anzüchtung bestimmter Keime aus mikrobiell stark besiedeltem Material, bei dem durch Zugabe von hemmenden Substanzen (Antibiotika, best. Salze, Farbstoffe etc.) die Begleitflora unterdrückt wird und durch Beigabe spezifisch fördernder Substrate wie

GLOSSAR

Vitamine, Hefeextrakte das Wachstum der gesuchten Keimarten stimuliert oder ermöglicht wird.

sIgA. **S**ekretorisches **I**mmunglobulin **A**
s. Immunglobulin A, sekretorisches (→).

Sigma elongatum Pathologisch verlängertes Colon sigmoideum.

Smektit, dioktaedrischer
Tonmineralien, die eine hohe innere Oberfläche (ca. 500 m^2/g) aufweisen und in gereinigter Form als Arzneimittel erfolgreich zur Schleimhautberuhigung (→) und Toxinbindung eingesetzt werden können.

Spezies
Lebewesen werden anhand verschiedener Merkmale mit zunehmender Ähnlichkeit in Reiche, Klassen, Ordnungen, Familien, Gattungen (Genus) und Arten (Spezies) eingeteilt, wobei Spezies die kleinste taxonomische Einheit darstellt, also die Lebewesen umfaßt, die in ihren Eigenschaften weitestgehend übereinstimmen. Der Artname setzt sich aus dem großgeschriebenen Gattungsnamen und dem kleingeschriebenen Artnamen zusammen, z.B. *Escherichia* (Gattung) *coli* (Art). Abkürzung für Spezies: „sp." (Mehrzahl „spp.").

Spulwürmer Deutsche Bezeichnung für Askariden (*Ascaris lumbricoides*).

Stamm, Bakterien-
Bakterien innerhalb einer Spezies (→), die von einem einzigen Isolat bzw. einer gemeinsamen Mutterzelle abstammen und somit genetisch einheitlich sind.

Steatorrhoe
Fett- oder Salbenstuhl. Bei Störungen der Fettverdauung, z.B. bei Cholestase (→) oder exokriner Pankreasinsuffizienz (→), wird vermehrt unverdautes Fett mit den Ingesta ausgeschieden. Folge: breiige, voluminöse, graue, glänzende Stühle.

Stomachika
Magenwirksame, überwiegend traditionelle Arzneimittel wie Pfefferminze, Enzian etc. Auch übergreifend als Bezeichnung für appetit- und verdauungsanregende Mittel gebräuchlich.

Stuhlvisite
Visuelle und physikalische Diagnostik des Stuhles, zweckmäßigerweise nicht in Tiefspültoiletten durchzuführen.

GLOSSAR

Substitution
Hier: therapeutische Hypothese, daß niedrige Zahlen an bestimmten Anteilen der autochthonen Darmflora (→) durch schlichtes orales Zuführen „aufgefüllt", substituiert werden können. Diese Vorstellung ist durch vielfache Studien widerlegt. Weiterer gebräuchlicher Begriff: Wiederaufforstung (s. auch Mikrobiologische Therapie (→)).

Substrate
Hier: Stoffe, die von Mikroorganismen verwertet werden können.

Symbiose
Begriff der Ökologie: Zusammenleben verschiedener Organismen zum gegenseitigen Nutzen. Die von DE BARY geprägte historische Definition bezeichnete alle Formen des Zusammenlebens als Symbiose.

Symbioselenkung
Hier: Therapeutische Beeinflussung der intestinalen Mikroökologie durch Gabe mikrobiologischer Präparate. Begriff ist umstritten (s. auch Mikrobiologische Therapie (→)).

T

Tenazität
Widerstandsfähigkeit von Mikroorganismen gegenüber physikalischen, chemischen und sonstigen Einflüssen.

Therapie, antimykotische
Da eine Pilzinfektion immer ein Symptom für die geschwächte Abwehrlage des Wirtes ist, kann eine Behandlung mit Antimykotika zunächst nur eine symptomatische Maßnahme darstellen. Trotzdem ist es in vielen Fällen sinnvoll, durch primär antimykotische Maßnahmen die Belastung für den Patienten zu senken. Neben chemisch definierten Antimykotika werden pflanzliche Arzneimittel eingesetzt: Myrrhe, Teebaumöl, Kaffeekohle etc. Daneben können fungizide und fungistatische Wirkungen ätherischer Öle in vielen Kräuter- und Gewürzpflanzen genutzt werden. Die alleinige Durchführung einer Antipilzdiät nach RIETH (→) kann nicht als ausreichende T. angesehen werden.

Therapie, mikrobiologische s. mikrobiologische Therapie (→)

Toleranz, orale
Sich im Laufe der Individualentwicklung einstellende, relative immunologische Reaktionslosigkeit gegenüber oral aufgenommenen Antigenen, überwiegend aus der Nahrung.

GLOSSAR

Ton, weißer s. Bolus alba (→).

Toxine, mikrobielle
Von Mikroorganismen gebildete, teilweise sezernierte, teilweise erst nach dem Zelluntergang freiwerdende Stoffe, die in kleinsten Dosen Tod oder Krankheit hervorrufen können. Potenteste mikrobielle Substanz ist das Toxin von *Clostridium botulinum* (Botulinum-Toxin).

Trematoden
Saugwürmer. Abgeplattete Würmer, die sich mittels Saugnäpfen im Wirt anheften, in Mitteleuropa aber keine große humanmedizinische Bedeutung besitzen.

V

Verdauungsparameter
Labordiagnostische Untersuchungen des Stuhles, die Auskunft über die Verdauungsleistung geben. Z.B. mikroskopische Untersuchung gefärbter Stuhlausstriche auf unverdaute Nahrungsbestandteile, Messung von Chymotrypsin, Pankreas-Elastase 1 (→), Gehaltsbestimmung von Stuhlfett, Stuhlstickstoff, Gallensäuren und Milchsäure etc.

W

Wiederaufforstung
s. Substitution (→) und mikrobiologische Therapie (→).

Z

Zestoden
Bandwürmer. Abgeplattete Darmwürmer, die teilweise bis zu 20 m lang werden können (Fischbandwurm).

Zwerchfellhochstand
Pathologischer Zustand z.B. durch sich überwiegend im Oberbauch entwickelnde Darmgase. S. ROEMHELD-Syndrom (→).

7. Bibliographie

ANONYM (1999):
Rote Liste 1999.
ECV Editio Cantor, Aulendorf

ASCHENBACH RK (1989):
Neurodermitis. Ratgeber zur Vorbeugung, Behandlung und Hautpflege der Neurodermitis (Atopisches Ekzem).
Trias-Thieme, Stuttgart

BERNHARDT H; KNOKE M (1988):
Humanpathogene Anaerobier – Mikrobiologie und Klinik.
Gustav Fischer, Jena

BEUTLING DM (Hrsg.; 1996):
Biogene Amine in der Ernährung.
Springer, Berlin, Heidelberg, New York

BIESALSKI HK; FÜRST P; KASPER H; KLUTHE R; PÖLERT W; PUCHSTEIN C; STÄHELIN HB (Hrsg., 1995):
Ernährungsmedizin.
Thieme, Stuttgart, New York

BISPING W; AMTSBERG G (1987):
Farbatlas der bakteriellen Infektionserreger der Tiere.
Parey, Berlin, Hamburg

BOROVICZENY KG; MERTEN R; MERTEN UP (Hrsg.; 1987):
Qualitätssicherung im Medizinischen Laboratorium.
Springer, Berlin, Heidelberg, New York

BRANDIS H; PULVERER G (1988):
Lehrbuch der medizinischen Mikrobiologie.
Gustav Fischer, Jena, Stuttgart

BUNDSCHUH G; SCHNEEWEISS B; BRÄUER H (1992):
Lexikon der Immunologie.
Akademie Verlag, Berlin

BURGER A; WACHTER H (1993):
Hunnius' pharmazeutisches Wörterbuch.
De Gruyter, Berlin, New York

BURKHARDT F (Hrsg.; 1991):
Verfahrensrichtlinien für die Mikrobiologische Diagnostik.
Gustav Fischer, Jena, Stuttgart

BURKHARDT F (Hrsg.; 1992):
Mikrobiologische Diagnostik.
Thieme, Stuttgart, New York

CASPARY WF; KIST M; ZEITZ M (Hrsg.; 1994):
Ökosystem Darm IV. Immunologie – Mikrobiologie – Funktionsstörungen – Klinische Manifestation.
Springer, Berlin, Heidelberg, New York

CLASSEN M; DIEHL V; KOCHSIEK K (Hrsg.; 1995):
Innere Medizin.
Urban & Schwarzenberg, München, Wien, Baltimore

CLASSEN M; SIEVERT JR (Hrsg.; 1993):
Gastroenterologische Diagnostik. Leitsymptome, Entscheidungsprozesse, Differentialdiagnostik.
Schattauer, Stuttgart, New York

CROOK WG (1984):
The yeast connection: a medical breakthrough.
Professional Books, Jackson Tennessee

DIN-TASCHENBUCH 222 (1992):
Medizinische Mikrobiologie.
Beuth, Berlin, Köln

BIBLIOGRAPHIE

EBERSDOBLER H; WOLFRAM G (Hrsg.; 1993):
Echte und vermeintliche Risiken der Ernährung.
Wiss. Verlagsgesellschaft, Stuttgart

ENGELHARDT A; LOMMEL H (Hrsg.; 1974):
Maladsorption, Maldigestion. Laboratoriumsdiagnostik
von Magen-, Darm- und Pankreaserkrankungen.
VCH Verlagsgesellschaft, Weinheim

EWE K; FRAHM W; GANZER BM; GREINER L; METZ B; SCHUNACK W (1998):
Magen-Darm-Therapeutika.
Schriftenreihe der BAK-Fortbildung Nr. 2
Govi-Verlag, Frankfurt

FINDEISEN DGR; PICKENHAIN L (1990):
Immunantwort und Psyche. Allergie und Streß: Risiko oder Chance?
Hirzel, Stuttgart

FRIES R (1995):
Qualitätssicherung im mikrobiologischen Labor.
Copythek
Enke, Stuttgart

GEDEK B (1980):
Kompendium der medizinischen Mykologie.
Parey, Berlin, Hamburg

GEMEINHARDT H (Hrsg.; 1989):
Endomykosen. Schleimhaut-, Organ- und Systemmykosen
Gustav Fischer, Jena

GNIECH G (1995):
Essen und Psyche.
Springer, Berlin, Heidelberg, New York

GRIMME LH (1995):
Ernährung, Immunität, Krebsvorsorge. Gesund durch natürliche Lebensmittel.
Springer, Berlin, Heidelberg, New York

GRUBB R; MIDTVEDT T; NORIN E (1989):
The regulatory and protective role of the normal microflora.
Proc. 5th. Bengt E. Gustafsson Symp. 1988
Stockton Press, New York

HÄNSEL R (1991):
Phytopharmaka. Grundlagen und Praxis.
Springer, Berlin, Heidelberg, New York

HARALAMBIE E (1992):
Gnotobiotik – Mikroökologische Techniken in der Humanmedizin.
Perimed-spitta, Erlangen

HAUSS R (1995):
Störungen der Darmökologie und ihre Behandlung. Dermatophytosen.
Proc. 3. Eckernförder Therapietage
Medi-Verlag, Hamburg

HEISS R (Hrsg.; 1991):
Lebensmitteltechnologie.
Springer, Berlin, Heidelberg, New York

HENTGES DJ (Hrsg.; 1983):
Human intestinal microflora in health and disease.
Academic Press, New York, London, Paris

HOEPRICH PD; JORDAN MC; RONALD AR (Hrsg.; 1994):
Infectious diseases.
J.B. Lipincott, Philadelphia

HOFFMANN K (1966):
Bakterielle Besiedlung des menschlichen Darmes.
Hüthig Verlag, Heidelberg

HOTZ J; RÖSCH W (Hrsg.; 1987):
Funktionelle Störungen des Verdauungstraktes.
Springer, Berlin, Heidelberg, New York

BIBLIOGRAPHIE

KASSENÄRZTLICHE VEREINIGUNG Westfalen-Lippe (Hrsg.; 1992):
Wege zur Diagnose. Entscheidungsprozesse in der Medizin.
Urban & Schwarzenberg, München, Wien, Baltimore

KAUFMANN W (Hrsg.; 1992):
Internistische Differentialdiagnostik. Entscheidungsprozesse in Flußdiagrammen.
Schattauer, Stuttgart, New York

KAYSER FH; BIENZ KA; ECKERT J; LINDENMANN J (1989):
Medizinische Mikrobiologie.
Thieme, Stuttgart, New York

KIRCHNER T; LEMBCKE B; KIST M (Hrsg.; 1999):
Ökosystem Darm VIII. Mikrobiologie – Tumorpathogenese – Neurogastroenterologie –
Grundlagenforschung für neue Therapieoptionen.
Springer, Berlin, Heidelberg, New York

KIST M; CASPARY WF; LENTZE MJ (Hrsg.; 1996):
Ökosystem Darm VII. Funktionsstörungen – Pädiatrische Gastroenterologie – Mikrobiologie –
Klinische Manifestation
Springer, Berlin, Heidelberg, New York

KLIETMANN W (Hrsg.; 1992):
Labormanual.
Schattauer, Stuttgart, New York

KLUTHE R (Hrsg.; 1994):
Ernährungsmedizin in der Praxis. Aktuelles Handbuch zu
Prophylaxe und Therapie ernährungsabhängiger Erkrankungen.
Perimed-spitta, Balingen

KLUTHE R; KASPER H (Hrsg.; 1996):
Kohlenhydrate in der Ernährungsmedizin unter besonderer Berücksichtigung des Zuckers.
Supplement zu „Aktuelle Ernährungsmedizin"
Thieme, Stuttgart, New York

KNOKE M; BERNHARDT H (1986):
Mikroökologie des Menschen.
VCH Verlagsgesellschaft, Weinheim

KOLB H; MAASS C (1991):
Kompendium der mikrobiologischen Therapie.
Haug, Heidelberg

KRÄMER J (1992):
Lebensmittelmikrobiologie.
Ulmer, Stuttgart.

KROMIDAS S (Hrsg.; 1995):
Qualität im analytischen Labor.
VCH Verlagsgesellschaft, Weinheim

KRUIS W; SPANGENBERG G (1988):
Chronisch entzündliche Darmerkrankungen: Arzneimitteltherapie und Diätetik.
Wiss. Verlagsgesellschaft, Stuttgart

KUDRITZKI J (1995):
Ernährung, Symbioselenkung und Darmflora. Stabilität und Stabilisierung der Darmflora
durch Ernährung, Symbioselenkung und begleitende Behandlungskonzepte.
Eigenverlag, Hamburg

KÜHN H; TSCHÄPE H (Hrsg.; 1996):
Salmonellosen des Menschen. Epidemiologische und ätiologische Aspekte.
RKI-Schriften 3/95
MMV Medizin Verlag, München

KUNZ B (1994):
Grundriß der Lebensmittel-Mikrobiologie.
Behr's Verlag, Hamburg

LANG W (Hrsg.; 1993):
Tropenmedizin in Klinik und Praxis.
Thieme, Stuttgart, New York

LOGUE AW (1995):
Die Psychologie des Essens und Trinkens.
Spektrum, Heidelberg, Berlin, Oxford

BIBLIOGRAPHIE

LUX G; MATEK W; RIEMANN JF; RÖSCH W (1994):
Checkliste Gastroenterologie.
Thieme, Stuttgart, New York

MARTIN M (1996):
Leitfaden der Mikrobiologischen Therapie.
Reglin, Köln

MARTIN M (Hrsg.; 1998):
Labordiagnostik für die Naturheilpraxis.
Aescura, München, Wien

MAYER M (1991):
Darmflora und Antibiotika. Einfluß der Antibiotikatherapie auf das Resistenzverhalten relevanter Keime und auf die Standortflora der Patienten einer chirurgischen Klinik.
Bibliomed, Melsungen

MEHLHORN H; EICHENLAUB D; LÖSCHER T; PETERS W (1995):
Diagnostik und Therapie der Parasitosen des Menschen.
Gustav Fischer, Jena, Stuttgart

MEHLHORN H; PIEKARSKI G (1985):
Grundriß der Parasitenkunde.
Gustav Fischer, Jena, Stuttgart

MEHLHORN H; RUTHMANN A (1992):
Allgemeine Protozoologie.
Gustav Fischer, Jena, Stuttgart

MÜLLER G (1993):
Klinisch-chemische Diagnostik.
Gustav Fischer, Jena, Stuttgart

MUERMANN B (1993):
Lexikon Ernährung.
Behr's Verlag, Hamburg

MURRAY PR; BARON EJ; PFALLER MA; TENOVER FC; YOLKEN RH (Hrsg.; 1995):
Manual of Clinical Microbiology.
ASM Press, Washington, D.C.

NOLTING S (Hrsg.; 1995):
Mykosen des Verdauungstraktes.
Medi-Verlag, Hamburg

NORD CE; HEIDT PJ; RUSCH VC; VAN DER WAIJ D (Hrsg.; 1993):
Consequences of antimicrobial therapy for the composition of the microflora of the digestive tract.
Old Herborn University seminar monograph 3

ODDS FC (1988):
Candida and Candidosis.
Bailliere Tindall, London, Philadelphia, Toronto

OETHINGER M (Hrsg.; 1994):
Mikrobiologie und Immunologie.
Jungjohann, Neckarsulm, Lübeck, Ulm

OTTENJAHN R; MÜLLER J; SEIFERT J (Hrsg.; 1990):
Ökosystem Darm II. Mikrobiologie – Immunologie – Morphologie.
Springer, Berlin, Heidelberg, New York

PIEKARSKI G (1987):
Medical Parasitology.
Springer, Berlin, Heidelberg, New York

POSCHMANN U (1997):
Zur Ernährung des Menschen. Ein Leitfaden für Ernährungsberatung und Ernährungstherapie in der ambulanten Praxis.
Eigenverlag, Walldorf

PRICE DL (1994):
Procedure manual for the diagnosis of intestinal parasites.
CRC Press, Boca Raton, Ann Arbor, London

PSCHYREMBEL (1996):
Wörterbuch Naturheilkunde und alternative Heilverfahren.
De Gruyter, Berlin, New York

BIBLIOGRAPHIE

RAHN KH (Hrsg.; 1984):
Erkrankungen durch Arzneimittel.
Thieme, Stuttgart, New York

RASIC JL; KURMANN JA (1983):
Bifidobacteria and their role.
Experientia Supplementum 39
Birkhäuser, Basel, Boston, Stuttgart

RIETH H (1994):
Mykosen – Anti-Pilz-Diät.
Notamed, Melsungen

ROCHE Lexikon Medizin (1993)
Urban & Schwarzenberg, München

ROITT IM (1988):
Leitfaden der Immunologie.
Steinkopff, Darmstadt

RUNOW KD (1994):
Klinische Ökologie. Angewandte Umweltmedizin.
Hippokrates, Stuttgart

SALLER R; REICHLING J; HELLENBRECHT (1995):
Phytotherapie. Klinische, pharmakologische und pharmazeutische Grundlagen.
Haug, Heidelberg

SAMSON RA; VAN REENEN-HOEKSTRA ES (1988):
Introduction to food-borne fungi.
CBS, Baarn, Delft

SCHEDLOWSKI M; TEWES U (1996):
Psychoneuroimmunologie
Spektrum, Heidelberg, Berlin, Oxford

SCHLEGEL HG (1985):
Allgemeine Mikrobiologie.
Thieme, Stuttgart, New York

SCHLEICHER P (1997):
Grundzüge der Immundiagnostik und Therapie.
Hippokrates, Stuttgart

SCHOLE J; LUTZ W (1988):
Regulationskrankheiten. Versuch einer fachübergreifenden Analyse.
Enke, Stuttgart

SCHMIDT RF; THEWS G (Hrsg.; 1983):
Physiologie des Menschen.
Springer, Berlin, Heidelberg, New York

SCHULER R; SCHULER A (1987):
Physiologie und Pathologie der Intestinalflora.
Mayr, Miesbach

SEEBACHER C; BLASCHKE-HELLMESSEN R (1990):
Mykosen. Epidemiologie – Diagnostik – Therapie.
Gustav Fischer, Jena

SEELIGER HPR; HEYMER T (1981):
Diagnostik pathogener Pilze des Menschen und seiner Umwelt.
Thieme, Stuttgart, New York

SEIDEL G; KIESEWALTER J (Hrsg.; 1992):
Bakterielle Lebensmittelinfektionen und -intoxikationen.
Akademie Verlag, Berlin

SEITZ HK; SIMANOWSKI VA; WRIGHT NA (Hrsg.; 1989):
Colorectal cancer: from pathogenesis to prevention?
Springer, Berlin, Heidelberg, New York

SELBITZ HJ; SINELL HJ; SZIEGOLEIT A (1995):
Das Salmonellenproblem.
Reihe VET special.
Gustav Fischer, Jena, Stuttgart

BIBLIOGRAPHIE

SHORTER RG; KIRSNER JB (Hrsg.; 1985):
Gastrointestinal immunity for the clinician.
Grune & Statton, Orlando

SIMON C; STILLE W (1993):
Antibiotika-Therapie in Klinik und Praxis.
Schattauer, Stuttgart, New York

SIMOPOULOS AP; CORRING T; RÉRAT A (Hrsg.; 1993):
Intestinal flora, immunity, nutrition and health.
Karger, Basel, Freiburg, Paris

SKINNER FA; CARR JG (Hrsg.; 1974):
The normal microflora of man.
Academic Press, New York, London, Paris

SONNENBORN U; GREINWALD R (1992):
Beziehungen zwischen Wirtsorganismus und Darmflora unter besonderer Berückssichtigung von Physiologie und Funktion der normalen *Escherichia coli*-Flora.
Schattauer, Stuttgart, New York

STAHLHEBER H; LEHNERT P (1971):
Verdauungsenzyme.
Kali-Chemie AG, Hannover

STEGEMANN M; BECKMANN G (1997):
Antibiogramme in der tierärztlichen Praxis. Indikationen – Technik – Interpretation.
VET special.
Enke, Stuttgart

THEWS G; MUTSCHLER E; VAUPEL P (1982):
Anatomie, Physiologie, Pathophysiologie des Menschen.
Wiss. Verlagsgesellschaft, Stuttgart

TSCHAIKOWSKI KL; JORDE W (1989):
Allergische Krankheiten des Magen-Darm-Traktes.
Springer, Berlin, Heidelberg, New York

WALLHÄUSSER KH (1990):
Lebensmittel und Mikroorganismen.
Steinkopff, Darmstadt

WATZL B; LEITZMANN C (1995):
Bioaktive Substanzen in Lebensmitteln.
Hippokrates, Stuttgart

WEBER H (Hrsg.; 1993):
Allgemeine Mykologie.
Gustav Fischer, Jena, Stuttgart

WEIZEL A (Hrsg.; 1986):
Durchfallerkrankungen. Klinik, Diagnostik, Therapie.
Perimed-spitta, Erlangen

WERNER H (1985):
Anaerobier-Infektionen – Pathogenese, Klinik, Therapie, Diagnostik.
Thieme, Stuttgart, New York

WICHTL M (Hrsg.; 1989):
Teedrogen.
Wiss. Verlagsgesellschaft, Stuttgart

ZÄNKER KS (Hrsg.; 1991):
Kommunikationsnetzwerke im Körper: Psychoneuroimmunologie – Aspekte einer neuen Wissenschaftsdisziplin.
Spektrum, Heidelberg, Berlin, Oxford

ZEITZ M; CASPARY WF; BOCKEMÜHL J; LUX G (Hrsg.; 1993):
Ökosystem Darm V. Immunologie – Mikrobiologie – Funktionsstörungen – Klinische Manifestation.
Springer, Berlin, Heidelberg, New York

8. Stichwortverzeichnis (Register)

Benutzungshinweise:

- Bei der Angabe mehrerer Fundstellen zu einem Stichwort sind grundlegende Quellen fett hervorgehoben.
- Kursiv gesetzte Seitenzahlen verweisen auf das Glossar.

A

AAC s. Colitis,
  Antibiotika-assoziierte
AAD s. Diarrhoe,
  Antibiotika-assoziierte
Abführmittel s. Laxantien
Absidia 66
Abszesse, perianale 88, 359
Acarbose 104
Acetylcystein 228
Acetyl-Glucosamin 45
Acetylneuraminsäure 21
Acetylsalicylsäure 89, 268
Acetyltransferasen, mikrob. 22
Achillea millefolium
  s. Schafgarbe, gemeine
Acholie 91, *381*
Acidaminococcus 51
Acidolin 42
Acidophilin 42
Acidovorax facilis 40
Ackerminze 356
Actinomyces 51
Adaptation, mikrobielle
  19, 319, *381*
Addressine 70
Adeno-Viren **155**, 243
Adhäsine
  Escherichia coli 31, 141
  Candida 60
Adhäsion *381*
  Darmflora 19
  Escherichia coli 31, 141, 143
  Candida 60
Adstringentien 370
Aerobier 25, *381*
  Darmbesiedlung 7, 12
  Anteil an Darmflora 11
  Keimgattungen 27
Aerobiose 25, 237
Aeromonas 39, **154**
Aeromonas caviae 154
Aeromonas hydrophila 154

Aeromonas sobria 154
Aerophagie 93, *381*
Afferent-loop-syndrome s. SBOG
Aflatoxine 67, 109
Agar-Agar 320
Agardiffusionstest **239**, 243
Agmatin 29
AIDS
  Sekundärinfekte 233
  Balantidien-Ruhr 174
  Cryptosporidium spp. 175
  Isospora belli 179
  Mikrosporidien 181
  Blastocystis hominis 185
  Strongyloides stercoralis 202
  Einsatz von *Sacch. boulardii* 340
Albendazol 361
Albumin,
  humanes Serum- **264**, *381*
  chron. Enteritis 120
  Beispielbefund 310
Alginate 321
Alkalisierung des Darminhaltes
  s. pH-Wert
Alkaloide 89, 366
Alkohol 79, 84, 228
Alkoholproduktion
  dch. *Candida* 61
Alkoholunverträglichkeit *381*
Allergene, Freisetzung von 61
Allergie, Soforttyp **227**, *381*
Allergischer Formenkreis **221**, *382*
  Rolle d. sIgA 78, 266
  Pilze im Darm 61, 64
  Schimmelpilze 68
  Beispielbefund 298
  Ascaris lumbricoides 196
Aloe 378
Alpha 1-Antitrypsin **262**, *382*
  chron. Enteritis 120
  Beispielbefund 310
Alpha 1-Proteinase-Inhibitor
  260, **262**

REGISTER

Altersatonie des Darmes 282, 378
Aluminiumhydroxid 89
Amalgam 108
Amara adstringentia 367, *382*
Amara aromatica 367, *382*
Amara mucilaginosa 367, *382*
Amara pura 367, *382*
Ameisensäure 28, 43, 46
Amensalismus 16, *382*
Amine, biogene 21,**109**, 21, 231, 327
   Escherichia coli 29
   Escherichia coli-Varianten 32
   Sonst. *Enterobacteriaceae* 34
   Clostridien **49**, 283,
   chron. Enteritis 120, 310, 369
   Diarrhoe 85, 226
   Bindung 370
Aminobacter aminovorans 40
Aminoglykoside 22, *382*
Aminosäuren 99
Ammenphänomen 17
Ammoniak 21, 244, 321, 327
   pH-Einfluß 47, 323
   Escherichia coli 29
   Escherichia coli-Varianten 32
   sonst. *Enterobacteriaceae* 34
   Clostridien 49
   Helicobacter pylori 150
Ammoniumsalze 47
Amoebapore 162
Amöben 158, **161**, *382*
   Therapie 160, **361**
Amöbenabszesse 164
Amöben-Ruhr 163
   Therapie 361
Amöbom 164
Amoxicillin 152
   Wirkung auf Darmflora **114**, 360
Amoxicillin-Clavulansäure 115
Amphetamin 22
Amphotericin B **353**, *382*
Ampicillin 134, 146, 359
   Wirkung auf Darmflora **114**, 360
Amylalkohol 61
Amylase, Pankreas- 98
Amylase, Speichel- 100
Amyloidose 103
Amylopektin 100
Amylose 100
Anaerobier **25**, 237, *383*

Darmbesiedlung 7, 12
   Anteil an Darmflora 11
   Keimgattungen 44
Anaerobiose 7, **25**, 237
Analabklatsch 193
Analekzem 193
Analfissuren 40, 88, 378
Analgetika 89
Analjuckreiz
   s. Juckreiz, analer
Anämie
   „physiologische A." 79
   Malassimilation 103, 104, 105, 123
   chron. Enteritis 118
   EHEC 143
   Parasiten 157
   Hakenwürmer 198
   Trichuris trichiura 200
   Strongyloides stercoralis 202
   Diphyllobothrium latum 218
Anamnese
   Diarrhoe 85
   Obstipation 90
   Meteorismus 97
Anazidität d. Magens 124
Ancylostoma duodenale **197**
   Therapie 199, **361**
Anfärbung 383
Anis **356**, 358, 365
Anisakis marina 205
Anisakis simplex 205
Anorexia nervosa 88
Antagonismus, mikrobieller 18
Antazida 89
   Heilerde 370
Anthelmintika **361**
Antibiogramm **243**, *383*
   Agardiffusion 239
   Bouillondilution 243
   Bewertung 240
Antibiose s. Antibiotika
Antibiotika **359**
   Wirkung auf Darmflora **114**, 360
   A.-assoziierte Diarrhoe (AAD) 113
   Prophylaxe d. AAD 149, 339
Anticholinerga 89, 122
Antidepressiva 89, 366
Antikonvulsiva 89
Antikörper
   s. Immunglobuline

REGISTER

Antimykogramm **239**, *383*
Antimykose **349**, *409*
Antimykotika **350**
   Nystatin 350
   Amphotericin B 353
   Fluconazol 353
   Itraconazol 353
   Natamycin 353
   pflanzliche A. 354
   Resistenzprüfung 239
Antiparasitika **361**, 362
Antiphlogistika,
   nichtsteroidale 269
Antiphlogistika, pflanzl. 366
Antipilzdiät nach RIETH **356**, *383*
Antiprotozoika 361
Antipsychotika 89
Antirheumatika,
   nichtsteroidale 120
Antiseptika, pflanzl. 366
API-ZYM-Test 57, *384*
Appendizitis
   Yersinia enterocolitica 137
   EHEC 144
Arabinogalactan 19
Arabinoxylan 19
Arachnia 51
Arginin 21, 79
Arsen 84, 89
Arteriitiden, retinale 169
Arteriosklerose, zerebrale 88
Arthritiden
   Campylobacter 136
   Yersinia enterocolitica 137
   Giardia lamblia 169
   Blastocystis hominis 186
Artischocke 365, **366**
Arylsulfatase, mikrob. 22
Ascaris lumbricoides **194**
   Therapie 196, **361**
Ascaris suum 195
Askariden s. *Ascaris*
Asparaginsäure 21
Aspartat-Protease, saure 62
Aspergillus **66**
   Asthma bronchiale 225
   Antimykose 349
Aspergillus flavus 67
Aspergillus parasiticus 67
Asthma bronchiale **224**, 227
   Schimmelpilze 68
   Ascaris lumbricoides 196

Astro-Viren **155**
   Diagnostik 156, 243
Aszites 105
Atemgastest **270**, *384*
   Helicobacter pylori 151
Atemwegsinfekte
   Klebsiella 35
   Schimmelpilze 68
   mikrobiol. Therapie 72
Atopische Dermatitis 221
Atopische Trias 221
Atovaquon 361
Autoinfektionen
   Mikrosporidien 182
   Enterobius vermicularis 192
   Strongyloides stercoralis 201
   Taenia spp. 212, 214
   Vampirolepis nana 215
Autovakzinen **340**, *384*
Azetat 98
Azithromycin 361
Azlocillin 114
Azoreductase, mikrob. 22, 42
Azoverbindungen 22

B

ß-Aspartylglycin 21
ß-Glucane 320
ß-Lactam-Antibiotika 22
   Wirkungen auf Darmflora
   114, 360
Bäckerhefe
   s. *Saccharomyces cerevisiae*
Bacillen s. *Bacillus*
Bacillus **38**
   Immunogenität 336
   mikrob. Präparate 332
Bacillus anthracis 41
Bacillus-Calmette-Guérin
   mikrob. Präparate 334
Bacillus cereus 40
   mikrob. Präparate 332
Bacillus firmus 332
Bacillus subtilis 332, 336
Bacteriocine **18**, 24, *384*
   E. coli 28
   Enterokokken 37
   Laktobazillen 42
Bacteriophagen *384*
Bacteroides s. *Bacteroides-Prevotella-*
   Porphyromonas-Gruppe
Bacteroides fragilis 44, 120

REGISTER

Bacteroides ovatus 44
Bacteroides thetaiotaomicron 44
Bacteroides uniformis 44
Bacteroides-Prevotella-
  Porphyromonas-Gruppe
  11, 13, 21, 27, **44**
  Tumorgenese 44, 125
  SBOG 122
  Histamin 231
Badedermatitis 209
Balantidien-Ruhr
  s. *Balantidium coli*
Balantidium coli **173**
  Therapie 361
Ballaststoffe 15, 19, 93, **319**, *384*
  Laktobazillen 43
  Bacteroides 44
  Bifidobakterien 46
  Empfehlung 90
  Milieu 244, 300
Bandwürmer **209**
  Therapie 361
Barriere, extrinsisch 3
Barriere, intrinsisch 3
Barrierefunktion **1**, 23, *385*
  Störungen 81
  Histamin 109
  Antibiotika 113
  chron. Enteritis 119
  Parasiten 159
  Neurodermitis 222
Barrieremodell 1
Bariumsulfat 89, 91
Bauchspeicheldrüse s. Pankreas
Bazillen *385*
Befund s. Untersuchungsbefund
Beispielbefunde **286**
Belladonna 365
Benzethoniumchlorid 355
Benzpyrene 109
Berberin 362, 366
Berberis vulgaris s. Berberitze
Berberitze 365, **366**
Bierhefe s. *Saccharomyces cerevisiae*
Bifidobacterium 13, 26, 27, **45**
  Darmbesiedlung 5, 8, 13
  Säugling 11, 290, 380
  Einfluß auf pH 27, 245
  Verminderung 296, 298 300,
    303, 308, 311, 314
  Beeinflussung 319, 322, 323
  Vaginalflora 6

  Immunogenität 333, 336
  mikrob. Präparate 332
Bifidobacterium adolescentis 45
Bifidobacterium bifidum 45
Bifidobacterium breve 45
Bifidobacterium infantis 45
Bifidobacterium longum 45
Bifidobakterien s. *Bifidobacterium*
Bifidusfaktoren 45, **380**
Biguanide 104
Bikarbonat 3
Bilharzia 208
  Therapie 361
Bilirubin 22
Bilophila 51
Biotin 23
Bisacodyl 378
Blähungen s. Meteorismus
Blasenbilharziose 208
Blasenschleimhaut 72
Blastocystis hominis **184**
Blaue-Windeln-Syndrom 103
Blei 88
Blind-loop-syndrome s. SBOG
Blut, okkultes 264, 268
  Obstipation 92
  Parasiten 157
  Hakenwürmer 198
Blutungsneigung 105
Bouillon-Dilution 243
Bolus alba **369**, *385*
Borborygmen 104, *385*
Borretschöl 221
Botulismus 50
Botulinumtoxin 50
Brachyspira aalborgii 233
Branhamella catarrhalis 333
Brauereihefe
  s. *Saccharomyces cerevisiae*
Brevundimonas diminuta 40
Brevundimonas vesicularis 40
Brottrunk 327, *385*
Brucellose 233
Brustkind s. Säugling, Stillkind
Brustmilch **10**, 11, 45, 290, 379
Budvicia 34
Bundesseuchengesetz
  s. Meldepflicht
Bunte Reihe 239, *385*
Burkholderia cepacia 40
Burkholderia mallei 40
Burkholderia pseudomallei 40

REGISTER

Butanol 21
Buttermilch 337
Buttersäure 28
Buttiauxella 34
Butyrat 98
Butyrivibrio 51

C

Cadaverin 370
Calici-Viren **155**
    Diagnostik 156, 243
Campylobacter **135**
    Diagnostik 136, 242
Campylobacter coli 135
Campylobacter jejuni 135
Candida 53, **59**
    Vorkommen 55
    Pathogenitätsfaktoren 56, 57, **60**
    Einfluß auf pH 245
    Differenzierung **239**, 312
    Candida-Allergie 357
    u. *Giardia lamblia* 170
    Serologie 386
    Resistenzprüfung **239**, 312
    Resistenzen 350, 352
    Antimykose 349
    Anti-Pilz-Diät 356
    Lactulose 325
    Beispielbefunde 298, 311, 314
    Befundinterpretation 58, 60, 279
    Starterkultur 337
Candida albicans 59
    s. *Candida*
Candida glabrata 59
    s. *Candida*
    Fluconazol-Resistenz 354
Candida guilliermondii 59
    s. *Candida*
Candida kefir 59
    s. *Candida*
    Starterkultur 337
Candida krusei 59
    s. *Candida*
    Fluconazol-Resistenz 354
Candida lusitaniae 59
    s. *Candida*
Candida parapsilosis 59
    s. *Candida*
Candida pseudotropicalis 59
    s. *Candida*

Candida stellatoidea 59
    s. *Candida*
Candida tropicalis 59
    s. *Candida*
    Fluconazol-Resistenz 354
Candida-Hypersensitivitätssyndrom 65
Candida-Serologie 386
Candidid 61, *386*
Candidose, perianale 64
    (s. auch Mykose)
Canditoxin 62, *386*
Carbo coffea s. Kaffeekohle
Carbo medicinalis
    s. Kohle, medizinische
Carboxypeptidase 99
Carotinoide 111
Carragen 320
Carum carvi s. Kümmel
Caseinase 62
Cedecea 34
Cefaclor **114**, 360
Cefazolin **114**, 360
Cefixim **114**, 360
Cefoperazon **114**, 360
Cefotaxim **114**, 359, 360
Cefotiam 114
Cefoxitin 114
Cefradin **114**, 360
Ceftriaxon **114**, 359
Cefuroxim **114**, 360
Cellobiose/Cellose 21
Cellulose 21, 320
Cephalosporinase 22
Cephalosporine 359, *386*
    Wirkung auf Darmflora **114**, 360
    AAD 148
Cestoden s. Zestoden
Chagas-Neuropathie 233
Chamomilla recutita
    s. Kamille, echte
Cheilosis 105
Chelidonium majus s. Schöllkraut
Chilomastix mesnili 172
Chinolone *386*
    Enteritiserreger 136, 138, 146, 359
    Auswirkung auf Darmflora 114
Chitin 320
Chitinase 62
Chloramphenicol **114**, 148

Chlorogensäuren 370
Chloroquin 361
Cholagoga 366, 368, *386*
Cholangitiden
   s. Gallenwegsinfektionen
Cholecystokinin 364, 368, *386*
Cholekinetika 366, 368, *387*
Cholera 153, 359
Choleratoxin 339
Choleretika 366, 368, *387*
Cholestase 91, 102, *387*
Cholesterin 43, 79, 368
Cholesterin-Senkung 43, 321
Cholestyramin 89, 104, 148, **387**
Chondroitinsulfate 21
Chrom 84
Chronic fatigue syndrome
   s. Müdigkeit, chronische
Chryseomonas luteola 40
Chylomikronen 102, *387*
Chymotypsin 99, **250**
Ciliaten s. Ziliaten
Cilien 159
Ciprofloxacin **114**, 359
Citrobacter 26, **33**, 231
Citrobacter freundii **33**, 213
Citrus-Samen-Extrakt 355
Clarithromycin 152
Clindamycin **114**, 148, 285, 360
Clonorchis sinensis 208, 361
Clostridien 13, 26, 27, **48**
   Darmbesiedlung 5, 8, 11, 13
   NDH-Clostridien **49**, 256
   Tumorgenese **49**, 125, 256
   Histamin 231
   Einfluß auf pH 245
   Ursachen für Anstieg 281
   Beispielbefunde 296, 300, 303, 308, 314
Clostridium s. Clostridien
Clostridium botulinum 50
Clostridium cadaveris 50
Clostridium clostridioforme 50
Clostridium difficile **147**, 285
   Diagnostik 148, 242
   Therapie 148, 359
   Prophylaxe 149, 339
Clostridium histolyticum 48
Clostridium indolis 50
Clostridium inocuum 50
Clostridium novyi 48
Clostridium paraputrificum 50

Clostridium perfringens **50**, 285
Clostridium rectum 50
Clostridium septicum 48
Clostridium tertium 50
Clostridium tetani 50
CO_2 s. Kohlendioxid
Cobamide 20
Coffea carbo s. Kaffeekohle
Coffein 84, 89, 370
Colchicin 104
Colicine 28, *387*
Colitis 283, *387*
   Stuhldiagnostik 260
   Beispielbefund 308
   Therapie 369
   s. auch Darmerkrankungen, chron.-entzündliche
Colitis, Antibiotika-assoziierte (AAC) **113**, 285, *388*
   Prophylaxe 149, 339
   Therapie 339, 359
Colitis, hämorrhagische
   EHEC 143
Colitis, pseudomembranöse **113**, 117
Colitis, radiogene 314, 360, 372, *388*
Colitis, ulzerierende
   Yersinia enterocolitica 137
   Entamoeba histolytica 162
   Balantidium coli 173
Colitis ulcerosa **118**, *387*
   ß-häm. Streptokokken 40
   EHEC 144
   Allergien 228, 230
   Stuhldiagnostik 260
Colon
   Besiedlung 11, **12**
Colon irritabile 89, 95, **120**, *388*
Colon-Hydrotherapie **373**, *388*
Colon-Karzinom 89, **264**
   Gallensäuren 44, **256**
   Bacteroides spp. 44
   Clostridien 49
   Colitis ulcerosa 120
   Einfluß d. Ernährung 124
   Laxantien 378
   Stuhldiagnostik 260, 264, 268
Colonruptur
   AAC 148
   Shigellose 134
   Entamoeba histolytica 164

REGISTER

Comamonas acidovorans 40
Comamonas testosteroni 40
Contaminated-small-bowel-syndrome s. SBOG
Contracaecum spp. 205
Corynebacterium 334
Co-Trimoxazol
    Enteritiserreger 134, 138, 146, 359, 361
    Wirkung auf Darmflora **114**, 360
Coxsackie-Viren 84
Cromoglicinsäure 229
Cryptococcus 59
Cryptosporidium spp. **175**
    Therapie 177, 361
Cryptosporidium baileyi 175
Cryptosporidium muris 175
Cryptosporidium parvum 175
Cumarin-Derivate 22, 269
Cumin 356
Curcuma 356
Cyanocobalamin s. Vitamin B_{12}
Cyclospora cayetanensis **183**
    Therapie 184, 361
Cynara scolymus s. Artischocke
Cysticercus bovis 211, 361
Cysticercus cellulosus 213, 361

D

DAEC s. *E. coli*, diffus adhärente
DAG s. Diacetylglycerol
Danthron 378
DAO s. Diaminooxidase
Darmatonie 282, 378
Darmbad, subaquales 373
Darmbarriere s. Barrierefunktion
Darmdekontamination 333, 346, 359, *389*
Darmdurchblutung, Anregung 321, 374
Darmegel, großer 207
Darmeinlauf 373
Darmerkrankungen, chronisch-entzündliche **118**, *388*
    Allergien 228, 230
    ß-häm. Streptokokken 40
    EHEC 144
    Stuhldiagnostik 260
    Beispielbefund 308
    Therapie 340, 372, 369
    (s. auch Colitis ulcerosa u. Morbus Crohn)

Darmflora **5**
    Entwicklung 5
    Darmbesiedlung **12**, 14
    Artenvielfalt 16, 25
    Regulation 13, 17,18
    Stoffwechsel 19
    Bedeutung 22, 76, 77
    Antibiose **113**, 114, 360
    Diagnostik 26, **237**
Darmflora, autochthone 2, **11**, 25, *389*
    Diagnostik 26, **237**
Darmflora, luminale 2, **11**
    Diagnostik 26, **237**
Darmflora, passagere 2, **11**, 25, *389*
    Diagnostik 26, **237**
Darmflora, proteolytische, putride s. Proteolyten
Darmflora, residente
    s. Darmflora, autochthone
Darmflora, transiente
    s. Darmflora, passagere
Darmflora, wandständige
    s. Darmflora, autochthone
Darmgase s. Meteorismus
Darmkrebs
    s. Krebs u. Colon-Karzinom
Darmlavage, orale 374, *389*
Darmmilieu s. Milieu
Darmmotilität 68
    (s. auch Obstipation u. Diarrhoe)
    Anregung 24, 321, 374
    Hypermotilität 82, 96
    Hypomotilität 96
Darmoberfläche 1
Darmpassage 90
    (s. auch Darmmotilität)
Darm-pH s. pH
Darmresektion 103
    (s. auch Ileumresektion)
Darmschleim s. Mukus
Darmschleimhaut 3, 24, 78, 339
Darmschleimhaut,
    Entzündungen 112, 319
    Proteus 34
    Hefen 62, 63
    Clostridien 283
    biogene Amine 109, 369
    Ascaris lumbricoides 196
    SBOG 122
    Einfluß auf Mikroflora 13

REGISTER

Einfluß auf pH 245
Stuhldiagnostik 260
Beispielbefund 308, 314
Therapie 369, 371
(s. auch Darmerkrankungen, chronisch-entzündliche)
Darmschleimhaut,
  erhöhte Durchlässigkeit 119, 283
  Einfluß auf Mikroflora 14
  Histamin 109
  Neurodermitis 223
  Stuhldiagnostik 262, 264
  Therapie 369, 371
Darmschleimhaut,
  Zellmauserung 19
Darmschleimhautzellen
  s. Enterozyten
Darmwandatrophie 378
Dauerausscheider,
  Salmonellen 130, 132, 323
Decarboxylasen 22, 327
Defäkation 82 , *389*
  Anamnese 91
  Diarrhoe 82
  Obstipation 87
  Tenesmus 133
Dehydrogenasen 22
Delta-6-Desaturase 221
Dermatitis atopische
  s. Neurodermitis
Dermatitis
  herpetiformis Duhring 104
Dermatophyten 52, *389*
Desaminasen, mikrob. 21, 327
Desoxycholsäure 256
Desoxyribonuclease 62
Desulfomonas pigra 21
Desulfovibrio desulfuricans 21
Detritus
  Proteolyten 19, 29, 245
  Geotrichum 67
Dextrane 112
Diabetes mellitus
  Immunsystem 78
  Mykosen 52
  Blastocystis hominis 185
  Meteorismus 96
  Obstipation 88, 378
  SBOG 124
Diacetylglycerol (DAG) 125
Diaminooxidase **228**, 229

Diarrhoe **82**
  Ursachen 83, 104, 118, 123, 129, 233
  Histamin 227
  Diagnostik 85
  Therapie 339, 359, 376
Diarrhoe,
  Antibiotika-assoziierte **113**, 385
  Prophylaxe 149, 339
  Therapie 339, 359
Diarrhoe, blutig-schleimig
  Shigellose 133
  Campylobacter 135
  EIEC 140
  EHEC 144
  Entamoeba histolytica 163
  Balantidium coli 174
  Trichuris trichiura 200
  Strongyloides stercoralis 202
  Schistosoma spp. 209
  Vampirolepis nana 215
  Dipylidium caninum 216
Diarrhoe, breiig
  Entamoeba coli 166
  Dientamoeba fragilis 171
  Blastocystis hominis 185
Diarrhoe, chologene **255**, 368
  Therapie 370, *378*
Diarrhoe, chronische 82
Diarrhoe, entzündliche
  s. Darmschleimhaut, Entzündungen
Diarrhoe, HIV-assoziierte 83, 233
  Einsatz v. *Saccharomyces* 339
Diarrhoe, mikrobiell bedingte 128
Diarrhoe, motorisch 82
Diarrhoe, nervöse 83
Diarrhoe, osmotisch 82
Diarrhoe, sekretorisch 82
Diarrhoe, wäßrig
  Salmonellose 130
  Shigellose 133
  Campylobacter 135
  Yersinia enterocolitica 137
  ETEC 139
  EPEC 140
  EAEC 140
  DAEC 140
  EHEC 144
  Clostridium difficile 148
  Vibrio cholerae 153
  Vibrio parahaemolyticus 154

REGISTER

Aeromonas spp. 154
Plesiomonas shigelloides 154
Viren 156
Giardia lamblia 169
Cryptosporidium spp. 176
Sarcocystis spp. 178
Mikrosporidien 182
Cyclospora cayetanensis 184
Blastocystis hominis 185
Trichinella spiralis 205
Diät, kohlenhydratarme
    s. Anti-Pilz-Diät
Diät, Eliminations- 106, 229
Dickdarmflora
    s. Colon u. Darmflora
Dickdarm-pH s. pH
Dicrocoelium dendriticum 206
    Therapie 361
Dientamoeba fragilis 170
Differenzierung,
    bakteriologische 241
Differenzierung,
    mykologische **239**, 277
Diglyceride 101
Dill **356**, 358
Diloxanit-Furoat 361
DIN-Normen 240, 273
Dioxygenasen 22
Diphtherie 233
Diphyllobothrium latum **217**
    Therapie 361
Dipylidium caninum **216**
    Therapie 361
Disaccharidasen, mukosale 98
    Hemmung 104
    Stimulation 339
Disaccharidasen-Mangel
    s. KH-Intoleranz
Divertikulose 90, 124, 378
DÖDERLEIN´sche Stäbchen 42
Dolichocolon 88, *389*
Dom (GALT) 70
Doxycyclin 114
Dünndarmflora 11, **12**
Dünndarm-pH s. pH
Dünndarmsekret 19
Dünndarm-Überwucherungs-
    syndrom s. SBOG
Duodenalulzera 150
Durchfall s. Diarrhoe
D-Xylose-Test 106
Dysbakterie 280, **344**, *390*

Dysbiose 280, **344**, *390*
Dyspepsie 121, **367**, *390*
    Therapie 365, 367, 372
Dyspepsie-Coli *390*

E

EAEC s. *Escherichia coli*,
    enteroaggregative
ECA s. Enterobacterial
    common antigen
E. coli s. *Escherichia coli*
Echinacea 331
Echinococcus granulosus **219**
    Therapie 361
Echinococcus multilocularis **219**
    Therapie 361
Echinostoma ilocanum 208
ECHO-Viren 84
Edwardsiella 34
EHEC s. *Escherichia coli*,
    enterohämorrhagische
Eichenlaub-Tee 370
Eicopentaensäure 79
EIEC s. *Escherichia coli*,
    enteroinvasive
Eisen 80
    Mangel 79, 104, 118
    Substitution 89, 91
Eiweiß s. Proteine
Eiweißreduktion
    s. Proteinreduktion
Eiweißverlustsyndrom,
    enterales 120, 265
Ekzem, atopisches s. Neurodermitis
Elektivmedium 237, *391*
Elektrolytstörungen 378
Eleutherococcus senticosus
    s. Taigawurzel
Eliminationsdiät s. Diät
Emodin 378
Empfindlichkeitsprüfung *391*
    s. Antibiogramm u.
    Antimykogramm
Encephalitozoon 181
Endolimax nana 166
Endoskopie
    Malassimilation 105
    Helicobacter pylori 152
    Tumordiagnostik 264, 268
Engelwurz 356
Entamoeba coli 166
Entamoeba dispar 163

REGISTER

Entamoeba hartmanni 166
Entamoeba histolytica 117, **162**, 370
    Therapie 361
Entamoeba polecki 166
Enteritiserreger 128
    Diagnostik 240
Enteritis, chronisch
    s. Darmerkrankungen,
    chronisch-entzündlich
Enteritis infectiosa 128
    Erreger 129
Enteritis regionalis
    s. Morbus Crohn
Enterobacter 26, **33**, 231
Enterobacter amnigenus 35
Enterobacter cloacae 35
Enterobacter intermedius 35
Enterobacter sakazakii 35
Enterobacteriaceae 26, 27, 30, 33
    Darmbesiedlung 11, 13
    Stoffwechsel 27
    Einfluß auf pH 245, 283
    chron. Enteritis 120
    SBOG 122
    Immunogenität 333
Enterobacterial common antigen
    (ECA) 28
Enterobius vermicularis **192**
    Therapie 194, 361
Enterocine 37
Enterococcus 26, **36**
    Darmbesiedlung 5, 8, 13
    Stoffwechsel 27, 37, 231
    Einfluß auf pH 27, 245
    Verminderung 298, 300, 303,
    308, 311, 314
    Beeinflussung 319, 322, 323
    Immunogenität 336
    mikrobiologische
    Präparate 332
Enterococcus faecalis **36**, 332
Enterococcus faecium 36
Enterocytozoon bieneusi **181**
    Therapie 361
Enterohepatischer Kreislauf
    s. Kreislauf, enterohepatischer
Enterokinasemangel 102
Enterokokken s. *Enterococcus*
Enteromonas hominis 172
Enteropathogene, mikrobielle 128
    Diagnostik 240
Enterotoxine
    Klebsiella pneumoniae 34

Citrobacter freundii 35
Enterobacter cloacae 35
Bacillus cereus 40
Staphylococcus aureus 40, 115
Clostridium perfringens **50**, 285
Clostridium difficile 117, 148
Campylobacter 135
Yersinia enterocolitica 137
ETEC 139
EAEC 140
    Hemmung 339
Enterozyten 3, 23, 75
Entschäumer 121, **363**
Entzündungsmarker **260**, 283,
    284, *391*
    Diarrhoe 86
    Obstipation 92
    Meteorismus 97
    Malassimilation 105
    chron. Enteritis 120
    Normbereiche 287
    Beispielbefunde 308, 314
Entzündungsproteine 120, 283,
    326, *391*
Enzephalopathie, hepatogene
    321, 323
Enzephalopathie, portokavale
    s. Enzephalopathie,
    hepatogene
Enzian, gelber 365, **366**
Enzyme, bakterielle 19, 21
Enzyme, *Candida* 57, 62
Enzymsubstitution
    s. Pankreasenzyme
Eosinophile Granulozyten 74
Eosinophilie 157
    Ascaris lumbricoides 196
    Hakenwürmer 199
    Trichuris trichiura 200
    Strongyloides stercoralis 202
    Taenia spp. 212
EPEC s. *Escherichia coli*,
    enteropathogene
Ernährung
    Einfluß auf Mikroflora 13
    Einfluß auf Immunsystem 78
    Einfluß auf pH 244
    chron. Enteritis 119
    Krebs 111, **124**
    Magen- u. Duodenalulzera 151
    Psyche 342
    Obstipation 378
    Befundinterpretation 279

REGISTER

Ernährung, ballaststoffarm 49, 90
Ernährung, fettreich 44, 49, 124
Ernährung, Fisch
   s. Fisch
Ernährung, fleischreich
   s. Ernährung proteinreich
   u. Fleisch
Ernährung, laktovegetabil
   sekund. Pflanzeninhalts-
   stoffe 111
   Befundinterpretation 33, 39, 66
   (s. auch Ballaststoffe)
Ernährung, proteinreich 44, 124
   Escherichia coli 30
   Escherichia coli-Varianten 32
   Sonst. *Enterobacteriaceae* 34
   Bacteroides 44
Ernährung, rohkostreich
   sekund. Pflanzeninhalts-
   stoffe 111
   Befundinterpretation 33, 39
   (s. auch Ballaststoffe)
Ernährung, vegetarisch 90
   sekund. Pflanzeninhalts-
   stoffe 111
   Befundinterpretation 33, 39
Erstverschlimmerung
   s. JARISCH-HERXHEIMER-
   Reaktion
Erwachsener, Darmflora 7, 294
Erwinia 34
Erythema nodosum 136, 137
Erythromycin 136
   Wirkung auf Darmflora
   114, 148, 360
ESCHERICH, Theodor 5, 27
Escherichia coli 26, **27**
   Darmbesiedlung 5, 8, 11, 28
   Anteil an Darmflora 28
   Stoffwechsel 27, 29, 231
   Immunogenität 333, 336
   Anabole Peptide 331, **371**
   mikrob. Präparate 332
Escherichia coli-Varianten 26, **30**
   Stoffwechsel 27, 32
   hämolysierend **30**, 120, 300, 308
   lactosenegativ **30**
   rauhe (R-Varianten) 30
   muköse (M-Varianten) 30
Escherichia coli, diffus adhärente
   (DAEC) **140**, *388*
   Diagnostik 145
   Therapie 145
   Prophylaxe 146
Escherichia coli, enteroaggregative
   (EAEC) **140**, *390*
   Diagnostik 145
   Therapie 145
   Prophylaxe 146
Escherichia coli, enterohämorrha-
   gische (EHEC) **140**, *390*
   Diagnostik 145
   Therapie 145
   Prophylaxe 146
Escherichia coli, enteroinvasive
   (EIEC) **140**, *390*
   Diagnostik 145
   Therapie 145
   Prophylaxe 146
Escherichia coli, enteropathogene
   (EPEC) **140**, *391*
   Diagnostik 145
   Therapie 145
   Prophylaxe 146
Escherichia coli, enterotoxische
   (ETEC) **139**, *391*
   Diagnostik 145
   Therapie 145
   Prophylaxe 146
Escherichia coli, uropathogene
   (UPEC) 30
Essigsäure 28, 43, 46
ETEC s. *Escherichia coli*,
   enterotoxische
Ethanol 21
   Laktobazillen 43
   Bifidobakterien 46
   Hefen 61
Eubacterium 21, 51
Eubakterie *391*
Eubakterien s. *Eubacterium*
Eubiose *391*
Ewingella 34
Exantheme 105

F

Fadenwürmer
   s. Nematoden
Fallbeispiele 286
Fasciola hepatica 206
   Therapie 361
Fasciolopsis buski 207
   Therapie 361
Fastenkur nach F. X. MAYR *391*
Faulbaum 378

REGISTER

Fäulnisflora
  s. Proteolyten, Lipolyten
Fecapentaene 44
feeder organelle 175
Fehlernährung
  s. Ernährung u. Malnutrition
Fenchel 365, **366**
Fette
  Verdauung 102
  Karzinogenese 126
Fette im Stuhl 253
  (s. auch Steatorrhoe)
Fettmalassimilation
  s. Malassimilation
Fettmaldigestion s. Maldigestion
Fettsäuren 22, 79
  Fettverdauung 102, 364
  Stuhldiagnostik 249
Fettsäuren, kurzkettige 15, 23, 24, 392
  Escherichia coli 28
  Enterokokken 37
  Laktobazillen 42
  Bacteroides 44
  Bifidobakterien 46
  Einfluß auf pH 244
  Ballaststoffe 98, 244, 319, 322
  Lactulose 323
  AAD 115
  Krebs 126
Fettstoffwechsel, mikrobieller 22
Fibrose, zystische s. Mukoviszidose
Fieber, rheumatisches 41
Fimbrien 31
Finnen 210
Fisch
  Histamin 110
  Allergen 226
  Vibrio parahaemolyticus 154
  Plesiomonas shigelloides 154
  Heringswurmkrankheit 205
  Opisthorchis felineus 208
  Opisthorchis viverrini 208
  Clonorchis sinensis 208
  versch. Darmegel 208
  Diphyllobothrium latum 218
Fischbandwurm
  s. *Diphyllobothrium latum*
Fisteln, perianale 359
Flagellaten 159, **167**
  Verbreitung 158
  Systematik 158
  Infektionsquellen 161
  Diagnostik 160
  Prophylaxe 161
  Therapie 160, **361**
Flagellen 159
Flaschenkind 9, 11
  Beispielbefund 292
Flaschenmilch 380
Flatologie 21, **93**
Flatulenz 21, **93**, 95, *392*
  s. auch Meteorismus
Flatus-Protokoll 97
Flavimonas oryzihabitans 40
Flavonoide 22, 111, 366
Fleisch
  Allergen 226
  Salmonellen 128
  Campylobacter 135
  Yersinia enterocolitica 137
  EHEC 142
  Sarcocystis spp. 177
  Trichinella spiralis 205
  Taenia spp. 210
Fleischreduktion
  s. Proteinreduktion
Flohsamen 365, **366**
Florasanierung 343
Flotationsverfahren *392*
Fluconazol **353**, *392*
Foeniculum vulgare ssp.
  vulgare var. vulgare s. Fenchel
Folsäure 23, 105, 119
Food Sensitive Enteropathies
  (FSE) 76, *392*
Formaldehyd 112, 228
Frauenmilch s. Muttermilch
Fructose 21, 85, 96
Früherkennung kolorektaler
  Neoplasien **264**, 268
FSE s. Food Sensitive Enteropathies
Fuchsbandwurm **219**
  Therapie 361
Fungämie 53
Fuselöle 61
Fusobacterium 13, 51

G

Gaffkya tetragena 51, 334
Galle 19, 254
  Anregung 368
Gallenfarbstoffe 22
Gallensäure-Verlustsyndrom
  255, *392*
  SeHCAT-Test 106

REGISTER

Morbus Crohn 118
Gallensäuren-Bindung 321, 370, 387
Gallensäuren 97, 102, **254**
    Mikrob. Umbau 15, 22, 44 (s. auch GS-Dekonjugation u. -transformation)
    Karzinomrisiko 127, **256**
    Stuhldiagnostik 254
    Bindung 321, 370, 387 (s. auch Kreislauf, enterohepatischer)
Gallensäuren, primäre 22
Gallensäuren, sekundäre 22, *393*
Gallensäurendekonjugation **255**
    Laktobazillen 43
    Bifidobakterien 46
    Clostridien 49
Gallensäurensekretionsstörung
    Phytotherapie 364
Gallensäurentransformation (Dehydroxylierung) **49**, 127, 256, *393*
Gallensteine 102, 257, 368
Gallenwegsinfektionen
    Bacteroides 45
    Giardia lamblia 169
    Mikrosporidien 181
    Leberegel 206, 207, 208
Gallenwegsverlegung 196
GALT s. Immunsystem, darmassoziiertes
Gamma-Linolensäuren 221
Ganglienblocker 89
Gärung 21, 61
Gasbildner s. Meteorismus
Gasbildung s. Meteorismus
Gasbrand 50
Gasödeme 50
Gastritis
    Helicobacter pylori 150
    Phytotherapie 365
Gastritis, chronisch-atrophische
    Helicobacter pylori 150
    Vitamin-B_{12}-Malabsorption 106
Gastrodiscoides hominis 208
Gastroenteritis, akute
    s. Enteropathogene
Gastroenteritis, eosinophile 103
Gastroskopie 152
Gattung *393*
Geburt, Erstbesiedlung 5
Geißeln 159

Geißeltierchen s. Flagellaten
Generationszeit 239
Gentiana lutea s. Enzian, gelber
Geotrichum 26, 53, 54, **66**
    Übers. Routinekeime 26
    Beispielbefund 308
    Lactuloseverwertung 325
Geotrichum candidum **66**, 325
Geotrichum penicillatum 66
Gerbstoffe 366
Gerste 320, 111
Gewichtsverlust
    Malassimilation 104
    Giardia lamblia 169
    Mikrosporidien 182
    Hakenwürmer 199
    Trichuris trichiura 200
    Bandwürmer 209
Gewürze 133, 355
Giardia lamblia 103, **167**
    Therapie 361, 369
Ginseng 331
Glaubersalz 85
Gliadin 75
Glomerulonephritis 41
Glossitis 105
Glucane 21, 320, 339
Glucose 21, 79
Glucose-Galactose-Intoleranz 102
Glucosidasen 21, 62, 100
Glucosinolate 111
Glucuronidasen 21, 42
Glukagonom 103
Glukokortikoide 269
Gluten 75
Glyceride 101
Glycerin 101
Glykogen 21, 100
Glykolyse 21
Glycoside 22
Gnotobioten **7**, 76, 77, 333, 346
Gold 117
Golytely-Lösung 374, *393*
Granulome 205, 208
Granulozyten
    Beeinflussung 79, 328
    PMN-Elastase 260
    Lysozym 261
Granulozyten, eosinophile 74
Grapefruit-Samen-Extrakt 355
Grenzbereich 277
Guajak-Methode 268
Guarmehl 320

REGISTER

Gurkenkernbandwurm
s. *Dipylidium caninum*
Gut associated lymphoid tissue (GALT) s. Immunsystem, darmassoziiertes
Gyrasehemmer s. Chinolone

H

H_2-Atemgastest s. Atemgastest
Haematochezia 91, 198, *393*
Hafnia 34
Hämolyse 30, **32**, 143
Hämolysine 31
Haemophilus 17
Haemophilus influenzae 333
Haferkleie 321
Hakenwürmer **197**
   Therapie 199, **361**
Halomonas marina 40
Hämatome 105
Hämaturie 144, 208
Hämoglobin-Haptoglobin im Stuhl 92, **268**
Hämolytisch-urämisches Syndrom (HUS) 144
Hämorrhoiden
   ß-häm. Streptokokken 40
   Albumin 264
   Hämoglobin-Haptoglobin 268
Harnsäure 327
Harnstoff 21, 321, 327
   Bifidobakterien 46
   Helicobacter pylori 150
Harnwegsinfekte
   Escherichia coli 30, 33, 144
   Sonst. *Enterobacteriaceae* 35, 36
   Enterokokken 37
   Pseudomonas aeruginosa 41
   Schistosoma haematobium 208
   Mikrobiologische Therapie 72
Haut (s. auch Urtikaria u. Neurodermitis)
   Darmmykosen 64
   Erythema nodosum 136, 137
   Juckreiz, Papeln 198, 202, 208, 209
Hautflora 16, 38
Hautmaulwurf 202
Hautpilze s. Dermatophyten
Hauttests 229
Hefen 52, **59**
   Vorkommen 54, 59
   Stoffwechsel **20**, 27, **60**, 319

Pathogenitätsfaktoren 56, 57, **60**
   Einfluß auf pH 245
   Beispielbefunde 298, 311
   Befundinterpretation 58, 60, 279
   Antimykose **349**, **356**, 358
   Anti-Pilz-Diät 356
   Starterkulturen 337
   Immunmodulator
      s. Hefe, medizinische
Hefe, medizinische 337
   s. *Saccharomyces boulardii*
Heilerde 148, **369**, *393*
Heilfasten nach BUCHINGER 375, *394*
Heilfasten nach Pastor FELKE 375, *394*
Heilfasten nach F. X. MAYR 375
Heilwässer 375
Heißhunger auf Süßes 311
Helicobacter cineadi 149
Helicobacter fennelliae 149
Helicobacter Heilmannii 149
Helicobacter pylori **149**
Helminthen **187**, *394*
   Therapie 189, **361**
Hemicellulose 21, 320
Hepatitis 137
Herbaspirillum rubrisubalbicans 40
Heringswurmkrankheit 205
Hernien 88
HERXHEIMER-JARISCH-Reaktion 352
Herzglykoside 22
heterofermentativ 43
Heterophyes heterophyes 208
Heuschnupfen
   s. Rhinitis, atopische
Hexosen 21
Histamin **109**, **227**
   Darmbakterien 21, 231, 283
   Liberatoren 112, 228
   Lebensmittel 85, 110, 228
   im Stuhl 231
   Hemmung 373
Histaminose 228, 229
Histidin 21, 109
Histidindecarboxylase 21
HIV s. AIDS
HNO-Infekte
   ß-häm. Streptokokken 40
   Schimmelpilze 68

REGISTER

Homing 70, *394*
homofermentativ 43
Huminsäuren 370
Hundebandwurm **219**
    Therapie 361
HUS (Hämolytisch-urämisches
    Syndrom) 144
Hyaluronsäure 21
Hydatide 219
Hydrogenophaga flava 40
Hydroxyanthrachinon 378
Hydroxybenzoesäure 22
Hymenolepis diminuta 214
Hymenolepis nana
    s. *Vampirolepis nana*
Hypercholesterinämie 79
Hypericum perforatum
    s. Johanniskraut
Hyperkeratose 105
Hyperparathyreoidismus 88
Hyperthyreose 83, 103
Hyphen *394*
Hypokaliämie 88, 379
Hypothyreose 88, 103, 378

I

Iberis amara
    s. Schleifenblume, bittere
Identifizierung,
    mikrobiologische *394*
IgA s. Immunglobulin A
IgE s. Immunglobulin E
IgG s. Immunglobulin G
IgM s. Immunglobulin M
Ileus verminosus 196
Ileitis 137
Ileocolitis regionalis
    s. Morbus Crohn
Ileum 12, 255
    Resektion 102, 124
Imidazol-Präparate
    s. Metronidazol, Tinidazol
    Antiprotozoika 160, **361**
Imipenem 114
Immunexklusion 74
Immunglobuline 68, 76
    therapeut. Einsatz 146
Immunglobulin A 9, 151
Immunglobulin A,
    sekretorisches 2, 9, **73**, **266**, *394*
    Mangel 78, 223
    Nachweis im Stuhl **266**, 331, 335

Beispielbefunde 298, 311, 314
    Beeinflussung 330
Immunglobulin E 74, 76, 112, **227**
    Parasiten 157, 230
    Neurodermitis 222
    RAST-, EAST-Test 229
    im Stuhl 231
Immunglobulin G 74, 151
Immunglobulin M 9
Immunkomplexe, zirkulierende
    Candida 61
    Campylobacter 136
    Yersinia enterocolitica 137
    Giardia lamblia 169
Immunmodulation **328**, *395*
    Indikationen 331
    Hinweise 331
    Nahrung **78**, 327, 336
    psychogene I. 342
    Heilfasten 375
    Autovakzinen 340
    Beispielbefunde 300, 312
Immunmodulatoren *395*
Immunmodulatoren,
    mikrobiologische
    Indikationen 331
    Wirkung 328
    Hinweise 331
    Übersicht 332
    Peptide, anabole 371
    Autovakzinen 340
    Sauermilchprodukte 336
Immunogenität 333, 336
Immunstimulation
    s. Immunmodulation
Immunsuppression *395*
    Mykosen 52
    Hypercholesterinämie 79
    Schadstoffe 108
    Protozoen 158
Immunsystem, darmassoziiertes
    (GALT) 3, **68**, *393*
    Einfluß d. Darmflora 23, 24, 28
    Beeinflussung 109, 328
    Neurodermitis 221
    Diagnostik 266
    Beispielbefunde 298, 311, 314
Immunsystem, mukosaassoziiertes
    s. MALT
Implantierung 343
Indol 21, 370
Infarkt 119

REGISTER

Infektanfälligkeit 77, 78, *396*
    Diagnostik 266
    Beispielbefund 298
Influenza-Viren 84, 233
Ingwer 365, **366**
Interferon 9, 15, 79
    Induktion 328
Interleukine 74, *396*
    Beeinflussung 79, 328
Interpretation,
    Untersuchungsbefunde 278
Intervalltherapie 351
Iridocyclitiden 169
Ischämie, intestinale 103, 117
Isoamylalkohol 61
Isobutanol 61
Isospora belli **179**
    Therapie 180, 361
Itraconazol **353**, *396*

J

J-Kette s. Joining chain
JARISCH-HERXHEIMER-
    Reaktion 352
Jejunum, Besiedlung 12
Jodamoeba bütschlii 166
Joghurt 309, 337
Johanniskraut 365, **366**
Joining chain 266
Juckreiz 223, 227
Juckreiz, analer
    Enterobius vermicularis 193
    Taenia spp. 212, 213
    Kohlenhydrat-Intoleranz 307

K

Kaffeekohle 355, **370**
Kaffeesäuren 370
Kaiserschnittkinder 9
Kaliummangel 89, 379
Kälteanreicherung 138, 242
Kalzium-Mangel 104
Kalzium-Antagonisten 89
Kalzium-Ionophore 112
Kamille, echte 365, **366**, 370
Kanamycin 104
Kanzerogenese
    s. auch Krebs, Colonkarzinom
Kaolin 369
Kapuzinerkresse 355
Karies 10, 17
Karminativa 365
Kartoffelbrei/Reis-Diät 322

Karzinoid 103
Karzinome
    Früherkennung 268, 264
    Adjuvante Therapie 372
(Ko-)Karzinogene 44, 49
Kaseinase 62
Katzenleberegel 208
KBE **239**, 275, *396*
Kefir 61, 309, 337
Keimzahl
    im Darm 5
    Stuhlbefund 275
    Bewertung 58, 60, **279**, 318
Ketoconazol *396*
Klebsiella 26, **33**
    Stoffwechsel **34**, 231
    Beispielbefund 308, 298
    Immunogenität 333, 336
    mikrob. Präparate 333
Klebsiella ozaenae 333
Klebsiella planticola 35
Klebsiella pneumoniae 34, 35, 120
    mikrob. Präparate 333
Klebsiella terrigena 35
Kleien 320
Kleinkind
    Darmflora 7
    Diarrhoe 140, 155
Klistier 373
Kluyvera 34
Knoblauch 111, 153, 356, 362, 365
Koagulase 62
Kohle, medizinische 91, 370
Kohlendioxid 21, 93
    Escherichia coli 29
    Laktobazillen 43
    Clostridien 49
    Hefen 61, 63
Kohlenhydrat-Intoleranzen 102,
    270, 229, *396*
    Stuhl-pH 245, 307
    Diagnostik **270**, 258
    Beispielbefund 307
    (s. auch Lactose-Intoleranz)
Kohlenhydrate
    mikrob. Fermentation 21, 61
    Einfluß auf pH 244
    Verdauung 98
    Malabsorption 102
Kohlenhydrate, unverdauliche
    s. Ballaststoffe
Kokzidiose s. *Isospora belli*
Kollagen 21

REGISTER

Kollagenasen 21, 62
Kolon s. Colon
Kolon-Hydrotherapie
   s. Colon-Hydrotherapie
Kolonie 239, *397*
Kolonie-bildende Einheiten s. KBE
Kolonisationsresistenz **2**, 18, 23, *397*
   Störungen 56, 159, 284
   Antibiotika-Einfluß 113, **114**, 360
Koloskopie 92, 264, 268
Kommensalismus 14, *397*
Komplement 9, 15, 112
Komplementsystem,
   Aktivierung 328
Komplementsystem,
   Hemmung 163
Konjunktivitis 105, 196
Konkurrenzhemmung 16, *397*
Konservierungsmittel 228
Kontrazeptiva, orale 9, 22
Koriander 356
Kortikosteroide 22, 202
Kräuter 130, 355
Kreatorrhoe 256, *397*
Krebs
   mikrob. (Ko)-Karzinogene 44, 49
   Ernährung 111, **124**
   Risikosenkung 42, 111, 321
   Vorsorgeuntersuchung **264**, 268
Kreislauf, enterohepatischer **255**, *397*
Kresol 21
Kryptosporidien
   s. *Cryptosporidium spp.*
Kühlschrankflora 38
Kuhmilch 77, **380**
Kultur, mikrobiologische 237, *397*
Kultur,
   Anreicherungsverfahren 241
Kultur, Zählverfahren 237
Kümmel 356, 365, **366**
Kumys 61
Kutin 320

L

Lactase 21, 270
   Substitution 307
Lactase-Mangel
   s. Lactose-Intoleranz
Lactat s. Milchsäure
Lactitol 94, **324**, *398*
Lactobacillus 26, **42**
   Darmbesiedlung 5, 8, 11, 13
   Vaginalflora 6
   Mundhöhlenflora 17
   Stoffwechsel 27, 43, 231
   Einfluß auf pH 245
   Verminderung 298, 300, 303, 308, 311, 314
   Beeinflussung 319, 322, 323
   Immunogenität 333, 336
   mikrob. Präparate 332
   Starterkulturen 337
Lactobacillus acidophilus 6, 42, 337
Lactobacillus brevis 42
Lactobacillus casei 42, 337
Lactobacillus cellobiosus 42
Lactobacillus delbrueckii
   subsp. *bulgaricus* 337
Lactobacillus fermentum 42
Lactobacillus kefiranofaciens 337
Lactobacillus plantarum 42
Lactobacillus reuteri 346
Lactobacillus salivarius 42
Lactocidin 42
Lactococcus lactis subsp.
   cremoris 337
Lactococcus lactis subsp. *lactis* 337
Lactoferrin 9, 79
Lactoperoxidase 9
Lactose 21, 324, 331, 380
Lactose-Intoleranz 96, 229, **270**
   Ursachen 104, 156, 169, 369
   Diagnostik 106, **270**, 258
   Stuhl-pH 245
   Beispielbefund 307
Lactosenegative
   Escherichia coli-Varianten
   s. *Escherichia coli*-Varianten
Lactosetoleranz-Test 106
Lactulose 94, 245, 271, **323**, *398*
Laktobazillen s. *Lactobacillus*
Lamblia intestinalis
   s. *Giardia lamblia*
Lamblien-Ruhr s. *Giardia lamblia*
Lamina muscularis 3
Lamina propria 3, 69
Laxantien 91, 104, **377**
   Bandwurm-Therapie 212, 214
Laxantien
   vom Anthranoid-Typ 378

REGISTER

Laxantien-Abusus 96, 342, **377**
Laxantien, Hemmer der
 colonären Rückresorption 378
Laxantien, osmotische 378
Laxantien, volumensteigernde 378
Leaky-Gut-Syndrom 263
 Diagnostik 262, 264
 (s. auch Darmschleimhaut,
 erhöhte Durchlässigkeit)
Lebensmittelfarbstoffe 22, 228
Lebensmittelbiotechnologie
 37, 42, 45, 52
Lebensmittelverderb
 Pseudomonas 38
 Schimmelpilze 66
Lebensmittelvergiftung/
 -intoxikation /-infektion
 Bacillus cereus 40
 Staphylococcus aureus 40
 Clostridium perfringens 50
 Clostridium botulinum 50
 Schimmelpilze 67
 Salmonellen 128
 Campylobacter 135
 Enteropathogene
 Escherichia coli 139
 Vibrio cholerae 153
 Vibrio parahaemolyticus 154
 Plesiomonas shigelloides 154
 Enteropath. Viren 155
 protozoische Parasiten 161
 Diagnostik 85
 Prophylaxe 131, 146
Leberabszesse 164, 173
Lebererkrankungen 62, 96, 102
 Phytotherapie 364
Leberegel, Chinesischer 208
Leberegel, großer
 s. *Fasciola hepatica*
Leberegel, kleiner
 s. *Dicrocoelium dentriticum*
Leberschutz 366
Leberzirrhose 102, 323
Lecithin 22, 368
Leclercia 34
Legionärskrankheit 233
Legionellen s. Legionärskrankheit
Leinsamen 111
Leminorella 34
Leptospirose 233
Leuconostoc 337
Leukotriene 120, 329
Lichtdermatosen, polymorphe 372

Lignine 320
Linolsäure 79
Lipase, mikrobielle 22, 62
Lipase, pankreatische 101
 Substitution 363
Lipide 9, 22, 79
Lipolyten **27**, *398*
 Clostridien **49**, 281
 Beispielbefund 303
Lipopolysaccharide (LPS) 28, 76
LÖFFLER-Syndrom 195
Löß 370
LPS s. Lipopolysaccharide
Lundh-Test 250
Lupus erythematodes 103
Luteoskyrin 109
Lymphadenopathien 137
Lymphektasie, intestinale 103
Lymphfollikel 70
Lymphoblasten 69
Lymphogranulomatose 103
Lymphom, gastrisches 151
Lymphom, intestinales 103
Lymphozyten 69
 Beeinflussung 79, 328
Lymphozyten,
 intraepitheliale 3, **69**
Lysolecithin 24
Lysozym 9, **261**, *398*
 im Stuhl 86, 92, 97, 105, **261**
 chron. Enteritis 120
 Beispielbefund 308, 314

M

M-Varianten 30
M-Zellen **70**, 328, *398*
MHC (Major Histocompatibility
 Complex) 75
Magnesiumsulfat 378
Madenwurm
 s. *Enterobius vermicularis*
Magen, 10, 99
 Besiedlung 10, **12**
 An-/Subazidität 123
 Helicobacter pylori 150
 Adenokarzinom 150
Magensaft 19, 68
 Anregung 365, 367
Magenschleimhautentzündung
 s. Gastritis
Magenulzera 150
Magersucht 88
Magna-Form 162

REGISTER

Magnesium-Mangel 104
Majoran 356, 365, **366**
Makrolide 114
Makrophagen 69, 79
    Aktivierung 328
Malabsorption **97**, *399*
    Ursachen **102**, 118, 122, 369
    Diagnostik 105, 246
Malaria 233
Malassezia 53
Malassimilation **97**, *399*
    Ursachen **102**, 156, 169, 369
    Einfluß auf Mikroflora
    13, 48, **284**
    Klinik 104
    Diagnostik **105**, 246
Maldigestion **97**, *399*
    Escherichia coli 29
    Escherichia coli-Varianten 32
    sonst. *Enterobacteriaceae* 34
    Bacteroides 44
    Clostridien 48, 282, 284
    Einfluß auf pH 245
    Diagnostik **105**, 246
    Beispielbefund 300, 303
Malnutrition 10, 78, *399*
    Anti-Pilz-Diät 357
MALT **72**, *399*
    Neurodermitis 221
    Beeinflussung 328
Maltose 21
Mammakarzinome 49
Mangelernährung s. Malnutrition
Mannit 96
MARFAN-Syndrom 88
Mariendistel 365, **366**
Masern 233
Mastigophoren s. Flagellaten
Mastozytose 103
Mastzellen 74, 112, **227**
Mazis 356
Mebendazol 362
Megacolon 88, *399*
   AAC 117, 148
Megasphaera 51
Melaena 91, 198, *399*
Meldepflicht
    (lt. Bundesseuchengesetz)
    Enteritis infectiosa 128
Melissa officinalis s. Melisse
Melisse 365, **367**
Meningitis 88
Menstruation 264, 268

Mentha piperita s. Pfefferminze
Metagonimus yokogawai 208
Meteorismus **93**, *400*
    Ursachen **93**, 151, 171, 186,
    199, 227
    Candida 63
    Darmgasmenge 94
    Diagnostik 97
    Beispielbefund 303, 307, 311
    Therapie 363, 365
Meteorismus, objektiver 96
Meteorismus, subjektiver 95, 97
Methan 21, 93, 95
Methanobacterium ruminantium 21
Methanobrevibacter smithii 21, 95
Methionin-Malabsorption 103
Methylobacterium mesophilicum 40
Methylsulfide 95
Metoclopramid 228
Metronidazol
    Wirkung auf Darmflora
    114, 360
    Clostridium difficile 149, 359
    Helicobacter pylori 152
    Morbus Crohn 359
    Protozoen 361
Microfold-Zellen s. M-Zellen
MIESCHERsche Schläuche 177
Mikroaerob **25**, 237
Mikroaerophile Bakterien
    25, 42, *400*
Mikrobiologische Präparate *400*
    s. Therapie, mikrobiologische
Mikrobiologische Therapie
    s. Therapie, mikrobiologische
Mikroökologie, intestinale *400*
Mikroskopie 243, 247, *400*
Mikrosporidien **181**
    Therapie 361
Mikrovilli, Schädigung 167, 175
Mikrozine 28
Milch, Roh-
    Campylobacter 135
    Yersinia enterocolitica 137
    EHEC 142
    Allergen 226
Milchdrüse 72
Milcherzeugnisse 66, 110, 337
Milcherzeugnisse, fermentierte
    s. auch Sauermilcherzeugnisse
    66, 337
Milchsäure **258**
    Escherichia coli 28

REGISTER

Laktobazillen 43
Bifidobakterien 46
im Stuhl 258
Beispielbefund 307
Milchsäurehaltige Produkte 327
Milchschimmel, weißer
   s. *Geotrichum candidum*
Milchzucker s. Lactose
Milchzuckerunverträglichkeit
   s. Lactose-Intoleranz
Milieu, Dickdarm- 13, 15
     pH 244
     M.-Abhängigkeit 47, 49, 57, 60
Milieubeeinflussung
   mikrobielle 17, 18, 24
   iatrogene 244, **318**, 331
Mineralstoffe 338
Minuta-Form 162
Mischköstler 294
Mizellen 102, 122, 253, 254, *400*
MMC
   s. Myoelectric motor complex
Moellerella 34
Monoglyceride 101
Mononukleose, infektiöse 233
Monooxygenase,
   Steroid-7-alpha- 22
Monozyten 69
   Beeinflussung 79
   Lysozym 261
Moraxella 334
Morbus Addison 103
Morbus Crohn 124, 102, **118**, *401*
   Ursachen 228, 230, 144
   SBOG 124
   Gallensäurenverlust 255
   Stuhldiagnostik **260**, 310
   ß-häm. Streptokokken 40
   Beispielbefund 308
   Therapie 340, 359, 369, 372
   (s. auch Darmerkrankungen,
   chronisch-entzündliche)
Morbus HIRSCHSPRUNG 88, *401*
Morbus Hodgkin 103
Morbus Whipple 104, 258
Morganella 34
Mucopolysaccharide
   s. auch Mukus *401*
   als Substrat 46, 244
   Rolle bei AAD 115
Mucor 26, 53, **66**
Mucosa associated lymphoid tissue
   s. MALT

Müdigkeit, chronische 65, *401*
   (s. auch Autoren)
Mukosablock **1**, *401*
Mukoviszidose 102
   Diagnostik 252
Mukus 3, 22, **19**, *401*
   als Substrat 19, 245
   Stabilisierung 370
Multiple-unit-Präparate
   (Pankreatin) 363
Multiresistenz 37, 41
Mumps 233
Mundhöhle
   Besiedlung **10**, 38, 42, 44, 45
   Entzündungen 63, 105, 227
   Antimykose 351
Mundhöhlenflora
   10, 17, 38, 42, 44, 45
Mundschleimhaut 72
Muskatnuß 356
Muskelfasern, mikroskopisch 247
Mutualismus 14, *401*
Muttermilch **9**, 11, 76, **379**
Muzine 15 (s. auch Mukus)
Mycobacterium 119, 233
   Immunogenität 336
   mikrobiol. Präparate 332
Mycobacterium avium 233
Mycobacterium intracellulare 233
Mycobacterium kansasii 119
Mycobacterium paratuberculosis 119
Mycobacterium phlei 332
Mycobacterium tuberculosis 233
Mykobakterien s. *Mycobacterium*
Mykosen *401*
Mykosen, intestinale 52, **53**, 56, 64
   Lokalisation 63
   Hefen 59
   Schimmelpilze 67
   Wertung 58
   Beispielbefund 311
   Therapie 349
Mykosen, Respirationstrakt 68
Mykosen, vaginale
   s. Vaginalmykose
Mykotoxikosen 53, 67
Mykotoxine 67, 108
Myoelectric motor complex 3
Myrrhe 355, 370
Myzel 52, *402*

REGISTER

N

N-Acetyl-Neuraminsäure 9
Natamycin 353
Natriumpicosulfat 378
Natriumsulfat 378
N-Nitrosierung
Nachtkerzenöl 221
Nährmedien, feste *402*
Nahrungsergänzungsmittel
    s. Pre- und Probiotika
Nahrungsmittelallergene 226
Nahrungsmittelallergie 75, 77,
    226, 230
    sIgA-Mangel 78
    Klinik 223, 227
    Diagnostik 229
    Differentialdiagnostik 226, **229**
    Therapie 230
    (s. auch Allergischer
    Formenkreis)
Nahrungsmittelintoleranzen 226
Nahrungsmittelunverträglich-
    keiten 226
Natriumsulfat s. Glaubersalz
Natural killer cells s. NK-Zellen
Natürliche Killerzellen s. NK-Zellen
NCCLS-Normen 240
NDH-Clostridien **49**, 256
Necator americanus **197**
    Therapie 199, **361**
Neisseria flava 334
Neisseria perflava 334
Nelken (Gewürz-) 356
Nemathelminthes 188
Nematoden **190**, *402*
    Therapie 361
Neomycin 104, 114
Nervensystem, enterales 3
Neugeborene, Darmbesiedlung
    7, 332, 346
Neuraminidase 21
Neurodermitis **221**
    Darmmykosen 64, 67
    sIgA-Mangel 266
    Beispielbefund 298
Neutralfette 247
Neutralismus 14, *402*
Niacin 23
Niereninsuffizienz, akute 143
Niereninsuffizienz, chronische 321
Nierensteine 105
Nimorazol 361

NISSLE, Alfred 28, 344
Nitrit 20
Nitroreductase 22, 42
Nitrosamine 20, 109
NK-Zellen 79, 328
Normalwerte / Normwerte
    (s. auch Normbereich)
    Stuhlflora 288
    Stuhl-pH 288
    Ergänzende Stuhl-
    Untersuchungen 287
Normbereich **27**, 275
Norwalk-Virus **155**
    Diagnostik 156, 243
Nosema 181
NSAR (Nichtsteroidale
    Antirheumatika) 120
Nuclear-Dehydrogenating-
    Clostridia s. NDH-Clostridien
NURMI-Konzept 10
Nystatin **350**, *402*

O

O-Antigene 139
Oasthouse-Syndrom 103
Obesumbacterium 34
Obstipation **87**, 377, *402*
    Ursachen **87**, 163, 174, 109,
    202
    Pathogenese 89
    Diagnostik 90
    Therapie 321, 323, 365, 374
    Laxantien 377
Obstipation, akute 87
Obstipation, chronische 88
Ödeme 105, 196, 205, 227
Oesophagus
    Besiedlung 13
    Oesophagitis candidosa 63
    Antimykose 351
Ofloxacin 114
Öle, ätherische 15, 355, 366
Onkogene 125
Onkologische Nachsorge 314
Onkosphäre 210
Opiate 89
Opiatantagonisten 122
Opisthorchis felineus 208
    Therapie 361
Opportunisten *402*
Orale Toleranz s. Toleranz, orale
Oregano 356
Organochlorpestizide 112

REGISTER

Origanum majorana s. Majoran
Ornithin 21
Osteomalazie 104
Otitis externa 68
Oxalobacter 51
Oxalsäure 105
Oxyuris s. *Enterobius vermicularis*

P

PAH 109
Pankreasenzyme *403*
    Verdauung 98
    im Stuhl 250
    Substitution **363**
Pankreasgang, Verlegung 196
Pankreasinsuffizienz, exkretorische 106, 245, **250**, 282, *403*
    Diagnostik 250
    Beispielbefund 300, 303
    Therapie 363, 364
Pankreas-Elastase 1 97, 105, **252**, 364, *403*
    Beispielbefund 300, 303
Pankreassaft 19
Pankreatin 363
Pankreatische Elastase 1
    s. Pankreas-Elastase 1
Pankreatitis 88, 96, 169
    Diagnostik 301, 303
Pantoea 34
Pantoea agglomerans 35
Pantothensäure 23
Paprika, Gewürz- **356**, 358
Para-Amino-Benzoesäure 17
Para-Aminosalicylsäure 104
Paramunität 330, *403*
Parasiten, Magen-Darm- 88, 103, **157**
    Systematik 157
    Diagnostik 243
    Therapie 361
Parasiten, extraintestinale m. intestinaler Manifestation 233
Parasitismus 16, *403*
Parästhesien 104
Paratyphus 359
Pärchenegel 208
    Therapie 361
Paromomycin 361
Patenz *403*
Pathogenität *403*
Pathogenitätsfaktoren *404*
Pectine 19, 21, 320, 371

Peitschenwurm s. *Trichuris trichiura*
Penicilline 114
Penicillin G 114, 360
Penicillinasen 22
Penicillium 53, **66**, 225
Penicillium camembertii 66
Penicillium caseicolum 66
Penicillium roquefortii 66
Pentatrichomonas hominis 172
Pentosen 21
Pepsin 99
Pepsinogen 99
Peptidasen 98
Peptide 24, 28, 99
Peptide, anabole 331, 336, **371**
Peptidoglykane 76
Peptococcus 51
Peptostreptococcus 51
Peristaltik s. Darmmotilität
Pestizide 112
Petechien 105
PEYERsche Plaques **70**, 137, 328, *404*
Pfeffer **356**, 358
Pfefferminze 355, 362, 365, **367**
Pflanzen, mikrobielle Besiedlg.
    Enterobacteriaceae 33, **35**
    Laktobazillen 42
    Pilze 54, 55, 59, 66
Pflanzeninhaltsstoffe, sekundäre 111
Pfriemenschwanz
    s. *Enterobius vermicularis*
pH-Optimum
    Escherichia coli 29
    Escherichia coli-Varianten 32
    Sonstige *Enterobacteriaceae* 34
    Enterokokken 37
    Laktobazillen 43
    Bacteroides 44
    Bifidobakterien 46
pH-Wert, Stuhl- 24, 27, 210, **244**
    pH-Abhängigkeit 47, 49
    Interpretation 8, 277, 279
    Beispielbefund, sauer 290, 306, 311
    Beispielbefund, alkalisch 296, 298, 300, 303, 309, 314
    Beeinflussung 244
pH-Wert, Dickdarm
    s. pH-Wert, Stuhl
pH-Wert, Dünndarm 244
pH-Wert, Gewebe- 244

REGISTER

pH-Wert-Senkung 319, 323
Phagozytoserate 79
Phenole 22, 112, 228
Phenolphthaleinderivate 378
Phenolsäuren 111
Phenotypic switching 57, **60**, *404*
Phenylethylamin 283
Phospholipasen 22, **62**
Phospholipide 22, 125
Phosphomonoesterase 62
Phytinsäure 320
Phytopharmaka **364**
    Antimykose 354
    Antiparasitose 362
Phytosterine 111
Phytöstrogene 111
Pili 31
Pilze **52**
    Verbreitung 54
    Hefen 59
    Schimmelpilze 66
    Pathogenitätsfaktoren 56, 57, **60**
    Anzucht 52, **237**
    Differenzierung **239**, 312
    Resistenzprüfung **239**, 312, 352
    Befundinterpretation 58, 279
    Beispielbefunde 311, 298, 308, 314
    Antimykose 349
    Resistenzen 350, 352
    Anti-Pilz-Diät 356
Pilznester 58
Piment **356**, 358
Plantago psyllium s. Flohsamen
Plasmaeiweiße, Extravasation 245, 264, 283
Plasmazellen 69
Plasmide 350, *404*
Plathelminthes 188
Plattwürmer 188, *404*
    Therapie 361
Pleistophora 181
Plerozerkoide 217
Plesiomonas shigelloides 154
Plexus myentericus 3, 378
Plexus submucosus 3
PMN-Elastase 86, 92, 97, 105, **260**, *404*
    chron. Enteritis 120
    im Stuhl 260
    Beispielbefund 308, 314
Poliomyelitis-Viren 84

Polyarthritis 136, 137
Polyen-Antimykotika
    s. Nystatin, Amphotericin B
Polyethylenglykol 374
Polyzyklische aromatische Kohlenwasserstoffe (PAHs) 109
Porphyrie 88
Porphyromonas **44**
    (s. *Bacteroides-Prevotella-Porphyromonas*-Gruppe)
Postgastrektomie-Syndrom 103
Postversand von Stuhlproben 236
Präpatenz *404*
Pragia 34
Praziquantel 361
Prebiotika *404*
Prevotella **44**
    (s. *Bacteroides-Prevotella-Porphyromonas*-Gruppe)
Probiotika 337, *405*
    s. Therapie, mikrobiologische
Procercoid-Larven 217
Proglottiden 209
Properdin 15
Propionibacterium 51, 334
Propionsäure 28
Propanol 61
Propranolol 22
Prostaglandine 4, 79, 329
Prote(in)asen, mikrobielle 21, 56, 327, *405*
Protease-Inhibitoren 111
Proteine
    Verdauung 98
    Malassimilation s. dort
Proteinkinase C 126
Proteinstoffwechsel, mikrobieller 21, 47, 327
Protein-Maldigestion
    s. Maldigestion
Proteinreduktion 326, *390*
Proteolyten 19, **27**, 109, 120, *405*
    Escherichia coli-Varianten 32
    Proteus u. *Klebsiella* 34
    Pseudomonas, Bacillus 41
    Bacteroides 44
    Clostridien 49
    Einfluß auf pH 245
    Beispielbefunde 298, 300, 308, 314
    Reduktion 323
Proteus 26, **33**, 360
    Stoffwechsel 34, 231

REGISTER

Beispielbefunde 300, 303, 314
Protokooperation 14, *405*
Protonenpumpen-Inhibitor 152
Protoscolices 210
Protozoen **158**, 405
    Therapie 160, **361**
Providencia 34
Pruritus ani s. Juckreiz, analer
Pseudoallergie *405*
    s. auch Nahrungsmittelallergie
Pseudohyphen 60, *405*
Pseudometeorismus 97
Pseudomonas 26, **38**, 360
    Stoffwechsel 27, 41, 231
    Einfluß auf pH 245
Pseudomonas aeruginosa
    39, 41, 116, 334, 360
Pseudopodien 158
Pseudoterranova decipiens 205
Psoriasis 64, 67, 234, 266, *405*
Psyche
    Immunsystem 341
    Ernährung 342, 357
    chron. Obstipation 88, 90
    chron. Enteritis 119
    Neurodermitis 223
Psycho-Neuro-Immunologie
    341, *405*
Psychopharmaka 122
Putreszin 283, 370
Pyrantelembonat 362
Pyrimethamin 361
Pyrviniumembonat 362

Q

Qualität, Untersuchungs- 272
Qualitätssicherung **273**, 352, *406*
Quatsch 1-464
Quecksilber 84, 89, 108

R

R-Varianten 30
Radikale, Sauerstoff- 69, 372, 339
Raffinose 94
Rahnella 34
Ralstonia pickettii 40
Rectum, Besiedlung 12
Rectumprolaps 89, 144, 378
Refluxoesophagitis 367
Reisediarrhoe
    ETEC 139
    Entamoeba histolytica 162
    Giardia lamblia 167

Therapie 339, 376
    Prophylaxe 339
Reiseobstipation 87
Reizdarm s. Colon irritabile
Reizmagen 121
Rektoskopie 92, 264, 268
Resistenz, mikrobielle
    240, 350, 352, *406*
Resistenzprüfung
    Agardiffusion 239
    Bouillondilution 243
    Pilze **239**, 352
    Bakterien 243
    Bewertung 240, *383*
Resorption v. Nährstoffen 98
Resorptionsstörungen
    s. Malabsorption
Retortamonas intestinalis 172
Rhabarberwurzel 378
Rheumatoide Erkrankungen
    61, 213
Rhinitis, atopische 68, 196, **224**,
    406
    Therapie 372
Rhizopoden s. Amöben
Rhizopus 66
Rhodotorula 53, **59**, 325
Riboflavin 105
Riesendarmegel s. *Fasciolopsis buski*
Rinderbandwurm
    s. *Taenia saginata*
Ringversuche 273, *406*
ROEMHELD-Syndrom *406*
Rosmarin **356**, 358
Rotavirus **155**, 369
    Diagnostik 156, 243
    Therapie 156, 243
Roxithromycin 152
Ructus 365
Rugulosin 109
Ruhr
    Shigellen- 133
    Amöben- 163
    Lamblien- 169
    Balantidien- 174
Ruminococcus 51
Rundwürmer s. Nematoden

S

Saccharasen 21
Saccharolyten **27**, *407*
    Enterokokken 37
    Laktobazillen 43

REGISTER

Bifidobakterien 46
Substrate 19, 319, 322, 323
Einfluß auf pH 245
Verminderung 298, 300, 303, 308, 314
Beeinflussung 319, 322, 323
Saccharomyces 53, 59
Saccharomyces boulardii 149, **337**
Immunogenität 336
mikrob. Präparate 332
Saccharomyces cerevisiae 61, 337
Stoffwechsel 20, 319, 325
Immunogenität 336
Anti-Pilz-Diät 357
Saccharose-Isomaltose-Intoleranz 102
Salbei, echter 365, **366**
Salmonella **128**
Diagnostik 130, **241**
Salmonella Bovismorbificans 129
Salmonella Enteritidis 129
Salmonella Hadar 129
Salmonella Infantis 129
Salmonella Paratyphi 359
Salmonella Tyhpi 359
Salmonella Typhimurium 129
Salmonella Typhimurium var. Kopenhagen 129
Salmonellen s. *Salmonella*
Salmonellen-Dauerausscheider 130, 132, 323
Salmonellose s. *Salmonella*
Saluretika 96
Salvia officinalis s. Salbei, echter
Salzsäure 99, 370
SAP
s. Aspartat-Protease, saure
Saponine 111
Saprophyten 52
Sarcina 51
Sarcocystis bovihominis 177
Sarcocystis suihominis 177
Sarcomastigophora 159
Sarkosporidiose s. *Sarcocystis*
Sauermilcherzeugnisse
Enterokokken 37
Laktobazillen 42
Bifidobacterium bifidum 45
Immunmodulation 337
Säuerungskeime, -flora
s. Saccharolyten

Säugling
Darmbesiedlung 7, **11**, 333, 346, 379
Beispielbefund 290
Diarrhoe 140, 155
Saugwürmer s. Trematoden
Säurebildner s. Saccharolyten
Säurehemmer 152
SBOG (Small-bowel-overgrowth-syndrome) 96, 102, 106, **122**, 255, *389*
Diagnostik 270
SCFA (Short chain fatty acids)
s. Fettsäuren, kurzkettige
SC-Stück 73, 266
Schadstoffe 107
Schafgarbe, gemeine 365, **366**
Scharlach 41, 233
Scheidenflora s. Vaginalflora
SCHILLING-Test 106
Schimmelpilze 52, **66**
Vorkommen 66
Bedeutung im Darm 66
Allergien 225, 230
Schistosoma 208
Therapie 361
Schistosoma haematobium 208
Schistosoma intercalatum 208
Schistosoma japonicum 208
Schistosoma mansoni 208
Schistosoma mekongi 208
Schleifenblume, bittere 365, **366**
Schleimhautimmunologie (MALT) 72
Schleimhautantikörper
s. Immunglobulin A, sekretorisches
Schleimhautberuhigung **369**, *407*
(s. auch Darmschleimhautentzündung)
Schleimhautschutz 369
Schleimstoffe 370
Schock, anaphylaktischer 227
Schöllkraut 365, **367**
SCHROTH-Kur 375, *407*
Schwangerschaft 10, 362, 378
Schwarzkümmelöl 362
Schwefelwasserstoff 21, 24, 49, 93
Schweinebandwurm
s. *Taenia solium*
Schwermetalle 84, 88, 107, 117
Sechs-Haken-Larve 210

REGISTER

Secretory chain s. SC-Stück
Sectio s. Kaiserschnitt
Sedativa 89
Sedimentationsverfahren 243, *407*
SeHCAT-Test 106
Sekrete, Magen-Darm- 19
Sekretin-Pankreozymin-Test 250
Sekretolin-Caerulein-Test 250
Selektivmedium 237, *407*
Selen 80, 119
Selen-Homotauro-Cholat-Test 106
Senf **356**, 358
Senföle 15
Senfölglykoside 366
Senium/Senioren
    Darmbesiedlung 7, 33, 282
    Beispielbefund 296
Senna 378
Septata intestinalis **181**
    Therapie 361
Serogruppen 139
Serologie
    Candida 386
    Helicobacter pylori 151
    Amöbiasis 164
    Strongyloides stercoralis 203
    Trichinella spiralis 205
    Fasciola hepatica 206
    Schistosoma spp. 209
    Zystizerkose 213
    Echinokokkose 220
Serotonin 21
Serovare 129
Serpulina spp. 233
Serratia 34
Serratia marcescens 35
Serratia odorifera 35
Serratia plymuthica 35
Serratia rubidaea 35
Serum-Albumin, humanes
    s. Albumin, humanes Serum-
Shewanella putrefaciens 40
Shiga-Toxin 133
Shiga-like-Toxin (SLT) 140
Shigella 117, **133**
    Diagnostik 134, 241
    Therapie 134, 359
Shigella boydii 133
Shigella dysenteriae 133
Shigella flexneri 133
Shigella sonnei 133
Shigellen s. *Shigella*
Shigellenruhr 133

Sialinsäure 21
sIgA s. Immunglobulin A, sekretorisches
Sigma elongatum 88, *408*
Silikat 320
Silybum marianum s. Mariendistel
Simethicon 363
Single-unit-Präparate
    (Pankreatin) 363
Skatol 21
Sklerodermie 124
Skolex 209
SLTEC (Shiga-like-Toxin-bildende
    Escherichia coli) 140
Smektit, dioktaedrischer 369, *408*
Soor 63, 351
Sorbitol 85, 96
sp. s. Spezies
spp. s. Spezies
Spasmolytika 89, 96, 122, 365
Speichel 19
Speichelamylase 100
Speicheldrüsen 71
Speiseröhre s. Oesophagus
Spermidin 283
Spezies *408*
Sphincter Oddii 368
Sphingomonas paucimobilis 40
Spiramycin 361
Spirochäten 233
Sporen
    Bacillus 38
    Clostridium 48
    Schimmelpilze 66
    Sporozoen 159
Sporenbildner, aerobe 38
Sporenbildner, anaerobe 48
Sporobolomyces 59
Sporozoen 175
    Therapie 160, **361**
Sporozysten 159
Sproßpilze s. Hefen
Sprue, einheimische 103, 106
Sprue, tropische 258
Spulwurm s. *Ascaris lumbricoides*
Spurenelemente 338
Stachyose 94
Stagnant-loop-syndrome 122
Stamm, Bakterien- *408*
Staphylococcus **38**, 333
Staphylococcus aureus
    40, 41, 115, 117, 333
Staphylococcus epidermidis 334

REGISTER

Staphylokokken s. *Staphylococcus*
Stärke 21, 100, 320
   im Stuhl 247
Starterkulturen (Milcherzeugnisse)
   Enterokokken 37
   Laktobazillen 42
   Bifidobacterium bifidum 45
   Immunmodulation 337
Steatorrhoe **253**, *408*
   Ursachen 104, 123, 255
   Diagnostik 249, *253*
   Beispielbefund 303
Stenosen 88
Stenotrophomonas maltophilia 40
Sterigmatocystin 109
Steroide 22, 27, 49
Sterolsulfatase, mikrob. 22
Stickstoff, fäkal **256**, 320
Stickstoff, Gas 93
Stillkind
   Beispielbefund 290
Stillen 76, **379**
Stoffwechseleigenschaften,
   mikrobielle 21, 26
Stoffwechselpotenz,
   mikrobielle 20, 319
Stomachika *408* (s. Amara)
Stomatitis candidosa 63
Strahlenenteritis 85, 103
Streptococcus 13, **38**, 333, 337
Streptococcus mitis 333
Streptococcus mutans 17
Streptococcus pneumoniae 333
Streptococcus pyogenes 41, 333
Streptococcus sanguis 17
Streptococcus thermophilus 337
Streptokokken s. *Streptococcus*
Streptokokken,
   ß-hämolysierende 40
Streptomyceten 350, 353, 354
Strikturen 88, 124
Strongyloides fülleborni 201
Strongyloides stercoralis 103, **201**
Stuhlbefund
   s. Untersuchungsbefund
Stuhldrang (Tenesmus) 133
Stuhlentleerung s. Defäkation
Stuhlfett **253**, 284
   (s. auch Steatorrhoe)
Stuhlflora 11, 26, 222, 280, 282
   Untersuchung 237
   Normbereiche 288
   Befund 275
   Beispielbefunde 286
   Veränderungen 222, 282
Stuhlgewicht 90
Stuhlprobe, Gewinnung
   39, 58, **235**
Stuhlprobe, Versand 235
Stuhl-pH-Wert s. pH-Wert, Stuhl
Stuhluntersuchung, 86, 92, 97, 105
   Indikationen 234
   Stuhlflora 26, **237**
   Ergänzende Untersuchungen 244
   Enteropathogene 240
   Helicobacter pylori 152
   Parasiten 157, 160, **243**
   Allergiediagnostik? 225, **230**
   makroskopische s. Stuhlvisite
Stuhlvisite **91**, *408*
   Diarrhoe 85
   Obstipation 91
   Meteorismus 97
   Malassimilation 105
   makroskop. sichtbare
   Parasiten 188
Submucosa 3
Substitution 343, 363, *409*
Substrate, mikrobielle 21, *409*
Succinat 28, 46
Sulcus gingivalis, Besiedlung 10
Sulfamidochrysoidin 22
Sulfanilamid 22, 114
Sulfasalazin 22
Sulfide 111
Symbionten 343
Symbiose 16, 344, *409*
Symbioselenkung 343, *409*
Synergismus, mikrobieller 17

T

T-Helferzellen 73
T-Suppressorzellen 73
Taenia saginata **210**
   Therapie 212, **361**
Taenia solium **212**
   Therapie 214, **361**
Taigawurzel 331
Tannin 320, 370
Taraxacum officinale
   s. Löwenzahn
Tatumella 34
Tee 153
Teein 84
Tees, medizinische 370

REGISTER

Teebaumöl 355
Telluria mixta 40
Tenazität *409*
Tenesmus 133
Terpene 111
Tetanus 50
Tetrazykline 136, 138, 359, 361
    Auswirkung auf Darmflora 114
TGF s. Transforming-Growth-Factor
Therapie 317
Therapie, antibiotische s. Antibiose
Therapie, antimykotische
    s. Antimykose
Therapie, mikrobiologische **328**,
    335, 343, *400*
        Wirkungen 327, **328**, 348
        Indikationen 331
        Hinweise 331
        mikrob. Präparate 332
        Autovakzinen 340
Therapie, mikroökologische 318
Therapie, antiparasitäre 361
Thiamin s. Vitamin B_1
Thiaziddiuretika 324
Thiocyanate 15
Thrombotisch-thrombozytope-
    nische Purpura (TTP) 144
Thymian 356
Tight junctions 3, 119
Tinidazol 361
TNF s. Tumornekrosefaktor
Toleranz, orale **75**, *409*
Toleranzbereich 27, 277
Ton, weißer **369**, *410*
Tonmineralien 369
Torula 337
Torulopsis 59
Toxiinfektion 285
Toxine, mikrobielle *410*
    s. Enterotoxine u. Zytotoxine
        Hemmung 339
        Toxinbindung 369
Toxoid 334
Trabulsiella 34
Tränendrüse 72
Transforming-Growth-Factor 74
Transitzeit (Darm) 90
Trehalose-Intoleranz 102, 106
Trematoden **205**, *410*
    Therapie 361
Trichinella spiralis 205
Trichosporon 59

Trichostrongylus **204**
    Therapie 361
Trichuris trichiura **199**
    Therapie 361
Triclabendazol 361
Triglyceride 22, 101
Trinkkuren 375
Tripeltherapie 152
Tropheryma whippelii 104
Trophozoiten 167
Trypanosoma cruzi 233
Trypsin 99
Tryptamin 21
Tryptophan 21, 103
TTP (Thrombotisch-thrombozyto-
    penische Purpura) 144
Tuberkulose 104, 124
Tumoren s. Krebs
Tumornekrosefaktor 79, 328
Tunica serosa 3
Tunica subserosa 3
Typ-1-Allergie s. Allergie, Soforttyp
Typhus 359
Tyramin 21, 283
Tyrosin 21

U

Unstirred layer 3
Untersuchungsbefunde 275
    Interpretation 7, 58, **278**
Untersuchungsdauer 275
UPEC s. *Escherichia coli*,
    uropathogene
Urease 21, 327
    Helicobacter pylori 150
Uricase 327
Urogenitaltrakt 71
    Besiedlung 44
    (s. auch Vaginalflora)
Urtikaria, chronisch rezidivierende
    157, 227
    Giardia lamblia 169
    Blastocystis hominis 186
    Ascaris lumbricoides 196

V

Vaginalflora 5, 9
    Laktobazillen 42
    Prevotella, Porphyromonas 44
    Bifidobakterien 45
Vaginalmykose 64
Vaginalschleimhaut 72

REGISTER

Vaginitis 193
Vaginose, bakterielle 45
Vampirolepis nana **214**
    Therapie 361
Vancomycin 117, 149, **359**
Vasoaktives intestinales Peptid (VIP) 4
Vegetarier
    s. Ernährung, vegetarische
Veillonella 13, 17, 51
Verapamil 228
Verdauung 97
Verdauungsinsuffizienz
    s. Maldigestion
Verdauungsparameter **246**, *410*
    Normbereiche 287
Verdauungsrückstände 105, **247**,
    Beispielbefunde 300, 303
Verdauungssäfte
    s. Sekrete, Magen-Darm-
Verdünnung, Stuhl- 237
Verdünnungseffekt, Pilze 298
Verner-Morrison-Syndrom 103
Verotoxine 140
Verstopfung s. Obstipation
Vibrio alginolyticus 154
Vibrio cholerae 153
    Therapie 359
Vibrio fluvialis 154
Vibrio hollisae 154
Vibrio parahaemolyticus 154
Vinca-Alkaloide 89
VIP (Vasoaktives intestinales Peptid) 103
VIPom 103
Viren, enteropathogene **155**
    Diagnostik 156, 243
Viren, extraintestinale m. intestinaler Manifestation 233
Virulenzfaktoren
    s. Pathogenitätsfaktoren
Vitamine
    Darmflora 23
    Immunität 80
    Mangel 119, 124
    Supplementierung 338
Vitamin A 78, 80
    Mangel 105, 119, 169
Vitamin B_1 23
    Mangel 119
Vitamin B_2 23
Vitamin B_6 23, 80, 228
Vitamin B_{12} 20, 23, 97
Vitamin-B_{12}-Mangel 105
    Gastritis 106
    Pankreasinsuffizienz, exokrine 106
    chron. Enteritis 118
    SBOG 106, **123**
    Giardia lamblia 169
    Diphyllobothrium latum 218
    Para-Aminosalicylsäure 104
    Biguanide 104
    Colchicin 104
    SCHILLING-Test 106
Viamin C 80
    Mangel 119
Vitamin D_3 80
    Mangel 104, 119
Vitamin E 80
Vitamin K 23, 105
Vogesella indigofera 40
Völlegefühl, Phytotherapie 365
Vollnährmedien 237
VTEC (Verotoxin-bildende *Escherichia coli*) 140

W

Wasserkeime
    Vibrio spp. 153
    Aeromonas spp. 154
    Plesiomonas shigelloides 154
Wasserstoff 21, 93, 270
    Escherichia coli 29
    Clostridien 49
Wasserstoff-Atemgastest
    s. Atemgastest
Wasserstoffperoxid 24, 329
    Enterokokken 37
    Laktobazillen 42
Watsonius watsoni 208
Weißer Milchschimmel
    s. *Geotrichum candidum*
Wiederaufforstung 343, *410*
Wimpertierchen s. Ziliaten
Windeldermatitis 64
Wismut 91
Wundstarrkrampf 50
Würmer s. Helminthen
Wurzelfüßer s. Amöben

X

Xenorhabdus 34
Xylan 19, 21
Xylose 21

REGISTER

Y

Yersinia 136
    Diagnostik 242
Yersinia frederiksenii 136
Yersinia intermedia 136
Yersinia kristensenii 136
Yersinia enterocolitica 120, **136**
    Diagnostik 138, 242
Yokenella 34

Z

Zahnfleischtaschen
    s. Sulcus gingivalis
Zahnoberfläche, Besiedlung 12
Zellwand, bakterielle 139
    s. Glucane
    s. Lipopolysaccharide
    s. Peptidoglykane
Zestoden **209**, *410*
    Therapie 361
Ziliaten **159**, *173*
    Therapie 160, 361
Zilien 159
Zimt 356
Zingiber officinale s. Ingwer
Zink 80, 119,
Zitrusfrüchte, -schalen
    111, **356**, 358
Zitrus-Samen-Extrakt 355
Zöliakie 75, 103, 106
Zollinger-Ellison-Syndrom 102
Zoonose 176
Zottenatrophie
    Viren 155
    Giardia lamblia 167
    Cryptosporidium spp. 175
Zwerchfellhochstand *410*
Zwergbandwurm
    s. *Vampirolepis nana*
Zwergfadenwurm
    s. *Strongyloides stercoralis*
Zwiebel, Gemüse- 111, **356**, 358
Zysten 162, 167
Zystische Fibrose s. Mukoviszidose
Zystizerkoid-Larve 214
Zystizerkose 211, 213
    Therapie 361
Zytokine 74 (s. auch Interleukine)
Zytomegalie 233
Zytostatika 85, 117, 285
Zytotoxine
    Clostridium difficile 117, 148

Shiga-Toxin 133
Campylobacter 135
Yersinia enterocolitica 137
EHEC 140
EPEC 140
Helicobacter pylori 150

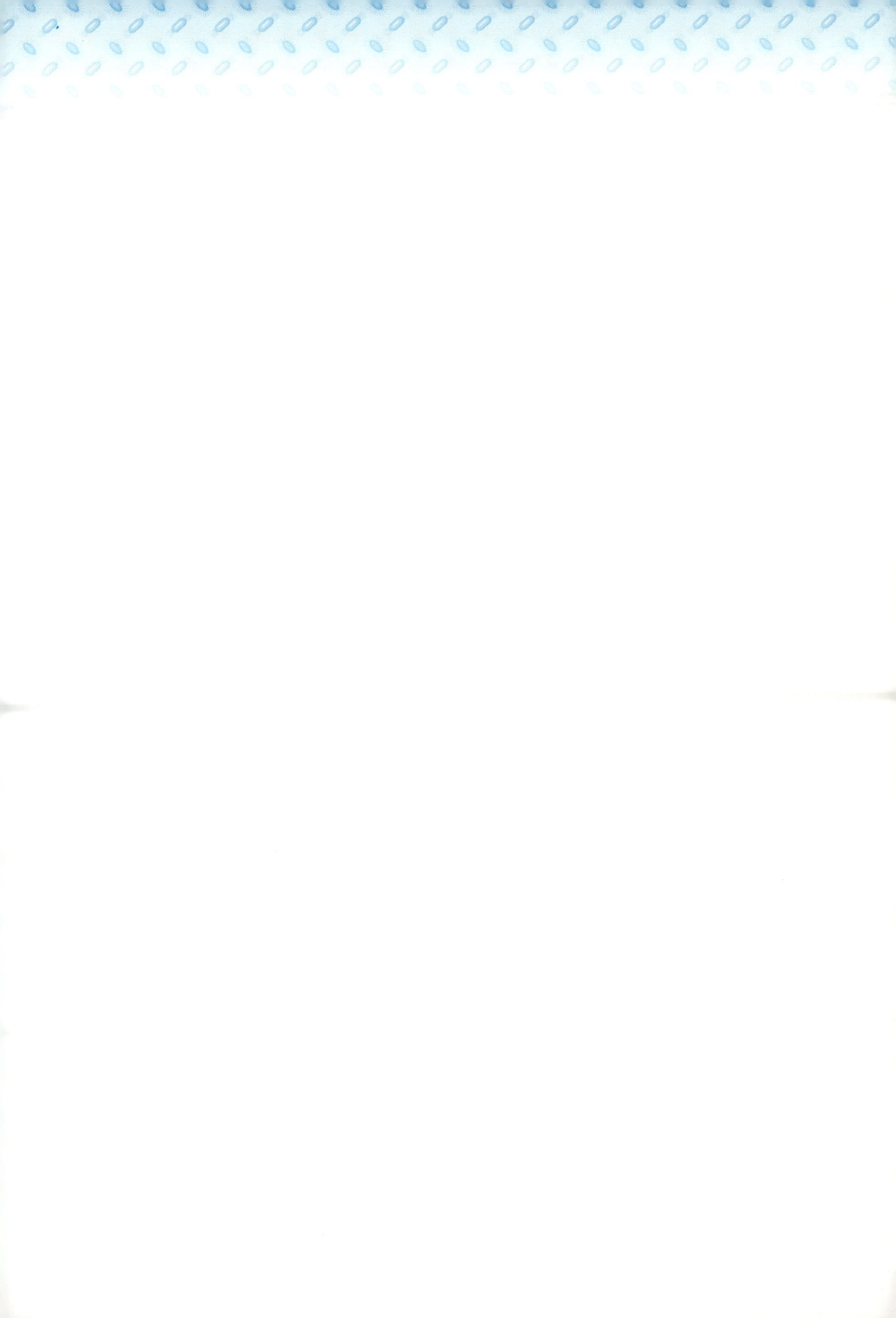